普通高等教育“十三五”规划教材

医学物理学

王光昶　贺　兵　主编

科学出版社

北　京

内容简介

本书共十六章，包括力学基础、物体的弹性与形变、流体的运动、机械振动和机械波及声波、分子动理论、热力学基础、静电场、直流电、磁场与电磁感应、波动光学、几何光学、量子力学基础、X射线、原子核和放射性、激光及其医学应用以及磁共振成像. 全书依据现代医学对物理学的基本要求，并结合多年的教学实践经验编写而成. 在编写内容上以案例为引导，紧密结合医学，以突出物理学在医学上的应用为特点，充分考虑到教材的实用性、科学性、先进性和前沿性；重点阐述物理学的基本思想、概念、原理和方法，加强基础理论和基本知识在医学上的应用；让学生在学习的过程中真正体会到学有所用，更有利于学生自主学习. 为增加本书的可读性，还在每章末安排了阅读材料，介绍物理、医学、生命科学等诺贝尔奖获得者的成长经历及重大理论发现的经过，或与正文内容相关的新概念、新方法及新技术的应用等，有助于学生树立正确的科学发展观，培养创新思维，提高综合素质及分析问题、解决实际问题的能力.

本书可作为临床、预防、药学、护理、口腔、检验、美容、麻醉、影像、生物技术、药物制剂、食品、输血、康复等各专业本科生教材，也可供自学者使用.

图书在版编目(CIP)数据

医学物理学 / 王光昶，贺兵主编. —北京：科学出版社，2016.8
普通高等教育“十三五”规划教材
ISBN 978-7-03-048356-0

Ⅰ. ①医… Ⅱ. ①王… ②贺… Ⅲ. ①医学物理学-高等学校-教材
Ⅳ. ①R312

中国版本图书馆 CIP 数据核字(2016)第 152831 号

责任编辑：吕　盛　罗　吉/责任校对：彭　涛
责任印制：师艳茹/封面设计：迷底书装

科学出版社出版
北京东黄城根北街 16 号
邮政编码：100717
http://www.sciencep.com
新科印刷有限公司 印刷
科学出版社发行　各地新华书店经销
*
2016 年 8 月第　一　版　开本：787×1092　1/16
2021 年 1 月第十次印刷　印张：28
字数：664 000

定价：65.00 元
(如有印装质量问题，我社负责调换)

《医学物理学》编写委员会

主　编　王光昶　贺　兵

副主编　周继芳　杨皖君　姜云海　王昌军　罗亚梅

编　委　(按姓名笔画排序)

王光昶(成都医学院)　　王昌军(锦州医科大学)
朱　渊(西南医科大学)　　刘玉红(成都医学院)
许　标(西南医科大学)　　陈　涛(成都医学院)
杨皖君(昆明医科大学)　　张　婷(成都医学院)
张建炜(成都医学院)　　罗亚梅(西南医科大学)
周继芳(成都医学院)　　郑尚彬(西南医科大学)
姜云海(西南医科大学)　　贺　兵(西南医科大学)
唐碧华(西南医科大学)　　梁　栋(成都医学院)
蒋　薇(昆明医科大学)

前　言

医学物理学是一门重要的基础课，医学院校医学本科专业开设医学物理学课程，一方面在于较系统地为医学专业学生打好必要的物理基础；另一方面使学生初步掌握科学的思维方法和研究问题方法，培养学生唯物的世界观和科学的发展观，激发他们的探索创新精神，提高科学素质；最后进一步使学生深刻认识到现代医学的发展实际上走的是一条与物理学紧密相结合的道路，深刻领悟“学有所用”的道理.

从现代科学技术的发展及培养面向21世纪医学科学人才的总体要求出发，本着对传统的本科医学物理学课程进行大胆改革的精神，本书的编写力求基础性、学术性、思想性和可读性的统一，体现“精、实、宽、新、用、活”等特色，使其既具有适合于专业特点的“实用性”和“科学性”，又具有能反映时代精神的“前沿性”和“先进性”，同时还基本保留传统教材的“基础性”“系统性”和“完整性”. 本书是在参考国内外有关教材，并结合我们的教学实践经验编写而成. 在教材内容上紧密结合医学，以案例为引导，以突出物理学在医学上的应用为特点，重点阐述物理学的基本思想、概念、原理和方法，加强基础理论和基本知识在医学上的应用，让学生在学习的过程中真正体会到学有所用，更有利于学生自主学习. 在内容结构上，本书开头简单介绍本书内容与医学的关系，或以医学应用需求为背景载体简单介绍物理学在医学上的应用情况. 为了增强教材的生动性与趣味性，在每章中都适当安排了生动贴切的案例. 此外在每章末还安排了阅读材料，可供学生自由时间阅读，有利于拓宽学生的知识面，开拓学生的创新思维，提高学生的科学素质.

本书内容丰富但又具有较大的弹性，能够满足不同专业不同教学课时的教学需求. 本书适合普通高等医药院校临床、预防、药学、护理、口腔、检验、美容、麻醉、影像、生物技术、药物制剂、食品、输血、康复等专业使用，也可作为医药院校其他专业、生命科学有关专业的师生和研究工作者的参考用书. 本书有配套的指导用书《医学物理学学习指导》，便于教学和学生自学.

在编写过程中，由于编者的知识、能力和水平有限，书中疏漏和不足之处在所难免，恳请广大读者批评指正.

编　者

2016年3月

前言

目　　录

绪　论

一、物理学的研究对象

物理学是以认识物质的基本属性，研究物质运动规律为研究目的的学科，是自然科学的基础. 它的研究对象十分广泛，包括宇观、宏观、微观世界.

物理学是研究物质结构、物质相互作用和运动规律的一门自然科学，是自然科学中最重要的基础学科之一. 它对科学技术的发展起到至关重要的作用.

在所有自然科学中，物理学所研究的物质运动形式，具有最基本、最普遍的性质. 具体说，物理学研究的运动包括：机械运动、分子热运动、电磁运动、原子内部运动、场与物质的相互作用等. 这些运动形式普遍存在于其他高级而复杂的物质运动形式之中. 因此，物理学所研究的规律具有最基本、最普遍的意义，从而物理学的知识和理论成为研究其他自然科学不可缺少的基础. 正是由于物理学所研究的物质运动形态和运动规律在各自适用的范围内有其普遍的适用性、统一性和简单性，随着现代科学技术的迅速发展和各门学科之间的相互渗透，形成了许多与物理学直接有关的新兴边缘学科(或前沿学科)，如物理化学、天体物理学、生物物理学、生物物理化学、量子化学、生物物理遗传学、医学影像物理学、激光医学、血液流变学、量子生物学、生物医学工程学等. 物理学的每一次重大发现和发明都极大地推动了其他自然科学的发展，促使科学技术和生产技术发生根本性的变革.

医学物理学是现代物理学与医学相结合所形成的交叉学科，它的基础知识、基本原理和方法，已成为研究医学所不可缺少的基础. 现代医学的发展，实际上走的是一条与物理学紧密相结合的道路. 因此，物理学必将不断地推动医学向前迅猛发展.

二、物理学与医学的关系

医学是以人体为研究对象的生命科学. 生命现象属于物质的高级而复杂的运动形式，并且有其自身的运动规律，在生命活动中包含着大量的物理现象和物理过程. 在医学的发展进程中无时无刻不在运用着物理学的理论、方法和技术. 物理学每一新进展无不对医学施以巨大影响，促使医学产生突破性的进步. 显微镜的发明和使用，电子显微镜的出现，以及 X 射线衍射技术、波谱技术、电泳、色谱等使人类对生命现象的认识逐渐深化，生命科学已经从宏观形态的研究进入到微观机制的探讨，从细胞水平提高到分子水平，从定性分析提高到定量分析. 物理学的发展已经历了三次大的突破，而每次突破都促进了医学的发展，生命科学研究和医疗实践中都越来越广泛地采用物理学的技术和方法. 随着物理学经历第一次大突破，科学家发明了温度计、压强计、显微镜等仪器，之后这些仪器就在医学中得到广泛应用并弥补了医学检测手段的不足. 到物理学发展经历的第二次大突破时，期间对医学发展促进较大的有两件事，一是 X 射线的发现并很快地在医学上应用；二是 1889 年沃勒(Waller)提出的心脏电偶极子模型，为心电图的记录提供了理论基础. 物理学经历的第三次大突破以来，量子力学微观理论的成果，又直接促进了核磁共振、激光等新技术的发展，这些成果已成为医生诊断和治疗的得力帮手. 20 世纪 70 年代以后，由于电子计算机技术的飞速发展和日臻成熟，这一技术在医学领域内得以大显身手，除了

X-CT、ECT、MRI、PET 这样的大型设备之外，微型计算机控制的某些人工器官亦在临床上应用，这些都强有力地促进了医学科学的发展与现代化. 总之，物理学每一次新的理论发现和技术发展都会为医学研究和医疗实践提供新的理论基础和更先进的方法及更方便、更精密的仪器. 与此同时，生物学和医学的不断向前发展，又给物理学提出了新的研究课题. 两者相互促进、相互渗透、共同前进，不断揭示生命现象的本质.

综上所述，我们不难看出物理学与医学之间的紧密关系. 物理学的成就促进了医学的发展和进步，同时也促进了医学物理学这门边缘学科的逐渐成熟，医学物理学的发展离不开物理学与医学的结合. 因此，正确认识物理学与医学的关系，端正学习物理学的态度，是学好医学物理学的关键.

三、物理学的研究方法及其科学思维

学习物理学的研究方法和科学思维，不仅有助于学生对物理学和其他学科的学习和能力培养，而且可以启发学生积极思维，激发学生的探索和创新意识，培养学生的创新精神和科学态度. 各门学科包括物理学在内，其基本任务是认识物质属性，研究物质运动规律，其研究方法都是遵循“实践—理论—实践”的认识法则. 具体说，物理学的研究方法包括观察、实验、假说和理论各个环节. 观察和实验所获得的大量资料是理论的依据. 理论是从几条基本原理出发，说明一定范围内的各种物理现象，并且还能在一定程度上预言未知现象的存在，指导进一步的实践. 简单地说，物理学的研究方法就是理论联系实践的科学方法.

大量事实表明，物理思想与方法不仅对物理学本身有价值，而且对整个自然科学，乃至社会科学的发展都有着重要的贡献. 有人统计过，自 20 世纪中叶以来，在诺贝尔化学奖、生理学或医学奖，甚至经济学奖的获奖者中，有很多人具有物理学的背景；这就意味着他们从物理学中汲取了营养和智能，转而在非物理领域里获得了成功. 反过来，却从未发现有非物理专业出身的科学家问鼎诺贝尔物理学奖的事例. 这就是物理学科学思维的价值所在. 物理学知识的高度科学性、逻辑性、系统性和准确性常常以数学形式描述，使得物理学处于现代科学知识的领先地位. 在现代自然科学体系中，物理学形成的科学风格、提供的科学准则，就是人们特别重视物理学的研究方法和科学思维的原因.

物理学的研究方法是开发智力和提高能力的途径. 物理学思想能启迪学生创新思维，是培养创造型人才的火种. 对学生而言，学好物理学能够很好地培养和发展自己的认识结构和创新能力.

四、物理学与科学发展和技术进步及人才培养

物理学的发展已经经历了三次大的突破，在 17、18 世纪，牛顿力学的建立和热力学的发展，不仅有力地推动了其他学科的进展，而且适应了研制蒸汽机和发展机械工业的社会需求，机械能、热能的有效应用引起了第一次工业革命. 到了 19 世纪，在电磁理论的推动下，人们成功地制造了电机、电器和电信设备，引起了工业电气化，使人类进入应用电能的时代，这就是第二次工业革命. 20 世纪以来，由于相对论和量子力学的建立，人们对原子、原子核结构的认识日益深入. 在此基础上，人们实现了原子核能和人工放射性同位素的利用，促成了半导体、核磁共振、激光、超导、红外遥感、信息技术等新兴技术的发明，许多边缘学科也发展起来. 新兴工业犹如

雨后春笋，现代科学技术正在经历一场伟大的革命，人类进入了原子能、电子计算机、自动化、半导体、激光、空间科学、遗传信息学等高新技术时代.

20 世纪以来，物理学一方面向认识的深度迈进，另一方面又向应用的广度发展. 它在发掘新能源、新材料以及革新工艺过程、检测方法等方面，都提供了丰富的实验资料和理论根据；而许多新技术新工艺的实现，又大大地发展了生产力. 生产技术的发展，反过来也为物理学的进一步研究准备了雄厚的物质条件，形成相辅相成、齐头并进的局面. 物理学与科学技术的关系，已如第三次世界物理学会大会决议所指出："物理学是我们认识世界的基础……是其他科学和绝大部分技术发展的直接的或不可缺少的基础，物理学曾经是、现在是、将来也是全球技术和经济发展的主要驱动力."

在人类追求真理、探索未知世界的过程中，物理学展现的一系列科学的世界观和方法论，深刻地影响着人类对物质世界的基本认识、人类的思维方式和社会活动. 从这个角度，我们可以把物理学看成是人类文明发展的基石，它在人才的科学素质培养中具有重要的地位.

高等医学院校肩负着培养我国各类高级医疗、卫生专门人才的重任，要使我们培养的医疗、卫生技术人员，能在飞速发展的科学技术面前有所创新、有所前进，对人类做出较大的贡献，就必须加强基础理论特别是物理学的学习. 通过学习能对物质最普遍、最基本的运动形式和规律有比较全面而系统的认识，掌握物理学中的基本概念和基本原理以及研究问题的方法，同时在科学实验能力、计算能力以及创新思维和探索精神等方面受到严格的训练，培养分析问题和解决问题的能力，提高科学素质，努力实现知识、能力、素质的协调发展. 探索未知是人类的天性，人类正是在不断探索自然世界的过程中，形成和发展了物理学，从而得以修正和完善与我们赖以生存的地球的联系，使人类能在一个与自然更加和谐美好的关系中生存.

（王光昶）

第一章 力学基础

精子游动去寻找卵子力图使其受精，胎儿生产经过产道是一个强烈的挤压过程，新生儿第一声啼哭与婴儿肺扩张和气体充盈的关系，血液流动与生命活动的关系，肌肉骨骼系统与运动和活动的关系；坚硬的钢制人工关节植入人体后为什么会发生意外断裂，怎样才能够利用相关的力学知识和原理解决运动不便的残疾人恢复运动能力等. 所有这些与力学相关的生命现象中究竟存在怎样的力学知识和规律?

力学(mechanics)研究的是物体机械运动(mechanical motion)的客观规律. 机械运动是最基本的运动形式，是其他运动的基础. 因此力学是学习物理学的基础，也是学习生物科学和医学的基础.

第一节 物理量及其描述

本节在力学范畴内，介绍物理量及国际单位制和量纲.

一、物理量

物理量是指物理学中量度物体属性或描述物体运动状态及其变化过程的量，它们通过物理定律及其方程建立相互间的关系. 它们中有的规定为互相独立的基本物理量，有的是按照物理定义由基本物理量导出的导出量. 在 1971 年第十四届国际度量衡大会(General Conference of Weights & Measures)上，确定了长度、质量、时间、电流、热力学温度、发光强度和物质的量作为基本物理量；又依据对不同的物理事件进行描述所需不同的物理量，把物理量划分为三类，如下所述.

(1)标量：只有大小没有方向的物理量叫做标量(scalar). 例如，温度、能量、质量等物理量是标量.

(2)矢量：既有大小又有方向，并且只有一个方向的物理量叫做矢量(vector). 例如，速度、加速度、力和动量等物理量是矢量.

(3)张量：既有大小又有方向，并且不止有一个方向的物理量叫做张量(tensor). 人们把张量对应的方向个数叫做张量的阶. 例如，描写材料内部力学性质的应力和应变有两个方向，是二阶张量. 根据物理事件描述的需要，还可以有更高阶的张量.

二、单位制与量纲

物理学是实验科学，对物理量必须进行测量. 测量需要一个同类的量作为标准，该标准的量就称为单位. 物理量分基本量和导出量两类.

1. 国际单位制(SI 制)

物理学中每一种基本量应有一个基本单位. 曾经采用过不同的单位，如质量和长度曾以克和厘米为基本单位，某些地区还流行过以磅和尺为基本单位，现在规定以千克和米为基本单位. 由于选定的基本量不同或规定的基本单位不同，就形成了不同的单位制，还曾出现过几种单位制并存的情况. 现已普遍采用国际单位制(表 1-1)，简称 SI 制.

表 1-1 国际单位制规定的七个基本量

序号	物理量	单位	符号
1	长度	米	m
2	质量	千克	kg
3	时间	秒	s
4	物质的量	摩尔	mol
5	电流	安(培)	A
6	热力学温度	开(尔文)	K
7	发光强度	坎(德拉)	cd

本书只用 SI 制. 在原子物理中，为了便于描述微观粒子，还常用原子质量单位(u). 原子质量单位是一个 ^{12}C 原子的质量的 1/12.

$$1\ \text{u}=1.660\ 565\ 5\times 10^{-27}\ \text{kg}$$

2. 量纲

导出量可由基本量导出. 例如，速率 v 的定义是物体运动的路程 Δs 与所经历的时间 Δt 之比，即 $v=\dfrac{\Delta s}{\Delta t}$，其中 Δs 的物理性质是长度，量纲记为 L；Δt 的物理性质是时间，量纲记为 T. 按照速率的定义式有

$$\dim v=\frac{\mathrm{L}}{\mathrm{T}}=\mathrm{LT}^{-1} \tag{1-1}$$

这种说明导出量的属性的关系式叫做量纲式. 若物理量 Q 在导出关系上属于与长度的 p 次方、质量的 q 次方和时间的 r 次方成正比，则 Q 的量纲式为

$$\dim Q=\mathrm{L}^p\mathrm{M}^q\mathrm{T}^r \tag{1-2}$$

量纲式只给出属性关系，不包含数值关系.

从形式上看，量纲式与定义或定律的表示式相同，只是以属性符号代替相应的物理量的符号，并且不计比例常数(没有单位的数). 量纲式的意义在于说明导出量与基本量的属性关系，从而给出导出量的单位. 只要用基本量的单位代替基本量的属性，就得到导出量的单位.

第二节 运动的描述

任何实际物体都具有一定的形状和大小，在研究物体运动时，如果物体的形状和大小对物

体运动的影响很小或是次要因素，可以忽略物体的形状和大小，把它看成一个具有它的质量的几何点，称为质点(mass point). 质点是一个理想模型，是实际物体有条件的、合理的抽象映像，具有物体的全部质量，占据物体的原来空间位置.

自然界中的一切物体都处于永不停息的运动之中，运动是绝对的，静止是相对的. 研究某个物体的运动时，必须事先选择一个假定为不动的(静止的)物体作为参考标准(参考物)，这个被选择的物体称为参考系(reference frame). 选取不同的参考系来研究同一物体的运动，其结果可能不同. 坐在行驶的火车中的乘客，如果以车厢作为参考系，那他是静止的；如果以车厢外的铁轨作为参考系，那他是随车厢一起运动的. 所以，描述一个物体运动时，首先要说明它是相对于哪个参考系的. 参考系虽然可以任意选取，但是在解决实际问题时，选取合适的参考系可使问题得到简化，易于求解. 在描述地面上物体的运动时，通常选择地球或相对地面静止的其他物体作为参考系.

一、位置矢量和位移

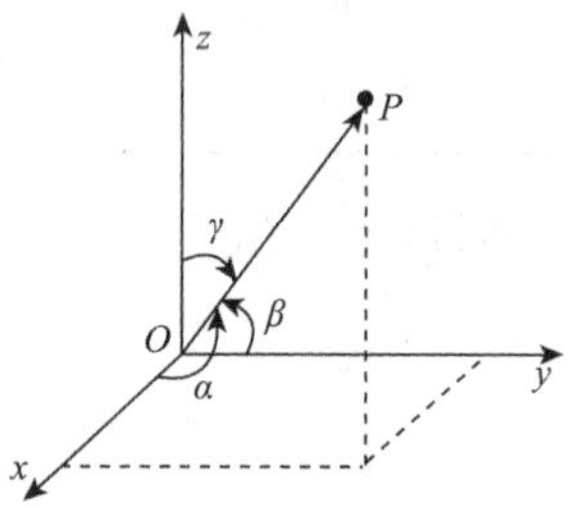

图 1-1　位置矢量

质点的运动是指其空间位置随时间的变化. 质点运动学的基本问题是如何描述质点的位置及其变化情况. 如图 1-1 所示，参考系中 O 点选作坐标原点. 从 O 到质点 P 的有向直线段 $\overrightarrow{OP}=\boldsymbol{r}(t)$ 可表示 t 时刻此质点 P 的位置，$\boldsymbol{r}(t)$ 称为位置矢量(place vector). 位置矢量有两个要素：其一是用它的长度(线段 OP)表示质点到原点的距离，叫做 $\boldsymbol{r}$ 的模；其二是用箭头所指的方向表示质点相对坐标系的方向.

$\boldsymbol{r}$ 在笛卡儿直角坐标轴上的三个分量分别是 $r_x\boldsymbol{i}$，$r_y\boldsymbol{j}$，$r_z\boldsymbol{k}$，则可用矢量式表示

$$\boldsymbol{r}=r_x\boldsymbol{i}+r_y\boldsymbol{j}+r_z\boldsymbol{k} \tag{1-3}$$

当质点 P 在运动时，它的坐标值是时间 t 的函数，可表示成

$$\begin{cases} r_x=r_x(t)=r\cos\alpha \\ r_y=r_y(t)=r\cos\beta \\ r_z=r_z(t)=r\cos\gamma \end{cases} \tag{1-4}$$

上述两式分别称为质点运动方程的矢量表达式和标量表达式.

质点在空间运动，t 时刻从 P 点开始，经过 Δt 时刻移动到 Q 点，描出的曲线称为它的运动轨道或轨迹，如图 1-2 所示. 质点从 P 至 Q 的有向直线段 $\overrightarrow{PQ}=\Delta\boldsymbol{r}$ 是质点在这段时间 Δt 内的位移. 质点沿轨道移动的弧长 $\overset{\frown}{PQ}$ 称为它在 Δt 时间内移动的路程 Δs.

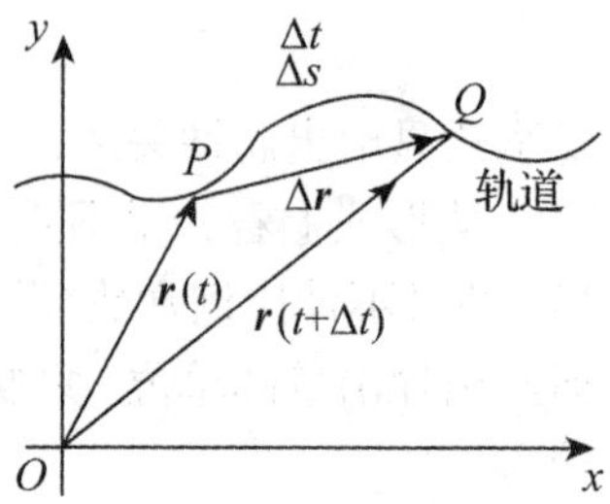

图 1-2　位移

位移是矢量，路程是标量. 质点作直线单向运动时，位移的大小$|\Delta\boldsymbol{r}|$等于路程 Δs. 位移 $\Delta\boldsymbol{r}$ 是位置矢量 $\boldsymbol{r}$ 在时间 Δt 内的增量，可用下式表示其关系：

$$\Delta\boldsymbol{r}=\boldsymbol{r}(t+\Delta t)-\boldsymbol{r}(t) \tag{1-5}$$

例 1-1　一个停车场正在进行汽车试驾活动，说也巧，停车场上正好画着一套坐标系，汽车

的位置坐标对时间的函数由下式给出：

$$x = -0.31t^2 + 7.2t + 28 \tag{1-6}$$

$$y = 0.22t^2 - 9.1t + 30 \tag{1-7}$$

式中，t 的单位为 s，x 和 y 的单位为 m.

(1)用单位矢量表示汽车在 t=15 s 时刻的位矢，并求出其大小和角度.

(2)画出汽车从 t=0 s 至 t=25 s 之间的路径.

解 (1)因为式(1-6)和式(1-7)是汽车位矢 $\boldsymbol{r}$ 的标量分量，于是可写出

$$\boldsymbol{r}(t) = x(t)\boldsymbol{i} + y(t)\boldsymbol{j} \tag{1-8}$$

其位矢分量为

$$x = [-0.31 \times 15^2 + 7.2 \times 15 + 28]\ \text{m} = 66.25\ \text{m}$$

$$y = [0.22 \times 15^2 - 9.1 \times 15 + 30]\ \text{m} = -57\ \text{m}$$

所以，在 t=15 s 时，$\boldsymbol{r}(t) = (66\ \text{m})\boldsymbol{i} - (57\ \text{m})\boldsymbol{j}$，如图 1-3(a)所示.

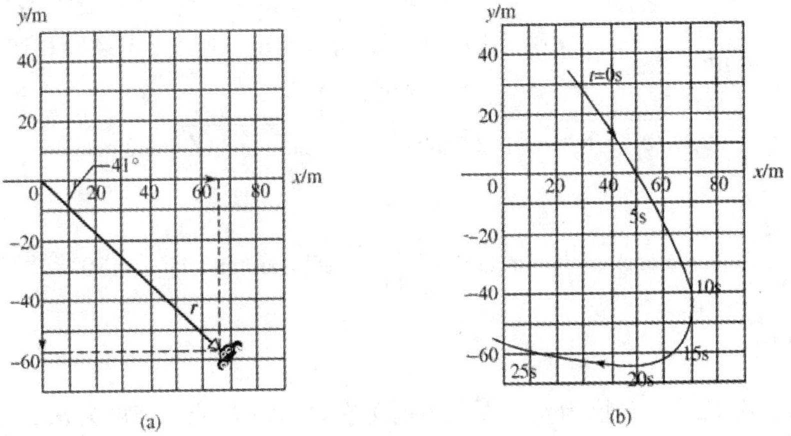

图 1-3 例 1-1 示意图

(2)选取 $t = 0$ s，$t = 5$ s，$t = 10$ s，$t = 15$ s，$t = 20$ s，$t = 25$ s 等一些特定时刻，重复以上步骤，然后按照其结果画点，将这些特定的点连接起来就是汽车的路径，如图 1-3(b)所示.

二、速度

在时间 Δt 内质点发生的位移为 $\Delta \boldsymbol{r}$(图 1-2)，把位移 $\Delta \boldsymbol{r}$ 和所经历的时间 Δt 的比称为质点在这一段时间的平均速度 $\bar{\boldsymbol{v}}$，可表示为

$$\bar{\boldsymbol{v}} = \frac{\Delta \boldsymbol{r}}{\Delta t} \tag{1-9}$$

质点经过 P 点附近无限短时间 Δt 内的平均速度，称为质点在 P 点的瞬时速度 $\boldsymbol{v}$，简称速度(velocity)，可表示为

$$\boldsymbol{v} = \lim_{\Delta t \to 0} \frac{\Delta \boldsymbol{r}}{\Delta t} = \frac{\mathrm{d}\boldsymbol{r}}{\mathrm{d}t} \tag{1-10}$$

上式表明速度 $\boldsymbol{v}$ 是矢径 $\boldsymbol{r}$ 对时间 t 的一阶导数. 速度和平均速度都是矢量，其方向由位移 $\Delta\boldsymbol{r}$ 的方向决定. 当 $\Delta t\to0$ 时，Q 点无限接近于 P 点，$\overrightarrow{PQ}$ 与轨道在 P 点的切线一致. 这表明，P 点速度 $\boldsymbol{v}$ 的方向沿着 P 点的轨道切线方向.

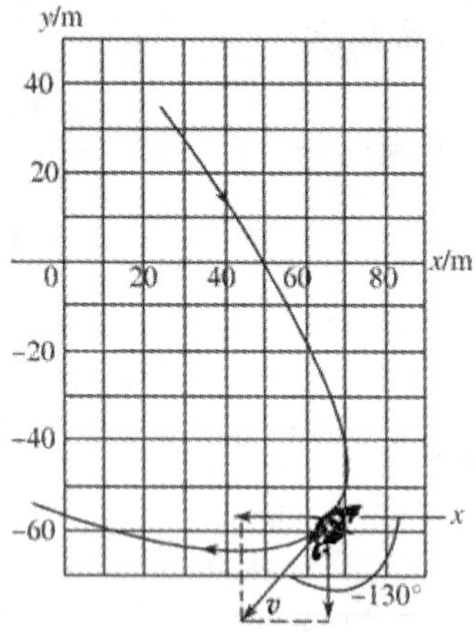

图 1-4　例 1-2 示意图

例 1-2　在例 1-1 中，以单位矢量表示汽车在 t=15 s 时的速度 v，并求其大小和角度.

解　根据 $\boldsymbol{v}=\lim\limits_{\Delta t\to0}\dfrac{\Delta\boldsymbol{r}}{\Delta t}=\dfrac{\mathrm{d}\boldsymbol{r}}{\mathrm{d}t}$，在 t=15 s 时，分别对汽车位矢分量求导，得速度分量分别为

$$v_x=\frac{\mathrm{d}x(t)}{\mathrm{d}t}=-0.62\,t+7.2=-2.1\ \mathrm{m\cdot s^{-1}}$$

$$v_y=\frac{\mathrm{d}y(t)}{\mathrm{d}t}=0.44\,t-9.1=-2.5\ \mathrm{m\cdot s^{-1}}$$

汽车在 t=15 s 时的速度

$$\boldsymbol{v}=-(2.1\ \mathrm{m\cdot s^{-1}})\,\boldsymbol{i}-(2.5\ \mathrm{m\cdot s^{-1}})\,\boldsymbol{j}$$

如图 1-4 所示. 可以看出，速度 $\boldsymbol{v}$ 与路径相切.

速度 $\boldsymbol{v}$ 的大小为

$$v=\sqrt{v_x^{\ 2}+v_y^{\ 2}}=\sqrt{(-2.1\ \mathrm{m\cdot s^{-1}})^2+(-2.5\ \mathrm{m\cdot s^{-1}})^2}=3.3\ \mathrm{m\cdot s^{-1}}$$

速度 $\boldsymbol{v}$ 的方向

$$\theta=\arctan\frac{v_y}{v_x}=\arctan\left(\frac{-2.5\ \mathrm{m\cdot s^{-1}}}{-2.1\ \mathrm{m\cdot s^{-1}}}\right)=\arctan1.19=-130°$$

三、加速度

t_1 时刻质点在 P_1 点，速度为 $\boldsymbol{v}_1$，而在 t_2 时刻它移动到 P_2 点，速度为 $\boldsymbol{v}_2$，如图 1-5 所示，速度的增量 $\Delta\boldsymbol{v}$ 为

$$\Delta\boldsymbol{v}=\boldsymbol{v}_2-\boldsymbol{v}_1 \tag{1-11}$$

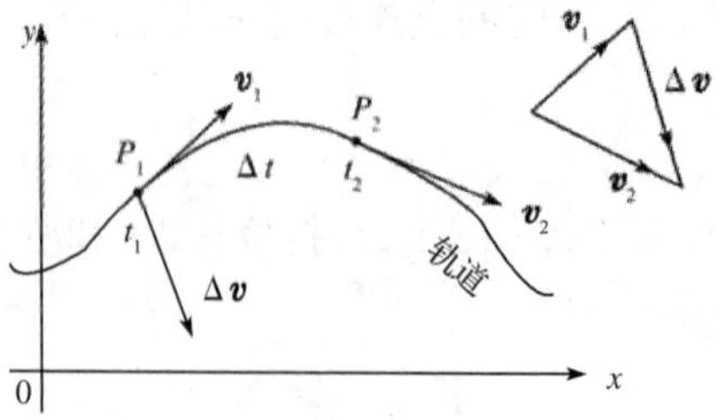

图 1-5　速度的增量

按矢量三角形法则或矢量平行四边形法则，可求得 $\Delta\boldsymbol{v}$ 的大小与方向. $\Delta\boldsymbol{v}$ 与相应的时间 $\Delta t=t_2-t_1$ 的比值，称为质点在 Δt 时间内的平均加速度 $\overline{\boldsymbol{a}}$，可表示为

$$\overline{\boldsymbol{a}}=\frac{\Delta\boldsymbol{v}}{\Delta t} \tag{1-12}$$

质点在任一时刻 t 附近的无限短时间 Δt 内的平均加速度，称为质点在该时刻的瞬时加速度

$\boldsymbol{a}$，简称加速度(acceleration)，其数学表式为

$$\boldsymbol{a}=\lim_{\Delta t\to 0}\frac{\Delta \boldsymbol{v}}{\Delta t}=\frac{\mathrm{d}\boldsymbol{v}}{\mathrm{d}t}=\frac{\mathrm{d}^2\boldsymbol{r}}{\mathrm{d}t^2} \tag{1-13}$$

上式表明，加速度等于速度对时间的一阶导数，又等于矢径对时间的二阶导数.

速度 $\boldsymbol{v}$ 和加速度 $\boldsymbol{a}$ 在笛卡儿坐标轴的投影分别为 v_x，v_y，v_z 和 a_x，a_y，a_z，即有

$$\boldsymbol{v}=v_x\boldsymbol{i}+v_y\boldsymbol{j}+v_z\boldsymbol{k} \tag{1-14}$$

$$\boldsymbol{a}=a_x\boldsymbol{i}+a_y\boldsymbol{j}+a_z\boldsymbol{k} \tag{1-15}$$

式(1-14)、式(1-15)与式(1-3)一致，参照图 1.5，也可写出与式(1-4)类似的关系式. 矢径、速度、加速度在同一坐标轴的投影(也称分量)也满足导数关系

$$v_x=\frac{\mathrm{d}r_x}{\mathrm{d}t},\quad a_x=\frac{\mathrm{d}v_x}{\mathrm{d}t}=\frac{\mathrm{d}^2r_x}{\mathrm{d}t^2} \tag{1-16}$$

$$v_y=\frac{\mathrm{d}r_y}{\mathrm{d}t},\quad a_y=\frac{\mathrm{d}v_y}{\mathrm{d}t}=\frac{\mathrm{d}^2r_y}{\mathrm{d}t^2} \tag{1-17}$$

$$v_z=\frac{\mathrm{d}r_z}{\mathrm{d}t},\quad a_z=\frac{\mathrm{d}v_z}{\mathrm{d}t}=\frac{\mathrm{d}^2r_z}{\mathrm{d}t^2} \tag{1-18}$$

加速度 $\boldsymbol{a}$ 是速度 $\boldsymbol{v}$ 对时间的变化率. 如果加速度 $\boldsymbol{a}$ 的方向和速度 $\boldsymbol{v}$ 的方向一致，则物体的速度 $\boldsymbol{v}$ 只发生量值变化，其方向不会发生改变，物体作直线运动. 如果加速度 $\boldsymbol{a}$ 的方向和速度 v 的方向垂直，则物体速度 $\boldsymbol{v}$ 的量值不变，其方向会发生改变，物体作圆周运动. 如果加速度 $\boldsymbol{a}$ 的方向和速度 $\boldsymbol{v}$ 的方向不一致，则物体速度 $\boldsymbol{v}$ 的量值和方向都会发生变化，物体作曲线运动. 将作曲线运动物体的加速度 $\boldsymbol{a}$ 分解为沿速度 $\boldsymbol{v}$ 方向的切向加速度 $\boldsymbol{a}_\tau$ 和垂直速度 $\boldsymbol{v}$ 方向的法向加速度 $\boldsymbol{a}_\mathrm{n}$. 切向加速度改变速度的量值，法向加速度改变速度的方向.

将式(1-13)转换成积分形式，则有

$$\bar{\boldsymbol{v}}=\int \boldsymbol{a}\,\mathrm{d}t \tag{1-19}$$

$$\boldsymbol{r}=\int \boldsymbol{v}\,\mathrm{d}t \tag{1-20}$$

若质点在力的作用下作匀加速直线运动，假设在 t=0 时刻，质点的位移是 r_0，速度是 v_0，则 $t=t$ 时刻，质点的位移 r 和速度 v 分别为

$$v=\int_0^t a\mathrm{d}t=\boldsymbol{v}_0+at \tag{1-21}$$

$$r=\int_0^t a\mathrm{d}t^2=r_0+\boldsymbol{v}_0t+\frac{1}{2}at^2 \tag{1-22}$$

位移、速度和加速度是运动学中很重要的三个物理量，它们的共同特点是瞬时性、相对性和矢量性. 所谓瞬时性，是指这三个物理量一般都随时间而变，它们的量值都是某一瞬时的量值；所谓相对性，是指这三个物理量都是相对于选定的那一个参考系，对不同参考系可有不同的量值；所谓矢量性，是指这三个物理量都是矢量，必须同时指明它们的大小和方向，必须按照矢量的法则进行计算.

在国际单位制(SI)中，长度的单位是米(m)，时间的单位是秒(s)，速度的单位是米每秒($\mathrm{m\cdot s^{-1}}$)，加速度的单位是米每秒平方($\mathrm{m\cdot s^{-2}}$).

第三节　运动的基本定律

案例 1-1

某患者，牙痛寝食难安，无法忍受就医，被确诊为口腔下颚左大牙坏死，需要做拔牙手术.

问题

1. 拔牙所需的外力有哪些，牙拔除术所使用的方法包含哪些力学原理?
2. 拔牙的阻力有哪些，是怎样产生的?

一、牛顿运动定律

研究物体运动与物体间相互作用的联系与规律是力学的动力学部分，牛顿总结了前人的成就，于 1687 年在《自然哲学的数学原理》中提出了三条运动定律，统称为牛顿运动定律. 牛顿运动定律是动力学的基本内容.

1. 牛顿第一定律(Newton first law)

牛顿第一定律的表述：任何物体(质点)都有保持其原有的静止或匀速直线运动状态，除非其他物体的作用迫使它改变这种运动状态为止.

牛顿第一定律包含两个重要概念：第一，任何物体不受外力作用都有保持原有的静止或作匀速直线运动的状态，即物体有保持它原有状态的固有特性，这一特性称为物体的惯性. 因此，牛顿第一定律也叫惯性定律. 第二，力是改变物体运动状态的原因，即是使物体产生加速度的原因，而并非维持物体运动状态的原因，这就引出了力的概念. 牛顿第一定律描述的是物体在不受任何外力时的状态，而不受外力的物体是不存在的. 物体不受外力和物体所受合外力为零是有区别的.

2. 牛顿第二定律(Newton second law)

当物体受到外力作用时，物体所获加速度的大小与合外力的大小成正比，并与物体的质量成反比，加速度的方向与合外力的方向相同，即

$$\sum \boldsymbol{F} = m\boldsymbol{a} \tag{1-23}$$

牛顿第二定律是牛顿力学的核心，应用它解决问题时必须注意以下几点：

(1)确定研究对象. 看对哪个物体应用此定律，并且该物体是否可当作质点来处理，因为牛顿第二定律只适用于质点或可看作质点的物体. 在物体作平动时，由于物体上各点的运动情形完全相同，一般把这样的物体看成质点.

(2)明确 $\sum \boldsymbol{F}$ 是作用在该物体上所有的力的矢量和. 在力的矢量和中只能包括作用于该物体上的力，但该物体作用于其他物体上的力不能计入.

(3)当质点在平面上作曲线运动时，可以把式(1-23)投影于运动轨道的切线和法线方向，牛顿第二定律在自然坐标系中可写成

$$\sum \boldsymbol{F}_{\tau} = m\boldsymbol{a}_{\tau} = m\frac{\mathrm{d}\boldsymbol{v}}{\mathrm{d}t} \tag{1-24}$$

$$\sum \boldsymbol{F}_{\mathrm{n}} = m\boldsymbol{a}_{\mathrm{n}} = m\frac{v^2}{\rho}n \tag{1-25}$$

式(1-24)中的$\sum \boldsymbol{F}_{\tau}$和式(1-25)中的$\sum \boldsymbol{F}_{\mathrm{n}}$分别表示质点切向和法向合外力.

(4)式(1-23)所表示的合外力与加速度之间的关系是瞬时关系. 当力改变时，加速度也同时随着改变，它们同时存在，同时改变，同时消失. 仅当合外力不为零时才有加速度，当合外力变为零时，加速度也变为零.

3. 牛顿第三定律(Newton third law)

牛顿第三定律可表述为：两个物体之间的作用力总是相互的，而且它们大小相等，方向相反.

若以 $\boldsymbol{F}_{12}$表示第一个物体对第二个物体的作用力，以$\boldsymbol{F}_{21}$表示第二个物体对第一个物体的作用力，则有$\boldsymbol{F}_{12} = -\boldsymbol{F}_{21}$. 这两个力被称为一对作用力和反作用力. 作用力和反作用力是同一性质的力，同时存在，同时消失，沿用一条直线，作用在不同的物体上.

二、冲量　动量定理

1. 动量

在研究冲击和碰撞问题时，人们发现一个物体对其他物体的冲击效果与这个物体的速度和质量都有关系. 在1687年出版的《自然哲学的数学原理》中，牛顿把质点的质量m和速度$\boldsymbol{v}$的乘积$m\boldsymbol{v}$定义为质点的动量(momentum)，用符号$\boldsymbol{p}$表示，即

$$\boldsymbol{p} = m\boldsymbol{v} \tag{1-26}$$

动量是个矢量，其方向与速度方向相同，大小为$|m\boldsymbol{v}| = mv$. 在国际单位制中，动量的单位是千克米每秒($\mathrm{kg \cdot m \cdot s^{-1}}$).

实际上，牛顿第二定律是用动量概念来描述的，即一个质点的动量对时间的变化率与它所受的合力$\sum \boldsymbol{F}$成正比，并沿着合力的方向，即

$$\sum \boldsymbol{F} = \frac{\mathrm{d}(m\boldsymbol{v})}{\mathrm{d}t} = m\frac{\mathrm{d}\boldsymbol{v}}{\mathrm{d}t} + \boldsymbol{v}\frac{\mathrm{d}m}{\mathrm{d}t} \tag{1-27}$$

根据相对论可知，当物体的速度$v \ll c$(光速)时，物体的质量基本恒定等于物体静止质量，故上式变成

$$\sum \boldsymbol{F} = m\frac{\mathrm{d}\boldsymbol{v}}{\mathrm{d}t} = m\boldsymbol{a} \tag{1-28}$$

这就是大家比较熟悉的牛顿第二定律的表达式. 但式(1-27)应用范围更广泛，在物体高速运动时仍成立.

2. 冲量

冲量(impulse)是力对时间的累积效应. 可用矢量$\boldsymbol{I}$表示冲量，即

$$\boldsymbol{I} = \int_1^2 \sum \boldsymbol{F}\,\mathrm{d}t \tag{1-29}$$

在一段时间内，如果力的方向始终不变，则力的冲量方向与该力的方向相同. 如果力的方向有所

变化，则力的冲量方向与该力的方向未必相同. 冲量是矢量，它的单位由力和时间的单位决定. 在国际单位制中，冲量的单位是牛顿秒(N·s)，与动量的单位相同.

3. 动量定理

把前面牛顿第二定律给出的物体的加速度与它所受合外力的瞬时关系式(1-27)改写成

$$\sum \boldsymbol{F}\,\mathrm{d}t = \mathrm{d}(m\boldsymbol{v}) \tag{1-30}$$

$$\boldsymbol{I} = \int_1^2 \sum \boldsymbol{F}\,\mathrm{d}t = \int_1^2 \mathrm{d}(m\boldsymbol{v}) \tag{1-31}$$

这就是物体的动量定理(theorem of momentum)的数学表示式. 它可用文字叙述如下：在Δt时间内，物体的动量变化量等于该时间内物体所受合外力对时间的累积效应.

在物体碰撞和冲击过程中，两物体相互作用的时间很短，作用力迅速达到很大的量值，这种变化特征的力，称为冲力. 如果知道了物体碰撞过程前后动量的变化量和时间Δt，就可以算出冲力的平均值大小$\overline{F}$，即

$$\overline{F} = \frac{\int_1^2 \mathrm{d}(mv)}{\int_1^2 \mathrm{d}t} = \frac{p_2 - p_1}{\Delta t} \tag{1-32}$$

例 1-3 一个质量为 0.14 kg 以 40.0 m·s^{-1} 的速率沿水平方向飞行的棒球受到球棒一击，沿水平仰角 30° 反弹离开球棒(图 1-6).

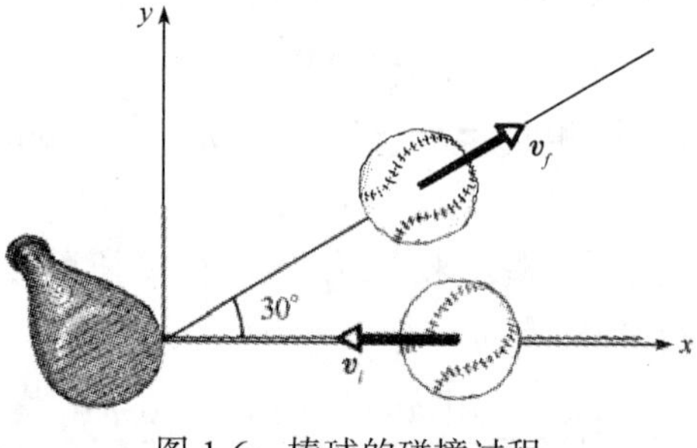

图 1-6 棒球的碰撞过程

求：(1)碰撞时棒对球的冲量是多少？

(2)若球-棒碰撞的冲击时间是 1.2 ms，那么棒对球的平均作用力是多少？

解 (1)沿水平方向建立直角坐标系，根据 $\boldsymbol{I} = \boldsymbol{p}_f - \boldsymbol{p}_i$，分别求出 x、y 方向的冲量.

x 方向：

$$I_x = p_{fx} + p_{ix} = m(v_f \cos 30° + v_i)$$

$$= 0.14\ \mathrm{kg} \times 40\ \mathrm{m \cdot s^{-1}} \left(\frac{\sqrt{3}}{2} + 1\right) = 10.45\ \mathrm{kg \cdot m \cdot s^{-1}}$$

y 方向：

$$I_y = p_{fy} + p_{iy} = m(v_f \sin 30° - 0)$$

$$= 0.14\ \mathrm{kg}\left(40\ \mathrm{m \cdot s^{-1}} \times \frac{1}{2} - 0\right) = 2.80\ \mathrm{kg \cdot m \cdot s^{-1}}$$

因此，棒对球的冲量是

$$\boldsymbol{I}=(10.45\boldsymbol{i}+2.80\boldsymbol{j})\ \text{kg}\cdot\text{m}\cdot\text{s}^{-1}$$

$\boldsymbol{I}$ 的大小和方向分别为

$$I=\sqrt{I_x^{\ 2}+I_y^{\ 2}}=10.82\ \text{kg}\cdot\text{m}\cdot\text{s}^{-1}$$

$$\theta=\arctan\frac{I_y}{I_x}=\arctan\left(\frac{\sin 30^\circ}{\cos 30^\circ+1}\right)=15^\circ$$

(2)已知球-棒碰撞的冲击时间 $\Delta t=1.2\ \text{ms}$，根据 $I=\overline{F}\Delta t$ 可知，棒对球的平均作用力大小是

$$\overline{F}=\frac{I}{\Delta t}=\frac{10.82\ \text{kg}\cdot\text{m}\cdot\text{s}^{-1}}{1.2\times10^{-3}\ \text{s}}=9.02\times10^{3}\ \text{N}$$

利用动量定理可以分析人体从高处坠地时怎样延长碰撞时间，减小冲力，减轻人体伤害程度.

案例 1-2

患者，男性，45 岁，建筑工人. 半小时前从高空坠落，患者感腰痛、活动受限及双下肢麻木无力. 平时无昏迷呕吐史，无大小便失禁. 根据正、侧位 CR 片发现双跟骨骨折，L1 椎体压缩性骨折，上肢软组织擦伤，膝部软组织挫伤. 据其工友描述：事发当天，陈某在工地 20 多米高空施工，因不慎从脚手架上摔下，在下落过程中，上身被防护网钩挂了一下，最后肢及臀部着地在工地的沙堆上.

问题

1. 分析整个坠落过程中，哪些因素起到了减轻伤害的作用？
2. 假如这些因素使患者着地时间延长 9 倍，则作用在患者上的损伤力减少多少？

动量定理说明了一个物体在所受外力的作用下动量变化的情况. 如果物体不受外力作用，则物体的动量保持恒定. 理论证明：对于由一组质点组成的物理系统，系统内质点之间相互作用的内力不会引起它的总动量的改变，系统总动量的变化完全由外力的冲量决定. 如果系统不受外力或所受合外力为零，则系统的总动量保持不变. 这就是动量守恒定律(law of conservation of momentum)，即

$$\sum\boldsymbol{F}_{i外}=0，\ \sum m_i\boldsymbol{v}_i=常矢量 \tag{1-33}$$

动量守恒定律也是人们长期实践的总结，也是物理学中最普遍的定律之一. 动量守恒定律只与系统始末状态的动量有关，只要系统不受外力作用，就不必过问运动过程的细节(物体内力)，就可以直接计算物体内部的动量转移. 若物体所受合外力不为零，但在某一方向上的合外力为零，则物体的总动量在该方向上的分量是守恒的. 在某些情况下，物体内部相互作用内力比所受外力大得多，即外力对物体总动量的变化影响很小，如爆炸、碰撞等过程，就可以近似利用动量守恒定律解决.

三、功和能

1. 功

一个物体受到外力 $\boldsymbol{F}$ 的作用产生微小位移 $\text{d}\boldsymbol{r}$ 时(图 1-7)，力 $\boldsymbol{F}$ 对该物体所做的微功为

$$\text{d}A=\boldsymbol{F}\cdot\text{d}\boldsymbol{r}=|\boldsymbol{F}|\cos\theta|\text{d}\boldsymbol{r}|=F_\tau\,\text{d}s \tag{1-34}$$

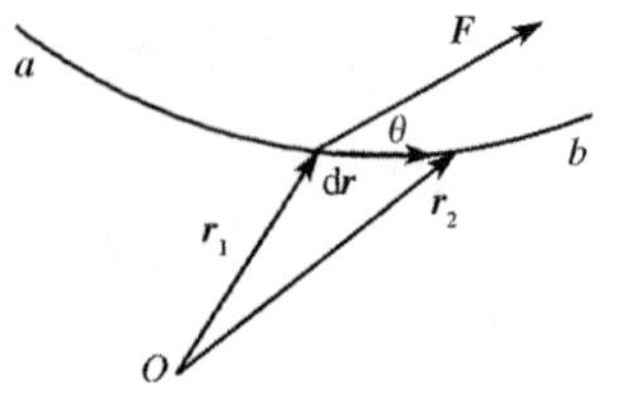

图 1-7　外力 $\boldsymbol{F}$ 做功

式中，θ 是力 $\boldsymbol{F}$ 与位移 $\mathrm{d}\boldsymbol{r}$ 的夹角，F_τ 是 $\boldsymbol{F}$ 在位移上的分力，也就是切向分力，$\mathrm{d}s$ 是与微小位移 $\mathrm{d}\boldsymbol{r}$ 对应的路程. 如果物体从 a 到 b 沿曲线轨道运动，则在这段路程中，力 $\boldsymbol{F}$ 对物体所做的功(work)为

$$A=\int_{a\to b}|\boldsymbol{F}|\cos\theta|\mathrm{d}\boldsymbol{r}|=\int_{a\to b}F_\tau\,\mathrm{d}s \tag{1-35}$$

上式是功的定义式. 可以看出，功是力的空间累积效应. 功是标量，只有大小，没有方向，但有正、负. 当 $\theta<90°$，力沿位移方向的分量与位移同向，力对物体做正功；当 $\theta>90°$，力沿位移方向的分量与位移反向，力对物体做负功；当 $\theta=90°$，力的方向与位移方向垂直，力对物体不做功. 在国际单位制中，功的单位是牛顿米(N·m)，也称焦耳(J).

2. 功率

功的概念不包括时间因素，但在实际生产实践中，时间因素又非常重要. 例如，一个农民打算请搬运工将一大堆粮食装上车出售，要能计算搬运工的力对要搬上车的粮食必须做多少功，可是该农民更感兴趣的却是做功的快慢，或者说做完这件事需要 1 小时还是 1 天.

一个力所做的功对时间的变化率(即单位时间内该力对质点做功的多少)称为该力的功率(power)，用符号 P 表示.

$$P=\frac{\mathrm{d}A}{\mathrm{d}t} \tag{1-36}$$

如果在一定时间 Δt 内，一个力做的功是 A，则在 Δt 时间间隔内该力的平均功率为 $\bar{P}$

$$\bar{P}=\frac{A}{\Delta t} \tag{1-37}$$

功率的国际制单位是焦耳每秒($\mathrm{J\cdot s^{-1}}$). 因为这个单位较常用，所以有一个特定的名称叫瓦特(W). 从式(1-37)可看出，功可表示为功率和时间的乘积，故常用千瓦时作为功的单位，$1\,\mathrm{kW\cdot h}=1000\,\mathrm{W}\times3600\,\mathrm{s}=3.60\times10^6\,\mathrm{J}$.

3. 动能

物体由于运动而具有能量称为物体的动能(kinetic energy)，用 E_k 表示. 物体的动能与物体的质量 m 和运动速度 $\boldsymbol{v}$ 有关，定义物体的动能为

$$E_\mathrm{k}=\frac{1}{2}mv^2 \tag{1-38}$$

动能是描述物体运动状态的一个重要物理量，单位与功相同.

外力做功可使物体的动能发生变化，即

$$\mathrm{d}A=F\cdot\mathrm{d}s=F_\tau\mathrm{d}s=ma_\tau\mathrm{d}s=m\frac{\mathrm{d}v}{\mathrm{d}t}\mathrm{d}s=mv\mathrm{d}v=\mathrm{d}\left(\frac{1}{2}mv^2\right)=\mathrm{d}E_\mathrm{k} \tag{1-39}$$

上式表明，外力对物体所做元功 $\mathrm{d}A$ 等于物体的动能改变量 $\mathrm{d}E_\mathrm{k}$，这便是物体动能定理的微分形式. 对式(1-39)积分，便得到物体动能定理的积分形式

$$A=\int_{a\to b}\mathrm{d}A=\int_a^b\mathrm{d}E_\mathrm{k}=E_{\mathrm{k}b}-E_{\mathrm{k}a}=\frac{1}{2}m{v_b}^2-\frac{1}{2}m{v_a}^2 \tag{1-40}$$

E_{ka}为物体在位置 a 的动能，E_{kb}为物体在 b 点的动能. 对于由两个以上物体组成的系统，动能定理(theorem of kinetic energy)可以表述为：所有外力和所有内力对物体系所做的功之和等于物体系总动能的增量.

4. 势能

保守力是物体系中的一种内力，它的特点是：两物体作相对位移时，保守力做的功只取决于物体的相对初位置与末位置，与相对运动的路径无关. 也可表述为：若物体沿任一闭合路径作相对运动，则保守力沿闭合路径一周所做的功为零.

若两物体之间有保守力，则当两物体由相对位矢为 $\boldsymbol{r}_0$ 处运动到相对位矢为 $\boldsymbol{r}$ 处时，保守力将做功. 保守力做功，表示物体系把势能转化为动能，即保守力对物体做的功 A_{con}，等于系统势能 E_{p} 的减少量

$$A_{\text{con}} = -\Delta E_{\text{p}} = -\left[E_{\text{p}}(\boldsymbol{r}) - E_{\text{p}}(\boldsymbol{r}_0)\right] \tag{1-41}$$

在一个物体系中，相互作用力除保守力(内力)外，还有外力和耗散力(内力). 若外力的功为 A_{ext}，耗散力的功为 A_{dis}，则动能定理可表示为

$$A_{\text{con}} + A_{\text{ext}} + A_{\text{dis}} = \Delta E_{\text{k}} \tag{1-42}$$

将式(1-41)代入上式，则有

$$A_{\text{ext}} + A_{\text{dis}} = \Delta E_{\text{p}} + \Delta E_{\text{k}} = \Delta(E_{\text{p}} + E_{\text{k}}) \tag{1-43}$$

势能 E_{p} 与动能 E_{k} 之和叫做机械能(mechanical energy). 式(1-43)叫做机械能定理，它可表述为：外力和耗散力做的功等于系统的机械能的增量.

若外力对系统不做功，且系统内无耗散力做功，则系统的机械能保持不变，有

$$\Delta(E_{\text{p}} + E_{\text{k}}) = 0 \tag{1-44}$$

或

$$E_{\text{p}} + E_{\text{k}} = \text{常量} \tag{1-45}$$

式(1-45)可表述为：若无外力做功也无耗散力做功，则系统机械能守恒.

如上所述，势能只能通过它与动能转化而被认识，因而实际上只能观测到势能的变化量. 为了便于计算，需要用一个函数表示势能，叫做势能函数，简称势能(potential energy). 势能函数的变化量表示转化的势能. 若用 F 表示保守力，则因其功与路径无关，可知在相对位矢为 $\boldsymbol{r}$ 时的势能为

$$E_{\text{p}}(r) = -A_{\text{con}}(r) = -\int_0^r \boldsymbol{F} \cdot \mathrm{d}\boldsymbol{r} \tag{1-46}$$

因只能确定势能的变化量，势能函数只能用不定积分表示，势能函数的表示式中有待定的常数项. 为了方便起见，通常令常数项为零. 例如，在规定 z 轴为指向上方的垂直轴时，重力势能函数为

$$E_{\text{p}} = -\int_0^r (-mg\boldsymbol{k}) \cdot \mathrm{d}\boldsymbol{r} = mgz + C = mgz \tag{1-47}$$

由于势能函数并不能表示势能的绝对值，所以在势能函数的值为零处并不表示系统没有势能. 同理，势能函数的值也可以为负数.

第四节　刚体的定轴转动

刚体(rigid body)是固体的理想化模型，是指在外力作用下，形状和大小均不会发生变化的物体. 实际上，在外力作用下，物体的形状和大小都会发生一些变化. 如果这些变化对研究的问题影响很小，可忽略不计，这物体就可看成刚体. 转动是指物体上的各个质点都绕同一转轴作圆周运动.

一、定轴转动的运动学

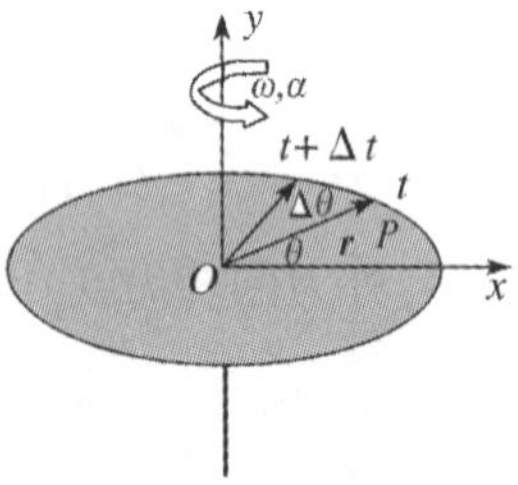

图 1-8　刚体的定轴转动

观察门的转动，把它作为刚体研究就可发现，门上各点都以门转轴为垂直轴线作圆周运动. 这种刚体中各质点都绕同一垂直轴线作圆周运动称为定轴转动(fixed-axis rotation)，如图 1-8 所示. 刚体中各点到转轴 y 的距离 r 未必相同，r 就是各点所作圆周的半径. 这些圆周所在的平面也未必相同，但它们都与转轴 y 垂直，可称为转动平面.

1. 角量

描述刚体定轴转动的基本物理量有角位移、角速度和角加速度.

(1)角位移. 如图 1-8 所示，转动平面内任意质点 P 到固定点 O 的距离为 r，相应的矢径为 $\boldsymbol{r}$. 设任意 t 时刻 $\boldsymbol{r}$ 与 x 轴正向之间的夹角为 θ，θ 称为刚体 t 时刻的角位移(angular displacement).

刚体的角位移是随时间变化的，在国际单位制中，角位移的单位是弧度(rad). 由于刚体的定轴转动有逆时针方向转动和顺时针方向转动两种情形，通常规定，刚体沿逆时针方向转动时，角位移为正；刚体沿顺时针方向转动时，角位移为负.

(2)角速度. 刚体在 t 到 $t+\Delta t$ 时间内角位移由 θ 变为 $\theta+\Delta\theta$,则 $\Delta\theta/\Delta t$ 表征刚体转动的快慢，叫刚体的平均角速度，用 $\bar{\omega}$ 表示，即

$$\bar{\omega}=\frac{\Delta\theta}{\Delta t} \tag{1-48}$$

t 时刻转动刚体的瞬时角速度(angular velocity)，用 ω 表示，即

$$\omega=\lim_{\Delta t\to 0}\frac{\Delta\theta}{\Delta t}=\frac{\mathrm{d}\theta}{\mathrm{d}t} \tag{1-49}$$

角速度是矢量，通常用右手定则确定角速度的方向(图 1-9)：伸开右手，四指沿刚体转动方向握着，伸直的大拇指指向就是角速度的方向. 刚体逆时针方向转动时，角速度为正；刚体顺时针方

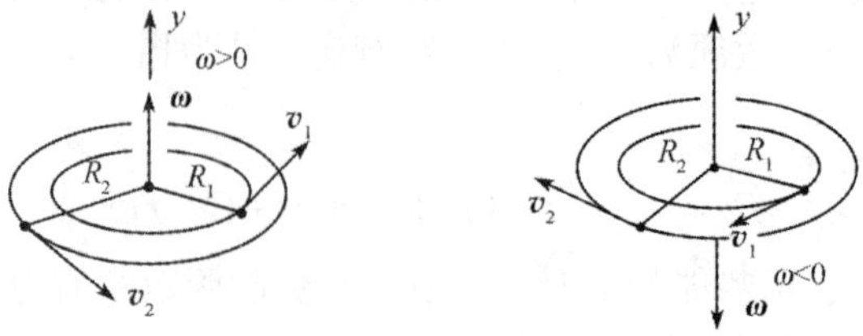

图 1-9　角速度方向的示意图

向转动时，角速度为负. 在国际单位制中，角速度的单位是弧度每秒(rad·s^{-1}).

(3)角加速度. 若刚体在 t 到 $t+\Delta t$ 时间内角速度由 ω 变为 $\omega+\Delta\omega$, 则 $\Delta\omega / \Delta t$ 反映刚体角速度变化的快慢，称为刚体的平均角加速度，用 $\overline{\alpha}$ 表示，即

$$\overline{\alpha} = \frac{\Delta\omega}{\Delta t} \tag{1-50}$$

t 时刻转动刚体的瞬时角加速度(angular acceleration)，用 α 表示，即

$$\alpha = \lim_{\Delta t \to 0} \frac{\Delta\omega}{\Delta t} = \frac{d\omega}{dt} = \frac{d^2\theta}{dt^2} \tag{1-51}$$

角加速度的方向用右手定则规定，伸开右手，四指沿刚体转动方向握着，如果刚体加速转动，则伸直的大拇指指向就是角加速度的正方向；若刚体减速转动，则伸直的大拇指指向就是角加速度的负方向. 角加速度的单位是弧度每秒平方(rad·s^{-2}).

2. 角量与线量的关系

角位移、角速度和角加速度是以角度为基础描述刚体转动的物理量，称为角量. 刚体作定轴转动时，其中任意各质点的线位移 $\boldsymbol{s}$ 、线速度 $\boldsymbol{v}$ 和线加速度 $\boldsymbol{a}$ 也是描述刚体转动的物理量，称为线量. 线位移 $\boldsymbol{s}$ 与角位移 $\boldsymbol{\theta}$ 的增量之间的关系为

$$\Delta\boldsymbol{s} = r\Delta\boldsymbol{\theta} \tag{1-52}$$

定轴转动刚体中，各质点的半径值 r 未必相同，但这些 r 值都不会随时间 t 而变，从上式及圆周运动关系式可得，刚体中各点的瞬时线速度 $\boldsymbol{v}$ 和角速度满足如下关系：

$$\boldsymbol{v} = \frac{d\boldsymbol{s}}{dt} = r\frac{d\boldsymbol{\theta}}{dt} = r\boldsymbol{\omega} \tag{1-53}$$

线加速度与角速度以及角加速度的大小关系为

$$\begin{aligned} a_\tau &= \frac{dv}{dt} = r\frac{d\omega}{dt} = r\alpha \\ a_n &= r\omega^2 = v\omega = \frac{v^2}{r} \end{aligned} \tag{1-54}$$

$$a = a_\tau + a_n \tag{1-55}$$

二、转动动能　转动惯量

1. 转动动能

刚体转动时的转动动能等于组成刚体的各个可视为质点的体积元所具有的动能之和. 设某时刻刚体的角速度为 ω，则垂直距离转轴 r_i 的第 i 个质点的速度为 $v_i = r_i\omega$ ，质量为 m_i，则其动能 $E_{ki} = \frac{1}{2}m_i v_i^2 = \frac{1}{2}m_i r_i^2\omega^2$. 那么，刚体的转动动能为

$$\begin{aligned} E_k &= \sum_{i=1}^{n} E_{ki} = \sum_{i=1}^{n} \frac{1}{2} m_i r_i^2 \omega^2 \\ &= \frac{1}{2}(\sum_{i=1}^{n} m_i r_i^2)\omega^2 = \frac{1}{2} I\omega^2 \qquad \left(I = \sum_{i=1}^{n} m_i r_i^2\right) \end{aligned} \tag{1-56}$$

这就是刚体转动动能的一般表达式.

2. 转动惯量

式(1-56)中$\sum_{i=1}^{n} m_i r_i^2$代表组成整个刚体各个质点的质量m_i与其距转轴垂直距离的平方r_i^2的乘积的总和. 对于给定转轴的刚体来说，各个质点至转轴的距离不随刚体的转动而变化，所以这个总和是一个确定的值，称为刚体的转动惯量(moment of inertia)，用I表示

$$I = \sum_{i=1}^{n} m_i r_i^2 \tag{1-57}$$

将刚体的转动动能$\frac{1}{2}I\omega^2$与物体的平动动能$\frac{1}{2}mv^2$相比较，刚体的转动惯量I与物体的质量m是相对应的，可见转动惯量起着平动时质量的作用，是刚体转动时惯性的度量. 转动惯量的数值不仅取决于刚体总质量的大小和不同形状，而且还和质量相对于转轴的分布有关. 在国际单位制中，转动惯量的单位为千克平方米($kg \cdot m^2$).

对于由分散质点组成的刚体，可以直接使用式(1-57)计算刚体的转动惯量；对于质量连续分布的刚体，取距离转轴r处的体积元dV，其质量为dm，则dm对转轴的转动惯量为dI，则$dI = r^2 dm$，那么整个刚体的转动惯量

$$I = \int dI = \int r^2 dm = \int r^2 \rho \, dV \tag{1-58}$$

例 1-4 质量为m，长度为l的均匀细长棒绕通过任意点A且与棒垂直的y轴的转动惯量是多少？设A点与棒的一端距离为h(图 1-10).

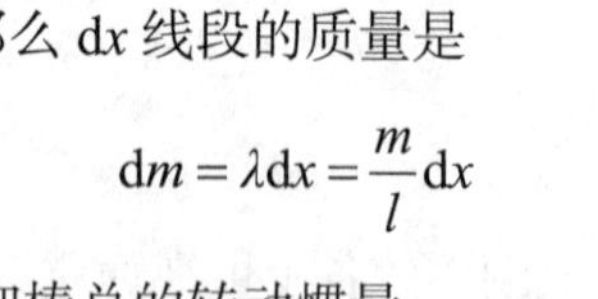

图 1-10 细棒转动

解 以A点为原点，建立x坐标轴. 在细棒中任取长度为dx的线段，该线段到A点的距离为x，细棒的线密度为$\lambda = m/l$，那么dx线段的质量是

$$dm = \lambda dx = \frac{m}{l} dx$$

dx线段的转动惯量是$dI = x^2 dm$，细棒总的转动惯量

$$I = \int_{-h}^{l-h} x^2 \frac{m}{l} dx = \frac{1}{3} m(l^2 - 3lh + 3h^2)$$

如果转轴通过细棒左端，则$h = 0$，就有$I = \frac{1}{3}ml^2$；如果转轴通过细棒中心，则$h = \frac{1}{2}l$，就有$I = \frac{1}{12}ml^2$.

表 1-2 给出几种常见刚体定轴转动的转动惯量.

表 1-2 常见刚体的转动惯量 I

刚体特征	转轴位置及转动惯量	
质量为 m、长度为 l 的细棒	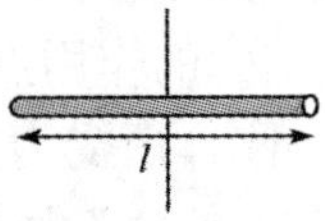 通过棒的质心与棒身垂直 $I=\frac{1}{12}ml^2$	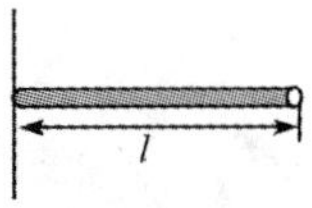 通过棒端与棒身垂直 $I=\frac{1}{3}ml^2$
质量为 m、长度为 l、半径为 r 的圆柱体	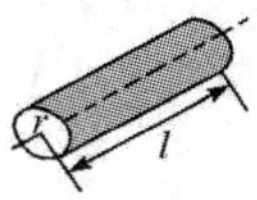 沿圆柱体的几何轴 $I=\frac{1}{2}mr^2$	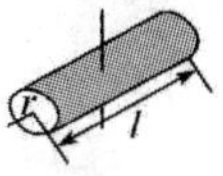 通过圆柱体质心与几何轴垂直 $I=\frac{1}{4}mr^2+\frac{1}{12}ml^2$
质量为 m、半径为 r 的薄壁窄圆环	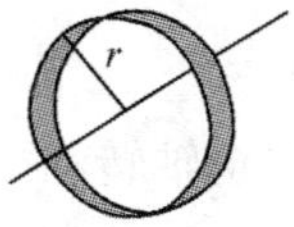 通过圆心与环面垂直 $I=mr^2$	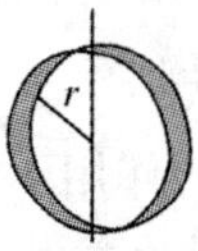 沿圆环的直径 $I=\frac{1}{2}mr^2$
质量为 m、半径为 r 的薄圆盘	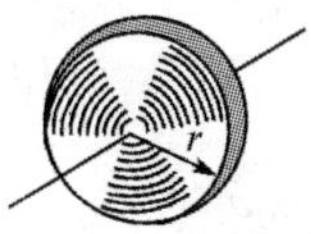 通过圆心与盘面垂直 $I=\frac{1}{2}mr^2$	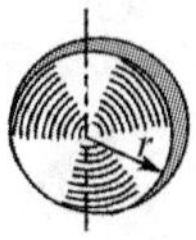 沿圆盘的直径 $I=\frac{1}{4}mr^2$
质量为 m、半径为 r 的球体(壳)	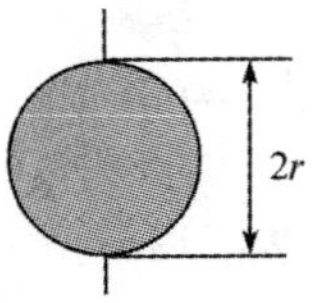 沿球体的直径 $I=\frac{2}{5}mr^2$	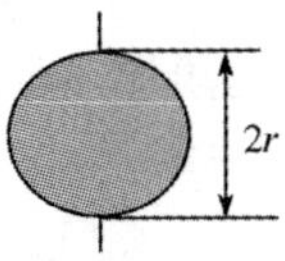 沿球壳的直径 $I=\frac{2}{3}mr^2$

三、力矩　转动定律

1. 力对固定轴的力矩

要使刚体转动，须施予刚体一个特殊的力. 如果施予刚体的外力的作用线通过转轴或与转轴平行，就不能使刚体产生加速度. 可见，在刚体转动问题中，力对刚体的转动效应不仅取决于力的大小和方向，还与力的作用点有关.

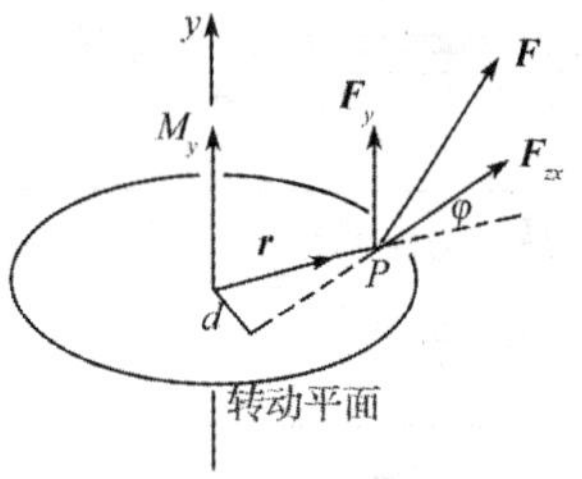

图 1-11　力矩

如图 1-11 所示，刚体所受力为 $\boldsymbol{F}$，其作用点相对于转动轴的距离为 r，对应的矢径为 $\boldsymbol{r}$，定义力 $\boldsymbol{F}$ 对上述刚体的转动效应可用 $\boldsymbol{F}$ 对 y 轴的力矩(moment) $\boldsymbol{M}$ 来表征，即

$$\boldsymbol{M}=\boldsymbol{r}\times\boldsymbol{F} \tag{1-59}$$

将刚体受力 $\boldsymbol{F}$，分解为平行于转轴 y 轴的分力 $\boldsymbol{F}_y$ 和垂直于 y 轴的分力 $\boldsymbol{F}_{zx}$. 显然 F_y 不会产生对 y 轴的转动效应，只有 F_{zx} 产生对 y 轴的转动效应，则

$$M=M_y=F_{zx}d=F_{zx}r\sin\varphi \tag{1-60}$$

式中，φ 为矢径 $\boldsymbol{r}$ 与力 $\boldsymbol{F}_{zx}$ 的夹角. 在国际单位制中，力矩的单位为牛顿米(N · m). 力矩的方向由右手螺旋法则确定.

2. 转动定律

在合外力的作用下，刚体以一定的角加速度绕定轴转动. 刚体的角加速度与刚体所受的合外力矩之间有什么关系呢?

将定轴转动的刚体看成是由许多质点组成的，设各个质点的质量分别为 $m_1, m_2, \cdots, m_n$，各个质点相对转轴的距离分别为 $r_1, r_2, \cdots, r_n$. 若各个质点在转动平面内受到的合外力分别为 $f_1, f_2, \cdots, f_n$，相应的线加速度分别为 $a_1, a_2, \cdots, a_n$，运用牛顿第二定律，对于各个质点，则有

$$f_1=m_1a_1,\ f_2=m_2a_2,\ \cdots,\ f_n=m_na_n \tag{1-61}$$

$$\sum_{i=1}^{n}f_i=\sum_{i=1}^{n}m_ia_i \tag{1-62}$$

因为质点的切向加速度与角加速度有关，而法向加速度与角加速度无关，故有

$$\sum_{i=1}^{n}f_{i\tau}=\sum_{i=1}^{n}m_ia_{i\tau} \tag{1-63}$$

由于各个质点的角加速度都相同，将 $a_{i\tau}=r_i\alpha$ 代入式(1-63)中，再两边同乘 r_i，得

$$\sum_{i=1}^{n}f_{i\tau}r_i=(\sum_{i=1}^{n}m_ir_i^2)\alpha \tag{1-64}$$

式(1-64)等号左边的 $\sum_{i=1}^{n}f_{i\tau}r_i$ 是刚体所受的合外力矩，用 M 表示；等号右边括号内的 $\sum_{i=1}^{n}m_ir_i^2$ 是刚体定轴转动的转动惯量. 力矩的方向与角加速度的方向一致，式(1-64)可写成如下矢量形式，即:

$$M = I\alpha \tag{1-65}$$

上式叫做刚体定轴转动的转动定律(law of inertia)，表明刚体相对于某一定轴所受的合外力矩的大小等于刚体对该定轴的转动惯量与刚体在此合外力矩作用下获得的角加速度的乘积.

四、角动量　角动量守恒定律

1. 角动量

一质点的质量为 m、矢径为 $\boldsymbol{r}$、速度为 $\boldsymbol{v}$，如图 1-12 所示，则它相对于原点 O 的角动量(angular momentum)记作 $\boldsymbol{L}$，定义为 $\boldsymbol{r}$ 与 $m\boldsymbol{v}$ 的矢积，即

$$\boldsymbol{L} = m(\boldsymbol{r}\times\boldsymbol{v}) \tag{1-66}$$

按矢积规定，如果右手四指并拢弯曲所指方向是自 $\boldsymbol{r}$ 转到 $\boldsymbol{v}$，那么大拇指伸直指向就是 $\boldsymbol{L}$ 的方向，$\boldsymbol{L}$ 的方向垂直于 $\boldsymbol{r}$ 和 $\boldsymbol{v}$ 设质点的角速度为 $\boldsymbol{\omega}$，则有

$$\boldsymbol{v} = \boldsymbol{\omega}\times\boldsymbol{r} \tag{1-67}$$

将上式代入式(1-66)中，得

$$\boldsymbol{L} = m[\boldsymbol{r}\times(\boldsymbol{\omega}\times\boldsymbol{r})] = mr^2\boldsymbol{\omega} = I\boldsymbol{\omega} \tag{1-68}$$

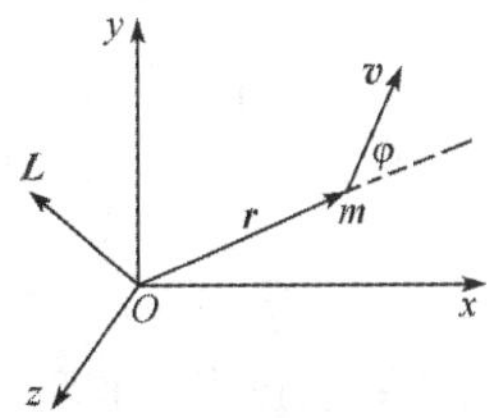

图 1-12　对 O 点的角动量 $\boldsymbol{L}$

上式表明，刚体绕定轴的角动量等于刚体对该转轴的转动惯量与角速度的乘积. 刚体的角动量也是矢量，它的方向与角速度相同. 在国际单位制中，它的单位是千克米平方每秒($\mathrm{kg\cdot m^2\cdot s^{-1}}$).

2. 角动量定理

将式(1-65)变化形式

$$\boldsymbol{M} = I\boldsymbol{\alpha} = I\frac{\mathrm{d}\boldsymbol{\omega}}{\mathrm{d}t} = \frac{\mathrm{d}(I\boldsymbol{\omega})}{\mathrm{d}t} \tag{1-69}$$

$$\boldsymbol{M}\mathrm{d}t = \mathrm{d}(I\boldsymbol{\omega}) = \mathrm{d}\boldsymbol{L} \tag{1-70}$$

式中，左边 $\boldsymbol{M}\mathrm{d}t$ 表示刚体所受外力矩和作用时间的乘积，它和质点力学中冲量 $\boldsymbol{F}\mathrm{d}t$ 有完全相似的形式. 定义 $\boldsymbol{M}\mathrm{d}t$ 为刚体的冲量矩(moment of impulse)，在国际单位制中，冲量矩的单位是牛顿米秒($\mathrm{N\cdot m\cdot s}$).

式(1-70)表明，作定轴转动的刚体所受到的冲量矩等于刚体对该转轴的角动量的增量，称为刚体对转轴的角动量定理(angular momentum theorem). 如果刚体从 t_1 到 t_2 的时间内在力矩的作用下绕定轴转动的角速度从 ω_1 变化到 ω_2，则有

$$\int_{t_1}^{t_2}\boldsymbol{M}\mathrm{d}t = \int_{t_1}^{t_2}\mathrm{d}\boldsymbol{L} = \boldsymbol{L}_2 - \boldsymbol{L}_1 \tag{1-71}$$

上式是角动量定理的积分形式.

3. 角动量守恒定律

在定轴转动中，如果刚体所受到的外力对转轴产生的合力矩为零，即 $M=0$，由式(1-71)可得

$$\frac{\mathrm{d}\boldsymbol{L}}{\mathrm{d}t} = 0\,,\qquad \boldsymbol{L} = I\boldsymbol{\omega} = 常量 \tag{1-72}$$

上式表明，当定轴转动的刚体所受的合外力矩等于零时，刚体的角动量不随时间变化，这一结论称为刚体的角动量守恒定律(law of conservation of angular momentum).

例 1-5 一个人坐在转轴光滑的转台上(图 1-13)，两手平伸，各握一个 m=5 kg 的哑铃，哑铃距转轴 r_1=60 cm. 假设人体对转轴的转动惯量在整个过程中都是 I_1=5 kg·m^2，当转台以 ω_0=10 rad·s^{-1}的转速转动时，这个人突然把手臂收回，使哑铃距转轴 r_2=10 cm 处，求此时转台的转速 ω.

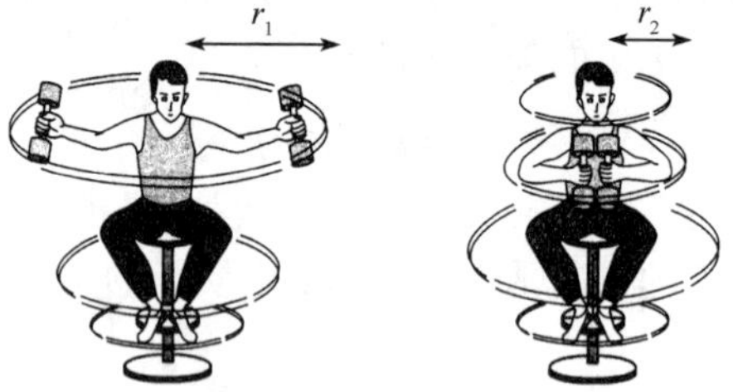

图 1-13 人体旋转

解 (1)将人和哑铃看成一个系统，人伸开手臂时系统的角动量为

$$L_1 = (I_1 + 2mr_1^2)\omega_0$$

人收回手臂后系统的角动量为

$$L_2 = (I_1 + 2mr_2^2)\omega$$

(2)此系统绕转台轴合外力矩为零，遵守角动量守恒定律，即

$$(I_1 + 2mr_1^2)\omega_0 = (I_1 + 2mr_2^2)\omega$$

$$\omega = \frac{I_1 + 2mr_1^2}{I_1 + 2mr_2^2}\omega_0 = 15.9\ \mathrm{rad \cdot s^{-1}}$$

五、旋进

刚体转动时，往往和陀螺的旋进类似(图 1-14(a))，即刚体的自转轴 A 与垂直轴 z 不重合，这就使刚体在自转的同时还将沿着一个以 z 轴为转轴的圆锥面旋转，这种自转刚体的转轴绕着另一条轴线的转动称为旋进(也称进动).

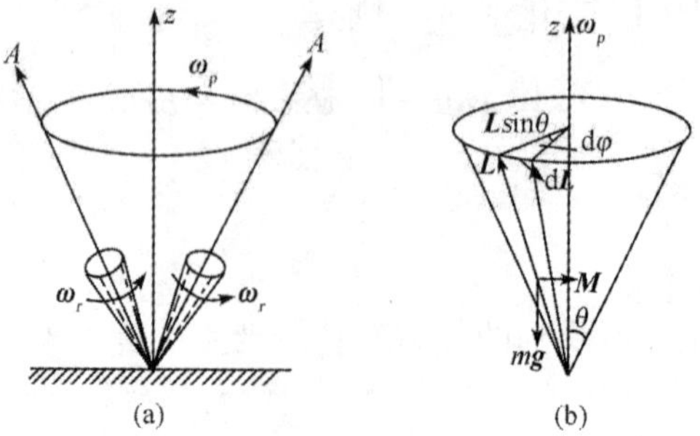

图 1-14 旋进

现以陀螺为例，说明一下旋进的原因、特性及决定旋进周期大小的因素. 如图 1-14 所示，设陀螺以角速度 $\boldsymbol{\omega}_r$ 绕 A 轴旋转，这样自旋角动量 $\boldsymbol{L}$ 方向就与 A 轴重合，$\boldsymbol{L}$ 与 z 轴夹角为 θ. 陀螺旋进时受重力矩 $\boldsymbol{M}$ 的作用，$\boldsymbol{M}$ 垂直于由 $\boldsymbol{L}$ 与 z 轴组成的平面. 在此时间内，$\boldsymbol{M}$ 产生冲量矩 $\boldsymbol{M}\mathrm{d}t=\mathrm{d}\boldsymbol{L}$，$\mathrm{d}\boldsymbol{L}$ 为角动量的增量，$\mathrm{d}\boldsymbol{L}$ 的方向与 $\boldsymbol{M}$ 相同. 因 $\mathrm{d}\boldsymbol{L}$ 与 $\boldsymbol{L}$ 垂直，则 $\mathrm{d}\boldsymbol{L}$ 不改变 $\boldsymbol{L}$ 的大小，只改变 $\boldsymbol{L}$ 的方向. 由于重力矩 $\boldsymbol{M}$ 始终存在，所以 $\boldsymbol{L}$ 的方向不断的改变，$\boldsymbol{L}$ 的轨迹形成了一个圆锥面，形成了陀螺的旋进.

如图 1-14(b)所示，设 $\mathrm{d}t$ 时间内 $\boldsymbol{L}$ 的旋进角为 $\mathrm{d}\varphi$，由几何关系可知

$$\mathrm{d}L = L\sin\theta\mathrm{d}\varphi = M\mathrm{d}t \tag{1-73}$$

按角速度的定义，可得旋进角速度 ω_p 的大小

$$\omega_p = \frac{\mathrm{d}\varphi}{\mathrm{d}t} = \frac{M}{L\sin\theta} \tag{1-74}$$

按周期与角速度的关系，可得旋进周期 T_p 的大小

$$T_p = \frac{2\pi}{\omega_p} = \frac{2\pi L\sin\theta}{M} \tag{1-75}$$

上式表明，陀螺的旋进周期和角速度取决于重力矩 $\boldsymbol{M}$、自旋角动量 $\boldsymbol{L}$ 及自旋轴与垂直轴夹角 θ 的大小.

第五节 转动惯量在医学领域中的应用

转动惯量是人体惯性参数中的一个重要指标. 人体惯性是人体保持自身原有运动状态的性质. 人体下肢惯性的特征量，是指人体下肢整体各环节的质量、质心位置、转动惯量及转距、回转半径等在人体正常运动过程中对人体起到改变行走步态的基本参数.

从下肢假肢的生物力学简化模型着手，通过对假肢的动力学性能进行分析，可以有效地对下肢假肢的性能做一个合理的功能评价. 下肢假肢转动惯量的测定，对假肢的整个性能评价系统起着举足轻重的作用.

假肢转动惯量测量原理是基于刚体绕定轴转动的力学原理，通过建立复摆转动力学模型来建立相关的数学模型. 将质量为 m 的假肢固定在可选择装配的夹具后，整个夹具支撑臂连同夹具置于支座上，夹具可绕固定轴旋转. 支座支撑臂与夹具夹紧，使其只能围绕固定轴旋转，忽略空气阻力，当转角较小时(如小于 5°)，可较精确地把固定架的运动视为简谐运动，求出转动周期. 此时，转动周期 T_0 与振幅 θ 无关，这一重要近似性质，称为摆的等时性. 夹具往返摆动一次所需要的时间就是它的摆动周期，可以证明，当转角很小的时候，转动周期与转动惯量之间的关系有

$$T = 2\pi\sqrt{\frac{I}{mgL}} \tag{1-76}$$

其中，T 为转动周期，I 为绕固定轴转动的转动惯量，L 为质心到转轴的距离，g 为重力加速度. 测出周期，可以依据公式

$$I = \frac{mgLT^2}{4\pi^2} \tag{1-77}$$

得出转动惯量.

思考题与习题一

1-1 国际单位制中基本单位有哪些？

1-2 设汽车行驶时所受阻力 f 与汽车的横截面积 S、空气的密度 ρ 成正比且和速度 v 的平方成正比. 若采用国际单位制，试写出 f、ρ、S 和 v^2 的关系式. 比例系数的单位如何？

1-3 回答下列问题：

(1) 位移和路程有何区别？

(2) 速度和速率有何区别？

(3) 瞬时速度和平均速度的区别和联系是什么？

(4) 物体能否有一不变的速率而仍有一变化的速度？

(5) 速度为零时，加速度是否一定为零？加速度为零时，速度是否一定为零？

(6) 当物体具有大小、方向不变的加速度时，物体的速度方向能否有改变？

1-4 有一物体作直线运动，它的运动方程为 $x = 6t^2 - 2t^3$，x 的单位为 m，t 的单位为 s. 试求：(1) 第 2 s 内的平均速度；(2) 第 3 s 末的速度；(3) 第 1 s 末的加速度；(4) 这个物体的运动形式.

（$4\ \text{m}\cdot\text{s}^{-1}$；$-18\ \text{m}\cdot\text{s}^{-1}$；0；变速直线运动）

1-5 跳水运动员自 10 m 跳台自由下落，入水后因受水的阻碍而减速. 自水面向下取坐标轴 Oy，其加速度为 $-kv_y{}^2, k = 0.4\ \text{m}^{-1}$. 求运动员速度减为入水速度的 1/10 时的入水深度. （5. 76 m）

1-6 如图 1-15 所示，质量为 m 的人站在台秤上，处在有竖直加速度 a 的升降机里，试求台秤所受到的压力. （$m(g-a)$）

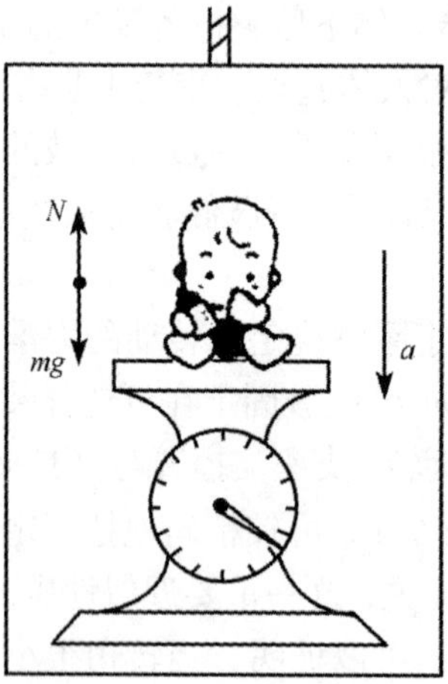

图 1-15 习题 1-6

1-7 根据动量原理可知：力的时间过程中的累积效应，引起动量的改变. 根据功能原理可知：力的空间累积引起动能的改变.

(1) 如果物体受合外力作用了一段时间（即受到合外力的冲量作用），动量发生了改变，那么，是否一定会引起物体动能的改变？

(2) 如果物体受合外力作用，并且在力作用的方向上有了位移（即合外力对物体做了功），使物体的动能发生了变化，是否一定会引起物体动量的改变？

1-8 在生物物理实验中用来分离不同种类的分子的超级离心机的转速是 $60\times10^4\ r\cdot min^{-1}$. 在这种离心机的转子内，离轴 10 cm 远的一个大分子的向心加速度是重力加速度的几倍？ （4×10^3 倍）

1-9 质量为 1 kg 的球以 $25\ m\cdot s^{-1}$ 的速率竖直地落到地板上，以 $10\ m\cdot s^{-1}$ 的初速率跳回.

(1)试问在球与地板接触时间内作用在球上的冲量多大？

(2)设接触时间为 0.02 s，问作用在地板上的平均力多大？ （35 N·s；1750 N）

1-10 一半径为 1.0 m、转速为 $300\ r\cdot min^{-1}$ 的飞轮受制动后均匀减速，50 s 后停止转动. 求：(1)角加速度；(2)飞轮转过的圈数；(3)25 s 时飞轮的角速度；(4)轮边一点的速度、切向和法向加速度.

（$-0.628\ rad\cdot s^{-2}$；125r；$15.7\ rad\cdot s^{-1}$；$15.7\ m\cdot s^{-1}$；$-0.628\ m\cdot s^{-2}$；$246\ m\cdot s^{-2}$）

1-11 求质量为 m，半径为 R 的均薄圆环的转动惯量，轴与圆环平面垂直并且通过其圆心. （mR^2）

1-12 如图 1-16 所示，质量为 m_1、半径为 R 的水平圆盘可绕过圆心且垂直盘面的竖直轴转动，盘原来静止并站着一个质量为 m_2 的人，人距盘轴为 $r(r<R)$，当人以相对于盘的速率 v 沿切向走动时，圆盘的角速度多大？ （$-2m_2rv/(m_1R^2+2m_2R^2)$）

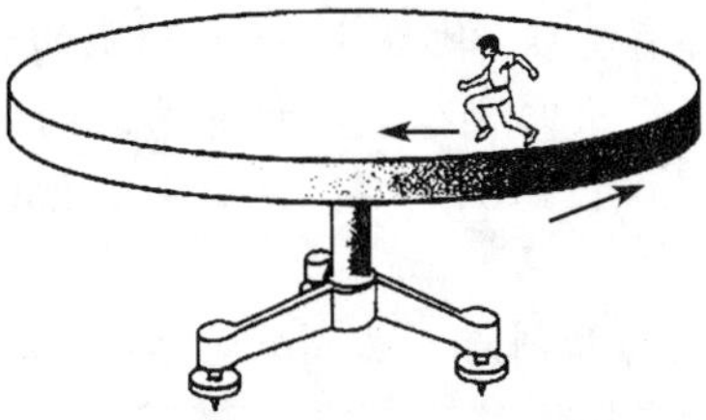

图 1-16 习题 1-12 示意图

阅读材料

牛 顿

牛顿(1643～1727)，英国伟大的物理学家、数学家、天文学家(图 1-17)，经典力学理论的集大成者，建立了著名的万有引力定律和牛顿运动三定律.

恩格斯说：牛顿由于发现了万有引力定律而创立了科学的天文学，由于进行光的分解而创立了科学的光学，由于创立了二项式定理和无限理论而创立了科学的数学，由于认识了力学的本性而创立了科学的力学.

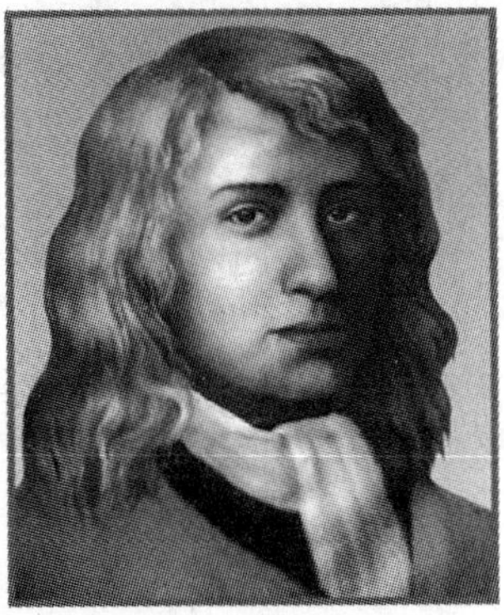

图 1-17 牛顿

牛顿的成就

在牛顿的全部科学贡献中，数学成就占有突出的地位. 他数学生涯中的第一项创造性成果就是发现了二项式定理. 据牛顿本人回忆，他是在 1664 年和 1665 年间的冬天，在研读沃利斯博士的《无穷算术》并试图修改他的求圆面积的级数时发现这一定理的.

微积分的创立是牛顿最卓越的数学成就. 牛顿为解决运动问题，才创立这种和物理概念直接联系的数学理论，牛顿称之为“流数术”. 它所处理的一些具体问题，如切线问题、求积问题、瞬时速度问题以及函数的极大和极小值问题等，在牛顿前已经有所研究. 但牛顿超越了前人，他站在了更高的角度，对以往分散的努力加以综合，将自古希腊以来求解无限小问题的各种技巧统一为两类普通的算法——微分和积分，并确立了这两类运算的互逆关系，从而完成了微积分发明中最关键的一步，为近代科学发展提供了最有效的工具，开辟了数学上的一个新纪元.

1707 年，牛顿的代数讲义经整理后出版，定名为《普遍算术》. 他主要讨论了代数基础及其(通过解方程)在解决各类问题中的应用. 书中陈述了代数基本概念与基本运算，用大量实例说明了如何将各类问题化为代数方程，同时对方程的根及其性质进行了深入探讨，引出了方程论方面的丰硕成果，如他得出方程的根与其判别式之间的关系，指出可以利用方程系数确定方程根之幂的和数，即“牛顿幂和公式”.

牛顿对解析几何与综合几何都有贡献. 他在 1736 年出版的《解析几何》中引入了曲率中心，给出密切线圆(或称曲线圆)概念，提出曲率公式及计算曲线的曲率方法，并将自己的许多研究成果总结成专论《三次曲线枚举》，于 1704 年发表. 此外，他的数学工作还涉及数值分析、概率论和初等数论等众多领域.

牛顿是经典力学理论理所当然的开创者. 他系统地总结了伽利略、开普勒和惠更斯等的工作，得到了著名的万有引力定律和牛顿运动三定律.

牛顿发现万有引力定律是他在自然科学中最辉煌的成就.关于万有引力的发现，还有一段小故事. 那是在假期里，牛顿常常来到母亲的家中，在花园里小坐片刻. 有一次，像以往屡次发生的那样，一个苹果从树上掉了下来. 一个苹果的偶然落地，却是人类思想史的一个转折点，它使那个坐在花园里的人的头脑开了窍，引起他的沉思：究竟是什么原因使一切物体都受到差不多总是朝向地心的吸引呢？牛顿思索着. 终于，他发现了对人类具有划时代意义的万有引力. 他认为太阳吸引行星，行星吸引行星，以及吸引地面上一切物体的力都是具有相同性质的力，还用微积分证明了开普勒定律中太阳对行星的作用力是吸引力；证明了任何一曲线运动的质点，若是半径指向静止或匀速直线运动的点，且绕此点扫过与时间成正比的面积，则此质点必受指向该点的向心力的作用，如果环绕的周期之平方与半径的立方成正比，则向心力与半径的平方成反比. 牛顿还通过了大量实验，证明了任何两物体之间都存在着吸引力，总结出万有引力定律

$$F=G(m_1m_2/r_2)$$

m_1 和 m_2 是两物体的质量，r 为两物体之间的距离.

在同一时期，雷恩、哈雷和胡克等科学家都在探索天体运动的奥秘，其中以胡克较为突出，他早就意识到引力的平方反比定律，但他缺乏牛顿那样的数学才能，没能得出定量的表示.

牛顿运动三定律是构成经典力学的理论基础. 这些定律是在大量实验基础上总结出来的，是解决机械运动问题的基本理论依据.

1687 年，牛顿出版了代表作《自然哲学的数学原理》，这是一部力学的经典著作. 牛顿在这部书中，从力学的基本概念(质量、动量、惯性、力)和基本定律(运动三定律)出发，运用他所发明的微积分这一锐利的数学工具，建立了经典力学的完整而严密的体系，把天体力学和地面上的物体力学统一起来，实现了物理学史上第一次大的综合.

在光学方面，牛顿也取得了巨大成果. 他利用三棱镜试验了白光分解为有颜色的光，最早发现了白光的组成. 他对各色光的折射率进行了精确分析，说明了色散现象的本质. 他指出，由于对不同颜色的光的折射率和反射率不同，才造成物体颜色的差别，从而揭开了颜色之谜. 牛顿

还提出了光的“微粒说”，认为光是由微粒组成的，并且走的是最快速的直线运动路径. 他的“微粒说”与后来惠更斯的“波动说”构成了关于光的两大基本理论. 此外，他还制作了牛顿色盘和反射式望远镜等多种光学仪器.

牛顿的研究领域非常广泛，他在几乎每个他所涉足的科学领域都做出了重要的成绩. 他研究过计温学，观测水沸腾或凝固时的固定温度，研究热物体的冷却律，以及其他一些只有在与他自己的主要成就相比较时，才显得逊色的课题.

牛顿的晚年

随着科学声誉的提高，牛顿的政治地位也得到了提升. 1689 年，他被当选为国会中的大学代表. 作为国会议员，牛顿逐渐开始疏远给他带来巨大成就的科学，他不时表示出对以他为代表的领域的厌恶. 同时，他把大量的时间花费在和同时代的著名科学家如胡克、莱布尼兹等进行科学优先权的争论上.

晚年的牛顿在伦敦过着堂皇的生活，1705 年他被安妮女王封为贵族. 此时的牛顿非常富有，普遍被认为是生存着的最伟大的科学家. 他担任英国皇家学会会长，在他任职的 24 年时间里，他以铁拳统治着学会. 没有他的同意，任何人都不能被选举.

晚年的牛顿开始致力于对神学的研究，他否定哲学的指导作用，虔诚地相信上帝，埋头于写以神学为题材的著作. 当他遇到难以解释的天体运动时，竟提出了“神的第一推动力”的谬论. 他说：“上帝统治万物，我们是他的仆人而敬畏他、崇拜他”.

1727 年 3 月 20 日，伟大的艾萨克·牛顿逝世. 同其他很多杰出的英国人一样，他被埋葬在威斯敏斯特教堂. 他的墓碑上镌刻着：“让人们欢呼这样一位多么伟大的人类荣耀曾经在世界上存在.”

（王光昶）

第二章　物体的弹性与形变

以人体为代表的生物组织，是由如硬组织材料、软组织材料、心血管材料等多种不同的材料构成，研究这些材料的力学性能，对于我们追溯生命的本源或研究疾病的诊断、治疗都具有非常重要的意义；此外，用于人体组织修复、替代的人工生物材料的研究，也需要材料力学的知识作为理论基础.

本章内容为材料力学的基础性知识，包括应力、应变、材料弹性等，并通过相关案例介绍了材料力学知识在医学上的广泛应用.

第一节　应力和应变

本节在材料力学范畴内，介绍应力和应变两个基本概念.

一、应力

截面积为 S 的棒，两端受到大小相等而方向相反的力 F(图 2-1(a))，此时棒处于拉力状态. 设想在棒中取一与棒垂直的截面(图 2-1(a)中虚线)，截面右侧部分对左侧部分施加拉力 F，左侧部分对右侧部分的拉力也等于 F，两者方向相反. 力 F 均匀分布在整个截面上，如图 2-1(b)中短箭头所示. 此种情况下，拉力 F 与横截面积 S 的比值定义为棒在此截面处的应力(stress)σ，即

$$\sigma = \frac{F}{S} \tag{2-1}$$

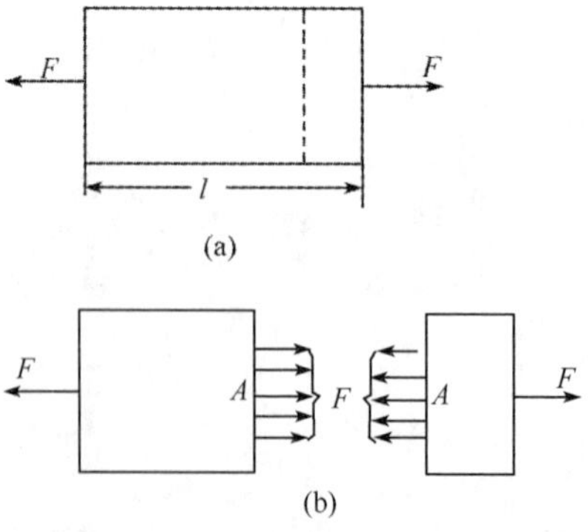

图 2-1　棒的应力

应力 σ 的大小等于力 F 的大小与截面积 S 的比值，方向与 F 相同；而因为 F 有两个方向，所以 σ 具有两个方向，此物理量是一个二阶张量. 应力的单位是牛顿每平方米($N \cdot m^{-2}$). 因为棒的每一部分都对另一部分产生拉力，所以这个应力叫张应力，而物体受到压力作用时的应力称

为压应力. 又因为应力与截面垂直，故张应力和压应力又称为正应力. 如果此时力平行作用于物体的横截面上，并与该截面相切，则这样的应力称为切应力，即

$$\tau = \frac{F}{S} \tag{2-2}$$

二、应变

物体在外力作用下其大小或形状发生变化时，称为该物体产生形变. 在外力作用下，单位长度材料的伸长量或缩短量，称为**应变**，常见的应变有以下几种.

(1) 张应变：表示物体在受到外力拉或压时，发生的长度变化ΔL与物体原长度L_0之比，即

$$\varepsilon = \frac{\Delta L}{L_0} \tag{2-3}$$

(2) 压应变：压应力作用下产生的应变称为压应变，其表达式与张应变相同.

(3) 体应变：以θ表示，指物体受到压力时，在形状没有改变的情况下，所发生的体积变化ΔV与原体积V之比，即

$$\theta = \frac{\Delta V}{V} \tag{2-4}$$

(4) 切应变：当物体受到切向作用力时，平行截面相对滑动距离BB'与垂直距离AB之比(图 2-2)，ψ称为切变角

$$\tan\psi = \frac{BB'}{AB} \tag{2-5}$$

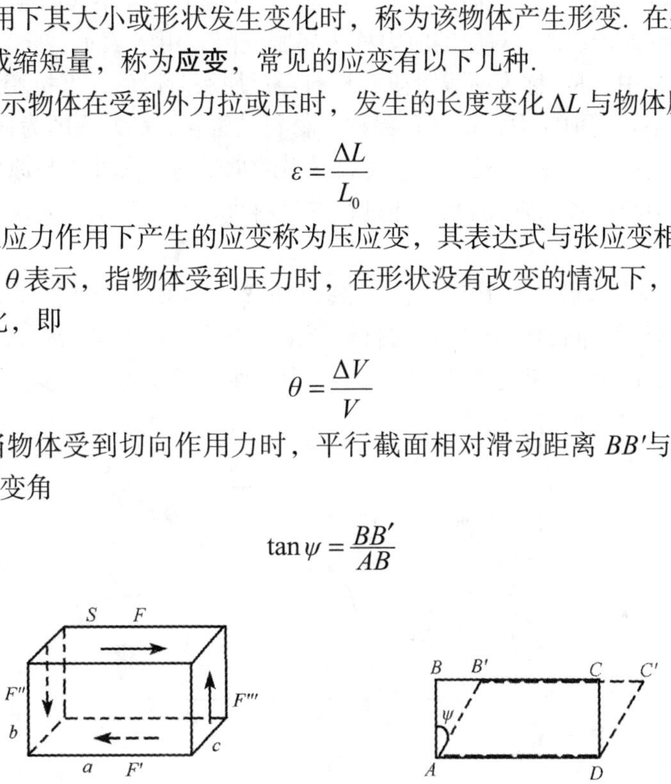

图 2-2　切应变

以上几种应变都是无量纲的，均为纯数. 它们只是相对地表示形变的程度，应变就是相对形变. 因此，它们与物体的长度、体积和形状都没有关系.

第二节　材料的弹性

一、弹性和塑性

弹性和塑性描述材料的变形性能. 它们主要指材料变形后的可恢复特性. 弹性是指材料在外力作用下发生变形，当外力解除后，能完全恢复到变形前形状的性质. 这种变形称为弹性变形或可恢复变形. 塑性是指材料在外力作用下发生变形，当外力解除后，不能完全恢复原来形状的性质. 这种变形称为塑性变形或不可恢复变形.

(1) 弹性变形(elastic deformation)：卸载之后能够恢复的变形称为弹性变形. 图 2-3 是材料在外力作用下的应力——应变曲线，在弹性变形对应的弹性阶段OA，应变值很小，若将载荷卸

变形随即消失；在任何瞬时卸载，变形均能按原路线返回，当载荷卸到零时，变形完全消失；重新加载，仍按原路线上行. OA 为一直线，应力与应变呈线性正比，最高点 A 对应的应力，称为材料的比例极限，用 σ_p 表示.

(2) 塑性变形 (plastic deformation)：卸载之后不能恢复的变形称为塑性变形或残余变形. 在图 2-3 中，随应力的增加曲线由 A 到达 B 点，从 B 点开始应力不再增加或只有些微小的波动，应变却迅速增长，说明材料失去了抵抗变形的能力. 这种应力变化不大而应变迅速增加的现象称为材料的屈服或塑性流动，B 点对应的应力称为屈服极限，用 σ_s 表示，此时材料出现塑性变形.

在塑性变形过程中，BC 称为屈服阶段，材料经过屈服阶段后，抵抗变形的能力有所恢复，要使其继续变形，必须增加应力，这种现象称为材料的强化；CD 段即为强化阶段，最高点 D 对应的应力称为强化极限，用 σ_b 表示，其代表材料能承受的最大外力与原始横截面积之比. 强化阶段之后材料还会经历颈缩阶段 DE，此过程中材料直径明显变细，横截面积迅速减小，直到 E 点时材料断裂.

如在任一点 K 开始卸载，则形变不沿原路线返回，而是沿着与弹性线 OA 相平行的 KK' 返回. 由图 2-3 所示，显然卸载时刻 (K 点) 的材料产生的总变形 ε 只有一部分恢复，用 ε_e 表示，另一部分 ε_p 则残存在试件中，ε_e 就是弹性变形，ε_p 则为塑性变形或残余变形，总变形 ε 为 $\varepsilon=\varepsilon_e+\varepsilon_p$.

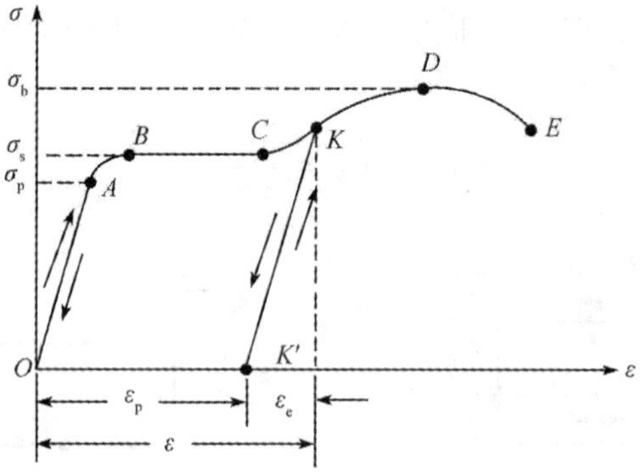

图 2-3　材料的应力-应变曲线

案例 2-1

生物医用复合材料 (biomedical composite materials) 是由两种或更多种不同性能的材料复合而成的生物材料，主要用于人体组织的修复、替换和人工器官的制造. 其一般由基体材料和增强材料或功能材料组成. 前者强度、刚性高，但脆性大，常用的材料有医用陶瓷、不锈钢、树脂；后者强度、刚性低，但韧性好，常用的有碳纤维、钛基合金纤维、氧化锆、磷酸钙基生物陶瓷. 利用不同性质的材料复合而成的生物医用复合材料，不仅具有组分材料的性质，而且可以达到单组分材料不具有的新性能.

问题

图 2-4 是几种复合材料和单一材料的应力-应变曲线，试通过曲线分析材料的力学性能及复合材料的优点.

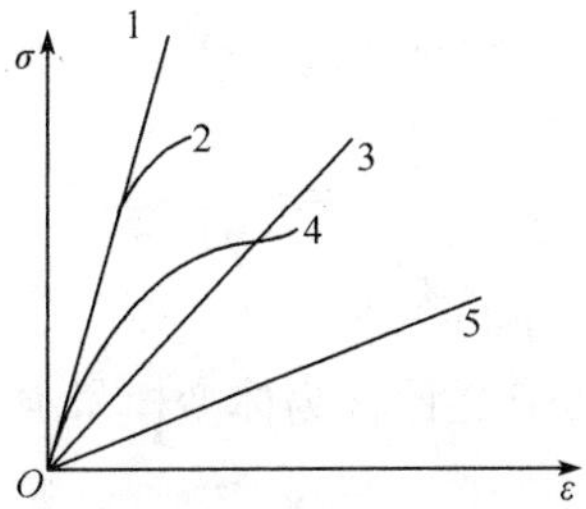

图 2-4 几种材料的应力-应变曲线

1. 碳纤维(60%)/环氧树脂；2. 高度钢；3. 玻璃纤维(60%)/环氧树脂；4. 铝合金；5. 玻璃纤维(30%)/环氧树脂

二、弹性模量

大量实验证明：当材料所受应力在比例极限内时，应力与应变成正比，此规律就是胡克定律. 在比例极限范围(材料弹性变形)内，材料所受应力与其应变量之间的比值称为材料弹性模量(elastic modulus)或弹性系数. 对于一定的材料，弹性模量是常数，弹性模量越大，在一定应力下,产生的弹性变形量越小. 弹性模量随温度升高而降低. 临床上所用的骨修复生物材料，要求受外力时具有较小的变形，故需要选用弹性模量较大的材料作为基材(如钛合金、磷酸钙陶瓷).

对于张应变 ε 和正应力(此时表现为张应力 σ)，胡克定律可写成

$$\varepsilon=\frac{\sigma}{E} \tag{2-6}$$

式中，E 称为杨氏弹性模量(Young modulus)，其值仅由材料性质决定，即

$$E=\frac{\dfrac{F}{S}}{\dfrac{\Delta L}{L_0}}=\frac{L_0 F}{S\Delta L} \tag{2-7}$$

一些材料的杨氏弹性模量如表 2-1 所示.

表 2-1 一些材料的杨氏弹性模量及强度

材料	杨氏模量 $E/(\mathrm{N\cdot m^{-2}})$	抗张强度 $\sigma_1/(\mathrm{N\cdot m^{-2}})$	抗压强度 $\sigma_2/(\mathrm{N\cdot m^{-2}})$
铅	7×10^{10}	2×10^{8}	—
钢	20×10^{10}	5×10^{8}	—
砖	2×10^{10}	4×10^{7}	—
玻璃	7×10^{10}	5×10^{7}	11×10^{8}
硬木	10^{10}	—	10^{8}
骨头沿轴向拉伸	1.6×10^{10}	12×10^{7}	—
骨头沿轴向压缩	0.9×10^{10}	—	17×10^{7}
腱	2×10^{7}	—	—
橡皮	10^{8}	—	—
血管	2×10^{7}	—	—

对于切应变γ和切应力τ，胡克定律可以写成

$$G=-\frac{\tau}{\gamma} \tag{2-8}$$

式中，G称为切变弹性模量(shear modulus).

而体积形变中的压力P与体应变θ之比称为体变模量K，即

$$K=-\frac{P}{\theta} \tag{2-9}$$

式中的负号表示压力增加时，体积缩小. 模量的倒数是与刚性性质相反的一种量度. 体变模量的倒数k称为压缩系数(compressibility). 物质的k值越大就越容易压缩. 而伸长、切变弹性模量的倒数叫做这些材料的伸长、切变顺应性.

任一材料可由E、G、K、σ四个量中的两个独立的量来表征，表2-2中列出了四个量之间的关系，可以根据其中两个量求出另外两个量.

表 2-2　E，G，K和σ间的关系

	E，G	G，K	E，K	G，σ	E，σ	K，σ
E	—	$\frac{9GK}{3K+G}$	—	$2G(1+\sigma)$	—	$3K(1-2\sigma)$
G	—	$\frac{9EK}{3K-E}$	—	—	$\frac{E}{2(1+\sigma)}$	$\frac{3K(1-2\sigma)}{2(1+\sigma)}$
K	$\frac{EG}{3(3G-E)}$	—	—	$\frac{2G(1+\sigma)}{3(1-2\sigma)}$	$\frac{E}{3(1-2\sigma)}$	—
σ	$\frac{K}{2G}-1$	$\frac{3K-2G}{2(3K+G)}$	$\frac{1}{2}\left(1-\frac{E}{3K}\right)$	—	—	—

案例 2-2

弹性蛋白(elastin)是一种以弹性纤维(elastic fibers)为主要成分的水不溶性、高交叉度的水解蛋白. 与胶原蛋白一样，弹性蛋白也富含甘氨酸和脯氨酸，但没有羟赖氨酸的存在，羟基化程度不高. 如假定有一个截面积为 30 cm^2 的弹性蛋白，施加 270 N 的力后其长度为原长的 1.5 倍.

问题

试分析弹性蛋白的杨氏模量，并与胶原蛋白相比较，弹性蛋白具有何优势和功效.

三、弯曲

弯曲(bending)是指骨骼受到与骨骼轴线垂直的力的作用时，骨骼将发生弯曲效应. 如图2-5所示，在受到弯曲作用的骨骼上总存在一个中间层(OO')，中间层以下的各层被拉伸，越下层的拉伸应变越大；中间层以上的各层被压缩，越上层的压缩应变越大；中间层的应变为零. 在医学上，弯曲是引起骨折的重要原因之一. 骨的断裂可发生于骨的拉伸侧\压缩侧\或两侧均有. 未成年人的骨骼，则首先自压缩侧断裂. 拉伸侧的断裂为横向裂纹并迅速发展为完全骨折. 压缩侧

的骨折发生缓慢，如不超过骨重建的速度就可能不致发展到完全骨折. 表 2-3 是王以进等对历年来我国人体湿骨(20～30 岁)实验数据所做的统计结果.

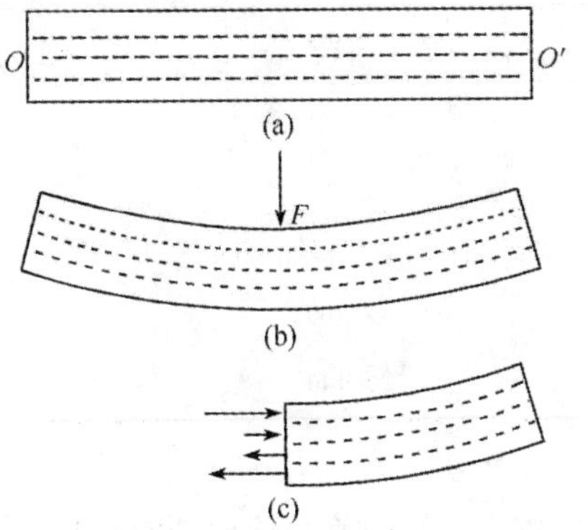

图 2-5　弯曲

表 2-3　湿骨在拉伸\压缩\切变和弯曲时的力学性能　　(单位：GPa)

骨	拉伸模量	弯曲模量	压缩模量	切变模量
股骨	16.95	17.86	10.50	3.00
胫骨	18.00	9.76	10.17	—
肱骨	17.40	9.69	—	—
桡骨	18.80	1.58	—	—

四、扭转

如图 2-6 所示，扭转(torsion)是指力(力矩)作用于骨骼并使其沿轴线产生扭曲的现象. 常见于人体或局部肢体作旋转时骨骼所承受的绕纵轴的两个反向力矩作用(如掷铁饼最后阶段腿部承受的力). 扭转力使骨骼横截面每一点均承受剪切应力作用，剪切应力的数值与该点到中性轴的距离成正比. 骨骼的抗扭转强度最小，所以过大的扭转力很容易造成扭转性骨折. 表 2-4 列出了人体四肢骨的扭转力矩和相应的扭转角. 上面提到的是骨骼受载的几种简单情况，实际生活中骨骼很少受到单一应力的作用，一般是受到上述几种力的复合作用.

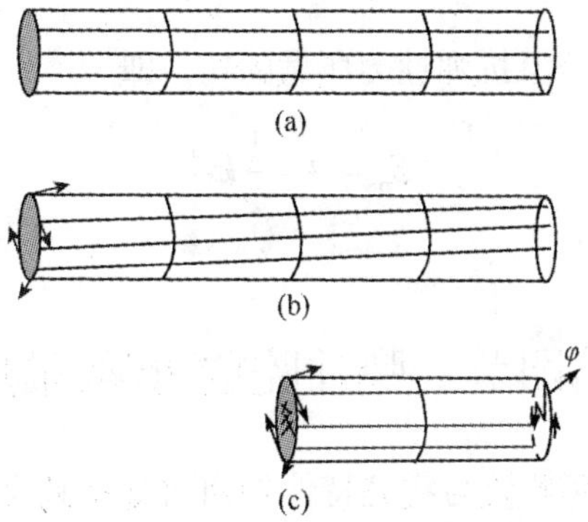

图 2-6　扭转

表 2-4　人体四肢骨的扭转力矩和扭转角

	骨	扭转力矩/(N · m)	扭转角
上肢	尺骨	20	15.2°
	桡骨	20	15.4°
	肱骨	60	5.9°
下肢	腓骨	12	35.7°
	胫骨	100	3.4°
	股骨	140	1.5°

第三节　物体的形变和弹性势能

物体由于发生弹性形变而具有的势能叫弹性势能(elastic potential energy). 同一弹性物体在一定范围内形变越大，具有的弹性势能就越多，工程中又称“弹性变形能”. 例如，被压缩的气体、拉弯了的弓、卷紧了的发条、拉长或压缩了的弹簧都具有弹性势能.

势能的单位与功的单位是一致的. 确定弹力势能的大小需选取零势能的状态，一般选取弹簧未发生任何形变，而处于自由状态的情况下其弹力势能为零. 弹力对物体做功等于弹力势能增量的负值，即弹力所做的功只与弹簧在起始状态和终了状态的伸长量有关，而与弹簧形变过程无关. 弹性势能是以弹力的存在为前提，所以弹性势能是发生弹性形变，各部分之间有弹性力作用的物体所具有的. 如果两物体相互作用都发生形变，那么每一物体都有弹性势能，总弹性势能为二者之和.

当物体发生弹性形变时，构成弹性体的原子、分子或离子间距离将发生变化. 下面以细杆的张应变为例，来推导弹性势能的公式. 当均匀细杆长为 x 时，外力为 F， 当杆长增加 $\mathrm{d}x$ 时外力所做的微功是

$$\mathrm{d}A = F\mathrm{d}x = kx\mathrm{d}x \tag{2-10}$$

当杆长增量从 0 增加到 x 时，外力所做的总功为

$$A = \int_y^x kx\mathrm{d}x = \frac{1}{2}kx^2 \tag{2-11}$$

物体获得的弹性势能 E_p 等于外力反抗弹性力所做的功，即

$$E_\mathrm{p} = A = \frac{1}{2}kx^2 \tag{2-12}$$

式(2-12)即为弹性势能公式.

第四节　弹性腔的力学问题

人体的动脉系统是一个几何特性与物理特性都相当复杂的管系. 在动脉中流动的血液是具有多种有形颗粒(如红细胞等)的悬浮液体，具有异常的黏度；同时，血液在动脉中流动的频率参数与雷诺数的变化范围很广，动脉系统各部分的流动特殊的差异很大，情况十分复杂，这就

给精确描述动脉中的血液带来很大的困难. 为此, 在定量分析动脉中的血液流动时, 人们建立了各种简化的分析模型. 弹性腔模型(Windkessel 模型)是其中最直观、最简单也是发展得最早的一种.

弹性腔模型是由 18 世纪的英国生理学家 Stephen Hales 提出的, 经过 20 世纪末、21 世纪初 Frank 和其他我国学者的努力才逐步建立和发展起来. 目前已在心血管参数分析以及人体心输出量检测中得到广泛的应用.

一、球形弹性腔的力学问题

人体中的肺泡和血管都是薄壁弹性体, 具有弹性膜结构, 研究弹性膜在外压强作用下所产生的应力规律, 可以更好地了解人体的呼吸力学和血液循环力学问题.

图 2-7 为充满气体的球形弹性膜腔的一部分, 膜腔的半径为 R, 在弹性膜腔内部气体的均匀压强作用下, 膜内各部分之间产生了附加引力, 称之为张力, 张力方向沿膜的切平面.

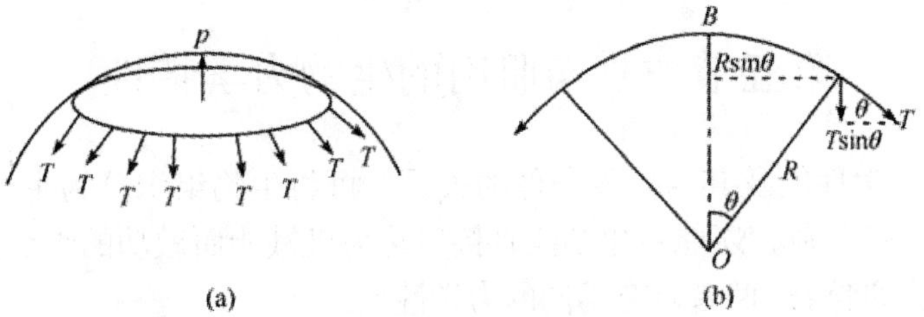

图 2-7　球形弹性膜腔

在球膜上任意取一个球冠, 则球冠圆周上的各点都要受到张力的作用, 由于膜的球对称性, 张力沿圆周均匀分布, 设沿球冠的圆周上单位长度上的张力为 T, 球冠受到的张力的合力由球冠顶点 B 指向球心 O(由于对称性, 张力在水平方向上的分量彼此相消). 而膜腔内气体对膜面上作用力的合力则由 O 指向 B. 在忽略薄膜重量的情况下, OB 方向只有腔内外净压强 p 在膜面上作用力与球冠圆周上分布的弹性膜张力总和之间的平衡问题, 从而有平衡等式

$$p\pi(R\sin\theta)^2 = T\sin\theta\cdot 2\pi(R\sin\theta) \tag{2-13}$$

即

$$p = \frac{2T}{R}$$

该式称为球面弹性膜的拉普拉斯公式. 式中, p 为球面弹性膜内外的压强差, 在医学上称为跨膜压. 例如, 肺泡中的跨膜压对呼吸有重要作用, 窒息会造成跨膜压减小, 导致肺塌陷.

二、管形弹性腔的力学问题

如图 2-8 所示是半径为 R 的弹性管. 设单位长度上的弹性膜张力为 T, 选管中任一长为 l 的圆弧段. 类似之前的分析方法, 当张力和压力平衡时, 即

$$T2l\sin\theta = \Delta p2l\sin\theta$$

$$\Delta p = \frac{T}{R} \tag{2-14}$$

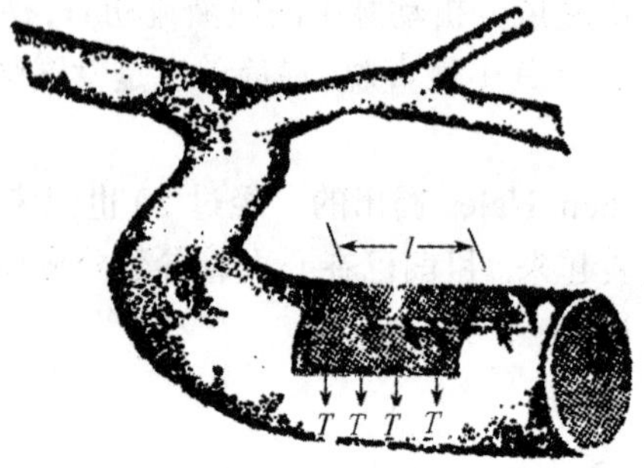

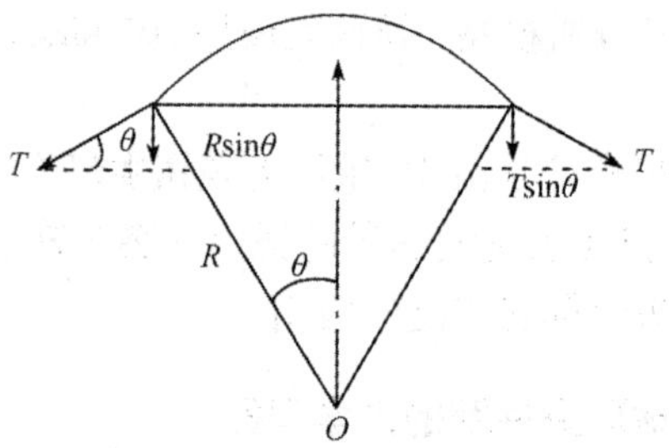

图 2-8　管形弹性腔

从式(2-14)可以看出，管状弹性膜或弹性管腔的一部分，其内外压强差与单位长度弹性膜的张力成正比，而与曲率半径成反比；与式(2-13)比较只相差常数 2，此式叫做管形弹性膜的拉普拉斯公式，常用它分析血管的跨膜压.

第五节　骨与肌肉的生物力学特性

从生物组织的力学性能及其与外界条件的关系，可将生物组织分为主动组织和被动组织. 主动组织是指既可承受负荷，还能将化学能直接转化为机械能而做功的组织，如肌肉；被动组织则只能承受负荷，如骨骼. 两者具有不同的力学性质.

一、骨骼的力学性质

人体内的硬组织主要是骨和软骨. 牙其实也是一种特殊的骨. 骨是由两种十分不同的物质加水组成的复合材料. 其中一种是胶原，是骨主要的有机成分，约占硬骨重量的 40%与体积的 60%. 另一种是骨矿物质，即所谓骨的无机成分，约占骨重量的 60%与体积的 40%. 二者中的任一成分都可从骨中分离出，这样剩余部分仅由骨胶原或骨矿物组成，看上去像原来的骨，但性质就大不相同了. 若除去骨矿物质，剩余的骨胶原是很柔软的，好像一块橡皮，甚至能弯成环，由于它的抗张力强度不大，压缩时是很容易弯曲的. 若把骨胶原从骨中分离出来，则剩下的骨矿物质是很脆的，用手指就能碾碎它，表 2-5 详细列出了骨的化学成分.

骨矿物质是以羟基磷灰石[$3Ca_3(PO_4)_2 \cdot Ca(OH)_2$]为主要成分的无机盐晶体，是很小的结晶体. 长约 20 mm，横截面积为 25 mm^2(5 mm×5 mm). 骨矿物质具有非常大的表面积. 在典型的成人中，它的表面积超过 4×10^5 m^2，粗略地计算是 12 座城市大厦的面积！在每个晶体的周围是一层水溶液，其中含有很多人体需要的化学成分. 骨矿物质晶体暴露着的大面积，使骨与血中的化学成分及其他体液能够很快的相互作用.

表 2-5　密质骨的成分

元素	股骨的密质骨/%
H	3.4
C	15.5
N	4.0
O	44.0

续表

元素	股骨的密质骨/%
Mg	0.2
P	10.2
S	0.3
Ca	22.2
其他	0.2

羟基磷灰石晶体是沿着胶原纤维长度方向排列的. 通常骨围绕血管是同心圆层. 环绕单根血管(动脉或静脉)的骨层就是骨板. 在每一层的大部分区域中，所有骨胶原纤维都是平行的，但每一层的纤维方向不同,在连续的层中,纤维可由纵向变为横向,或由左螺旋线变为右螺旋线. 各层厚度不一定相等. 主要由纵向纤维构成的骨板抗拉强度最高,而主要由横向纤维构成的骨板抗压强度最高. 在松质骨中，纤维的排列则是纷乱的.

在人身体约 206 根骨头中，按其形状可分为五种. 第一类是展平的，板状的骨如肩胛骨及一些头颅骨；第二种是长而空心的骨，如四肢骨及指骨；第三种是脊椎骨，或多或少呈圆柱形；第四种是形状不规则的骨，如腕骨及踝骨；第五种是肋骨. 如将某些骨分开，可看出有的骨的结构是单一的，有的则由两种非常不同类的骨组合而成，如硬骨(密质骨)与海绵状骨(松质骨)，而后者是由细线状的小梁(骨小梁)构成的. 骨小梁集中于长骨的两端,而密质骨大多在长杆的中部. 由于在一给定体积中，骨小梁的量比密质骨小，因此骨小梁比密质骨脆弱得多. 显微镜下的骨小梁组织,与密质骨是相同的. 对骨的应力(单位面积上受的力)分析可用与对建筑物梁的应力分析同样的方法. 图 2-9(a)是一条两端支持的横梁，在梁的中间加以向下的力. 在横梁的底部都是拉开的(张力),而在顶部是挤压在一起的(压力). 相对来说任何形式的梁的中部都受到很小的应力，为此通常都用一“工”字形(截面)横梁作为建筑物的支持梁，即截面两端厚中间薄(图 2-9(b)). 若力可能来自任何一方，可用一空心圆柱梁，这样就可用最少的材料而获得最大的强度(图 2-9(c)). 这种横梁差不多与同样直径的实心圆柱梁具有同样的强度. 由于股骨上受的力可能来自任一方向，因此骨的空心圆柱结构是较完善地适宜于支持作用的.

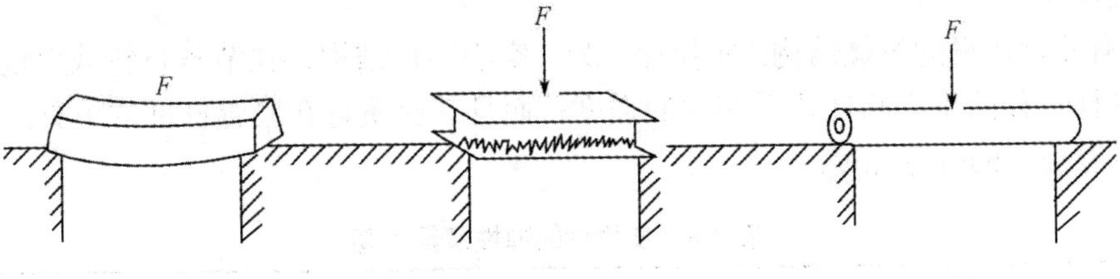

图 2-9 不同类型的梁受力

将一空心圆柱体(如喝汽水用的麦管)竖起于台上，在另一端加一推力，则弯曲的是靠近中央部分而不是两端. 因此要额外加厚中部以增加它的强度. 密质骨在股骨杆部的中央最厚而两端最薄,可见自然界的设计是多么完善. 股骨顶端的骨小梁以其特有形式使之能最完善地承受加于它的力 W. 图 2-10 表示在股骨头部加上力后，在头部与颈部所受的张力及压力的图解. 注意骨小梁的排列和图 2-10 所示力线是一致的. 同样的，在股骨下端(远侧处)，力的方向几乎是垂

意骨小梁的排列和图 2-10 所示力线是一致的. 同样的，在股骨下端(远侧处)，力的方向几乎是垂直的，骨小梁的排列也一样，还有交叉成带的结构以加固骨小梁.

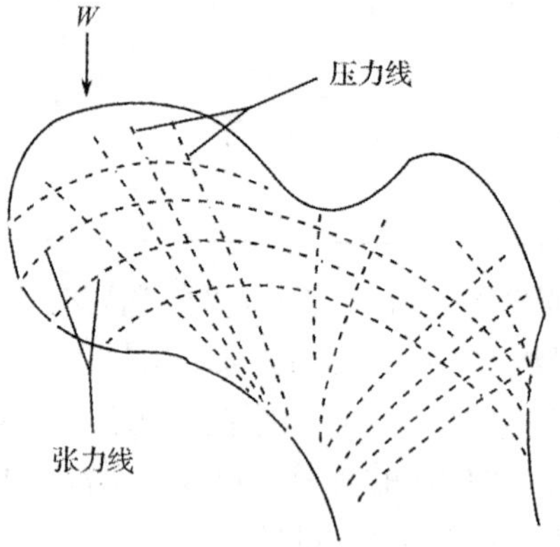

图 2-10　股骨受到重力 W 时压力线和张力线的分布

骨的力学性能有以下特点：

(1)具有优异的力学性能. 羟基磷灰石沿轴向的杨氏模量较大，与常用的金属材料相当，胶原纤维不严格遵从胡克定律. 骨的杨氏模量则介于羟基磷灰石与胶原纤维二者之间,但其力学性能比二者都要好，因为它既能避免硬材料的脆性破坏，又能避免材料的过早屈服，所以在一定范围内遵从胡克定律.

(2)为各向异性材料，其力学性能(杨氏模量，剪切模量，黏弹性，特别是在破坏时的极限应力和应变等)与复合材料本身有关，也与骨的构造有关. 如复合材料的几何形状、纤维与基质的联结、纤维连接点处的构造等.

(3)骨在压缩时的极限强度和极限应变均比在拉伸时要大，拉伸时的弹性模量则比压缩时的大(表 2-6 和表 2-7).

(4)强度与密度之比很大. 虽然骨的强度与钢相比要差些，但比龙岗石大得多. 而其密度不但比钢小得多，而且比花岗石还要小(表 2-7). 因此骨骼是理想的结构材料，可在人体中起很好的承重和杠杆作用.

(5)具有非常优良的机械结构. 如胫骨，为一空心圆柱结构，在节省材料减少重量的同时，可承受与同样直径的实心圆柱几乎相同的强度；而且其密质骨在股骨杆部的中央最厚而两端最薄，使之具有极好的抗弯强度.

表 2-6　皮质骨的弹性模量 E 值

名称	拉伸弹性模量/GPa	弯曲弹性模量/GPa	压缩弹性模量/GPa	切变弹性模量/GPa
股骨	16.95	17.86	10.50	3.00
胫骨	18.00	9.76	10.17	—
肱骨	17.40	9.69	—	—
桡骨	18.80	1.58	—	—

表 2-7 人胫骨有关力学特性参数与其他材料的比较

名称	骨	钢	花岗石
密度/(10^3 kg · m^{-3})	1.87～1.97	7.8	2.6
纵向拉伸强度极限/MPa	93.0～120.0	424.0	5.0
纵向压缩强度极限/MPa	121.0～210.0	424.0	135.0
纵向切变强度极限/MPa	50.5	—	—
横向切变强度极限/MPa	119.0	351.0	14.1

总之，骨骼是一个典型的力学体系，其结构反应很灵敏，信号系统特别发达，有利于运动，并且有较好的适应性和耐受性，还有一定的变异性，即其机械性质可随年龄、性别、职业、个体差异和环境差异而有所不同. 此外，骨骼的力学体系可处于平衡状态以适应人体的任何体位. 人体的解剖姿态和生理弧度虽然固定，但在生活劳动中经常变化. 骨骼系统对这种变化有较大的适应性，使每一个单位改变承重状态，保持中心稳定，最大限度地防止弯曲应力，使骨组织密度的分布和截面处于最优形式. 骨骼还有自动反馈控制的特点. 反馈控制系统是指在最优应力作用下，骨组织随功能的需要而变化，处于一种生物平衡状态，即在同一时间内，一部分组织被吸收转化，另一部分却增生形成，如破骨细胞与成骨细胞的活动就是相辅相成的.

软骨和骨一样都是特殊的结缔组织，均由细胞、镶嵌着细胞的基质和弥漫于整个组织的纤维系统构成. 在胚胎早期，骨大部分都是软骨，而后来发育为骨. 到成年期，软骨仅存在于骨关节、胸骨、喉管、气管、支气管、鼻、耳及颅骨.

但软骨是一种多孔的黏弹性材料，组织间隙为液体所充满. 在应力作用下，当组织膨胀时液体流入，组织收缩时液体流出，软骨的力学性质也因此随液体的含量而变化. 事实上，营养液体在应力下的流动似乎是这种无血管组织取得营养的主要途径. 因此，研究应力-应变的关系不仅对于了解软骨传递负荷的特性有必要，而且对于了解组织的健康状况也是非常重要的.

软骨的力学形式有如下特点：

(1)应力-应变关系具有滞后，应力峰值随应变率增大而略有增长. 有关实验表明，关节软骨对应变率的敏感性不太高. 软骨在伸长比为 1.07～1.10 承受周期性加载、卸载、拉伸时有预调过程，大约经过 10 次循环之后，应力-时间曲线即渐趋稳定. 试样承受阶跃拉伸的实验表明，在第一个 250 ms 的时间内已有相当大的应力松弛. 在周期性反复拉伸实验中，关节软骨在很短时间内会出现迅速松弛. 这是由于组织第一次承受应力时，液体由组织中流出而造成的. 关节软骨在受压时也有类似的快速应力松弛现象，快速松弛有可能是由于组织中液体被挤出所致.

(2)具有良好的润滑性能. 关节软骨在滑膜关节中作为骨的衬里材料，表现出极好的润滑性能. 其摩擦系数(表面间滑动阻力与正压力之比)比最好的人工材料要低许多倍，比大多数油在金属上润滑要低两个数量级. 成年人的关节，几乎没有再生能力，但可以维持整整一生而不会磨损破坏. 关节在润滑方面有如此高的效率，其原因目前仍未有定论，可能的因素有：①液体传输的影响，关节中充满正常量的关节液时，摩擦较小，当软骨承压时，液体被挤出而使摩擦增加，但是液体被挤出的速度很慢，而且在关节中承压的接触随运动而转移，受过压的软骨在压力消除后又能很快地重新吸收液体，恢复原状. ②流体润滑层的影响. 滑膜液进入关节滑动表面之前因润滑层中速度分布的变化而产生润滑作用，同时透明质酸溶液的流变特性对润滑也有好的影响，当剪变率趋于零时其黏度增大，而剪变率增大时其黏度降低. 另外，由于滑膜液流动而产生的法向应力也有助于承受负荷. ③关节软骨的影响，首先可能是软骨在负荷的作用下产生的适度变形，使接触应力及流体压力场得到良好的分布，其次是可能有一种润滑分子物质与软骨层相互作用.

二、肌肉的力学特性

肌肉包括骨骼肌、心肌和平滑肌三种. 它们的构造要素相同，收缩的生化机制也大致一样，但结构、功能及力学特性各有差异.

骨骼肌是构成躯体的主要材料，其运动受自主神经控制. 在显微镜下观察其切片，可以看到明暗相间的条纹，所以又称横纹肌. 在电脉冲、神经脉冲或化学刺激下，肌肉收缩产生张力. 肌肉收缩时产生的张力变化主要依赖于肌节内部结构的变化，其肌节长度-张力曲线如图 2-11 所示. 由图可知，当肌节处于放松长度 2.0 μm 左右时，张力最大，而当长度达到 3.6 μm 时，主动张力为零.

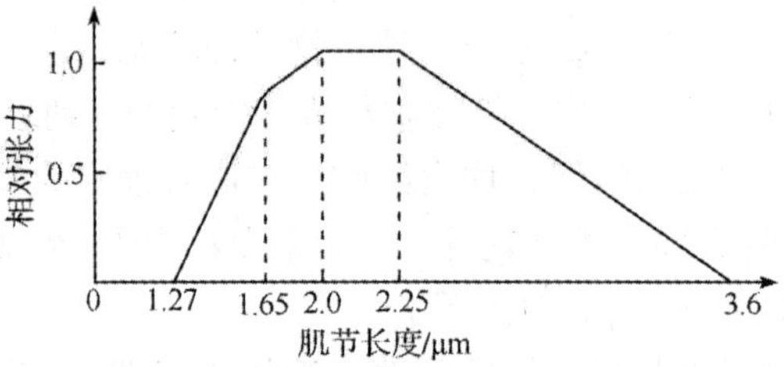

图 2-11　肌节长度-主动张力曲线

肌纤维具有主动收缩性，肌纤维及其周围的结缔组织还可以被动承载，因此整块肌肉收缩时总张力应为主动张力和被动张力之和，如图 2-12 所示.

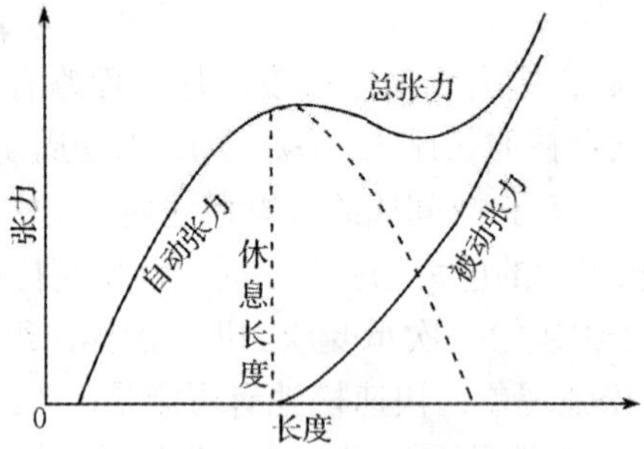

图 2-12　整块骨肉的力学特性

心肌也是一种横纹肌，它也有其自身的特点：①心肌细胞含有大量线粒体、毛细血管. 而骨骼肌纤维里的线粒体、毛细血管却很少. 这是因为骨骼肌可以暂时缺氧，而心肌却不可须臾不足. ②全部心肌细胞的收缩和松弛是同步的，而骨骼肌却不然. 心肌在正常情况下，它的张弛节律性很强，不允许挛缩. ③心脏每搏输出量与心脏舒张期末容量有关，而心脏舒张期末容量又取决于心肌的松弛状态下的应力-应变关系. 所以，松弛状态下心肌的应力不容忽略.

肌肉在外力作用下能伸长，这种性质称为伸展性；除去外力后肌肉又能恢复原来的长度，这种性质叫做弹性. 实验证明：肌肉伸长并不与外力成正比，当外力逐渐增大时，伸长增加的程度逐渐减小. 肌肉变形时,由于其内部分子之间的摩擦产生应力,阻碍着肌肉的快速拉长或缩短，这种特性称为肌肉的黏滞性. 肌肉内部的摩擦应力随着温度的升高而降低，当气候寒冷时，肌肉的黏滞性增大；运动员在比赛前要做准备活动，目的就是使体温升高，减少肌肉的黏滞阻力，从而加快肌肉收缩和放松的速度，提高肌肉的工作能力.

肌肉收缩分为以下三种形式：

(1)**等长收缩**. 等长收缩是指肌肉收缩时只有张力的增加而无长度的改变. 此时肌肉所产生的张力等于外力，肌肉虽积极收缩，但长度不变，因为没有长度的改变，纵然产生了很大的张力，被肌肉作用的物体也不会发生位置移动. 等长收缩的作用主要是维持人体的位置和姿势. 例如，人体站立时，为了对抗重力和维持一定姿势而发生的有关肌肉的收缩主要就是等长收缩.

(2)**缩短收缩**. 当肌肉收缩所产生的张力大于外力时，肌肉长度缩短. 它是人体实现各种加速运动的基础. 如举重时手的肌肉收缩就是缩短收缩.

(3)**伸长收缩**. 当肌肉所产生的张力小于外力时，肌肉虽积极收缩，但在外力作用下仍被动伸长. 伸长收缩在运动中起减速、制动、缓冲等作用. 例如，手提力不胜任的物体时的肌肉收缩就是伸长收缩.

物理学上有关功的定义也适用于肌肉，功等于位移方向上的力与位移的乘积，这里的力是指肌肉的张力，位移指肌肉的收缩. 若肌肉收缩没有使负荷沿收缩方向移动，尽管这时也消耗了能量，但肌肉没有做功；若负荷的重量大于肌肉的最大收缩张力(如手提重物)，则肌肉将被拉长，这时肌肉的张力与位移方向相反，肌肉做的是负功. 另外，理论和实验还表明，肌肉的收缩力与其速度近似成反比，也就是说，收缩力大时，收缩速度小，收缩力小时，收缩速度大.

肌肉对外做功的功率等于肌肉张力与强直收缩的缩短速率的乘积，人体活动能力的大小，体育动作技术质量的优劣，都取决于完成动作过程中肌肉功率的强弱.

思考题与习题二

2-1　试说明下面各物理量的定义、单位及它们的关系：

(1)拉伸应力、拉伸应变、杨氏模量；

(2)体变模量、压缩率.

2-2　举出日常生活和生产中发生扭转形变的例子.

2-3　什么叫形变？ 它主要有哪些形式？

2-4　根据表 2-1 提供的数据，计算：(1)横截面积为 5 cm^2 的密质骨在拉力作用下骨折时受到的拉力？(2)在 800 N 的拉力作用下，此骨的应变？　(6×10^4 N, 10^{-4})

2-5　长为 0.2 m、横截面积为 40 cm^2 的圆柱形肱二头肌，伸长 5 cm 时，需要 30 N 的力，而当该肌肉处于紧张状态时，产生相同伸长量需要力 450 N. 求该肌肉在以上两种情况下的杨氏模量.

(3×10^4 $N\cdot m^{-2}$，4.5×10^5 $N\cdot m^{-2}$)

2-6　人的股骨的平均截面积为 1×10^{-3} m^2，长为 0.4 m，已知其杨氏模量为 0.9×10^{10} $N\cdot m^{-2}$，人的股骨受压时的劲度系数是多少？　(2.25×10^7 $N\cdot m^{-1}$)

2-7　某人的一条腿骨长为 0.4 m，横截面积平均为 5×10^{-4} m^2. 用此骨支承整个体重(相当 500 N 的力)，其长度缩短多少？占原长的百分之几？(骨的杨氏模量按 1×10^{10} $N\cdot m^{-2}$ 计算)　(4×10^{-5} m，0.01%)

2-8 一根钢棒的长为 4 m，横截面积为 0.5 cm^2，在 12000 N 的张力作用下，伸长 0.2 cm，求钢材的杨氏模量是多少？
（4.8×10^{11} Pa）

2-9 将一根长为 8 m、杨氏模量为 1.1×10^{11} Pa 的铜丝与一根长为 4 m、杨氏模量为 2.0×10^{11} Pa 的钢丝首尾相边，两根钢丝的横截面积均为 0.5 cm^2. 现加以 500 N 的张力，求：

(1) 每根钢丝的长度改变了多少？

(2) 此系统的弹性势能是多少？

（2.0×10^{-4} m，0.2538 J）

阅读材料

物质的黏弹性

弹性体的特点是其内部任一点、任一时刻的应力，完全取决于当时该处的应变，与应变的历史过程无关. 但是与此不同，还有一类材料，其中任一点任一时刻的应力状态，不仅取决于当时该点的应变，而且与应变的历史过程有关，即材料是有“记忆”的. 它们同时呈现出黏性液体和弹性固体的性质. 这些物质的性质称为黏弹性(viscoelasticity). 具有黏弹性的物质，称为黏弹性物质. 生物组织大都是由高分子量的长链分子所组成的，所以像软骨、血管和血液等都是黏弹性物质.

1. 黏弹性的特点

黏弹性物体具有以下三个特点：

(1) 应力松弛(relaxation)，即在物体突然发生应变时，在应变保持一定的情况下，相应的应力随时间的增加而下降的现象.

(2) 蠕变(creep)，应力保持一定，而物体的应变却随时间的增加而增大的现象.

(3) 滞后(hysteresis)，指应力作周期变化(周期性的加载和卸载)，但加载时的应力–应变曲线与卸载时不重合的现象.

2. 黏弹性物体的力学模型

黏弹性物体的力学性质比较复杂，这里介绍几种简单的力学模型. 这些力学模型都是由线性弹簧和阻尼器组成的. 线性弹簧服从胡克定律，其应变γ与应力τ成正比，且有$\gamma=\tau/G$；阻尼器则服从$\gamma=\tau/\eta$.

(1) Maxwell 模型：由一弹簧和一阻尼器串联组成. 由于是串联，该两个元件有相同的应力，而应变γ为两元件各自应变γ_1与γ_2的总和：$\gamma=\gamma_1+\gamma_2$. 因此应变率为

$$\frac{\mathrm{d}\gamma}{\mathrm{d}t}=\frac{\mathrm{d}\gamma_1}{\mathrm{d}t}+\frac{\mathrm{d}\gamma_2}{\mathrm{d}t}=\frac{1}{G}\frac{\mathrm{d}t}{\mathrm{d}t}+\frac{\tau}{\eta} \tag{2-15}$$

考虑应力松弛的情况，即应变为$\gamma=\gamma_0$常量，$\mathrm{d}\gamma/\mathrm{d}t=0$，则有

$$\frac{\mathrm{d}\tau}{\mathrm{d}t}=-\frac{G}{\eta}\tau \tag{2-16}$$

解此方程得到的表达式如下：

$$\tau=\tau_0 G\exp(-t/\lambda) \tag{2-17}$$

式中，$\lambda=\eta/G$，称为松弛时间. 式(2-17)定量地反映了应力松弛曲线.

(2) Voigt 模型：由一弹簧和一阻尼器并联组成. 因为并联，两个元件有相同的应变，而模

型的应力，是两个元件应力的总和，即 $\tau=\tau_1+\tau_2$，因此有

$$\tau=G\gamma+\eta\frac{\mathrm{d}\gamma}{\mathrm{d}t} \tag{2-18}$$

若应力 $\tau=\tau_0$ 为常量，则上式为

$$\tau_0=G\gamma+\eta\frac{\mathrm{d}\gamma}{\mathrm{d}t} \tag{2-19}$$

可以证明此方程的解为

$$\gamma=\frac{\tau_0}{G}(1-\mathrm{e}^{-t/\tau'^2}) \tag{2-20}$$

式中，$\tau'=\eta/G$，称为延迟的时间．可见，由于阻尼器的黏性作用，应变滞后了．Voigt 模型直观地反映出延迟弹性变形的时间效应．

(3) 四元模型：是由一线性弹簧和一 Voigt 模型以及一阻尼器串联组成，此模型的特点是总应变为弹性应变、延迟弹性应变和黏性应变三者之和，即

$$\gamma=\frac{\tau_0}{G}+\frac{\tau_0}{G}(1-\mathrm{e}^{-t/\tau_0})+\frac{t}{\eta}\tau_0 \tag{2-21}$$

从式 (2-21) 可见，四元模型能直观地反映出蠕变的时间效应．要描述其他更复杂的黏弹性质，还可以将弹簧与阻尼器件的各种形式组合成有关模型．读者可根据具体情况进行分析，这里不再介绍．

（张建炜）

第三章　流体的运动

动物体的红细胞输运氧气，血液循环与呼吸系统的运行，小分子物质传输，血细胞的轴向集中现象，血压与高度的关系，血流流速与血管总面积的关系，输液为什么要保持一定的高度差，听诊器检查动脉狭窄的原理是什么？怎样才能够利用流体的知识和原理来测量血流阻力、平均流量等人体或生物体的流动问题？所有这些与流体运动相关的生命现象中究竟存在怎样的流体运动的知识和规律？

流体的运动是以液体为研究对象，本章介绍流体运动的一些基本概念和规律，帮助我们理解日常生活中发生在身边的流体运动现象，并深入研究人体的血液循环、呼吸过程以及相关的医疗仪器设备.

第一节　理想流体的流动

流体除了具有流动性的共性外，还在不同程度上具有可压缩性和黏滞性. 可压缩性指的是流体的密度随压力的变化而改变的性质；黏滞性是指流动的流体中各部分之间存在内摩擦的性质.

一、理想流体

实际的流体具有流动性、可压缩性和黏滞性. 液体的可压缩性很小，如每增加一个大气压，水体积的减少量不到其原体积的1/20 000，水银体积的减少量不到其原体积的百万分之四. 在一般情况下，实际液体可近似地认为是不可压缩的，具有不可压缩性. 实际流体运动时，层与层之间存在阻碍相对运动的内摩擦力，这称为流体的黏滞性. 不同流体的黏滞性不同，如从玻璃杯中倒出水来很容易，但要倒出油漆则困难得多. 油类的黏滞性较大，水、酒精的黏滞性较小，气体的黏滞性更小. 由此可见，在一定条件下我们可以只突出流体的流动性而忽略流体的可压缩和黏滞性，建立一种理想化的流体模型——绝对不可压缩、完全没有黏滞性的流体，称为理想流体(ideal fluid).

二、稳定流动

流体的各部分之间非常容易发生相对运动，因此流体的运动具有复杂性. 同一时刻，流体各处的流速可能不同；不同时刻，流体流经空间某给定点的流速也可能不同. 流体运动过程中，在流体占据空间的任一点，任一瞬间都具有一定的速度，每一点都有一个流速矢量，我们用 $\boldsymbol{v}(x, y, z, t)$ 来表示流体质点的流速. 这种以流速矢量构成的空间称为流速场，简称流场(flow field)(图 3-1). 为了形象描述流场，引入流线：任一时刻，在流场中画出一些曲线，曲线上每一点的切线方向与该时刻流经该点流体质点的速度方向一致，这些曲线称为这一时刻的流线(stream line)(图 3-2). 由于运动的流体中任一质点在某一时刻只能有一个速度，所以流线不可能相交，也不可能突然转折. 在同一时刻，流场中各点的流速随位置和时间的变化而改变，流线的形状亦随时间而变，这种随时间而变化的流动称为非稳定流动. 如果流场中任一点的流速不随时间变化，这种流动称为稳定流动(steady flow). 对于稳定流动，流线不随时间改变，不同时刻的流线不相交；流管形状也不随时间改变，流管内的流体不会流出到管外，流管外的流体不会流入到管内.

在稳定流动的流体中，由流线围成的细管称为流管(stream tube)(图 3-3)，在流体力学中，往往取一流管作为代表来研究. 基于流线的不相交性，流管内、外的流体无交换. 流管是一种无形的管道，我们可以通过流管内流体的流动规律来了解整个流场中流体流动的一般规律.

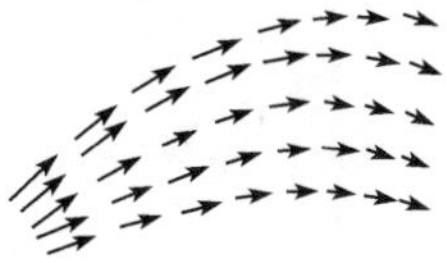

图 3-1　流场

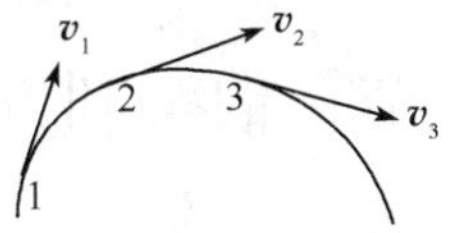

图 3-2　流线

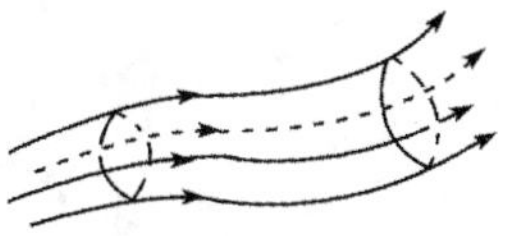

图 3-3　流管

三、连续性方程

在稳定流动的流体中任取一细流管，流管内取与流管垂直的两个截面 ΔS_1 和 ΔS_2 与流管构成封闭曲面，如图 3-4 所示. 流体由 ΔS_1 流入，从 ΔS_2 流出，当选取的流管截面足够小时，流管上任一截面上各点的物理量都可视为均匀的.

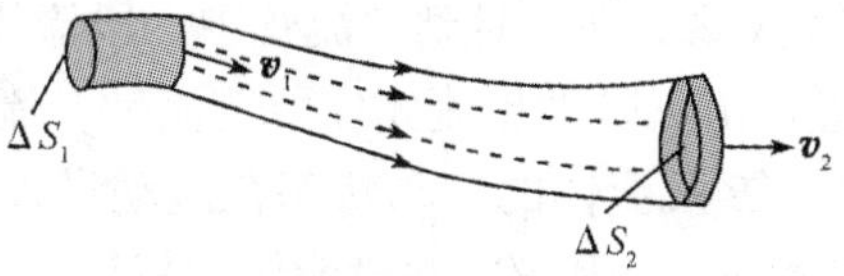

图 3-4　连续性方程的推导

设流体流经横截面 ΔS_1 和 ΔS_2 处的平均流速分别为 v_1 和 v_2，流体的密度分别为 ρ_1 和 ρ_2，由于流体是作稳定流动，流管内各点流体的密度不随时间改变，因此封闭曲面内流体的质量不会有变化，即在 Δt 时间内，从 ΔS_1 流入封闭曲面流体的质量 m_1 应等于由 ΔS_2 流出流体的质量 m_2，即

$$m_1 = m_2$$

$$\rho_1 (v_1 \Delta t) \Delta S_1 = \rho_2 (v_2 \Delta t) \Delta S_2$$

$$\rho_1 v_1 \Delta S_1 = \rho_2 v_2 \Delta S_2$$

上式对流管中任意两个与流管垂直的截面都是正确的，一般可以写成

$$Q_m = \rho v \Delta S = \text{常量} \tag{3-1}$$

式中，Q_m 为质量流量. 该式表明：在稳定流动中，单位时间内通过同一细流管的任一垂直截面流体的质量相同，该式称为稳定流动的连续性方程，也称为质量流量守恒定律.

对于不可压缩流体，ρ为常量，则有

$$\Delta S_1 v_1 = \Delta S_2 v_2 \tag{3-2}$$

或

$$Q_v = Sv = \text{恒量} \tag{3-3}$$

式中，Q_v 称为体积流量. 该式表明：不可压缩流体作稳定流动时，单位时间内通过同一细流管

的任一垂直截面流体的体积相同，该式称为不可压缩流体的连续性方程，也称为体积流量守恒定律.

连续性方程的物理实质体现了流体在流动中质量守恒. 这些方程均是对细流管而言，若不是细流管，则 v、ρ应理解为其在截面 ΔS 上的平均值.

连续性方程可以说明流线在流管内的分布图样. 流线的走向表示速度分布，流线的疏密表示速度的大小. 对同一流管来说，截面大处流速小，流线疏散；截面小处流速大，流线密集.

连续性方程常与伯努利方程联用，解决一些实际问题.

第二节　伯努利方程

一、伯努利方程

1738 年伯努利提出了著名的伯努利方程.

伯努利方程是流体力学中的基本方程式，方程描述了处于重力场中的理想流体作稳定流动时，流体在流管中各处的流速、压强和高度三者之间的关系，是能量守恒定律在流动力学中的表现形式，应用功能原理便可导出伯努利方程.

图 3-5 表示密度为 ρ 的理想流体在一个粗细不均匀的流管中自左向右作稳定流动. 取任意两横截面 A、B 之间的流体为研究对象. 在 t 时刻，流管中一段流体处在 AB 位置，经过很短的时间 Δt，这段流体到达 $A'B'$ 位置，由于是理想流体作稳定流动，流体中各点的压强、流速、密度等物理量不随时间变化，因此 $A'B$ 段流体的运动状态在流动过程中没有变化，即该段流体的动能和重力势能没有改变，只需考虑 AA' 和 BB' 两段流体的机械能 E_1、E_2 的改变. 由连续性方程可知，AA' 和 BB' 两段流体的质量、体积和密度均相等，可分别设为 Δm、ΔV 和ρ. 设这两段流体在重力场的高度分别为 h_1 和 h_2，速度分别为 v_1 和 v_2，压强分别为 p_1 和 p_2，则这两段流体的机械能增量为

$$
\begin{aligned}
E_2 - E_1 &= (\frac{1}{2}\Delta m v_2^2 + \Delta m g h_2) - (\frac{1}{2}\Delta m v_1^2 + \Delta m g h_1) \\
&= \Delta m\left[(\frac{1}{2}v_2^2 + g h_2) - (\frac{1}{2}v_1^2 + g h_1)\right] \\
&= \rho\Delta V\left[(\frac{1}{2}v_2^2 + g h_2) - (\frac{1}{2}v_1^2 + g h_1)\right]
\end{aligned}
$$

流体流动是由后方流体推动前方流体前进，前方流体有阻碍作用，即压力 F_1 做正功，压力 F_2 做负功. 理想流体从 AB 流到 $A'B'$ 位置的过程中，外力所做的总功为

$$
\begin{aligned}
A &= A_1 + A_2 \\
&= F_1 v_1 \Delta t - F_2 v_2 \Delta t \\
&= p_1 \Delta S_1 v_1 \Delta t - p_2 \Delta S_2 v_2 \Delta t \\
&= p_1 \Delta V - p_2 \Delta V \\
&= (p_1 - p_2)\Delta V
\end{aligned}
$$

根据功能原理，理想流体从 AB 流到 $A'B'$ 位置过程中，其机械能的增量等于外力所做的功

$$A=E_2-E_1$$

即

$$(p_1-p_2)\Delta V=\rho\Delta V\left[(\frac{1}{2}v_2^2+gh_2)-(\frac{1}{2}v_1^2+gh_1)\right]$$

$$p_1+\frac{1}{2}\rho v_1^2+\rho gh_1=p_2+\frac{1}{2}\rho v_2^2+\rho gh_2 \tag{3-4}$$

考虑到截面的任意性，上式还可以写成

$$p+\frac{1}{2}\rho v^2+\rho gh=常量 \tag{3-5}$$

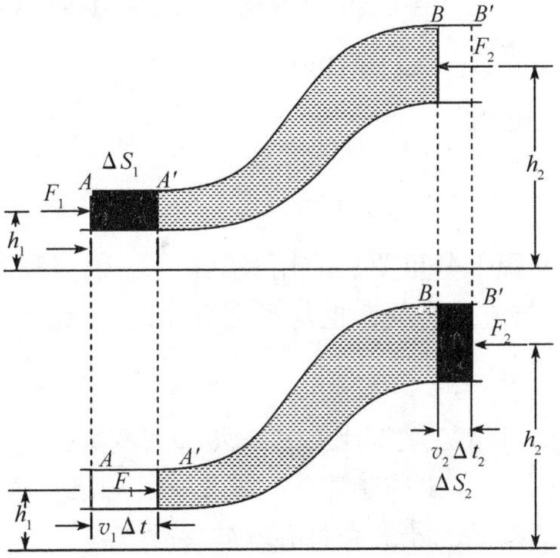

图 3-5　伯努利方程的推导

式(3-4)或式(3-5)表明，理想流体在流管中作稳定流动时，单位体积流体的动能、势能和该处的压强之和为一常量，我们称之为伯努利方程(Bernoulli equation). 伯努利方程对稳定流动的理想流体中的任意一条流线也成立.

伯努利方程中的每一项都具有压强的量纲. $\frac{1}{2}\rho v^2$ 是一个与流速直接相关的项，常称之为动压(dynamical pressure)；p 和 ρgh 与流体是否运动无关，p 常称为静压(static pressure)；ρgh 常称为重力压强(gravity pressure).

利用伯努利方程解决具体问题时，根据已知条件，通常按如下步骤去做可使问题简化.

(1)根据题意画出草图；

(2)在流体中确立流管，通常情况下选择取管壁作为流管；

(3)在流管上选取截面，此截面应涉及已知条件或所求量；

(4)零势能参考面的位置可任意选，以方便解题为前提；

(5)通常与连续性方程联用.

除了以上步骤外，使用近似条件也可使问题简化：同一流管中两截面 $S_1 \gg S_2$，则 $v_1 \ll v_2$，v_1 可近似为零；与气体相通处液体的压强可近似看成气体的压强.

例 3-1 在水管的某一点，水的流速为 $2\ \mathrm{m \cdot s^{-1}}$，该点的计示压强为 10^4 Pa. 在水管中选取的第二点高度比第一点降低了 1 m，如果第二点处水管的横截面积是第一点的一半，试计算第二点的压强.

解 由连续性方程 $S_1 v_1 = S_2 v_2$ 可求得第二点处水的流速 $v_2 = 4\ \mathrm{m \cdot s^{-1}}$；不考虑水的黏滞性，由伯努利方程求得第二点处的压强(即高出大气压的压强)为

$$p_2 - p_0 = p_1 - p_0 - \frac{1}{2}\rho(v_2^{\ 2} - v_1^{\ 2}) + \rho g h$$

$$= 10^4 - 0.5 \times 1 \times 10^3 (4^2 - 2^2) + 1 \times 10^3 \times 9.8 \times 1$$

代入数据得

$$p_2 - p_0 = 10^4 - 0.5 \times 10^3 \times (4^2 - 2^2) + 10^3 \times 9.8 \times 1$$

$$= 1.38 \times 10^4 (\mathrm{Pa})$$

即第二点的计示压强为 1.38×10^4 Pa .

二、伯努利方程的应用

在流体力学中，伯努利方程十分重要，应用极其广泛. 伯努利方程表明了压强、流速、高度三个变量之间的关系. 压强与流速有关，也与高度有关.

案例 3-1

医用雾化器在临床上主要用于治疗各种上下呼吸系统疾病，如感冒、发热、咳嗽、哮喘、咽喉肿痛、咽炎、鼻炎、支气管炎、尘肺等气管、支气管、肺泡、胸腔内所发生的疾病. 雾化吸入治疗是呼吸系统疾病治疗方法中一种重要和有效的治疗方法，采用雾化吸入器将药液雾化成微小颗粒，药物通过呼吸吸入的方式进入呼吸道和肺部沉积，从而达到无痛、迅速有效治疗的目的，使用的效果非常好.

问题

雾化器的工作原理是什么？

(一) 水平管中压强和流速的关系

在许多问题中，所研究的流体是在水平或接近水平条件下流动. 此时，有 $h_1=h_2$ 或 $h_1 \approx h_2$，伯努利方程可直接写成

$$p_1 + \frac{1}{2}\rho v_1^2 = p_2 + \frac{1}{2}\rho v_2^2 \tag{3-6}$$

或

$$p + \frac{1}{2}\rho v^2 = \text{常量} \tag{3-7}$$

式(3-6)和式(3-7)表明，在重力势能不变的情况下，理想流体稳定流动过程中，压强能与动能之间的转换关系，即我们早已熟知的事实：平行流动的流体，流速小的地方压强大，流速大的地方压强小. 利用这一原理，可设计制作喷雾器、射流吸引器、流量计、流速计等.

1. 空吸作用

观察图 3-6，2 处截面小，水的流速大，因此压强小. 当 p_2 小于管外气体的压强时，流经 2 处的液体将带着从外界吸入的气体一起流走，这种现象称为空吸作用. 利用空吸作用设计的射流吸引器是最简单的吸引装置(图 3-7). 射流吸引器常附设在麻醉机上，用以移出气道内的堵塞物，以维持呼吸道的畅通. 射流吸引器是用气流抽吸液体的，同样的道理也可以解释喷雾器的工作原理.

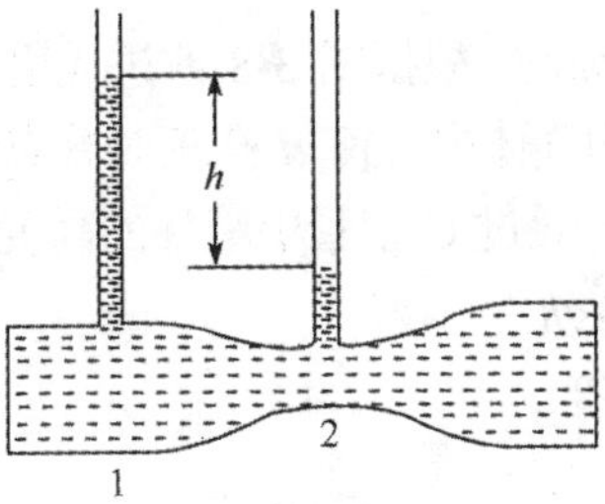

图 3-6　文丘里流量计

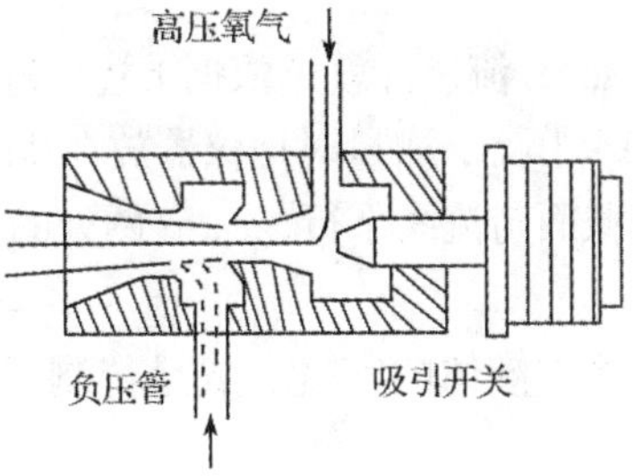

图 3-7　射流吸引器

2. 流量计

利用式(3-6)，还可以设计流量计，用于测定流体的流量，该流量计又称为文丘里(Venturi)流量计. 图 3-6 也是测定液体流量装置的原理示意图. 已知液体密度为 ρ，对 1、2 两处有

$$p_1 + \frac{1}{2}\rho v_1^2 = p_2 + \frac{1}{2}\rho v_2^2$$

$$S_1 v_1 = S_2 v_2$$

并且

$$p_1 - p_2 = \rho g h$$

联立求解可得

$$v_1 = S_2\sqrt{\frac{2gh}{S_1^2 - S_2^2}}$$

液体流量

$$Q = S_1 v_1 = S_1 S_2\sqrt{\frac{2gh}{S_1^2 - S_2^2}} \tag{3-8}$$

由于横截面 S_1、S_2 已知，g 为重力加速度，因此两竖直管中液柱的高度差可直接反映液体的流量.

3. 流速计

流速计也是根据式(3-6)设计的. 把直管 a 和弯管 b 放入截面均匀的水平管内，由连续性方程可知，当理想流体(此处为液体)在水平管中稳定流动时，管内流体在各处流速都为 v，如图 3-8 所示. 测流速时，两管口 c、d 在同一水平高度. a 管下端的管口截面 c 与流线平行，b 管下端的管口截面 d 与流线垂直并正对着流体流动方向，流体在 d 处受阻，形成流速为零的“阻滞区”. 对流线上位于 c、d 两处列伯努利方程有

$$p_c + \frac{1}{2}\rho v^2 = p_d \tag{3-9}$$

流体在 c 处的动压在“阻滞区”全部转化成静压而形成 a、b 两管中液柱的高度差，因此有

$$p_d - p_c = \rho g h = \frac{1}{2}\rho v^2$$

测得液体流速

$$v = \sqrt{2gh}$$

比托管(Pitot tube)流速计就是依据上述原理设计而成的. 根据图 3-8 改进成用于测气体流速的比托管结构如图 3-9 所示. 测量时把仪器放在待测流速的气体中，使 d 孔正对着流体流动的方向，形成滞止区，c 孔截面与流线平行，c、d 两处的压强差可通过 U 型管中液柱的高度差得到

$$p_d - p_c = (\rho' - \rho)gh \tag{3-10}$$

式中，ρ' 是 U 型管中液体的密度，ρ 是待测气体的密度.

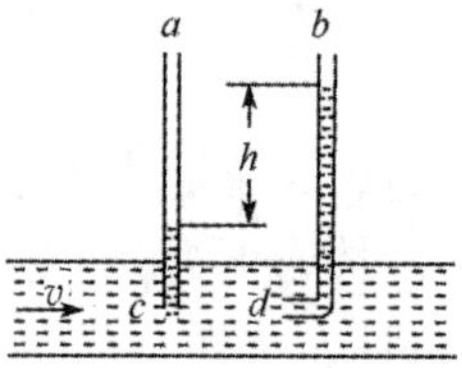

图 3-8　流速计原理

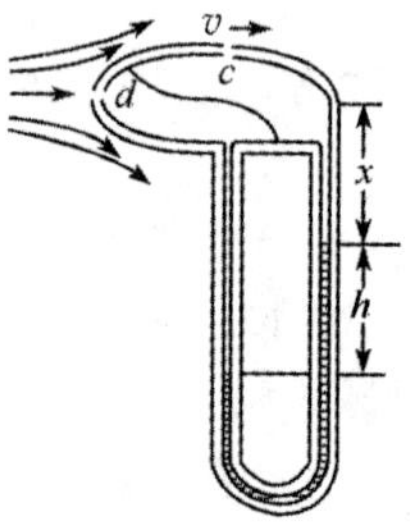

图 3-9　比托管原理图

根据式(3-9)有

$$p_c + \frac{1}{2}\rho v^2 = p_d$$

由此测得气体的流速可表示为

$$v = \sqrt{\frac{2(\rho' - \rho)gh}{\rho}} \tag{3-11}$$

当 $\rho' \gg \rho$ 时，式(3-11)又可简化为

$$v = \sqrt{\frac{2\rho' gh}{\rho}} \tag{3-12}$$

案例 3-2

心脑血管专家说很多高血压患者家里都有测量血压的仪器，有了它可以帮助患者定时地监控血压的变化，一旦血压升高了要及时去医院就诊，但是高血压患者总会有这样的疑问，就是测量时手臂如果高于心脏水平，血压下降，低于心脏水平，血压升高.

问题

1. 手臂的高低对血压为什么会有影响？
2. 测量血压时应注意的问题？

(二)压强与高度的关系

若流管中流体的流速不变或流速的改变可以忽略，伯努利方程可以直接写成

$$p_1 + \rho g h_1 = p_2 + \rho g h_2 \tag{3-13}$$

或

$$p + \rho g h = \text{常量} \tag{3-14}$$

上式表明流速不变时，理想流体稳定流动过程中流体压强能与重力势能之间的转换关系，即高处的压强较小，低处的压强较大. 两点的压强差为

$$p_1 - p_2 = \rho g (h_2 - h_1)$$

利用这一结论可以解释体位对血压的影响.

如图3-10(图中所有数据的单位均为kPa)所示，某人取平卧位时，主动脉的平均压为13.3 kPa (100 mmHg)，到直径为3 mm动脉处，平均压仍可达到12.67 kPa(95 mmHg)左右.

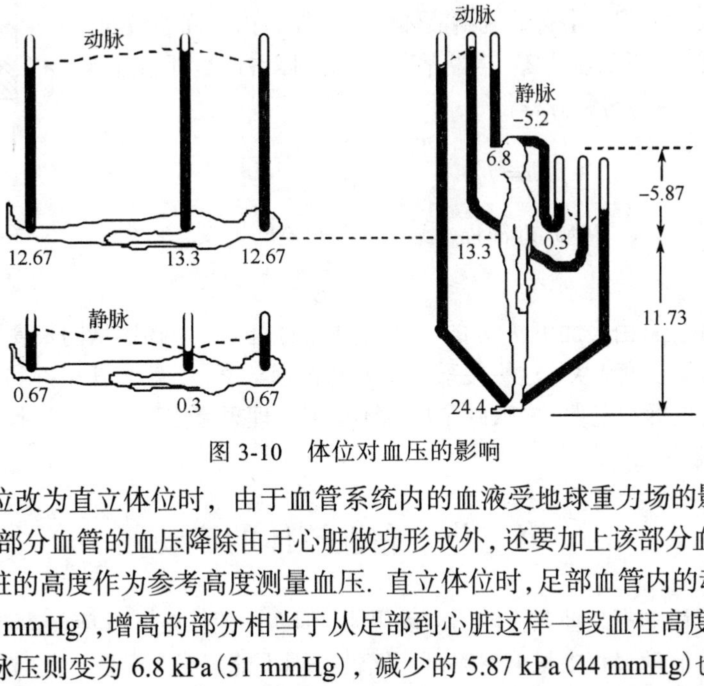

图 3-10 体位对血压的影响

当人由平卧位改为直立体位时，由于血管系统内的血液受地球重力场的影响，产生一定的静压力. 因此，各部分血管的血压降除由于心脏做功形成外，还要加上该部分血管处的重力压强. 我们常取人体心脏的高度作为参考高度测量血压. 直立体位时，足部血管内的动脉血压较卧位高出约11.7 kPa(90 mmHg)，增高的部分相当于从足部到心脏这样一段血柱高度形成的重力压强. 同理，头部的动脉压则变为6.8 kPa(51 mmHg)，减少的5.87 kPa(44 mmHg)也是由高度改变造成的. 通过计算可知，身体各部位距心脏水平每垂直升高1.3 cm，则升高部位的血压将降低0.13 kPa(1 mmHg).

临床全麻手术过程中，尽量使手术部位高出心脏水平，使手术区域局部的脉压降低，血供来源减少，有效减少出血. 重力形成的静压(mgh)的高低，对处于同一水平面上的动脉和静脉的影响是相同的. 图 3-10 也给出了体位对静脉压的影响. 测血压时，为避免体位对血压的影响，一般选定心脏为零势能参考点，人取坐位测定肱动脉处的动脉血压. 如果将手臂抬高，测得的血压就偏低；如果手臂低于心脏，测得的血压就偏高. 显而易见，体位和测量部位对血压测量值是有影响的.

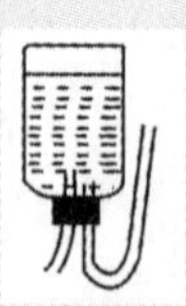

图 3-11　输液管连接

案例 3-3

医院给病人输液时，为了使输液过程中，药液保持匀速下滴，一条针管连接病人手臂，另一条管连接空气，与输液瓶底部相连，如图 3-11 所示.

问题

为什么输液管一端要与空气连接?

（三）流速与高度的关系

在自然界、工程生产和我们的日常生活中，存在着许多与容器排水相关的问题，如水库放水（泄洪与发电）、水塔经管道向城市供水及用吊瓶给患者输液等，其共同的特点是液体从大容器经小孔流出. 如图 3-12 所示，大容器的下部有一个小孔，小孔的面积比容器内液体自由表面积小很多，根据连续性方程，小孔处流出液体时，容器自由表面的液面高度 h 下降非常缓慢，可近似认为零. 若将容器中的液体看作是理想流体，对于任一流线 AB，由伯努利方程得

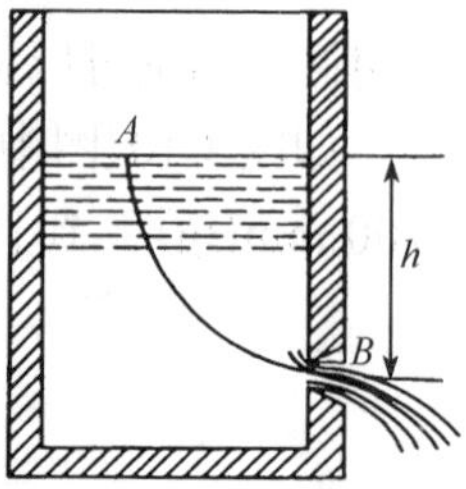

图 3-12　小孔流速

$$p_0 + \rho gh = p_0 + \frac{1}{2}\rho v^2 \tag{3-15}$$

式中，p_0 表示大气压，v 为小孔处液体流速，ρ为液体的密度，可得

$$v = \sqrt{2gh} \tag{3-16}$$

因此理想液体从自由表面下 h 处的小孔流出时的速率，与物体从同一高度自由下落的速率相同，与液体自身的密度无关. 这一关系是意大利物理学家、数学家托里拆利(E. Torricelli)首先发现的，又称为托里拆利定理. 它反映了压强不变时，理想流体稳定流动过程中，流体重力势能与动能之间的转换关系.

第三节　黏性流体的流动

前面我们所讨论的都是理想流体的运动规律，但实际流体是同时具有黏滞性和可压缩性的，如血液、甘油等在流动过程中只能忽略可压缩性，而不能忽略黏滞性，此时伯努利方程不再适用. 本节讨论主要由黏滞性决定的流体运动的一些规律.

一、层流和湍流

黏性流体的流动状态可分为层流、湍流及过渡流.

1. *层流*

如果在一支竖直放置的玻璃管中注入无色甘油，然后在它上面再加一段着色甘油，二者之间存在明显的分界面. 旋开滴定管活塞，让甘油从滴定管下端平稳流出. 一段时间后，我们看到两种甘油的分界面由水平状态变为舌状界面，如图 3-13 所示. 表明沿管轴流动的甘油流速最大，而距管轴越远，甘油流速越小，在管壁上甘油附着，流速为零. 这表明管内甘油的流动是分层的.

流体的这种分层流动称为层流(laminar flow). 流体处于层流状态时，同一流层(半径相同)流体的流速相同，不同流层(半径不同)流体的流速不同. 层流的特点是：相邻两层流体之间只作相对滑动，彼此不相混合. 流体在流管中央轴线处流速最大，管壁处流速为零，轴线至管壁处流速分布逐渐减小.

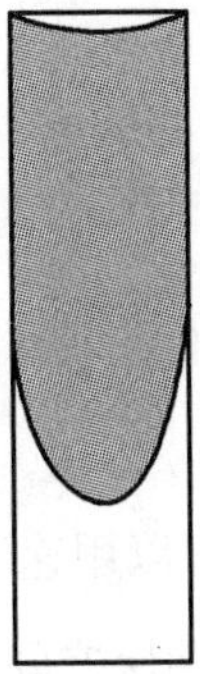

图 3-13 黏性液体的流动

2. 湍流

黏性流体作层流时，层与层之间仅作相对滑动而不混合，但当流速逐渐增大到某种程度时，层流的状态就会被破坏，出现各流层相互混淆，外层的流体粒子不断卷入内层，流动显得杂乱而不稳定，甚至会出现涡旋，这种流动称为湍流. 如果让图 3-13 所示实验中的甘油流速加快并超过一定数值，甘油将不再保持分层流动，外层的甘油不断卷入内层，形成漩涡，使整个流动显得杂乱而不稳定. 各层之间相互混合并出现漩涡的流动称为湍流(turbulent flow).

湍流的特点是：流体不再保持分层流动状态，垂直于流层方向存在分速度，流动杂乱不稳定；湍流消耗的能量比层流多；湍流有声，层流无声.

临床正是利用湍流有声的特点，进行心、肺听诊，以辨别血流和呼吸是否正常. 正常二尖瓣口面积为 4～6 cm^2，当二尖瓣口面积小于 2.0 cm^2 时，左心房的血液在心室舒张期流经狭窄的二尖瓣口，由于血流受阻，血流在局部产生湍流，而形成舒张期杂音.

3. 过渡流

有时流体的流动状态不稳定，可能为层流，也可能为湍流，这种介于层流和湍流之间的不稳定流动状态称为过渡流.

二、牛顿黏滞定律

1. 黏滞力

流体作层流时，相邻流层作相对滑动，流速快的流层对流速慢的流层的作用力方向与流速方向相同，使其加速；流速慢的流层对流速快的流层的作用力方向与流速方向相反，阻碍其流动，这对作用力即为流体的内摩擦力，也称为黏性力. 根据图 3-13，我们做甘油在滴定管中分层流动时的示意图 3-14，进一步做出速度分布示意图 3-15. 由于各流层的流速不同，相邻两流层之间存在着沿分界面的切向摩擦力，称为黏滞力. 流速大的一层给流速小的一层以拉力，流速小的一层给流速大的一层以阻力，如图 3-14 所示.

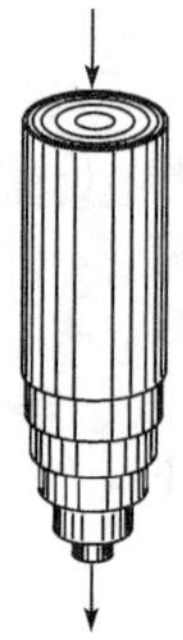

图 3-14　层流示意图

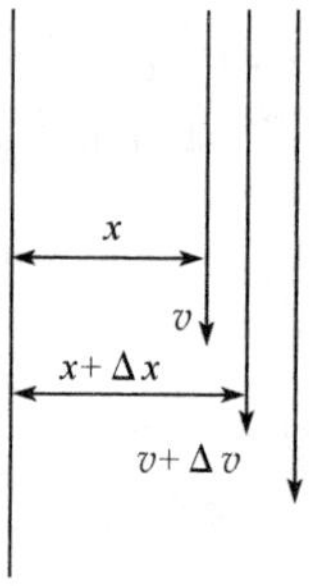

图 3-15　速度梯度

2. 速度梯度

黏性流体作层流时，速度的逐层变化可以用速度梯度来定量表示. 如图 3-15 所示，若相距 Δx 的两流层的速率差为 Δv，则 $\frac{\Delta v}{\Delta x}$ 表示这两层之间的速率变化率，当 $\Delta x \to 0$ 时，有

$$\frac{\mathrm{d}v}{\mathrm{d}x} = \lim_{\Delta x \to 0} \frac{\Delta v}{\Delta x}$$

式中，$\frac{\mathrm{d}v}{\mathrm{d}x}$ 称为沿 x 方向(与流速方向垂直)的速率梯度. 速度梯度的单位为秒$^{-1}$(s^{-1}).

3. 牛顿黏滞定律

实验证明，流体内部相邻两流体层之间黏性力 f 的大小与这两层之间的接触面积 ΔS 及该处流体的速率梯度 $\frac{\mathrm{d}v}{\mathrm{d}x}$ 成正比，即

$$f = \eta S \frac{\mathrm{d}v}{\mathrm{d}x} \tag{3-17}$$

称为牛顿黏滞定律. 式中的比例系数 η 称为黏滞系数(coefficient of viscosity)，是流体黏滞性大小的量度. 其物理含义是：相邻两流层之间具有一个单位的速度梯度时，单位面积的流层上所受的内摩擦力. 黏滞系数的大小由流体本身的性质和流体的温度决定. 对液体来说，温度越高，黏滞系数越小；温度越低，黏滞系数越大. 对气体来说，温度越高，黏滞系数越大；温度越低，黏滞系数越小. 在 SI 单位制中，η 的单位取 $\mathrm{N \cdot S \cdot m^{-2}}$ 或 $\mathrm{Pa \cdot S}$. 表 3-1 给出了几种液体的 η 值.

表 3-1　一些液体的黏滞系数

液体	温度/℃	η/(Pa · S)	液体	温度/℃	η/(Pa · S)
水	0	1.8×10^{-3}	血液	37	2.0×10^{-3}～4.0×10^{-3}
水	20	1.000×10^{-3}	蓖麻油	17.5	1225.0×10^{-3}
水	37	0.69×10^{-3}	蓖麻油	50	122.7×10^{-3}
水	100	0.3×10^{-3}	汞	0	1.68×10^{-3}
血清	37	0.9×10^{-3}～1.2×10^{-3}	汞	20	1.55×10^{-3}
血浆	37	1.0×10^{-3}～1.4×10^{-3}	汞	100	1.0×10^{-3}

将式(3-17)作变换，写为$\frac{f}{S}=\eta\frac{dv}{dx}$，式中$\tau=\frac{f}{S}$为切应力，$\dot{\gamma}=\frac{dv}{dx}$为切应变，则有

$$\tau=\eta\dot{\gamma} \tag{3-18}$$

式(3-18)是生物力学中牛顿黏滞定律的表达式. 当温度不变时，η不随切变率$\dot{\gamma}$的变化而改变并且为一常量，同时满足式(3-17)或式(3-18)的流体称为牛顿流体(Newtonian fluid)，否则称为非牛顿流体. 水和血浆是牛顿流体，血液因含有红细胞，它的黏滞系数随$\dot{\gamma}$的改变而发生变化，不是牛顿流体，但在正常的生理情况下变化不大. 临床上常常通过测定全血黏度或血浆黏度，为诊断患者患某种疾病的可能性提供有价值的参考依据.

三、雷诺数

英国科学家雷诺(O. Reynolds)最早对湍流现象进行了系统的研究，1883 年他通过大量的实验，证实了流体在自然界存在两种迥然不同的流态——层流和湍流. 经大量实验研究，雷诺发现管道中流体作层流还是湍流不仅取决于流速v，还与流体密度ρ、黏滞系数η及流管半径r有关. 雷诺提出一个无量纲的纯数——雷诺数(Reynolds number)作为判据

$$Re=\frac{\rho vr}{\eta} \tag{3-19}$$

实验结果表明，当$Re<1000$时，流体处于层流状态；$Re>1500$时，流体处于湍流状态；$1000<Re<1500$时，流体处于过渡流动状态.

由式(3-19)可知，流体的黏度愈小，密度及流速愈大，愈容易发生湍流，而细的管子不易形成湍流. 从血液流动的管径和流速看，雷诺数显示血流流动状态为层流. 但在实际的生物传输系统中，凡是有急弯和分支的地方，瞬时湍流时有发生. 人的心脏、主动脉以及支气管中的某些部位，容易产生湍流. 动脉狭窄部分的流动分离常常会引起分离区域的湍流，使用听诊器听取血流声音可以检查动脉狭窄.

例 3-2　在直径为2×10^{-2} m 的动脉血管中，血液平均流速为$0.35\ \text{m}\cdot\text{s}^{-1}$，问此时血流是层流还是湍流？（血液密度$\rho=1.05\times10^{3}\ \text{kg}\cdot\text{m}^{-3}$，黏滞系数$4\times10^{-3}\ \text{Pa}\cdot\text{s}$）

解　$$Re=\frac{\rho\bar{v}r}{\eta}=\frac{1.05\times10^{3}\times0.35\times\frac{1}{2}\times2\times10^{-2}}{4.0\times10^{-3}}=919<1000$$

此时血流是层流.

第四节　黏性流体的流动规律

一、黏性流体的伯努利方程

前面推导理想流体的伯努利方程时，我们假设的流体是理想流体，无黏滞性和不可压缩性，因此，该方程只适用于理想流体稳定流动的情况. 黏性流体作稳定流动时，流体的可压缩性仍可以忽略不计，但是必须考虑由于黏性流体的内摩擦力引起的能量损耗. 图 3-16 表示不可压缩的黏性流体在粗细均匀的水平管中作稳定层流时的情况. 各截面处平均流速相等，流体在竖直管中上升的高度说明沿流体运动的方向，流管内压强呈线性降低. 考虑到流体流动过程中克服摩擦阻

力做功，此时伯努利方程可改写为

$$\Delta p = w \tag{3-20}$$

式中，w表示单位体积的不可压缩流体，在压强差为Δp（$\Delta p > 0$）的两个截面间流过时黏滞力所做的功. 此结果表明：黏性流体在水平管稳定流动时，因克服内摩擦力做功，而造成流体压强下降，或者说因克服内摩擦力做功，消耗了液体的压强能. 即使在水平管中，也必须有一定的压强差，才能使黏性流体作稳定流动.

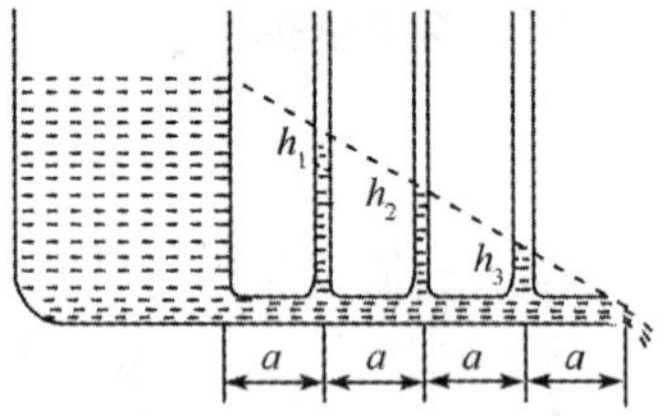

图 3-16　黏性流体的流动

如果黏性流体在任意流管中作稳定层流，对流管中的任意两截面，伯努利方程可改写为

$$p_1 + \frac{1}{2}\rho v_1^2 + \rho g h_1 = p_2 + \frac{1}{2}\rho v_2^2 + \rho g h_2 + w \tag{3-21}$$

式(3-21)是不可压缩黏性流体作稳定层流的功能关系式，又称为黏性流体的伯努利方程. 式中，p 和 v 分别为各横截面上压强和速度的平均值.

如果流体在开放的粗细均匀的管道中稳定流动，$v_1 = v_2 = v$，开放处 $p_1 = p_2 = p_0$，则有

$$\rho g h_1 - \rho g h_2 = w$$

说明流管两端必须有高度差才能维持稳定流动.

二、泊肃叶定律

图 3-16 所示的实验结果提示我们：要使管内的黏性液体作匀速运动，必须有外力来抵消液体的内摩擦力，这个外力就是来自管道两端的压强差. 1840 年法国生理学家泊肃叶(J. L. M. Poiseuille)通过大量实验证明，在水平均匀的细长玻璃圆管内作层流的不可压缩黏性流体，其体积流量 Q 与管道两端压强梯度 $\frac{p_1 - p_2}{L}$ 及管半径 R 的四次方成正比(图 3-17)，即

$$Q \propto \frac{R^4 (p_1 - p_2)}{L}$$

后经韦德曼进行理论推导，得出比例系数为 $\frac{\pi}{8\eta}$，于是有

$$Q = \frac{\pi R^4}{8\eta L}(p_1 - p_2) \tag{3-22}$$

此式即为泊肃叶定律(Poiseuille law).

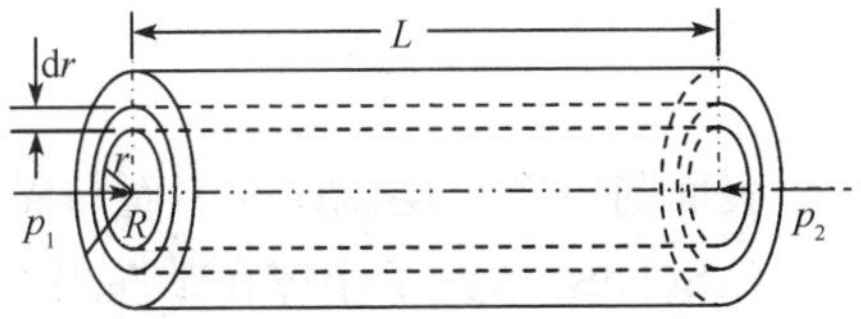

图 3-17　泊肃叶定律的推导

3. 血流阻力

血液在血管内流动时所遇到的阻力，称为血流阻力. 血流阻力一般不能直接测量，需要通过计算得出. 血液在血管中的流动与电荷在导体中的流动在形式上很相似. 根据欧姆定律，导体中的电流强度与导体两端的电势差成正比，与导体电阻成反比. 如果将(3-22)式作变换，将泊肃叶定律的形式表述为

$$Q=\frac{p_1-p_2}{R_f} \tag{3-23}$$

式中，$R_f=\dfrac{8\eta L}{\pi R^4}$称为血流阻力，简称流阻(flow resistance). 此时血流量与血管两端的压力差成正比，与流阻成反比. 若测得血管两端的压力差和血流量，即可算出流阻. 式中 R_f 称为流阻，医学上称为血流阻力. 流阻的国际制单位制是帕秒每立方米(Pa·s·m^{-3}). 可以看出，黏性液体在水平均匀细长刚性圆管中，以一定的平均速度流动时，流量、压强差、流阻三者之间的关系与电学中的欧姆定律相似. 当流体通过几个流阻不同的管道时，可以用电阻的串并联公式来计算它的总流阻.

若流体通过 n 个串联在一起不同管径的水平细长圆管，其总流阻为各流阻之和，即

$$R_f=R_{f1}+R_{f2}+\cdots+R_{fn} \tag{3-24}$$

若流体通过 n 个并联在一起不同管径的水平细长圆管，其总流阻的倒数等于各流阻倒数之和，即

$$\frac{1}{R_f}=\frac{1}{R_{f1}}+\frac{1}{R_{f2}}+\cdots+\frac{1}{R_{fn}} \tag{3-25}$$

通常情况下，血液的循环流动从整体上看，可视为层流. 医学上在研究心血管系统时，常用这些关系式近似地分析心输出量、血压降、血流阻力和外周阻力的关系. 例如，通过泊肃叶公式可以发现，控制血流量的最有效因素是血管半径，在其他条件不变时，血管半径增大 1%，可导致血流量增大 4%. 反之，如果血管半径减小 1%，外周阻力增大 4%，则必须血压增高 4%，才能保证正常的血流量. 因此，扩张血管是降低血压的有效方法，降低血液黏度也可以降低血流阻力、血压，保证正常的血流量. 这些都是临床治疗中经常采用的方法.

例 3-3　血液流过长 1 mm、半径 2 μm 的毛细血管时，如果平均流速是 0.66 $\mathrm{m\cdot s^{-1}}$，血液的黏滞系数为 4×10^{-3} Pa·s，求：毛细血管中的流阻.

解　$R_f=\dfrac{8\eta L}{\pi R^4}=\dfrac{8\times4\times10^{-3}\times1\times10^{-3}}{3.14\times(2\times10^{-6})^4}=6.37\times10^{17}\ (\mathrm{Pa\cdot s\cdot m^{-3}})$

三、斯托克斯定律

物体在黏性流体中运动时，表面附着有一层流体，因而与周围流体存在黏性力. 1851 年英国物理学家、数学家斯托克斯（G.G.Stokes）研究了小球在黏性很大的液体中缓慢运动时所受到的阻力问题，给出计算阻力的公式

$$f = 6\pi\eta v r \tag{3-26}$$

式中，f为小球受到的黏性摩擦阻力，η为液体的黏度，r为小球半径，v为小球速度. 该式被称为斯托克斯公式. 斯托克斯公式在雷诺数远小于 1 时才正确.

如果小球由静止状态在黏性流体中降落，初始重力大于浮力，球体加速下降，随着下降速度加快，球体所受黏滞阻力增加. 当球体下降速度达到某一值时，球体所受向下的重力与向上的浮力和摩擦阻力达到平衡，球体将以该速度匀速下降，此速度称为收尾速度（terminal velocity）或沉降速度（sedimentation velocity），通常用 v_T 表示. 如果球体密度和黏性流体密度分别用 ρ 和 ρ' 表示，球体匀速下降时有

$$\frac{4}{3}\pi r^3 \rho g - \frac{4}{3}\pi r^3 \rho' g = 6\pi\eta v_T r$$

求得小球的沉降速度

$$v_T = \frac{2}{9\eta} r^2 (\rho - \rho') g \tag{3-27}$$

由式（3-27）可知，若 r、ρ、ρ' 已知，测得 v_T，可求得 η；若 η、ρ、ρ' 已知，可算出球体的半径. 密立根在测量电子电量的油滴实验中，就曾采用此种方法测定空气中自由下落的带电小油滴的半径.

如果制造的药物剂型为混悬液时，可采用增加液体密度和黏滞系数以及减小药物颗粒半径等方法来提高药液的稳定性.

第五节　血流动力学基础

血流动力学和一般的流体力学一样，其基本的研究对象是流量、阻力和压力之间的关系. 由于血管是有弹性和可扩张性的管道，血液是含有血细胞和胶体物质等多种成分的液体而不是理想液体，因此，血流动力学除与一般流体力学有共同点之外，又有它自身的特点.

一、人体血液循环系统中的血流特点

血液学的一个分科是以血液运动及与此有关的力的研究为其对象. 血流动力学又分为心脏动力学和血管动力学. 血液的流动必然服从质量、动量和能量守恒定律. 英国科学家威廉·哈维于 17 世纪创立血液循环的理论，所依据的就是质量守恒定律. 用物理学原理解释血液流动时，必须首先明确以下几点：

（1）推动血液流动的是重力和压力梯度. 压力梯度是压力对于距离的变化率，是压力梯度而不是压力推动血液的流动.

(2)压力梯度的产生是通过心脏做功实现的，因此血液循环是靠心脏做功维系的.

(3)血液的流动不能简单地套用流体动力学的基本定律，必须考虑到生物系统的复杂性. 血液中悬浮着许多比任何分子都大得多的红细胞、白细胞和血小板，是非牛顿流体；输送血液的血管具有弹性，血管的口径和弹性受神经控制可发生改变，是非刚性流管.

血流动力学是专门研究血液流动的一门科学，可以用流体动力学解释血液流动中的一些基本现象.

(一)心脏做功

心脏做功供给血液在循环过程中失去的能量，维系血液循环. 图 3-18 为心血管系统简化的物理模型. 整个循环系统由体循环和肺循环两部分组成. 左心室做功供血给体循环，右心室做功供血给肺循环，心脏做功等于左右两心室做功之和.

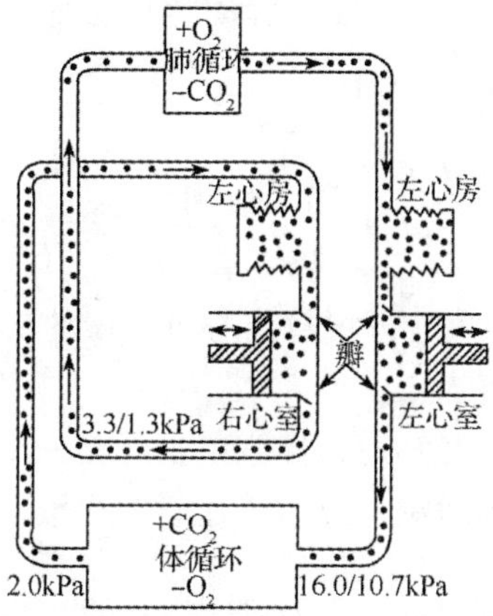

图 3-18　心脏做功的物理模型

心室一次收缩所做的功称为每搏功，可以用平均心室内压强和从心室搏出的血量(体积)的乘积来计算. 设左心室每收缩一次做功为 W_L，平均心室内压强为 p_L，搏出量为 ΔV_L；右心室每收缩一次做功为 W_R，平均心室内压强为 p_R，搏出量为 ΔV_R，则心脏做功

$$W = W_L + W_R = p_L \Delta V_L + p_R \Delta V_R \tag{3-28}$$

由于右心室搏出量与左心室搏出量相等，但肺动脉平均压仅为主动脉平均压的 1/6 左右，因此右心室做功量只有左心室做功量的 1/6.

我们还可以利用功能原理计算心脏所做的功，即心脏所做的功等于血液流经心脏前后的能量变化. 设单位体积的血液流入和流出左心室时的能量分别为 E_{L1} 和 E_{L2}，则左心室对单位体积的血液所做的功 W_L' 为

$$W_L' = E_{L2} - E_{L1}$$

同理，单位体积的血液流入和流出右心室时的能量分别为 E_{R1} 和 E_{R2}，右心室对单位体积的血液所做的功 W_R' 为

$$W_R' = E_{R2} - E_{R1}$$

心脏对单位体积的血液所做的总功W'为

$$W' = W_L' + W_R' = (E_{R2} - E_{R1}) + (E_{L2} - E_{L1}) \tag{3-29}$$

式中，各处 E 值均可用$p + \frac{1}{2}\rho v^2 + \rho gh$代入，如$E_{R2} = p_{R2} + \frac{1}{2}\rho v_{R2}{}^2 + \rho gh_{R2}$. 同时考虑到血液流入和流出心脏时的高度几乎相等，即$h_{L1} = h_{L2} = h_{R1} = h_{R2}$，并且血液回流至心脏时，血流速度和血压近似等于零，$p_{L1} = 0$，$\frac{1}{2}\rho v_{L1}{}^2 = 0$，$p_{R1} = 0$，$\frac{1}{2}\rho v_{R1}{}^2 = 0$，式(3-29)化简为

$$W' = p_{L2} + \frac{1}{2}\rho v_{L2}{}^2 + p_{R2} + \frac{1}{2}\rho v_{R2}^2$$

血液离开左、右心室时的速度$v_{L2} = v_{R2}$，同时肺动脉平均血压p_{R2}大约是主动脉平均血压p_{L2}的1/6，$p_{R2} = \frac{1}{6}p_{L2}$，上式进一步简化为

$$W' = p_{L2} + \frac{1}{2}\rho v_{L2}^2 + \frac{1}{6}p_{L2} + \frac{1}{2}\rho v_{L2}^2 = \frac{7}{6}p_{L2} + \rho v_{L2}^2 \tag{3-30}$$

只要测出主动脉平均血压及血流速度，即可算出心脏所做的功，从而分析心脏功能.

（二）体循环系统中的血压分布

在讨论体位对血压的影响时已经知道，体内的血压是一个时刻改变着的连续变量，此处我们抛开重力、黏滞力对血压造成的影响，只讨论血管内血液对血管壁的侧压强，并分析体循环系统中的血压分布.

循环系统内足够的血液充盈和心脏射血是形成动脉血压的基本因素，而外周阻力（流阻）的存在是影响动脉血压的因素. 外周阻力（peripheral resistance）主要是指小动脉和微动脉对血流的阻力. 正是由于外周阻力的存在，才使得左心室中大起大伏的血压转变为主动脉中高均值、小波动的压力.

心脏的收缩过程具有规律的周期性. 心脏收缩时，释放的能量一部分用于推动血液流动，使大量的血流涌入原已充满血液的主动脉，涌入的血流中有约 1/3 的血液流到外周，形成血液的动能；另一部分形成对主动脉壁的侧压，并使主动脉壁扩张，涌入的血流中有约 2/3 的血液储存于主动脉内，将心脏推动血液所做功的大部分转化为血管的弹性势能，即压强能. 心舒期，扩张的主动脉发生弹性回缩，将一部分弹性势能转变为维持血液在血管中继续流动的动能，使得血液的流动具有连续性. 由此可见，主动脉除具有输送血液的功能外，还具有弹性储血的功能，将左心室间断性射血转化为动脉内持续性血流，缓冲了血压的变化，每个心动周期中动脉血压的变化幅度远小于左心室内压的变化幅度. 当左心室收缩而向主动脉中射血时，主动脉压急剧升高，在收缩中期达到最高值，这时的动脉血压称为收缩压（systolic pressure）. 当左心室处于舒张期，主动脉压逐渐下降，在心舒末期动脉血压的最低值称为舒张压（diastolic pressure）. 收缩压和舒张压的差值称为脉搏压，简称脉压（pulse pressure）. 脉压随血管远离心脏而减小，到了小动脉几近消失. 一个心动周期中瞬时动脉血压的平均值，称为平均动脉压（mean arterial pressure），如图 3-19 所示.

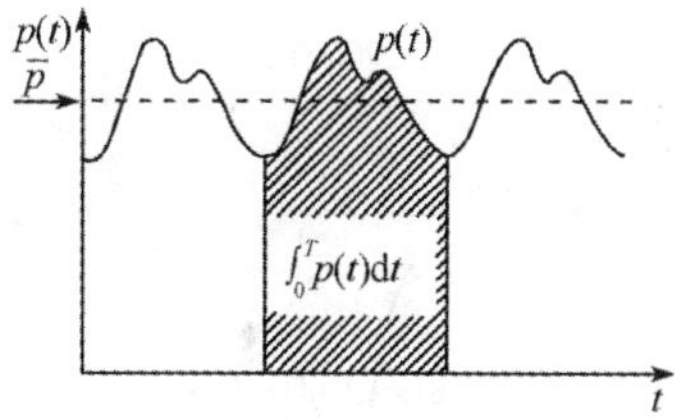

图 3-19　平均动脉压

$$\overline{p}=\frac{1}{T}\int_0^T p(t)\mathrm{d}t \tag{3-31}$$

式中，T 表示心动周期. $\overline{p}$ 可近似等于舒张压与 1/3 脉压的和，即

$$\overline{p}=p_{舒张}+\frac{1}{3}p_{脉动} \tag{3-32}$$

由此可见，平均动脉压并非收缩压和舒张压的平均值.

通常动脉血压指主动脉血压，但血压在大动脉中降落很小，常用在上臂测得的肱动脉血压代表主动脉压. 我国健康青年人在安静状态时的收缩压为 13.3～16.0 kPa(100～120mmHg)，舒张压为 80～10.6 kPa(60～80mmHg)，脉搏压为 4.0～5.3 kPa(30～40mmHg).

血压的高低与血流量(心输出量)、流阻(外周阻力)及血管的柔软度(顺应性)有关. 老年人患动脉硬化后，大动脉管壁顺应性变小，弹性降低，弹性储器作用减弱，收缩压升高，舒张压降低，脉压增大. 当血液从主动脉流向外周时，由于需不断克服摩擦阻力而损耗能量，血压逐渐降低. 根据泊肃叶定律，主动脉和大动脉管径大，流阻小，血压降落也小；到小动脉流阻增大，血压降落也增大；至微动脉时流阻急剧增加，血压降落也达最大，如图 3-20 所示.

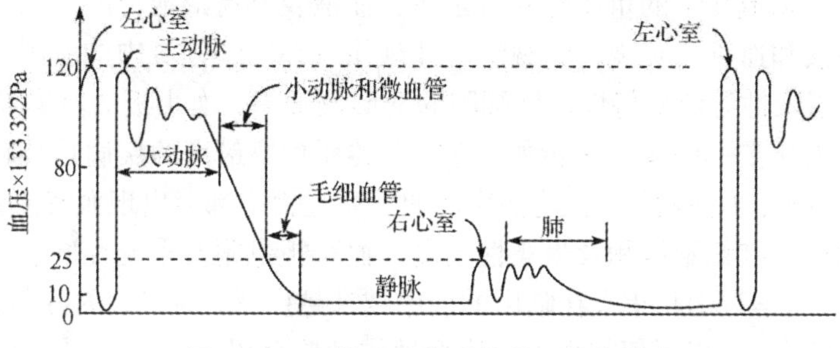

图 3-20　人体心血管系统的血压变化

(三)体循环中的血流速度

我们可以按生理功能将血管进行分类. 各类不同的血管间呈现串联关系，同类不同的血管间为并联关系；各类血管中的血流速度与同类血管的总截面积成反比. 我们可以用连续性方程讨论各种血管中的血流速度分布. 血液是黏性流体，即使血液在具有弹性的血管中作稳定流动，在同一截面上的血流速度也是不相等的，因此我们所说的血流速度，指的都是平均血流速度.

图 3-21 所示数据显示：主动脉的截面积只有 3 cm^2，而彼此并联的毛细管的总截面面积达 900 cm^2. 当血流量为 90 $cm^3\cdot s^{-1}$ 时，由连续性方程可求得主动脉中血流速度高达 30 $cm\cdot s^{-1}$，而毛细管中血流速度最小，仅为 1 $mm\cdot s^{-1}$ 左右.

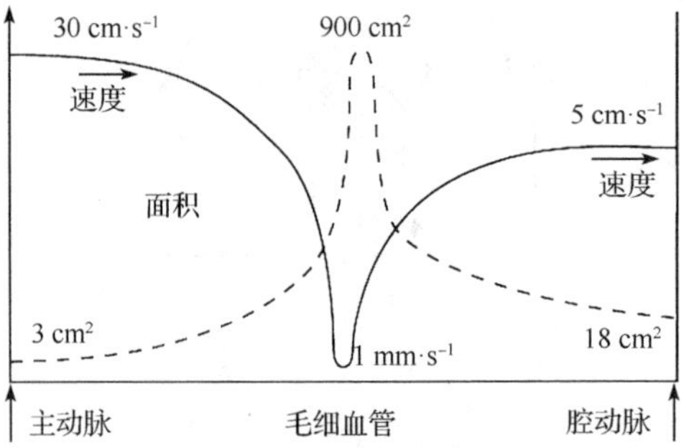

图 3-21　人体各类血管的总截面和血液的平均流速

二、血液流变学检测仪器及其医学应用

（一）血液流变学的发展

1930 年，Binhan 首先提出流变的概念，即在应力的作用下，物体可产生流动与变形. 1948 年 Copley 提出生物流变的概念，即血液和淋巴液等体液，玻璃体，血管、肌肉、晶体等软组织，甚至骨骼的细胞质等均可发生流变. 到 1951 年，提出研究血液及其有形成分的流动性与形变规律的流变，叫血液流变学(hemorheology). 它是生物、数学、化学及物理等学科交叉发展的边缘科学，目前研究的全血在各切变率下的表现黏度称为宏观流变学，而研究的血液有形成分的流变学特性，如红细胞的变形、聚集、表面电荷等，称为血细胞流变学(cellular hemorheology). 近年来，发展到从分子水平研究血液成分的流变特性，如红细胞膜中骨架蛋白、膜磷脂对红细胞流变性的影响，血浆分子成分对血浆黏度的影响等，这些属于分子血液流变学(molecullar hemorheology).

（二）血液流变学的基础

血液流变学是生物流变学的重要分支，是研究血液及其有形成分的流动性与变形规律的科学，也就是研究血液和血管的宏观与微观流变性规律及在医学领域内的应用，如血液的黏度、黏弹性、流动性、凝聚性等流变特性；红细胞的变形及聚集、血小板的聚集等.

血液流变学具有重要的临床应用价值. 造成人类死亡率最高的疾病是心脑血管病、恶性肿瘤以及糖尿病、肺心病、血液病等. 在这些疾病的发病过程中都会出现血液流变性的改变，如全血及血浆黏度的增加、红细胞压积及聚集性增高、血小板黏附及聚集性增强、红细胞变形性减弱等. 因此，血液流变学近十几年来在临床的应用越来越广泛，对疾病的诊断、治疗、疗效判定和预防等均有重要的意义. 以下仅就血液的流变性作简单介绍.

1. 血液的组成

血液由液体成分血浆和有形成分血细胞两部分组成. 血浆中除含有水分外，还有各种血浆蛋白、无机盐、葡萄糖、激素等物质. 血细胞又分为红细胞、白细胞和血小板. 红细胞又称红血球，是血细胞中数量最多的一种，影响血液流变性质的主要是红细胞.

2. 血液的黏弹性

血液除具有黏性外，还具有像固体一样的弹性，因此血液具有黏弹性. 在切变率近于零时，血液中的红细胞相互之间聚集形成聚集体，这种由红细胞聚集体形成的网络结构可以储存一定的能量，这就赋予血液黏弹性. 血液的黏弹性与红细胞的聚集性成正相关，当各种疾病造成红细胞聚集性增加，血流中红细胞聚集体增多时，血液的黏弹性增加. 临床检测表明，结缔组织病、肿瘤、血液病、感染、糖尿病等患者都具有较高血液黏弹性.

3. 血液模型与红细胞的沉降

我们建立一种比较理想的血液模型：血液由血浆和悬浮于其中的红细胞组成. 红细胞沉降是指红细胞处于静止的血液中会由于自身重力（4 ℃时红细胞的比重约为 $1.098\times10^3\ \text{kg}\cdot\text{m}^{-3}$， 同温下血浆的比重约为 $1.024\times10^3\ \text{kg}\cdot\text{m}^{-3}$）而自然沉降的能力，测定这种沉降的参数称为红细胞沉降率（erythrocyte sedimentation rate，ESR），简称为血沉. 红细胞的沉降率加快可以提示某些疾病的存在（如活动性肺结核、风湿热等）. 红细胞在血浆中的沉降速度是不能用斯托克斯定律来计算的，因为该沉降速度除了与红细胞的尺寸、红细胞和血浆的密度以及血浆的黏度有关外，还与红细胞的形状和方位有关.

4. 血液的非牛顿黏性

大量实验证明，血浆可以看成牛顿流体，血液的流变行为是非牛顿黏性的，主要体现在如下几个方面：①应力-应变率关系的非线性. ②屈服应力（引起血液发生流动的最低切应力）的大小影响微循环中的血液流动性，反映了微循环中的血液淤积状况，也影响低切变率下血液流动中的红细胞的取向和相互作用. ③在同样的血细胞压积和温度下，可以用 Casson（卡松）方程来近似地描述血液的流变性质，即 $\sqrt{\tau}$ 与 $\sqrt{\dot{\gamma}}$ 呈线性关系. ④血液的黏弹性使应力不仅取决于瞬时切变率，而且与历史过程有关，但分析血液在大血管中流动时通常不计血液的弹性.

血液的黏度是流场切变率 $\mathrm{d}\gamma/\mathrm{d}t$ 的函数，我们将在特定切变率下测出的黏度称为在该切变率时的表观黏度 $\eta_a(\mathrm{d}\gamma/\mathrm{d}t)$，血液的表观黏度也称为全血黏度.

5. 影响血液黏度的主要因素

(1) 血细胞压积. 血细胞总容积占全血总容积的百分比称为血细胞压积（hematocrit，HCT），习惯称为红细胞压积，通常用%表示. 血液黏度与红细胞压积有密切的关系，当红细胞压积等于零时，即血浆，属于牛顿流体. 当红细胞压积大于 10%时，血液表现出非牛顿特性，血液的黏度随血液的流动速度减慢而增加；红细胞压积值越高，血液的黏度越高，非牛顿特性越显著. 红细胞压积升高导致血黏度增加，流阻增加，对脑血流量直接产生影响，因此，有人提出红细胞压积的增加是脑梗死发生的重要危险因素.

(2) 血浆黏度. 血浆黏度是影响血液黏度的重要因素. 一般来说血浆黏度愈高，全血黏度也愈高.

(3) 红细胞的变形能力. 红细胞变形能力可使红细胞在血液中沿流动方向变形或定向，从而使其体积缩小，引起红细胞在悬浮液中的有效容积浓度降低，从而导致血液黏度随切变率增加而降低，因此红细胞在流场中发生变形和定向是影响高切变率时血液黏度的重要因素之一.

(4) 红细胞聚集. 血液的黏弹性源自于红细胞聚集（RBC aggregation），红细胞聚集增多，低切变率（$<10\ \text{s}^{-1}$）下血液表观黏度增高.

(5) 温度的影响. 血液构成的复杂性导致了血液黏度随温度变化的复杂性. 温度降低，血浆黏度升高，血液黏度同步升高；温度升高，红细胞聚集增多，血液低切变率黏度升高，而血浆黏度和高切变率（$200\ \text{s}^{-1}$）血液黏度都降低.

(6) 除上述各因素会影响血液黏度外，血管因素、神经因素、心脏因素等也会对循环中的血液黏度产生影响.

(三) 血液流变学检测仪器及其医学应用

血液流变学检测仪器是测定血液黏稠度，具体包括全血黏度、血浆黏度、全血还原黏度、血沉方程 K 值、红细胞聚集指数、红细胞刚性指数、红细胞变形指数、红细胞电泳时间、红细胞压积和血沉等的检验仪器. 主要有：血液黏度计、红细胞变形测定仪、红细胞电泳仪、黏弹仪等. 以下就血液流变仪器的原理进行简单介绍.

血液黏度大小直接影响到血液循环中阻力的大小，必然影响组织血液灌流量，对血液黏度测定有十分重要的临床意义. 能否准确测量血液黏度依赖于黏度计性能的好坏.

1. 毛细管式黏度计(压力传感式)

毛细管式黏度计的原理是标准毛细管在相同的条件下，液体黏度不同，流过一定体积的液体所需时间不同，黏度越大所需时间越长，黏度与时间成正比，其测量结果是同水的比黏度. 该方法的优点是适用于测量黏度较低的牛顿流体如血浆，在测定其黏度时只选择一个切变率条件即可，并且制造成本低廉，缺点是不适于测量非牛顿流体如全血，精度及重复性难以保证，目前在国际、国内的全血测试中已被淘汰.

2. 圆筒式黏度计(悬丝式)

圆筒式黏度计为无摩擦黏度计，由内外两个圆筒组成，外筒转动力矩通过血样传递到内筒，内筒本身不转动. 检测时，内外筒之间仅通过样品接触，没有附加摩擦力矩. 内筒悬挂在一根悬丝上，悬丝与内筒之间有一个多极电磁铁的铁芯和一面反光镜. 血样传入的力作用到内筒时，内筒也有所转动，反光镜发生转动使电磁铁也产生一个与内筒的力矩大小相等而方向相反的反馈力矩，平衡血样经内筒的力矩使内筒恢复到原来的位置. 仪器通过测量流过电磁铁的电流计算出血样的黏度. 其突出优点是测试探头为双缝隙结构，末端效应小，无二次湍流，最适合测量各种流体在低切变率下的黏度. 到目前为止，只有悬丝法的仪器才可能将低切变率做到 $1\ s^{-1}$，所以是目前精度最高的仪器. 缺点是各切变率下的测量结果不稳定，检测效率低. 因此，该仪器不适应大批量的临检工作.

3. 锥/板式黏度计

锥/板式黏度计由一个圆板和一个同轴圆锥组成，待测量的液体放在圆锥和圆板间隙内，一般固定圆板，旋转圆锥，通过测量液体加在圆锥上的扭力矩换算成液体的黏度. 锥/板式黏度计的优点是适合测量非牛顿流体如全血黏度，其测量精度及重复性较高，检测效率高. 但是，锥/板式黏度计在高切变率测定时产生二次湍流现象，无法准确测定血浆黏度，所以不主张使用锥板法测定血浆黏度.

锥/板式黏度计有较宽的剪切率范围，符合国际 ICSH 要求，能提供不同的剪切率，测出在不同剪切率下相应的表观黏度值，可作出血样的黏度随剪切率变化的曲线，因此锥/板式黏度计，是测定非牛顿流体比较理想的设备. 锥板/式黏度计自问世以来，为我国血液流变学检测水平的提高，起到了积极的推动作用.

思考题与习题三

3-1　图 3-22 是非洲草原犬鼠洞穴的横截面示意图. 洞穴有两个出口，一个是平的，而另一个则是隆起的圆形土堆. 生物学家不是很清楚其中的原因，他们猜想：草原犬鼠把其中的一个洞口堆成土包状，是为了建一处视野开阔的瞭望台，但是如果这一假设成立的话，它又为什么不在两个洞口都堆上土包呢？那样不就有了两个嘹望台了吗？能解释犬鼠这样做的理由吗？请在图上标出洞穴中空气流动的方向吗？

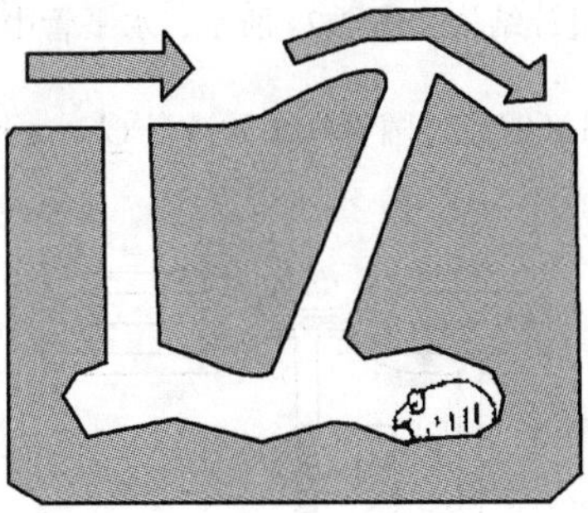

图 3-22

3-2　试用伯努利方程讨论血细胞为什么会发生轴向集中现象.

3-3　1912 年秋季的一天，当时世界上最大的远洋轮之一“奥林匹克号”正在水面上航行，离它 100 m 的地方，有一艘比它小得多的铁甲巡洋舰“豪克号”与它同向平行疾驶. 突然，意外的事故发生了：小军舰好像受到看不见的巨大力量的吸引，一个劲地向“奥林匹克号”冲去，结果把“奥林匹克号”的船舷撞了一个大洞. 是什么力量驱使两船相撞呢？

3-4　为什么自来水沿竖直管道向下流时，形成连续不断的水流，而当水从高处的水龙头自由下落时，则断裂成水滴？

3-5　在夏季，湖面上发生龙卷风，把大量的湖水“吸”入空中，龙卷风实质上是高速旋转的气流，它能“吸”起物体的原因是(　　)

A. 龙卷风内部的压强远小于外部的压强

B. 龙卷风内部的压强远大于外部的压强

C. 龙卷风使物体受到的重力增大

D. 龙卷风使物体受到的重力减小　(A)

3-6　设有流量为 $0.12\ m^3 \cdot s^{-1}$ 的水流过一管子，A 点压强为 2×10^5 Pa，A 点的截面积为 $100\ cm^2$，B 点的截面积为 $60\ cm^2$，B 点比 A 点高 2 m，假设水的内摩擦可以忽略不计，求 A、B 点的流速及 B 点的压强.

（$12\ m\cdot s^{-1}$，$20\ m\cdot s^{-1}$，5.24×10^4 Pa）

3-7　水在粗细不均匀的水平管中作稳定流动，出口处的截面积为管的最细处的 3 倍，若出口处的流速为 $2\ m\cdot s^{-1}$，问最细处的压强为多少？若在最细处开一小口，会发生什么现象？　（8.53×10^4 Pa，空吸现象）

3-8　如图 3-23 所示装置，出水口关闭时，竖直管内和筒内的水面在同一高度(不考虑竖直管内的毛细现象)，出水口打开后，水从水平细管中流出，如果将水看作理想流体，并且筒的截面远大于水平管的截面，分析此时竖直管内的液柱高度.　(0 m)

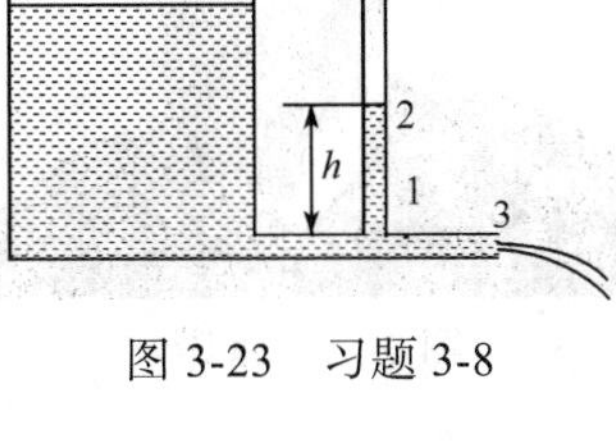

图 3-23　习题 3-8

3-9 老年人患动脉硬化会对脉压产生什么影响？为什么？

3-10 用比托管插入流水中测水流速度，设两管中的水柱高度分别为 5×10^{-3} m 和 5.4×10^{-2} m，求水流速度.

（$0.98\ \text{m}\cdot\text{s}^{-1}$）

3-11 均匀地将水注入面积为 500 cm^2 的盆内，注入时的流量为 150 $\text{cm}^3\cdot\text{s}^{-1}$，盆底有一面积为 0.5 cm^2 的小孔，求：(1)在盆中水面可上升的高度？(2)若达到此高度后不再向盆中注水，问盆中水流尽需要多少时间？

(45 m，303 s)

3-12 测量气体流量的文丘里流量计结构如图 3-24 所示，水平管中的流体密度为 ρ，U 型管中的液体密度为 ρ'，U 型管中液柱高度差为 h. 试证明流过圆管气体的流量 $Q=\pi r_1^2 r_2^2\sqrt{\dfrac{2\rho' gh}{\rho(r_1^4-r_2^4)}}$.

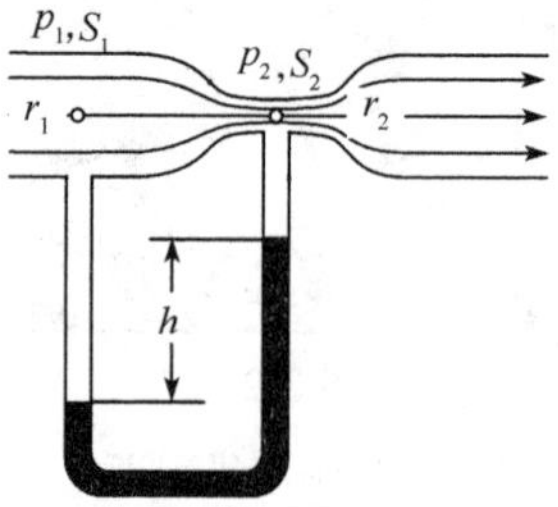

图 3-24　习题 3-12

3-13 20 ℃的水在半径为 1×10^{-2} m 的水平管内流动，如果管轴处水的流速为 0.1 $\text{m}\cdot\text{s}^{-1}$，则由于黏滞性，水沿管子流动 10 m 后，压强降落了多少？　（40 Pa）

3-14 设血液的黏度为 37 ℃时水黏度的 5 倍，如以 72 $\text{cm}\cdot\text{s}^{-1}$ 的平均流速通过主动脉，试求当临界雷诺数为 1000 时产生湍流的主动脉半径. 已知血液的密度为 $1.05\times10^3\ \text{kg}\cdot\text{m}^{-3}$.　（$4.6\times10^{-3}$ m）

3-15 设某人的心输出量为 $0.83\times10^{-4}\ \text{m}^3\cdot\text{s}^{-1}$，体循环的总压强差为 12.0 kPa，此人体循环的总流阻（即总外周阻力）是多少 $\text{N}\cdot\text{s}\cdot\text{m}^{-5}$？　（$1.45\times10^8\ \text{N}\cdot\text{s}\cdot\text{m}^{-5}$）

3-16 一硬斑部分阻塞半径为 3 mm 的小动脉，阻塞后小动脉的有效半径为 2mm，血流平均速度为 50 $\text{cm}\cdot\text{s}^{-1}$，求：(1)未变窄处的血流平均速度；(2)阻塞处是否发生湍流；(3)阻塞处血流的动压强.

(0.22 $\text{m}\cdot\text{s}^{-1}$；*Re*=350 不会发生湍流；131 Pa)

阅读材料

（一）雷诺介绍

雷诺(O. Reynolds，1842～1912)英国力学家、物理学家和工程师. 1842 年 8 月 23 日生于北爱尔兰，1867 年毕业于剑桥大学王后学院，1868 年出任曼彻斯特欧文学院(后改名为维多利亚大学)的首席工程学教授，1877 年当选为皇家学会会员，1888 年获皇家勋章(图 3-25).

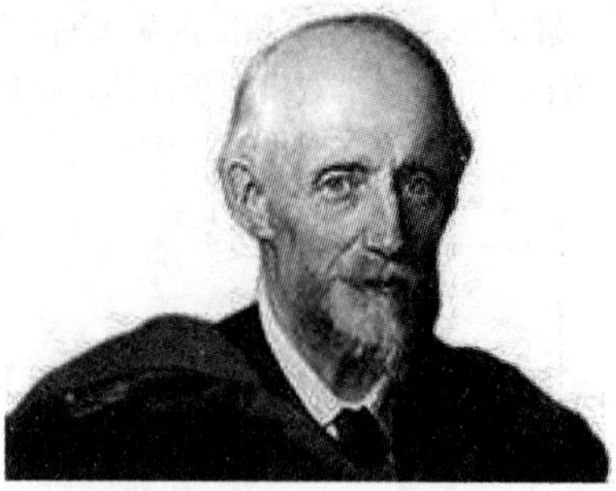

图 3-25　雷诺

雷诺的成就

雷诺是一位杰出的实验科学家. 他于 1883 年发表了一篇经典性论文——《决定水流为直线或曲线运动的条件以及在平行水槽中的阻力定律的探讨》. 这篇文章以实验结果说明水流分为层流与湍流两种形态，并提出以无量纲数 *Re*(后被称为“雷诺数”)作为判别两种流态的标准.

雷诺于 1886 年提出轴承的润滑理论,1895 年在湍流中引入有关应力的概念. 雷诺兴趣广泛，一生著作很多，其中近 70 篇论文都有很深远的影响. 这些论文研究的内容包括力学、热力学、电学、航空学、蒸汽机特性等. 他的成果曾汇编成《雷诺力学和物理学课题论文集》两卷.

(二)生物流体力学

生物流体力学是生物力学的一个分支，研究动物和人体内生理流体(如血液、气体、尿液、淋巴液和其他体液等)的流动、植物生理流动、动物运动中的流体力学问题、人工脏器中的流体力学问题以及生物技术(如生物反应器)中的流体力学问题等. 其特点是:①流体力学同固体力学密切结合. 例如,人体生理流动总是以软组织为其运动的边界,而且运动一般是非稳定的. 因此,生理流体力学问题常为流体运动与边界变形运动的耦合. ②力学过程同物理和生化过程紧密联系. 例如，在毛细血管里，流动现象总是同其他传质过程和生化反应相联系. ③流体动力同细胞生长密切相关. 例如，血液流动同血管内皮细胞的生长和形态有关；生物反应器内的流动直接影响反应器内细胞的生长，等等. 当今生物流体力学主要研究人体的生理流动，尤其是循环系统和呼吸系统里的流体动力学问题.

(刘玉红)

第四章　机械振动和机械波　声波

振动是人体生命过程中普遍存在的现象，如人心脏的跳动，喉头声带的振动、耳膜的振动，这些振动现象都遵循哪些共同的基本规律？波动是振动的传播过程，如声波、脉搏波、电磁波等，这些不同性质的波动，具有哪些共同的特性？我们为什么能够同时听到不同声音，而且能分辨各个声音传来的方向？为什么迎面驶来的火车汽笛的音调会由低变高，远离时音调会又由高变低？超声波有哪些特性，使其在医学上有广泛的应用？

物体在一定位置附近所作来回往复的运动叫机械振动(mechanical vibration)，简称振动. 振动的传播过程称为波动(wave)，简称波. 机械振动在介质中的传播称为机械波(mechanical wave). 本章主要讨论机械振动和机械波的概念，但其基本概念和基本规律对于各种振动和波都适用.

第一节　简 谐 振 动

一般振动是比较复杂的，最简单的是简谐振动，简谐振动是最基本的振动，一切复杂的振动都可以认为是由许多简谐振动合成的.

物体运动时，如果离开平衡位置的位移(或角位移)按余弦函数(或正弦函数)的规律随时间变化，这种运动就叫简谐振动(simple harmonic motion). 下面以弹簧振子为例，研究简谐振动的规律.

一、简谐振动方程

如图 4-1 所示，把轻弹簧(质量可以忽略不计)的左端固定，右端连一质量为 m 的物体，放在光滑的水平面上. 取平衡位置 O 为坐标原点，水平向右为 Ox 轴的正方向. 现将物体向右移到位置 B. 撤去外力后，物体将会在弹性力的作用下在平衡位置附近作往复运动，这一包含弹簧和物体的振动系统就叫弹簧振子(spring oscillator).

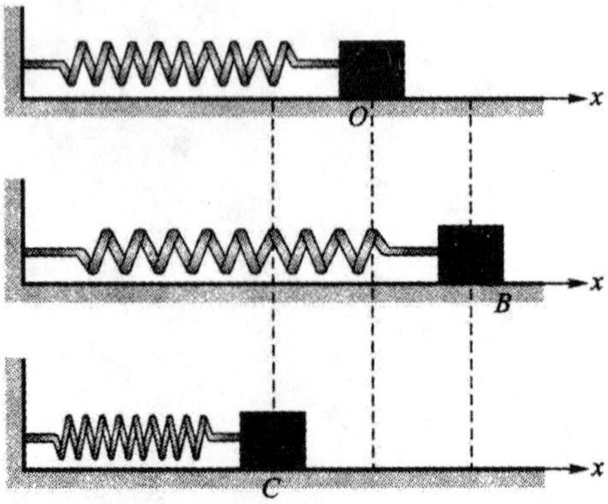

图 4-1　弹簧振子的振动

由胡克定律可知，物体所受的弹性力 F，与物体相对于平衡位置的位移 x 成正比，弹性力的方向与位移的方向相反，始终指向平衡位置，故此力常称为回复力(restoring force). 于是有

$$F=-kx \tag{4-1}$$

式中，比例常数 k 为弹簧的劲度系数(coefficient of stiffness). 根据牛顿第二定律，物体的加速度为

$$a=\frac{F}{m}=-\frac{kx}{m} \tag{4-2}$$

令

$$\frac{k}{m}=\omega^2 \tag{4-3}$$

这样式(4-2)可写成

$$a=-\omega^2 x \tag{4-4}$$

这是简谐振动的运动学特征. 式(4-4)也可写成

$$\frac{\mathrm{d}^2x}{\mathrm{d}t^2}=-\omega^2 x \tag{4-5}$$

这就是简谐振动的运动微分方程，其解为

$$x=A\cos(\omega t+\varphi) \tag{4-6}$$

这就是简谐振动方程.

将式(4-6)对时间求一阶、二阶导数，可分别得到简谐振动物体的速度 v 和加速度 a 分别为

$$v=\frac{\mathrm{d}x}{\mathrm{d}t}=-\omega A\sin(\omega t+\varphi) \tag{4-7}$$

$$a=\frac{\mathrm{d}^2x}{\mathrm{d}t^2}=-\omega^2 A\cos(\omega t+\varphi) \tag{4-8}$$

二、简谐振动的特征量

对于一定的简谐振动来说，其运动表达式(4-6)中 A、ω 和 φ 为常量，它们是决定一具体简谐振动的特征量.

1. 振幅

振动物体离开平衡位置的最大位移，称为振幅(amplitude)，常用 A 表示.

2. 周期和频率

物体作一次完全振动所经历的时间叫做振动周期(period)，常用 T 表示.

$$T=\frac{2\pi}{\omega} \tag{4-9}$$

由弹簧振子的 $\omega=\sqrt{k/m}$，则弹簧振子的周期为

$$T=2\pi\sqrt{\frac{m}{k}} \tag{4-10}$$

单位时间内物体所作完全振动的次数叫做频率(frequency)，常用ν表示，它的单位是赫兹，符号是 Hz. 显然频率与周期的关系为

$$\nu = \frac{1}{T} = \frac{\omega}{2\pi} \tag{4-11}$$

由此还可知

$$\omega = 2\pi\nu \tag{4-12}$$

ω叫做角频率(angular frequency)，单位是 rad·s^{-1}. 弹簧振子的频率为

$$\nu = \frac{1}{2\pi}\sqrt{\frac{k}{m}} \tag{4-13}$$

由于弹簧振子的角频率$\omega = \sqrt{k/m}$是由弹簧质量 m 和劲度系数 k 所决定的，所以周期和频率只和振动系统本身的物理性质有关. 这种只由振动系统本身的固有属性所决定的周期和频率，叫做振动的固有周期(natural period)和固有频率(natural frequency).

3. 相位和初相位

$\omega t+\varphi$是决定简谐振动状态的物理量，称为振动的相位(phase). 相位中的φ称为初相位(initial phase)，单位是 rad.

相位的概念在比较两个同频率的简谐振动的步调时特别有用. 设有下列两个简谐振动

$$x_1 = A_1\cos(\omega t + \varphi_1)$$

$$x_2 = A_2\cos(\omega t + \varphi_2)$$

它们的相位差为

$$\Delta\varphi = (\omega t + \varphi_2) - (\omega t + \varphi_1) = \varphi_2 - \varphi_1$$

即它们在任意时刻的相位差都等于初相位差而与时间无关. 当$\Delta\varphi=0$(或 2π的整数倍)时，两个振动的步调完全相同，这种情况称为同相(in-phase). 当$\Delta\varphi=\pi$(或π的奇数倍)时，两个振动的步调相反，这种情况称为反相(anti-phase).

A 和φ取决于初始条件，即 t=0 时的位移 x_0 和速度 v_0 的值. 在式(4-6)和式(4-7)中令 t=0，有

$$x_0 = A\cos\varphi$$

$$v_0 = -\omega A\sin\varphi$$

由以上两式可得

$$A = \sqrt{x_0^2 + \frac{v_0^2}{\omega^2}} \tag{4-14}$$

$$\varphi = \arctan\frac{-v_0}{\omega x_0} \tag{4-15}$$

三、简谐振动的矢量图示法

简谐振动可以用一旋转矢量(rotational vector)来描绘. 如图 4-2 所示，在 x 轴上取一点 O 为原点，自 O 点起作一矢量 $\boldsymbol{A}$，这一矢量称为振幅矢量(amplitude vector). 若矢量 $\boldsymbol{A}$ 以匀角速度ω

绕原点 O 逆时针旋转，则矢量末端 M 在 x 轴上的投影点 P 就在 x 轴上作简谐振动. 设在 t=0 时，A 与 x 轴的夹角为 φ，经过时间 t 后，A 与 x 轴的夹角变为 $\omega t+\varphi$，则投影点 P 相对于原点 O 的位移为

$$x = A\cos(\omega t + \varphi)$$

用一个旋转矢量末端在一条轴线上的投影点的运动来表示简谐振动，这种方法称为简谐振动的矢量图示法.

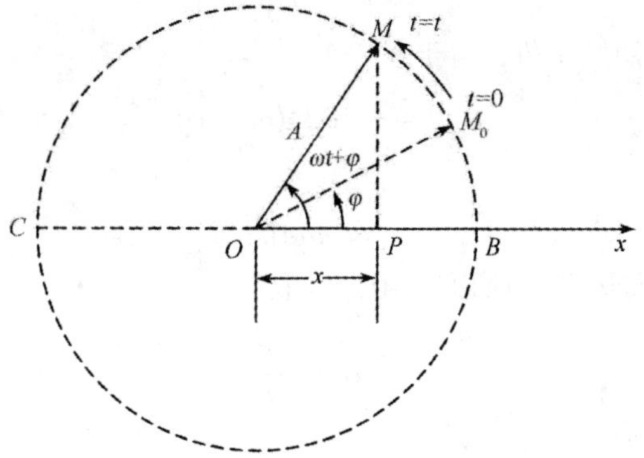

图 4-2　简谐振动的矢量图表示法

四、简谐振动的能量

下面以弹簧振子为例讨论简谐振动的能量. 弹簧振子系统的能量有动能 E_k 和势能 E_p 两种形式. 若设物体在平衡位置的势能为零，则在位移为 x 处的势能应等于弹性力把物体由 x 拉回平衡位置所做的功，即

$$E_p = \int_x^0 (-kx)\mathrm{d}x = \frac{1}{2}kx^2 = \frac{1}{2}m\omega^2 x^2 = \frac{1}{2}m\omega^2 A^2 \cos^2(\omega t + \varphi) \tag{4-16}$$

物体在 x 处的动能

$$E_k = \frac{1}{2}mv^2 = \frac{1}{2}m\omega^2 A^2 \sin^2(\omega t + \varphi) \tag{4-17}$$

物体总能量为

$$E = E_p + E_k = \frac{1}{2}m\omega^2 A^2 = \frac{1}{2}kA^2 \tag{4-18}$$

即振动系统的总机械能在振动过程中守恒，该结论对任一简谐振动系统都是正确的. 这一点是和弹簧振子在振动过程中没有外力对它做功的条件相符合的.

例 4-1　一质点沿 x 轴作简谐振动，振幅 A=0.12 m，周期 T = 2 s，当 t=0 时质点对平衡位置的位移 x_0=0.06 m，此刻质点向 x 轴正向运动. 求：

(1) 此简谐振动的表达式；

(2) t=T/4 时，质点的位置、速度、加速度；

(3) 从质点开始运动到第一次通过平衡位置所用的时间.

解　(1) 取平衡位置为坐标原点. 设位移表达式为

$$x = A\cos(\omega t + \varphi)$$

其中，$\omega = 2\pi/T = \pi$，A 也已知，只需求φ. 由初始条件 t=0 时，x_0=0.06 m 可得

$$\cos\varphi = \frac{x_0}{A} = \frac{0.06}{0.12} = \frac{1}{2}$$

在−π到π之间取值，得

$$\varphi = \pm\frac{\pi}{3}$$

这两个值中取哪个，要看初始条件. 由于

$$v = -\omega A\sin(\omega t + \varphi)$$

所以

$$v_0 = -\omega A\sin\varphi$$

由于 t=0 时质点向 x 正方向运动，所以 $v_0>0$，应取

$$\varphi = -\frac{\pi}{3}$$

于是此简谐振动的表达式为

$$x = 0.12\cos\left(\pi t - \frac{\pi}{3}\right)$$

(2) 此简谐振动的速度为

$$v = -\omega A\sin(\omega t + \varphi) = -0.12\pi\sin\left(\pi t - \frac{\pi}{3}\right)$$

加速度为

$$a = -\omega^2 A\cos(\omega t + \varphi) = -0.12\pi^2\cos\left(\pi t - \frac{\pi}{3}\right)$$

将 $t=T/4$=0.5 s 代入上面两式以及位移表达式可分别得质点在 0.5 s 时的位置为 x=0.104 m，速度为 v=−0.188 m·s^{-1}，加速度为 a=−1.03 m·s^{-2}.

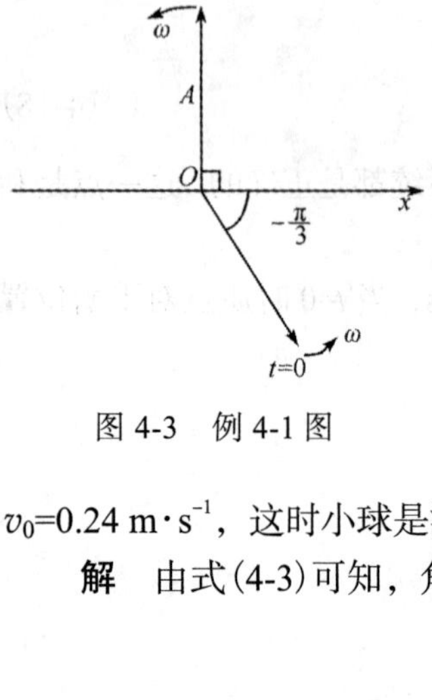

图 4-3　例 4-1 图

(3) 由振幅矢量图 (图 4-3) 可知，质点从起始时刻到第一次通过原点，振幅矢量转过的角度为

$$\frac{\pi}{2} - \varphi = \frac{\pi}{2} - \left(-\frac{\pi}{3}\right) = \frac{5}{6}\pi$$

由于转动的角速度是ω，所以得到

$$t = \frac{5\pi/6}{\omega} = 0.83\ \text{s}$$

例 4-2　设有一弹簧振子，弹簧的劲度系数为 0.64 N·m^{-1}，质量为 0.01 kg. 一观察者观察到 t=0 时，小球的位置在 x_0=0.04 m 处，v_0=0.24 m·s^{-1}，这时小球是沿 x 轴正方向运动. 求弹簧振子的振幅、初相位和振动表达式.

解　由式 (4-3) 可知，角频率

$$\omega = \sqrt{\frac{k}{m}} = \sqrt{\frac{0.64}{0.01}} = 8\left(\mathrm{rad \cdot s^{-1}}\right)$$

由式(4-14)，可求得振幅

$$A = \sqrt{x_0^2 + \frac{v_0^2}{\omega^2}} = \sqrt{(0.04)^2 + \frac{(0.24)^2}{64}} = 0.05(\mathrm{m})$$

由式(4-15)，可求得初相位

$$\tan\varphi = -\frac{v_0}{\omega x_0} = -\frac{0.24}{0.32} = -0.75$$

因为 $\tan\varphi$ 为负值，所以 φ 必在第二或第四象限. 但已知 x_0 为正值，由式 $x_0=A\cos\varphi$ 可知 φ 应在第一或第四象限，所以应该选取第四象限的 φ 值

$$\varphi = -0.64\ \mathrm{rad}$$

弹簧振子的振动表达式为 $x = 0.05\cos(8t - 0.64)\ \mathrm{m}$.

第二节　阻尼振动　受迫振动和共振

案例 4-1

1940 年 11 月 7 日，美国塔科马海峡大桥在远低于设计风速的 19 m/s(相当于八级大风)风速下发生桥面折断坠落到峡谷中(图 4-4).

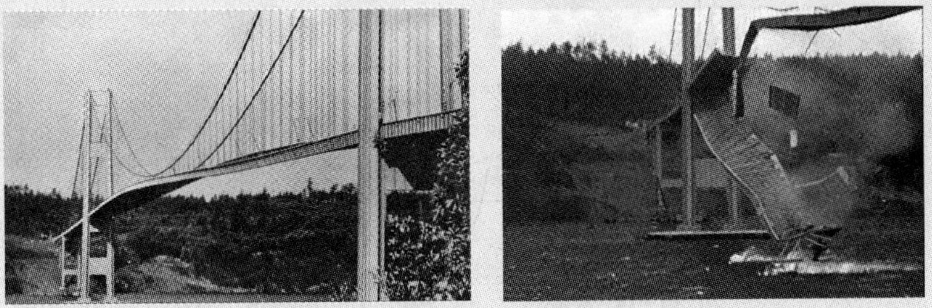

图 4-4　塔科马海峡大桥桥面折断

问题

导致大桥桥面折断的原因?

一、阻尼振动

前面讨论的是简谐振动，振动物体只受弹性力的作用，振动能量保持不变，振幅也保持不变. 但是任何实际的振动系统总是要受到阻力作用，由于克服阻力做功产生能量损耗，所以系统的振幅不断减小. 这种振动称为阻尼振动(damped vibration).

实验表明，当物体的运动速度不太大时，黏滞阻力与速度成正比，即

$$f = -\gamma v = -\gamma\frac{\mathrm{d}x}{\mathrm{d}t} \tag{4-19}$$

其中，γ 称为阻力系数. 物体在弹性力和黏性阻力的共同作用下，运动方程为

$$\frac{d^2x}{dt^2}+2\beta\frac{dx}{dt}+\omega_0^2x=0 \tag{4-20}$$

其中，ω_0是振动系统的固有频率，β称为阻尼系数(damping coefficient)，它表征阻尼作用的大小.

在一般情况下阻尼作用都比较小，即$\beta<\omega_0$，这种情况称为欠阻尼(underdamping). 这时方程(4-20)的解为

$$x=A_0e^{-\beta t}\cos(\omega t+\varphi_0) \tag{4-21}$$

其中

$$\omega=\sqrt{\omega_0^2-\beta^2}$$

而 A_0 和 φ_0 是积分常数. 式(4-21)就是欠阻尼情况下的阻尼振动的位移表达式，它代表一种振幅 $A_0e^{-\beta t}$ 随时间不断衰减的周期性运动，阻尼系数越大，振幅衰减越快. 欠阻尼振动位移与时间的关系曲线如图 4-5 所示. 通常把振动物体相继两次通过极大(或极小)位置所经历的时间，定义为阻尼振动的周期，即

$$T=\frac{2\pi}{\omega}=\frac{2\pi}{\sqrt{\omega_0^2-\beta^2}} \tag{4-22}$$

显然，阻尼振动的周期比固有周期 $2\pi/\omega_0$ 要长，或者说阻尼使振动变慢.

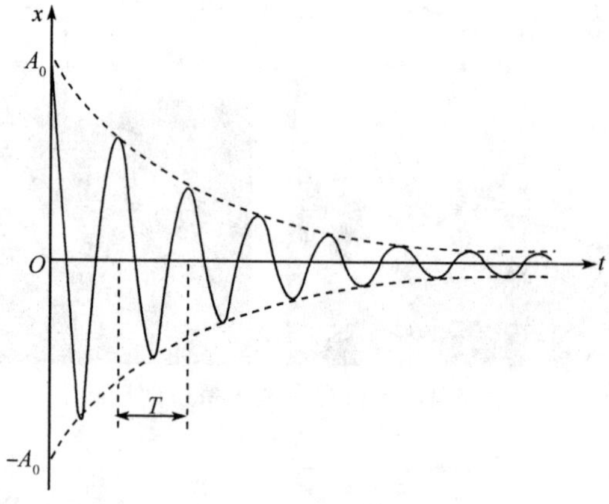

图 4-5　欠阻尼振动曲线

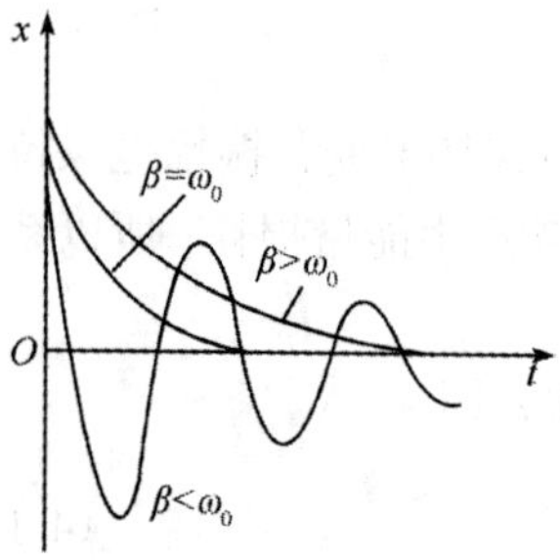

图 4-6　三种阻尼比较

如果阻尼作用很大，即$\beta>\omega_0$，方程(4-20)的解就不再是式(4-21)的形式，这时物体不但不能作往复运动，而且要经过相当长的时间才能回到平衡位置，这种情况称为过阻尼(overdamping).

阻尼系数等于固有频率，即$\beta=\omega_0$的情况称为临界阻尼(critical damping)，这时物体刚开始不能作往复运动，但能很快回到平衡位置. 图 4-6 给出在三种阻尼情况下位移随时间的变化关系，可以看出，如果希望物体在一段时间内近似作简谐振动，则应使阻尼尽可能减小；如果希望物体在不发生往复运动的情况

下尽快回到平衡位置(如电磁仪表的指针),则应对系统施加临界阻尼. 在临界阻尼和过阻尼的情况下，物体的运动已不具有振动的特征.

二、受迫振动和共振

在实际振动过程中总是存在阻尼作用的，为维持等幅的振动必须给振动系统不断补充能量，施加周期性外力是不断补充能量的一种方法. 这种在周期性外力的持续作用下发生的振动称为受迫振动(forced vibration). 施加的周期性外力称为驱动力(driving force).

设驱动力以角频率 p 随时间按余弦规律变化，即

$$F = F_0 \cos pt$$

其中，F_0代表驱动力的幅值. 物体在弹性力、黏性阻力和驱动力共同作用下，运动方程为

$$-kx - \gamma \frac{dx}{dt} + F_0 \cos pt = m\frac{d^2x}{dt^2}$$

令 $\omega_0^2 = \frac{k}{m}$，$2\beta = \frac{\gamma}{m}$，$h = \frac{F_0}{m}$，上式可写为

$$\frac{d^2x}{dt^2} + 2\beta\frac{dx}{dt} + \omega_0^2 x = h\cos pt \tag{4-23}$$

式中，ω_0是系统的固有角频率，β是阻尼系数.

通常遇到的都是欠阻尼($\beta < \omega_0$)情况下的受迫振动，这时方程(4-23)的解为

$$x = A_0 e^{-\beta t}\cos\left(\sqrt{\omega_0^2 - \beta^2}\,t + \varphi_0\right) + A\cos(pt + \varphi)$$

式中，第一项代表欠阻尼振动，第二项代表一个等幅振动. 经过一段时间后，欠阻尼振动衰减到可以忽略不计，留下的就只有等幅振动，即

$$x = A\cos(pt + \varphi) \tag{4-24}$$

上式代表达到稳定状态后的受迫振动，它是一个角频率等于驱动力频率 p 的等幅振动.

把式(4-24)代入方程(4-23)，可得到受迫振动的振幅和初相位为

$$A = \frac{h}{\sqrt{(\omega_0^2 - p^2)^2 + 4\beta^2 p^2}} \tag{4-25}$$

$$\varphi = \arctan\frac{-2\beta p}{\omega_0^2 - p^2} \tag{4-26}$$

图 4-7 表示受迫振动的振幅在开始时随时间增大，当受迫振动已达到稳定状态后，振幅就不再增大.

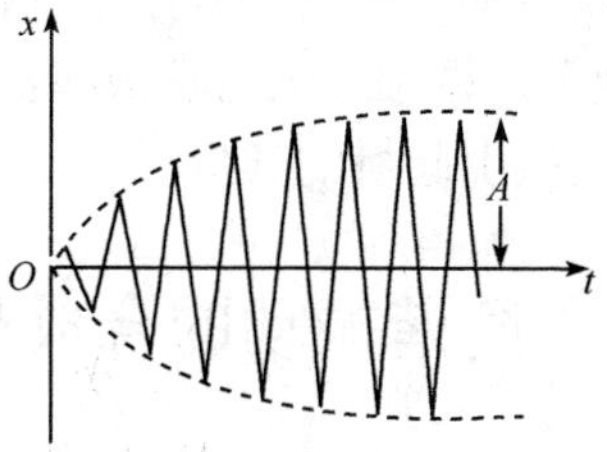

图 4-7　受迫振动的 x-t 曲线

由式(4-25)可知，受迫振动的振幅 A 主要由驱动力频率 p 与系统固有频率 ω_0 之间的关系而定. 当式(4-25)右边分母为最小值时，振幅 A 即达到最大值. 为此，令分母对 p 的导数等于零，即

$$2(\omega_0^2 - p^2)(-2p) + 8\beta^2 p = 0$$

$$-p(\omega_0^2 - p^2 - 2\beta^2) = 0$$

p 不等于零，使分母为最小值的条件是

$$p^2 = \omega_0^2 - 2\beta^2$$

即驱动力的角频率满足以上关系式时，受迫振动振幅将有最大值. 受迫振动振幅出现最大值的现象叫做共振(resonance). 满足出现共振现象的驱动力的角频率叫做共振角频率. 由上式得出，共振角频率

$$p_{\mathrm{r}} = \sqrt{\omega_0^2 - 2\beta^2} \tag{4-27}$$

将式(4-27)代入式(4-25)，得到最大的受迫振动的振幅，即共振时受迫振动的振幅为

$$A_{\mathrm{r}} = \frac{h}{2\beta\sqrt{\omega_0^2 - \beta^2}} \tag{4-28}$$

由式(4-27)和式(4-28)可以看出，阻尼系数 β 越小，共振角频率 p_{r} 与系统的固有频率 ω_0 就越接近，共振振幅 A_{r} 越大. 若阻尼系数趋于零，有 $p_{\mathrm{r}} = \omega_0$，这时振幅将趋于无限大. 图 4-8 给出了在不同阻尼时，振幅 A 随驱动力角频率 p 变化的关系曲线.

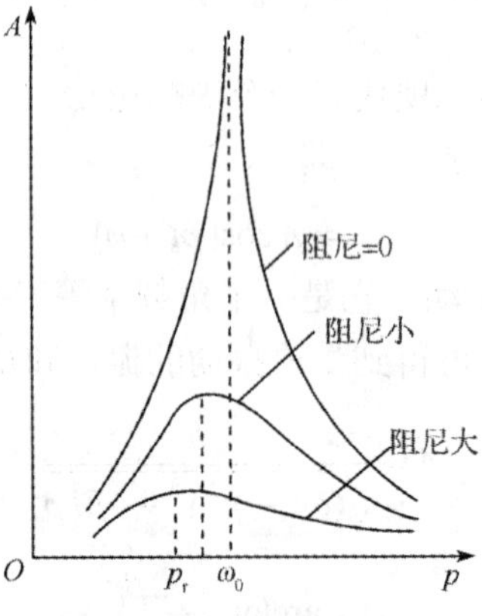

图 4-8　共振曲线

共振现象是极为普遍的，在声、光、无线电、原子内部及工程技术中都常遇到. 共振现象有有利的一面，如许多仪器就是利用共振原理设计的：收音机利用电磁共振进行选台，一些乐器利用共振来提高音响效果，原子核内的核磁共振被用来进行物质结构的研究以及医疗诊断等. 共振也有不利的一面，如共振时因为系统振幅过大会造成机器设备的损坏等. 著名的美国塔科马海峡大桥断塌的部分原因就是阵阵大风引起桥的共振.

第三节　简谐振动的合成与分解

实际的振动问题，常常是几个振动的合成. 例如，两列声波同时传播到空间某处，则该处

质点的运动就是两个振动的合成. 一般的振动合成显然是比较复杂的，下面讨论几种特殊情况下简谐振动的合成及分解.

一、两个同方向、同频率简谐振动的合成

若两个同方向的简谐振动，它们的运动方程分别为

$$x_1 = A_1\cos(\omega t+\varphi_1)$$

$$x_2 = A_2\cos(\omega t+\varphi_2)$$

因振动是同方向的，所以这两个简谐振动在任一时刻的合位移 x 仍应在同一直线上，而且等于这两个分振动位移的代数和，即

$$x = x_1 + x_2$$

合位移可利用三角公式求得，但利用简谐振动的矢量图方法可以更简洁直观地求出. 如图 4-9 所示，$\boldsymbol{A}_1$、$\boldsymbol{A}_2$分别表示简谐振动 x_1 和 x_2 的振幅矢量，开始时(t=0)，它们与 Ox 轴的夹角分别为 φ_1 和 φ_2，在 Ox 轴上的投影分别为 x_1 及 x_2. 由平行四边形法则，可得合矢量 $\boldsymbol{A}=\boldsymbol{A}_1+\boldsymbol{A}_2$. 由于 A_1、A_2 以相同的ω绕点 O 作逆时针旋转，它们的夹角$(\varphi_2-\varphi_1)$在旋转过程中保持不变，所以 $\boldsymbol{A}$ 矢量的大小也保持不变，并以相同的角速度ω绕点 O 作逆时针旋转. 从图 4-9 可以看出，任一时刻合矢量 $\boldsymbol{A}$ 在 Ox 轴上的投影 $x=x_1+x_2$，因此，合矢量 $\boldsymbol{A}$ 即为合振动所对应的振幅矢量，而开始时矢量 $\boldsymbol{A}$ 与 Ox 轴的夹角即为合振动的初相φ. 合振动的表达式为

$$x = A\cos(\omega t+\varphi)$$

上式表明合振动仍是简谐振动，它的角频率与分振动角频率相同，而其合振幅为

$$A=\sqrt{A_1^2+A_2^2+2A_1A_2\cos(\varphi_2-\varphi_1)} \tag{4-29}$$

合振动的初相为

$$\varphi=\arctan\frac{A_1\sin\varphi_1+A_2\sin\varphi_2}{A_1\cos\varphi_1+A_2\cos\varphi_2} \tag{4-30}$$

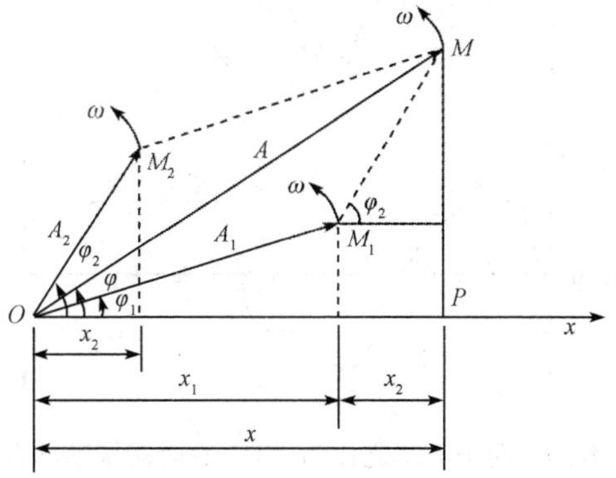

图 4-9　用振幅矢量法求振动的合成

从式(4-29)可以看出，合振幅与两分振动的振幅以及它们的相位差$(\varphi_2-\varphi_2)$有关，下面讨论两个特例.

(1)若相位差 $\varphi_2-\varphi_1=\pm2k\pi$，$k$=0, 1, 2, ⋯，则

$$A=\sqrt{A_1^2+A_2^2+2A_1A_2}=A_1+A_2$$

即合振幅等于两分振动的振幅之和，合成结果为相互加强.

(2)若相位差 $\varphi_2-\varphi_1=\pm(2k+1)\pi$ ，k=0, 1, 2, …，则

$$A=\sqrt{A_1^2+A_2^2-2A_1A_2}=|A_1-A_2|$$

即合振幅等于两分振动振幅之差的绝对值，即合成结果为相互减弱.

在一般情况下，相位差 $(\varphi_2-\varphi_1)$ 可取任意值，而合振幅则在 A_1+A_2 和 $|A_1-A_2|$ 之间.

二、同方向、不同频率的简谐振动的合成

如果同方向的两个分振动频率不同，合成结果就比较复杂了. 从振幅矢量看，由于这时的 A_1 和 A_2 的角速度不同，它们之间的夹角就要随时间改变，它们的合矢量也将随时间改变. 该合矢量在 x 轴上的投影所表示的合振动将不是简谐振动. 图 4-10 表示两个频率之比为 1∶3，振幅一定的两个简谐振动的合成，虚线和点线分别代表分振动，实线代表它们的合振动. 图 4-10(a)～(c)，分别为三种不同的初相位差所对应的合振动，由于初相位差的不同，合成结果就不一样. 合振动不再是简谐振动，但仍然是周期性振动，而且合振动的频率与分振动中的最低频率相等.

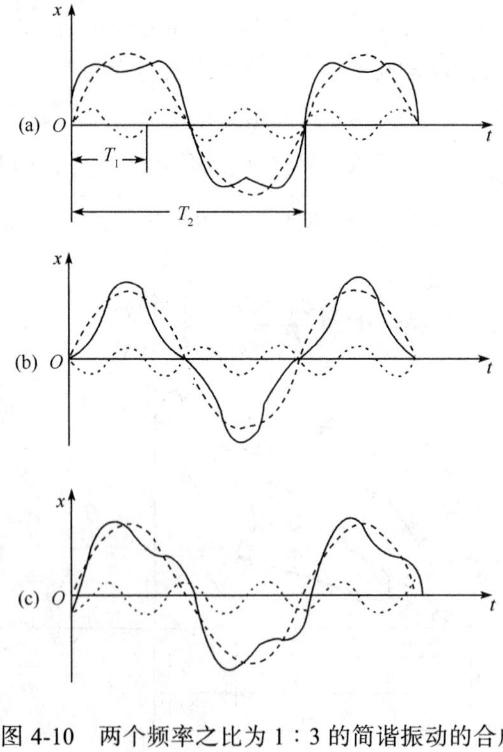

图 4-10　两个频率之比为 1∶3 的简谐振动的合成

下面讨论两个振幅相同的振动的合成.

设这两个分振动的表达式分别为

$$x_1=A\cos(\omega_1 t+\varphi)$$

$$x_2=A\cos(\omega_2 t+\varphi)$$

得合振动的表达式为

$$x = x_1 + x_2 = A\cos(\omega_1 t + \varphi) + A\cos(\omega_2 t + \varphi)$$
$$= 2A\cos\frac{\omega_2 - \omega_1}{2}t\cos\left(\frac{\omega_1 + \omega_2}{2}t + \varphi\right) \tag{4-31}$$

在一般情形下,我们觉察不到合振动有明显的周期性. 但当两个分振动的频率都较大而其差很小时，就会出现明显的周期性. 下面就来说明这种特殊的情形.

式(4-31)中的两因子 $\cos\frac{\omega_2-\omega_1}{2}t$ 及 $\cos\left(\frac{\omega_2+\omega_1}{2}t+\varphi\right)$ 表示两个周期性变化的量. 根据所设条件，$\omega_2 - \omega_1 \ll \omega_2 + \omega_1$，第二个量的频率比第一个的大很多，即第一个的周期比第二个的大很多. 这就是说，第一个量的变化比第二个量的变化慢得多，以至在某一段较短的时间内第二个量反复变化多次时，第一个量几乎没有变化. 因此，对于由这两个因子的乘积所决定的运动可近似地看成振幅为 $\left|2A\cos\frac{\omega_2-\omega_1}{2}t\right|$ (因为振幅总为正，所以取绝对值)，角频率为 $\frac{\omega_1+\omega_2}{2}$ 的简谐振动. 所谓近似简谐振动，就是因为振幅是随时间改变的. 由于振幅的这种改变也是周期性的，所以就出现振动忽强忽弱的现象，这时的振动合成的图线如图 4-11 所示. 频率都较大但相差很小的两个同方向振动合成时所产生的这种合振动忽强忽弱的现象叫做拍(beat). 单位时间内振动加强或减弱的次数叫拍频(beat frequency). 拍频的值可以由振幅公式 $\left|2A\cos\frac{\omega_2-\omega_1}{2}t\right|$ 求出. 由于这里只考虑绝对值，而余弦函数的绝对值在一个周期内两次达到最大值，所以单位时间内最大振幅出现的次数应为振动 $\left(\cos\frac{\omega_2-\omega_1}{2}t\right)$ 的频率的两倍，即拍频为

$$\nu = 2\times\frac{1}{2\pi}\left(\frac{\omega_2-\omega_1}{2}\right) = \frac{\omega_2}{2\pi} - \frac{\omega_1}{2\pi} = \nu_2 - \nu_1 \tag{4-32}$$

这就是说，拍频为两分振动频率之差.

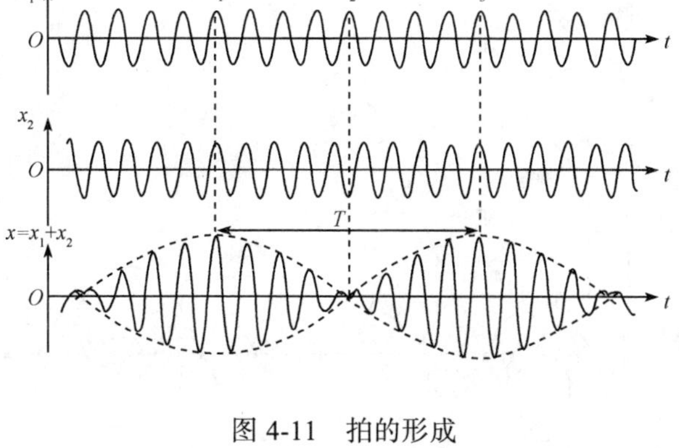

图 4-11 拍的形成

式(4-32)常用来测量频率. 如果已知一个高频振动的频率，使它和另一个频率相近但未知的振动叠加，测量合振动的拍频，就可求出后者的频率. 这种方法常用于声学、速度测量、无线电技术和卫星跟踪等领域.

三、频谱分析

以上讨论的是振动的合成，与之相反，任何一个复杂的周期性振动都可以分解为一系列简谐振动之和. 这种把一个复杂的周期性振动分解为许多简谐振动之和的方法称为谐振分析(harmonic vibration analysis).

根据实际振动曲线的形状，或它的位移时间函数关系，求出它所包含的各种简谐振动的频率和振幅的数学方法称为傅里叶分析(Fourier analysis). 按照傅里叶级数理论，一个周期为 T 的周期函数 $f(t)$ 可以展开为

$$f(t)=\frac{a_0}{2}+\sum_{k=1}^{n}[A_k\cos(k\omega t+\varphi_k)] \tag{4-33}$$

其中，各分振动的振幅 A_k 与初相位 φ_k 都可以由函数 $f(t)$ 的积分求得. 这些分振动中频率最低的叫做基频振动，它的频率就是原周期函数 $f(t)$ 的频率，称为基频(fundamental frquency). 其他分振动的频率都是基频的整数倍，依次称为二次谐频(harmonic frequency)、三次谐频、四次谐频…….

在进行谐振分析时，所取级数的项数越多，其合成情况与实际情况就越接近. 例如，有一质点从 A 到 B 作匀速直线运动，到达 B 点后立即跳回 A 点重复同样的运动，如此不断重复下去，这就是一个“锯齿形”的周期运动，见图 4-12(a)中的虚线. 按照傅里叶的分析方法，这一振动近似地由下列一系列简谐振动组成

$$x(t)=\frac{1}{\pi}\left(-\sin\omega t-\frac{1}{2}\sin 2\omega t-\frac{1}{3}\sin 3\omega t-\frac{1}{4}\sin 4\omega t-\frac{1}{5}\sin 5\omega t-\cdots\right)$$

图 4-12(b)画出了该锯齿形振动的分振动中的前六项，它的合振动如图 4-11(a)中实线所示. 若再多取一些高频项，则其合振动曲线将会更加接近图 4-11(a)中的虚线.

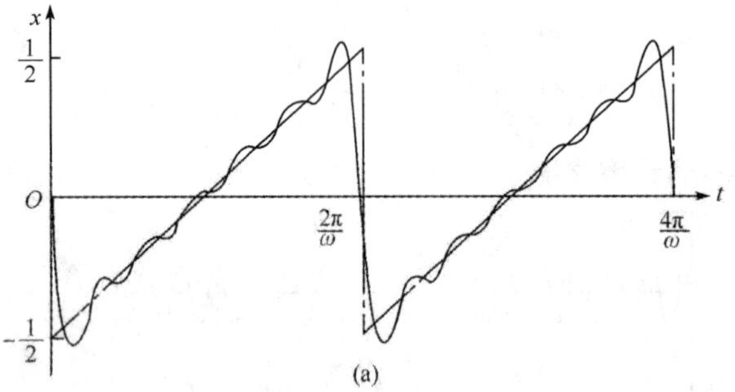

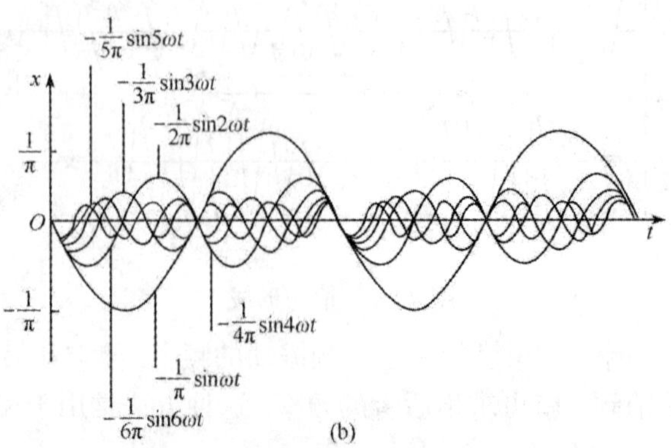

图 4-12　锯齿形的振动分解为一系列简谐振动

将一周期性振动展开为傅里叶级数的结果，可以直观地表示为以角频率ω为横坐标，相应的振幅为纵坐标作出的频谱图(frequency spectrum). 图 4-13 画出了锯齿形振动的频谱图. 其中每一条线称为谱线，长度代表相应频率的分振动的振幅值. 一般来说，频率越高的简谐振动的振幅越小，对合振动的贡献也越小.

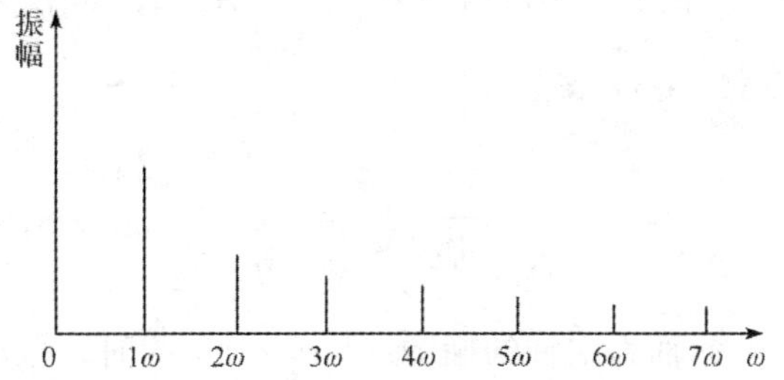

图 4-13 锯齿形振动的频谱

周期性振动的频谱是分立的线状谱，而非周期性振动的频谱密集成连续谱. 图 4-14 给出了阻尼振动的频谱图.

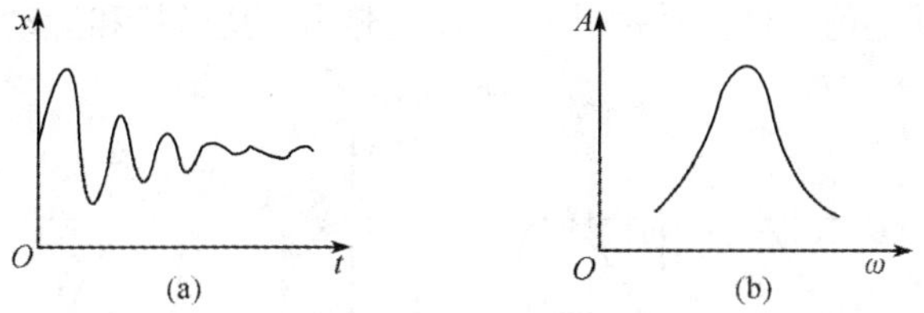

图 4-14 阻尼振动的频谱

谐振分析在理论研究和实际应用中都有十分重要的意义. 在医学上，对发声、听觉、心电图和脑电图等进行定量分析，绘出频谱图，可为诊断各种疾病提供依据.

四、两个同频率、互相垂直的简谐振动的合成

设有两个互相垂直的同频率的简谐振动，它们分别在 x，y 轴上运动，其简谐振动方程为

$$x = A_1 \cos(\omega t + \varphi_1)$$

$$y = A_2 \cos(\omega t + \varphi_2)$$

将上面两式中的 t 消去，可得到合振动的轨迹方程

$$\frac{x^2}{A_1^2} + \frac{y^2}{A_2^2} - \frac{2xy}{A_1 A_2}\cos(\varphi_2 - \varphi_1) = \sin^2(\varphi_2 - \varphi_1) \tag{4-34}$$

这是一个椭圆方程，它的形状由两分振动的振幅及相位差$(\varphi_2 - \varphi_1)$的值决定. 下面讨论几种特殊情况.

(1) $\varphi_2 - \varphi_1 = 0$，即两振动同相，式(4-34)变为

$$\frac{x}{A_1} - \frac{y}{A_2} = 0$$

合振动的轨迹是通过坐标原点而斜率为 A_2/A_1 的一条直线，如图 4-15(a)所示.

(2) $\varphi_2 - \varphi_1 = \pi$，即两振动反相，式(4-34)变为

$$\frac{x}{A_1} + \frac{y}{A_2} = 0$$

合振动的轨迹仍是一过原点的直线，不过斜率为负值即$-A_2/A_1$，如图 4-15(e)所示.

(3) $\varphi_2 - \varphi_1 = \frac{\pi}{2}, \frac{3\pi}{2}$时，式(4-34)变为

$$\frac{x^2}{A_1^2} + \frac{y^2}{A_2^2} = 1$$

这表示合振动的轨迹是以坐标轴为主轴的椭圆. 当$\varphi_2 - \varphi_1 = \frac{\pi}{2}$时，振动沿顺时针方向进行，如图 4-15(c)所示；当$\varphi_2 - \varphi_1 = \frac{3\pi}{2}$时，振动沿逆时针方向进行，如图 4-15(g)所示. 如果两个分振动的振幅相等，即$A_2=A_1$，椭圆变为圆.

(4)当$\varphi_2 - \varphi_1$等于其他值，合振动的轨迹一般是椭圆，其形状和运动方向由分振动振幅的大小和相位差决定，如图 4-15(b)、(d)、(f)、(h)所示.

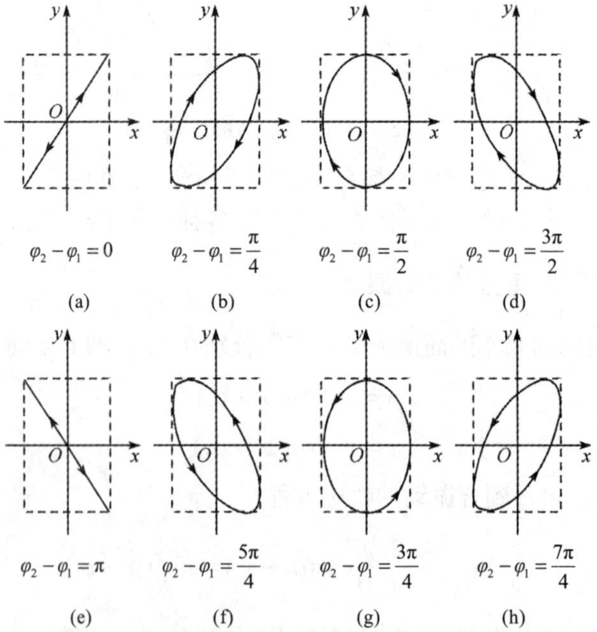

图 4-15　两个同频率、互相垂直的简谐振动的合成

如果两个分振动的频率接近，其相位差将随时间缓慢地变化，合振动轨迹将不断按图 4-15 所示的顺序变化，即在图中所示的矩形范围内由直线变成椭圆再变成直线，并不断重复下去.

如果两个简谐振动的频率相差很大，但有简单的整数比时，则合振动又具有稳定的封闭轨迹. 图 4-16 表示的是频率比分别为 2∶1 和 3∶1 时合成振动的轨迹. 这种频率成简单整数比时所得的稳定的轨迹图形叫做李萨如图形(Lissajou figure). 如果已知一个振动的频率，就可根据图形求出另一个振动的频率. 这曾经是比较方便和比较常用的一种测定频率的方法.

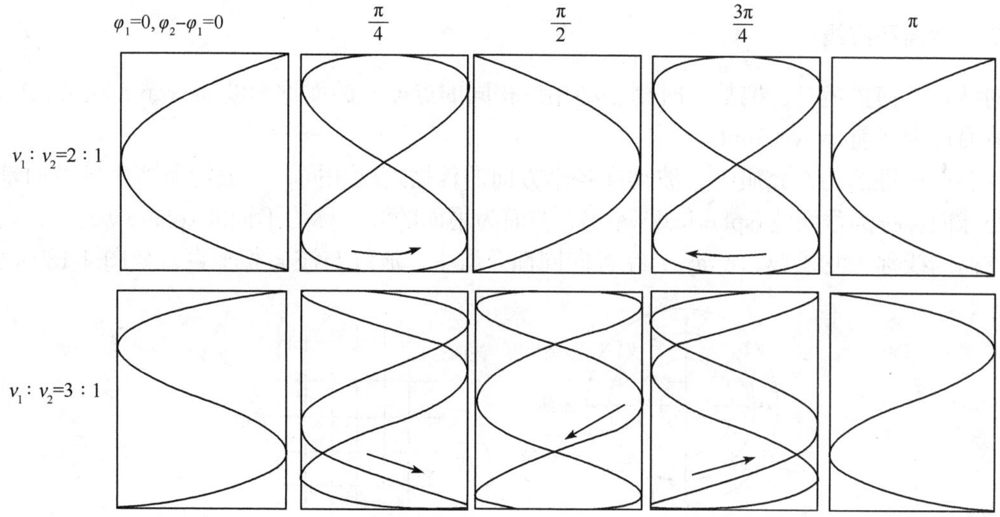

图 4-16 李萨如图形

第四节 机 械 波

一、机械波的产生

机械振动在弹性介质(固体、液体和气体)内传播就形成了机械波. 机械波的形成依赖于两个条件，首先要有作机械振动的波源，其次要有能够传播这种机械振动的介质. 通常，在介质内部机械波的传播是靠介质中各个质点间的弹性力，这些介质统称为弹性介质.

在机械波传播的过程中，介质中的各个质点并不“随波逐流”，只在其平衡位置附近作振动. 沿着波的传播方向各质点的振动相位依次落后于波源的振动相位.

按照质点振动方向与波的传播方向的关系，可将机械波分为横波和纵波两种基本类型. 一类是质点的振动方向与波的传播方向垂直的波，称为横波(transversal waves)，例如拉紧一根绳子，使绳子的一端作垂直于绳子的振动，可以看到振动沿着绳子向另一端传播，形成高低起伏的横波，如图 4-17(a)所示. 另一类是质点的振动方向与波的传播方向平行而形成的疏密相间的波，称为纵波(longitudinal waves)，例如在空气中传播的声波就是纵波，如图 4-17(b)所示.

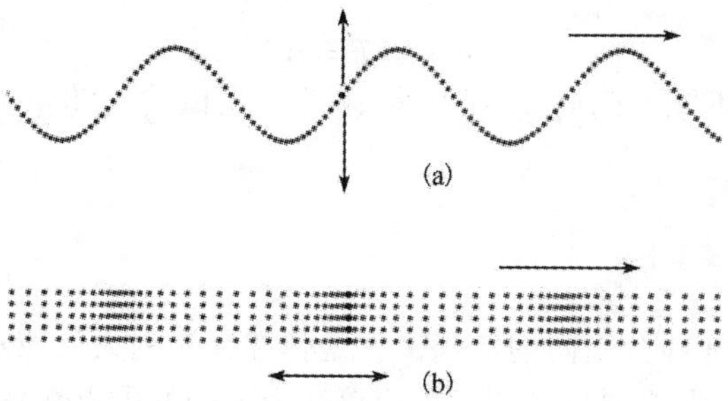

图 4-17 横波与纵波

二、波面和波线

对波作几何描述时，把某一时刻振动相位相同的点连成的面称为波面(wave surface). 最前面的波面称为波前(wave front).

在各向同性的均匀介质中，波动在各个方向的传播速度相同，点波源所产生的波面是一系列同心球面，称为球面波(spherical wave). 波面为平面的波，称为平面波(plane wave)，表示波传播方向的线称为波线(wave ray). 在各向同性介质中，波线与波面相垂直，如图 4-18 所示.

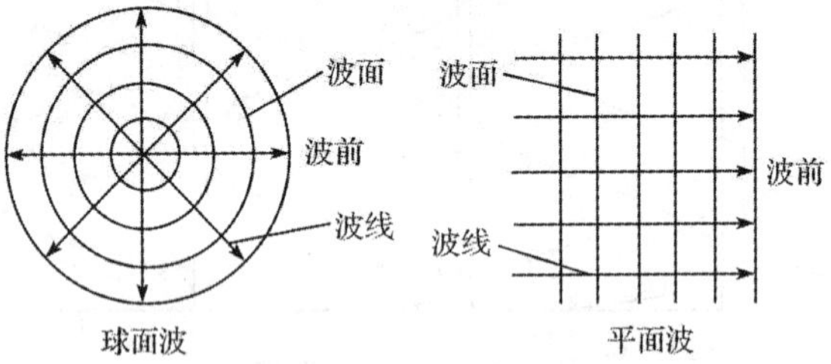

图 4-18　波面与波线

波速(wave speed)，是单位时间内振动传播的距离. 机械波的波速决定于介质的弹性模量和密度等. 弹性模量是介质弹性的反映，密度则是介质质点惯性的反映. 固体中既能传播与切变弹性有关的横波，又能传播与体变弹性有关的纵波. 在固体中，横波与纵波的波速分别为

$$u = \sqrt{G / \rho} \qquad \text{(横波)} \tag{4-35}$$

$$u = \sqrt{E / \rho} \qquad \text{(纵波)} \tag{4-36}$$

式中，G 和 E 分别为介质的切变模量和杨氏模量. 液体和气体中只能传播与体变弹性有关的纵波. 在液体和气体中，纵波波速为

$$u = \sqrt{K / \rho} \qquad \text{(纵波)} \tag{4-37}$$

式中，K 为体变模量.

在波动中，同一波线上两个相位差为 2π的点之间的距离称为波长(wave length)，用λ表示. 一个完整的波通过波线上某点所需的时间称为波的周期，用 T 表示. 周期的倒数称为波的频率，即单位时间内通过波线某点的完整波的数目，用ν表示. 因为在一个周期内波前进一个波长的距离，所以波速

$$u = \lambda / T = \lambda\nu \tag{4-38}$$

同一波在不同介质中波速不同，而周期(或频率)不变，所以波长随介质而改变.

三、简谐波的波动方程

1. 平面简谐波波函数

机械波是机械振动在弹性介质内的传播，它是弹性介质内大量质点参与的一种集体运动形式. 如果波沿 x 方向传播，那么要描述它，就应该知道 x 处的质点在任意的时刻 t 的位移 y，换句话说应该知道 $y(x, t)$. 我们把这种描述波传播的函数 $y(x, t)$ 叫做波动函数，简称波函数(wave function).

一般来说，波函数的表达式是比较复杂的. 现在我们只研究一种最简单最基本的波，即在均匀、无吸收的介质中，当波源作简谐运动时，在介质中所形成的波. 这种波叫做简谐波(simple harmonic wave). 理论可以证明，任何复杂的波都可看成是由若干个频率不同的简谐波叠加而成的.

如图 4-19 所示，设一平面简谐波在各向同性均匀介质中，以速度 u 沿 x 轴的正方向无衰减的传播. 在波线上取一点 O 作为坐标原点，该波线就是 x 轴. 设在 t 时刻，O 点的振动表示为

$$y_O = A\cos(\omega t + \varphi)$$

现在来考虑 x 轴上距离原点 O 为 x 的任一点 P 的振动情况. 因为振动是从 O 点处传过来的，所以 P 点振动的相位将落后于 O 点. 若振动从 O 点传到 P 点所需的时间为 x/u，那么，在时刻 t，P 点处质点的位移，就是 O 点处质点在 $t - x/u$ 时刻的位移. P 点处质点振动应写为

$$y = A\cos\left[\omega\left(t - \frac{x}{u}\right) + \varphi\right] \tag{4-39}$$

上式就是沿 x 轴正方向传播的平面简谐波的波函数表达式. 由 ω、ν、T、λ 和 u 诸量之间的关系，上式可写成以下形式：

$$y = A\cos\left[2\pi\left(\frac{t}{T} - \frac{x}{\lambda}\right) + \varphi\right]$$

$$y = A\cos\left[2\pi\left(\nu t - \frac{x}{\lambda}\right) + \varphi\right] \tag{4-40}$$

$$y = A\cos[(\omega t - kx) + \varphi]$$

式中，$k = 2\pi/\lambda$，称为波数(wave number)，表示在 2π 内所包含完整波的数目.

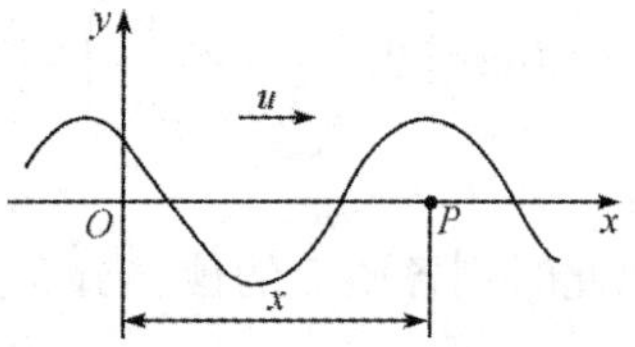

图 4-19　平面简谐波波函数的推导

在平面简谐波波函数中，含有 x 和 t 两个自变量，下面讨论波函数的物理意义.

(1) 对于给定时刻 t 来说，位移 y 仅是 x 的函数. 此时波函数表示给定时刻波线上各个不同的质点的位移，也就是表示出在给定时刻的波形.

(2) 当 x 一定，即给定波线上某一点时，y 仅为时间 t 的函数. 此时波动方程表示距原点为 x 处的给定点的振动情况，并且还表示该点落后于 O 点的相位是 $\dfrac{2\pi x}{\lambda}$.

(3) 如果 x 和 t 都在变化，那么波函数表示波线上所有质点位移随时间变化的整体情况，图 4-20 分别画出了 t 时刻和 $t+\Delta t$ 时刻的两个波形图，从而描绘出波动在 Δt 时间内传播了 Δx 距离的情形.

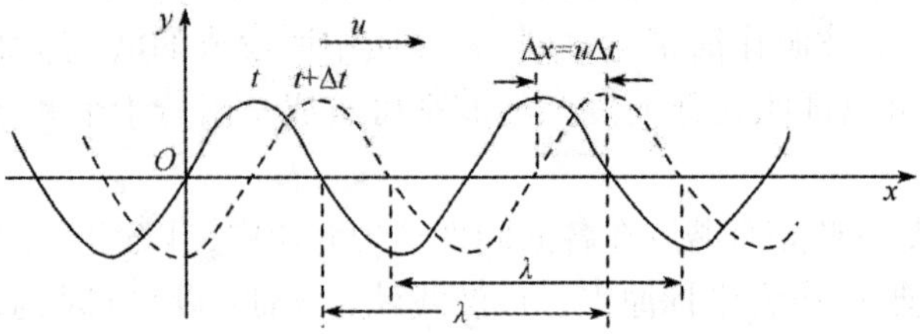

图 4-20　波形的传播

如果简谐波沿 x 轴的负方向传播，图 4-19 中 P 处质点比 O 处质点早开始振动，因此，波函数为

$$y = A\cos\left[\omega\left(t+\frac{x}{u}\right)+\varphi\right] \tag{4-41}$$

例 4-3　有一平面简谐波沿 Ox 轴正方向传播，已知振幅 A=1.0 m，周期 T=2.0 s，波长 λ=2.0 m. 在 t=0 时，坐标原点处的质点位于平衡位置沿 Oy 轴的正方向运动. 求：

(1) 波函数；

(2) t=1.0 s 时各质点的位移分布，并画出该时刻的波形图；

(3) x=0.5 m 处质点的振动规律，并画出该质点的位移与时间的关系曲线.

解　(1) 按所给条件，取波动方程为如下形式：

$$y = A\cos\left[2\pi\left(\frac{t}{T}-\frac{x}{\lambda}\right)+\varphi\right]$$

式中，φ 为坐标原点振动的初相. 根据题意很容易求得 $\varphi=-\frac{\pi}{2}$，代入所给数据，得波函数为

$$y = 1.0\cos\left[2\pi\left(\frac{t}{2.0}-\frac{x}{2.0}\right)-\frac{\pi}{2}\right] \tag{1}$$

式中，y 和 x 的单位为 m，t 的单位为 s.

(2) 将 t=1.0 s 代入式 (1)，得出此时刻各质点的位移分布为

$$\begin{aligned} y &= 1.0\cos\left[2\pi\left(\frac{1.0}{2.0}-\frac{x}{2.0}\right)-\frac{\pi}{2}\right] \\ &= 1.0\cos\left(\frac{\pi}{2}-\pi x\right) \\ &= 1.0\sin \pi x \end{aligned} \tag{2}$$

按照式 (2)，可画出 t=1.0 s 时的波形图，如图 4-21 所示.

(3) 将 x=0.5 m 代入式 (1)，得该处质点的振动规律为

$$\begin{aligned} y &= 1.0\cos\left[2\pi\left(\frac{t}{2.0}-\frac{0.5}{2.0}\right)-\frac{\pi}{2}\right] \\ &= 1.0\cos(\pi t-\pi) \end{aligned}$$

由上式可知，该质点振动的初相为 $-\pi$. 由此作出 y-t 曲线如图 4-22 所示.

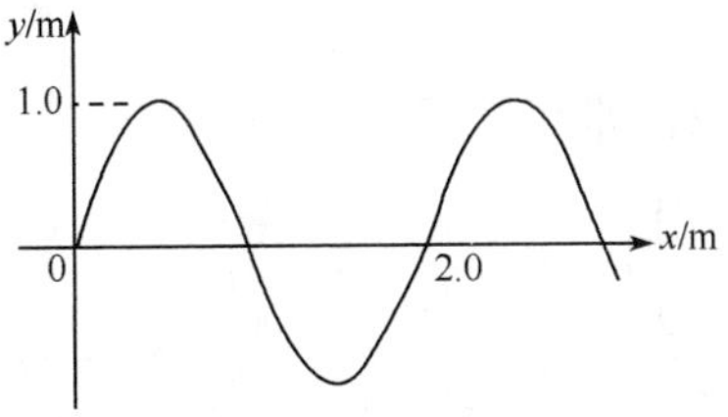

图 4-21　在 t=1.0 s 时刻的波形图

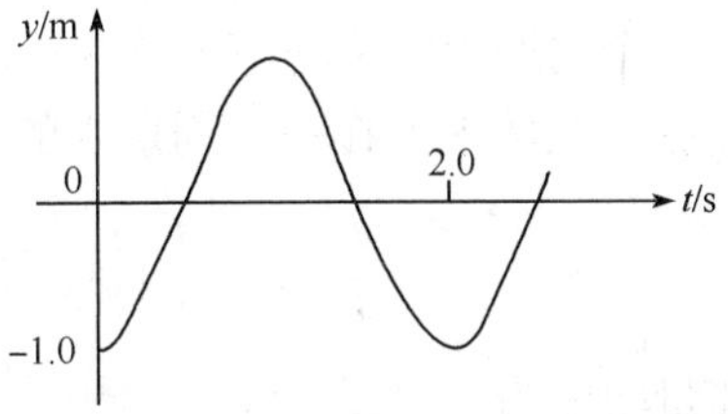

图 4-22　在 x=0.5 m 处质点的振动曲线

2. 波动方程

将平面简谐波波函数(4-39)分别对 t 和 x 求二阶导数，得

$$\frac{\partial^2 y}{\partial t^2}=-A\omega^2\cos\left[\omega\left(t-\frac{x}{u}\right)+\varphi\right]$$

$$\frac{\partial^2 y}{\partial x^2}=-A\frac{\omega^2}{u^2}\cos\left[\omega\left(t-\frac{x}{u}\right)+\varphi\right]$$

比较两式，得

$$\frac{\partial^2 y}{\partial x^2}=\frac{1}{u^2}\frac{\partial^2 y}{\partial t^2} \tag{4-42}$$

这个微分方程称为平面波的波动方程(wave equation). 该方程是由平面简谐波的波函数导出的，可以证明它是各种平面波所必须满足的微分方程，而且平面波波函数就是它的解.

四、波的能量

波传播时，介质中各质点要产生振动，同时介质要发生形变，因而具有动能和弹性势能. 可见波的传播过程是能量的传播过程. 为简单起见，暂不考虑介质对能量的吸收. 设一平面简谐波，以速度 u 在密度为ρ的均匀介质中传播，其波函数用式(4-39)表示. 可以证明，在任意坐标 x 处取体积元ΔV，在时刻 t 的动能 E_k 和势能 E_p 为

$$E_k=E_p=\frac{1}{2}\rho\Delta VA^2\omega^2\sin^2\left[\omega\left(t-\frac{x}{u}\right)+\varphi\right] \tag{4-43}$$

可见，该体积的动能和势能完全相同，都是时间的周期函数，并且大小相等，相位相同. 体积元ΔV 中的总机械能量为

$$E=E_k+E_p=\rho\Delta VA^2\omega^2\sin^2\left[\omega\left(t-\frac{x}{u}\right)+\varphi\right] \tag{4-44}$$

上式表明体积元的总机械能量在零和幅值 $\rho\Delta VA^2\omega^2$ 之间周期性变化. 在能量由零增大到幅值的过程中，该体积元在吸收能量；在能量由幅值减小到零的过程中，该体积元放出能量，这就是波动传递能量的机制.

介质中单位体积中波的能量，称为波的能量密度(energy density of wave)，即

$$w=\frac{E}{\Delta V}=\rho A^2\omega^2\sin^2\left[\omega\left(t-\frac{x}{u}\right)+\varphi\right] \tag{4-45}$$

能量密度在一个周期中的平均值，称为平均能量密度.

能量密度在一个周期中的平均值，称为平均能量密度.

因为正弦函数的平方在一个周期内的平均值是 1/2，即

$$\frac{1}{T}\int_0^T \sin^2\left[\omega\left(t-\frac{x}{u}\right)+\varphi\right]dt=\frac{1}{2}$$

所以平均能量密度为

$$\overline{w}=\frac{1}{2}\rho A^2\omega^2 \tag{4-46}$$

上式对横波与纵波都适用.

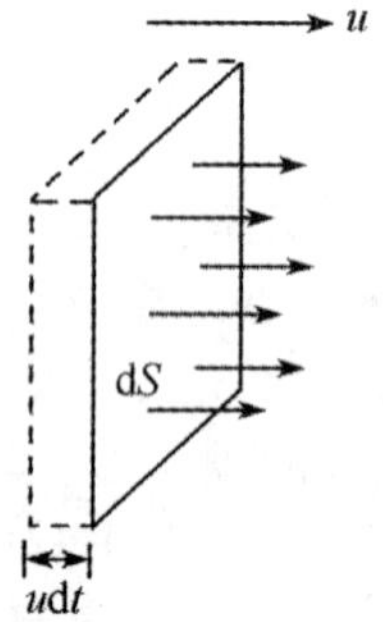

图 4-23 波的强度

五、波的强度

对波动来说，更重要的是它传播能量的本领，这用平均在单位时间内通过垂直于波的传播方向的单位面积的能量来表示，称为波的强度(intensity of wave). 如图 4-23 所示，取垂直于波的传播方向的一个小面积 dS，平均在 dt 时间内通过此面积的能量就是此面积后方体积为 $u\mathrm{d}t\mathrm{d}S$ 的立方体内的平均总能量 $\mathrm{d}E=\overline{w}u\mathrm{d}t\mathrm{d}S$. 以 I 表示波的强度，就有

$$I=\frac{\mathrm{d}E}{\mathrm{d}t\mathrm{d}S}=\overline{w}u=\frac{1}{2}\rho uA^2\omega^2 \tag{4-47}$$

上式表明，波的强度与振幅的平方、频率的平方成正比.

六、波的衰减

机械波在介质中传播时，它的强度将随着传播距离的增加而减弱，振幅也随着减小，这种现象称为波的衰减. 导致衰减的主要原因有：①由于介质的黏滞性(内摩擦)等原因，波的能量随传播距离的增加逐渐转化为其他形式的能量，称为介质对波的吸收；②由于波面的扩大造成单位截面积通过的波的能量减少，称为扩散衰减；③由于散射使原方向传播的波的强度减弱，称为散射衰减.

1. 平面简谐波在各向同性的介质中传播的衰减规律

设平面波沿 x 轴正向传播，在坐标原点处，即 x=0 处其强度为 I_0，在 x 处的强度为 I，通过厚度为 dx 的介质后，由于介质的吸收，其强度减弱了$-\mathrm{d}I$，如图 4-24 所示.

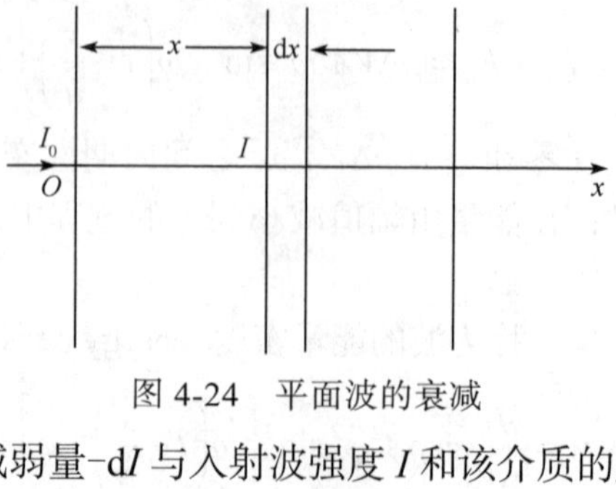

图 4-24 平面波的衰减

由实验得知，波的强度减弱量$-\mathrm{d}I$ 与入射波强度 I 和该介质的厚度 dx 成正比，即

$$-\mathrm{d}I=\mu I\mathrm{d}x$$

式中，μ 称为介质的吸收系数，它与波的频率和介质的性质有关. 将上式整理得

$$\frac{\mathrm{d}I}{I}=-\mu\mathrm{d}x$$

将上式两边同时积分，并将 $x=0$ 时 $I=I_0$ 代入得

$$I=I_0\mathrm{e}^{-\mu x} \tag{4-48}$$

此式称为比尔-朗伯定律(Beer-Lambert law). 它表明，平面波在介质中传播时，其强度按指数规律衰减.

根据波的强度与其振幅的平方成正比，若 x 轴上坐标为 x 处的质点的振幅为 A，坐标原点处质点的振幅为 A_0，则有

$$\left(\frac{A}{A_0}\right)^2=\frac{I}{I_0}=\mathrm{e}^{-\mu x}$$

即

$$A=A_0\mathrm{e}^{-\frac{1}{2}\mu x}$$

所以，实际上平面简谐波在介质中的波函数应为

$$y=A_0\mathrm{e}^{-\frac{1}{2}\mu x}\cos\left[\omega\left(t-\frac{x}{u}\right)+\varphi\right] \tag{4-49}$$

2. 球面简谐波在各向同性的介质中传播的规律

对于球面波来说，随着传播距离的增大，其球面不断增大，同时波的强度不断减弱，设该球面波在其半径为 r_1 和 r_2 处的强度分别为 I_1 和 I_2，其对应的振幅分别为 A_1 和 A_2，若不考虑介质的吸收，则单位时间通过两球面的能量必然相等，即

$$4\pi r_1^2 I_1=4\pi r_2^2 I_2$$

由上式得

$$\frac{I_1}{I_2}=\frac{r_2^2}{r_1^2} \tag{4-50}$$

此式称为反平方定律. 又由波的强度与其振幅的平方成正比得

$$\frac{A_1}{A_2}=\frac{r_2}{r_1}$$

所以对于球面波来说，波的振幅与到球心的距离成反比，若设离球心的距离为单位长度时其振幅为 A_0，则球面波的波函数为

$$y=\frac{A_0}{r}\cos\left[\omega\left(t-\frac{r}{u}\right)+\varphi\right] \tag{4-51}$$

式中，r 表示球面波的半径.

例 4-4　已知声波在空气中传播，其吸收系数为$\mu_1=4000\ \mathrm{m^{-1}}$，在钢中的吸收系数为$\mu_2=8\ \mathrm{m^{-1}}$，试求频率为 10 MHz 的声波在空气中和钢板中各自传播的距离为多少时，波的强度变为原来的 1/4?

解　由式(4-48)得

$$\frac{I}{I_0} = e^{-\mu x}$$

即有

$$x = -\frac{1}{\mu}\ln\frac{I}{I_0}$$

将已知值代入上式，空气中传播的距离 d_1 和钢板中传播的距离 d_2 分别为

$$d_1 = \left(-\frac{1}{4000}\ln\frac{1}{4}\right)\text{m} \approx 0.000346\ \text{m}$$

$$d_2 = \left(-\frac{1}{8}\ln\frac{1}{4}\right)\text{m} \approx 0.173\ \text{m}$$

可以看出，高频声波很难通过气体，但比较容易通过固体.

第五节 波的干涉

案例 4-2

在音乐厅内，管弦乐队合奏时我们能感受到其声音要比单个乐器演奏强度大，并且人耳能够辨别出各种乐器. 音乐厅中各处的声音并不是一样响，有的方位声音大，有的方位声音很小(图 4-25).

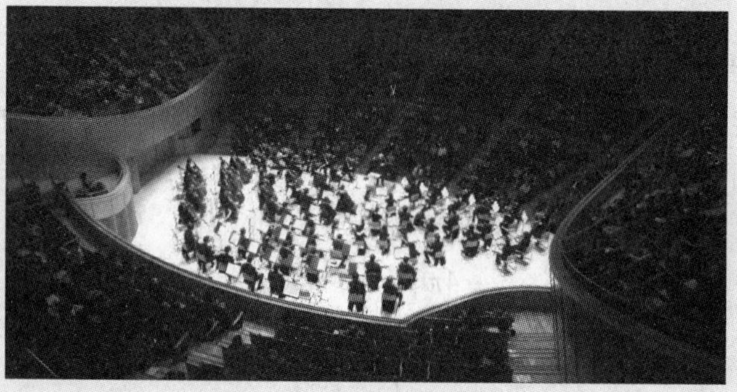

图 4-25 管弦乐队合奏

问题

解释这两种声波现象出现的原因.

一、惠更斯原理 波的衍射

1. 惠更斯原理

在介质中，任何一个质点的振动都将直接引起临近各质点的振动. 荷兰物理学家惠更斯(C.Huygens，1629～1695)在研究波动现象时于 1679 年首先提出：介质中波动传播到的各点都可以看作是发射子波的波源，而在其后的任意时刻，这些子波的包迹就是新的波前. 这就是惠更斯原理(Huygens principle).

应用惠更斯原理，可以从已知的波前用几何作图的方法求出下一时刻的新波前，因而解决

了波的传播方向问题. 在图 4-26(a)中，波动从波源 O 发出，以速度 u 向四周传播，已知 t 时刻的波前是半径为 R_1 的球面 S_1，要找出 $t+\Delta t$ 时刻的波前 S_2，先以 S_1 上各点为球心(子波源)，以 $u\Delta t$ 为半径画一系列半球形子波，再作这些子波的包迹面，就是新波前 S_2. 平面波的情况，如图 4-26(b)所示.

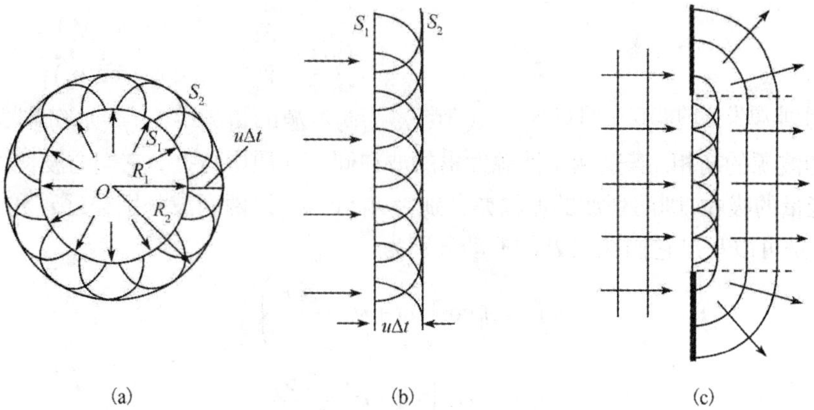

图 4-26　用惠更斯原理求波面

2. 波的衍射

波在传播过程中遇到障碍物时，能够绕过障碍物的边缘，在障碍物的阴影区内继续传播，这种现象叫波的衍射(diffraction of wave).

用惠更斯原理能够定性地说明衍射现象. 如图 4-26(c)所示，平面波到达一宽与波长相近的缝时，缝上各点都可以看成是子波的波源，作出这些子波的包迹，就得出新的波前. 很明显，此时波前与原来平面略有不同，靠近边缘处，波前弯曲，即波绕过了障碍物而继续传播.

衍射现象显著与否，与障碍物的线度和波长之比有关的. 若障碍物的宽度远大于波长，衍射现象不明显；若障碍物的宽度与波长相差不多，衍射现象就比较明显，若障碍物的宽度小于波长，则衍射现象更加明显. 在声学中，由于声音的波长与所遇到的障碍物的线度差不多，故声波的衍射较明显，如在屋内能够听到室外的声音，就是声波能绕过障碍物的缘故.

二、波的叠加原理

观察和研究表明，当几列波在空间某点相遇时，相遇处质点的振动为各列波到达该点所引起振动的叠加，相遇后各波仍保持它们各自原有的特性(如频率、波长、振幅、振动方向等)，继续沿原方向传播. 这一规律称为波的叠加原理(superposition principle of waves). 应该注意的是只有当波强较小时，波的叠加原理才成立，如果波强较大，叠加原理将不成立. 满足叠加原理的波称为线性波，否则就叫非线性波.

三、波的干涉

一般来说，振幅、频率和相位都不同的几列波在某一点叠加时，引起的合振动是很复杂的. 满足频率相同、振动方向相同、初相位相同或相位差恒定的两列波相遇时，在叠加区域的某些位置上，振动始终加强，而在另一些位置上振动始终减弱或完全抵消，这种现象称为波的干涉

(interference of wave). 满足上述三个条件的,能产生干涉现象的波,称为相干波(coherent wave),相应的波源称为相干波源(coherent sources).

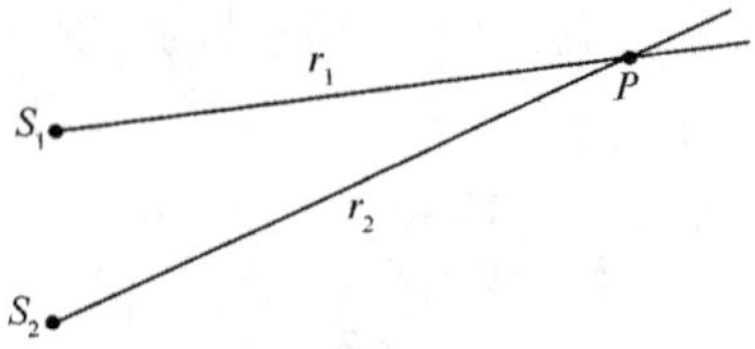

图 4-27 两相干波源发出的波在空间相遇

如图 4-27 所示，设有两个相干波源 S_1 和 S_2，其振动表达式分别为

$$y_{S_1} = A_1\cos(\omega t + \varphi_1)$$
$$y_{S_2} = A_2\cos(\omega t + \varphi_2)$$

式中，ω为两波源的角频率，A_1、A_2分别为它们的振幅，φ_1、φ_2分别为波源的初相. 若这两个波源发出的波在同一介质中传播，它们的波长均为λ，且不考虑介质对波能量的吸收,则两列波的振幅亦分别为 A_1 和 A_2. 设两列波分别经过 r_1 和 r_2 的距离后在点 P 相遇. 于是可以写出它们在点 P 的振动分别为

$$y_1 = A_1\cos\left(\omega t + \varphi_1 - \frac{2\pi r_1}{\lambda}\right)$$
$$y_2 = A_2\cos\left(\omega t + \varphi_2 - \frac{2\pi r_2}{\lambda}\right)$$

上两式表明，点 P 同时参与两个同方向、同频率的简谐运动，其合振动亦应为简谐运动，设合振动的运动方程为

$$y = y_1 + y_2 = A\cos(\omega t + \varphi)$$

式中，A 是合振动的振幅

$$A = \sqrt{A_1^2 + A_2^2 + 2A_1A_2\cos\left(\varphi_2 - \varphi_1 - 2\pi\frac{r_2 - r_1}{\lambda}\right)} \tag{4-52}$$

合振动的初相φ由下式决定：

$$\tan\varphi = \frac{A_1\sin\left(\varphi_1 - \frac{2\pi r_1}{\lambda}\right) + A_2\sin\left(\varphi_2 - \frac{2\pi r_2}{\lambda}\right)}{A_1\cos\left(\varphi_1 - \frac{2\pi r_1}{\lambda}\right) + A_2\cos\left(\varphi_2 - \frac{2\pi r_2}{\lambda}\right)} \tag{4-53}$$

两相干波在 P 点引起的两个分振动的相位差$\Delta\varphi = \varphi_2 - \varphi_1 - 2\pi\frac{r_2 - r_1}{\lambda}$是一常量. 因此干涉的结果使空间各点的振幅始终不变，在空间某些点振动始终加强，某些点振动始终减弱.

在适合 $\Delta\varphi = \varphi_2 - \varphi_1 - 2\pi\frac{r_2 - r_1}{\lambda} = \pm 2k\pi$, k=0,1,2, ⋯的空间各点，合振动的振幅最大，其值为 A=A_1+A_2.

在适合 $\Delta\varphi = \varphi_2 - \varphi_1 - 2\pi\frac{r_2 - r_1}{\lambda} = \pm(2k+1)\pi$, k=0,1,2, ⋯的空间各点，合振动的振幅最小，其值为 $A=|A_2 - A_1|$.

如果 $\varphi_1 = \varphi_2$，即对于初相位相同的相干波源，$\Delta\varphi$ 只取决于两个波源到点 P 的路程差或称为波程差δ=r_2−r_1. 当

$$\delta = r_2 - r_1 = \pm 2k\frac{\lambda}{2}, \quad k=0,1,2,\cdots \tag{4-54}$$

即波程差等于半波长的偶数倍时，P 点为干涉加强；当

$$\delta = r_2 - r_1 = \pm(2k+1)\frac{\lambda}{2}, \quad k=0,1,2,\cdots \tag{4-55}$$

即波程差等于半波长奇数倍时，P 点为干涉减弱.

下面介绍一个产生相干波的方法. 如图 4-28 所示，S 为一发出球面波的点波源，S_1、S_2 两个狭缝到波源 S 的距离相等，S_1、S_2 位于波源 S 发出子波的同一波面上，所以 S_1 和 S_2 是两个同相位的相干波源，它们所发出的波在空间相遇时产生干涉现象，使空间某些点处振动始终加强（如图中实线上各点），某些点的振动始终减弱（如图中虚线上各点）.

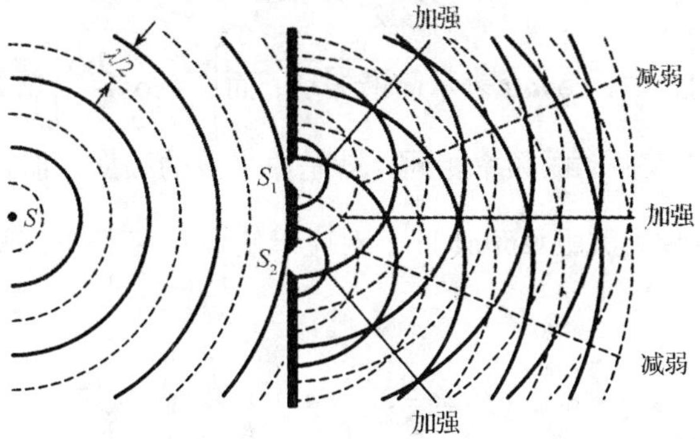

图 4-28　波的干涉

干涉现象是波动所独有的现象，对于光学、声学和许多工程学科都非常重要，并且有广泛的实际应用.

四、驻波及半波损失

1. 驻波的产生

驻波是干涉的特例. 在同一介质中两列频率、振动方向相同，而且振幅也相同的简谐波，在同一直线上沿相反方向传播时就叠加形成驻波（standing wave）.

图 4-29 为用电动音叉在弦线上产生驻波的示意图，这一驻波是由音叉在弦线中引起的向右传播的波和在 B 点反射后向左传播的波合成的结果.

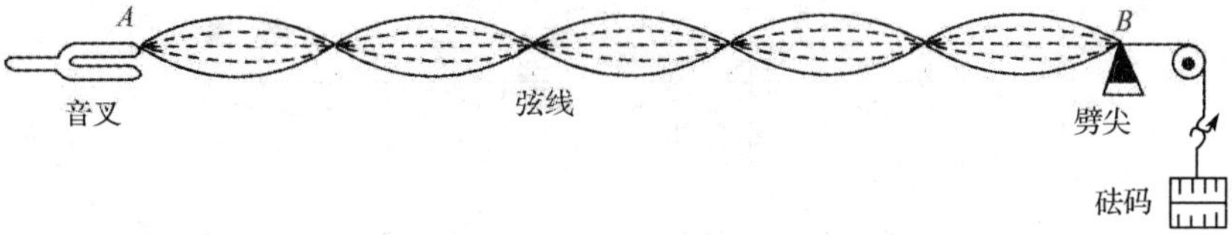

图 4-29　弦线上的驻波

2. 驻波方程

设有两列简谐波，分别沿 x 轴正方向和负方向传播，它们的表达式为

$$y_1 = A\cos 2\pi\left(\nu t - \frac{x}{\lambda}\right)$$

$$y_2 = A\cos 2\pi\left(\nu t + \frac{x}{\lambda}\right)$$

其合成波为

$$\begin{aligned} y = y_1 + y_2 &= A\cos 2\pi\left(\nu t - \frac{x}{\lambda}\right) + A\cos 2\pi\left(\nu t + \frac{x}{\lambda}\right) \\ &= 2A\cos\frac{2\pi x}{\lambda}\cos 2\pi\nu t \\ &= 2A\cos\frac{2\pi x}{\lambda}\cos\omega t \end{aligned} \tag{4-56}$$

此式就是驻波的表达式. 式中，$\cos\omega t$ 表示简谐振动，而 $\left|2A\cos\frac{2\pi x}{\lambda}\right|$ 就是简谐振动的振幅，表示各点都在作简谐振动，各点振动的频率相同，就是原来波的频率，但各点的振幅随位置的不同而不同. 振幅最大的各点称为波腹(antinode)，对应于使 $\left|\cos\frac{2\pi x}{\lambda}\right| = 1$，即 $\frac{2\pi x}{\lambda} = \pm k\pi$ 的各点. 因此波腹的位置为

$$x = \pm k\frac{\lambda}{2},\quad k = 0, 1, 2, \cdots \tag{4-57}$$

振幅为零的各点称为波节(node)，对应于使 $\left|\cos\frac{2\pi x}{\lambda}\right| = 0$，即 $\frac{2\pi x}{\lambda} = \pm(2k+1)\frac{\pi}{2}$ 的各点. 因此波节的位置为

$$x = \pm(2k+1)\frac{\lambda}{4},\quad k=0, 1, 2, \cdots \tag{4-58}$$

由以上两式可算出相邻的两个波节和相邻的两个波腹之间的距离都是$\lambda/2$.

图 4-30 画出了驻波形成的物理过程，其中点线表示向右传播的波，虚线表示向左传播的波，粗实线表示合成振动. 设 t=0 时，入射波与反射波波形刚好重合. 图中各行依次表示 t=0，$T/8$，$T/4$，$3T/8$，$T/2$ 各时刻各质点的分位移和合位移. 在图中可看出波腹(a)和波节(n)的位置.

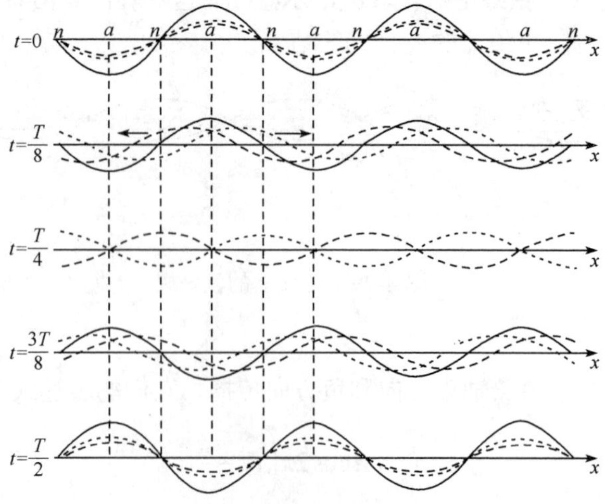

图 4-30　驻波的形成

3. 驻波的相位

式(4-56)中的振动因子为 $\cos\omega t$，但不能认为驻波中各点的振动的相位都是相同的. 因为系数 $\cos(2\pi x/\lambda)$ 在 x 的值不同时是有正有负的，凡是使 $\cos(2\pi x/\lambda)$ 为正的各点的相位都相同，凡是使 $\cos(2\pi x/\lambda)$ 为负的各点的相位也都是相同的，并与前者相位相反. 由于在波节两边各点，$\cos(2\pi x/\lambda)$ 有相反的符号，因此波节两边各点振动的相位相反；在两波节之间各点，$\cos(2\pi x/\lambda)$ 具有相同的符号，因此两波节之间各点的振动相位相同. 也就是说，波节两边各点同时沿相反方向达到振动的最大值，又同时沿相反方向通过平衡位置；而两波节之间各点则沿相同方向达到最大值，又同时沿相同方向通过平衡位置，如图 4-30 所示. 在驻波中两波节之间各点的振动同相，波节两边各点的振动反相. 在驻波中没有振动状态或相位的逐点传播，所以才称之为驻波.

4. 驻波的能量

当弦线上各质点达到各自的最大位移时，振动速度都为零，因而动能都为零，但此时弦线各段都有了不同程度的形变，且越靠近波节处的形变就越大，因此，这时驻波的能量具有势能的形式，基本上集中于波节附近. 当弦线上各质点同时回到平衡位置时，弦线的形变完全消失，势能为零，但此时各质点的振动速度都达到各自的最大值，且处于波腹处质点的速度最大，所以此时驻波的能量具有动能形式，基本上集中于波腹附近. 至于其他时刻，则动能与势能同时存在. 可见，在弦线上形成驻波时，动能和势能不断相互转换，形成了能量交替地由波腹附近转向波节附近，再由波节附近转回到波腹附近的情形，这说明驻波的能量没有作定向传播，也就是说驻波不传播能量.

5. 半波损失

在弦线上的驻波实验中，在反射点 B 处弦线是固定不动的，因而此处只能是波节. 从振动合成考虑这意味着反射波和入射波的相位在此处正好反相，或者说，入射波在反射时有π的相位突变. 由于π的相位突变相当于波程差半个波长，所以这种入射波在反射时发生反相的现象也常称为半波损失(half-wave loss).

一般情况下，入射波在两种介质分界处反射时是否发生半波损失，与波的种类、两种介质的性质以及入射角的大小有关. 在垂直入射时，它由介质的密度和波速的乘积 ρu 决定. 相对来讲，ρu 较大的介质称为波密介质，ρu 较小介质称为波疏介质. 当波从波疏介质垂直入射到波密介质界面上反射时，有半波损失，形成的驻波在界面处出现波节. 反之当波从波密介质垂直入射到波疏介质界面上反射时，无半波损失，界面处出现波腹.

6. 振动的简正模式

驻波现象有许多实际应用. 例如，将一根弦线的两端用一定张力固定在相距 L 的两点间，当拨动弦线时，弦线中就产生来回的波，它们就会合成而形成驻波，但并不是所有波长的波都能形成驻波. 由于弦线的两个端点固定不动，所以这两点必须是波节，因此驻波的波长必须满足下列条件：

$$L = n\frac{\lambda}{2}, \quad n=1,2,3,\cdots$$

以λ_n表示与某一 n 值对应的波长，则由上式可得容许的波长为

$$\lambda_n = \frac{2L}{n} \tag{4-59}$$

这就是说弦线上形成驻波的波长值是不连续的，波长是“量子化”的. 由关系$\nu = \frac{u}{\lambda}$可知，频率也是量子化的，相应的可能频率为

$$\nu_n = n\frac{u}{2L}, \quad n=1,2,3,\cdots \tag{4-60}$$

频率由式(4-60)决定的振动方式，称为弦线振动的简正模式(normal mode). 其中 n=1 对应的频率称为基频，其他频率依次称为二次谐频、三次谐频……. 图 4-31 画出了频率为ν_1，ν_2，ν_3的三种简正模式.

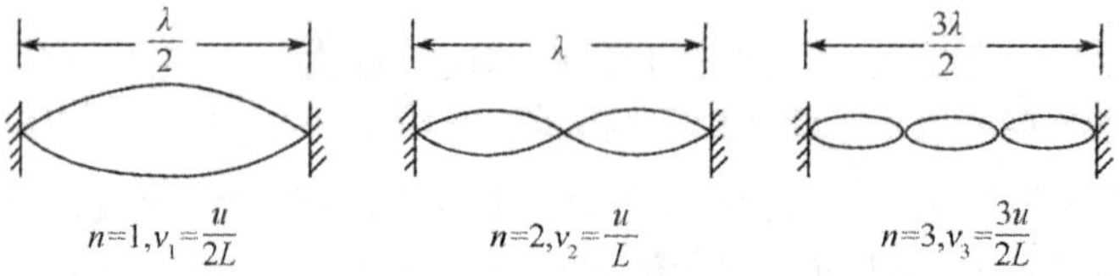

图 4-31　两端固定弦线的几种简正模式

简正模式的频率称为系统的固有频率. 如上所述，一个驻波系统有许多固有频率，这和弹簧振子只有一个固有频率不同.

第六节　声　　波

案例 4-3

50 年前，美国一个物理学家罗伯特·伍德专门为英国伦敦一家新剧院做音响效果检查，当剧场开演后，罗伯特·伍德悄悄打开了仪器，仪器无声无息地在工作着. 不一会儿，剧场内一部分观众便出现了惶惶不安的神情，并逐渐蔓延至整个剧场，当他关闭仪器后，观众的神情才恢复正常. 这就是著名的次声波反应试验.

问题

1. 次声波的频率?
2. 次声波为什么能对人体产生这么大的影响?

频率在 20 Hz～20 kHz 的机械波可引起人耳对声音的感觉，故称为声波(sonic wave). 频率低于 20 Hz 的机械波叫次声波(infrasonic wave)，频率高于 20 kHz 的机械波叫超声波(ultrasonic wave). 超声波和次声波虽不能引起人的听觉，但都具有机械波的共性，同属于声波范畴.

一、声压、声阻和声强

1. 声压

声波在介质中传播时，沿声波传播方向上，介质内各质点被压缩或拉伸，介质的密度作周期性变化，相应各点的压强也发生周期性改变，密集区介质的压强比正常值大，而稀疏区的压

强则减少. 某一时刻介质中 x 点处的压强 p_i 与该点平衡态时压强 p_0 的差值定义为该点的声压(sonic pressure) p，即

$$p = p_i - p_0 \tag{4-61}$$

可以证明，介质中 x 点的声压变化规律为

$$p = \rho u A\omega \cos\left[\omega\left(t - \frac{x}{u}\right) + \varphi + \frac{\pi}{2}\right] \tag{4-62}$$

式(4-62)为简谐声波的声压方程，它与介质振动速度的相位相同. 式中，$\rho u A\omega$ 称为声压幅值，简称声幅，用 p_m 表示. 由于声压随时间呈周期性变化，因而在实际应用中人们常通过测量以获得声压的有效值 p_e，有效声压 p_e 与声压幅值的关系是

$$p_e = \frac{p_m}{\sqrt{2}} \tag{4-63}$$

2. 声阻抗

在声学中，声介质的力学特征是用声压 p 和声介质振动速度 v 之比来表示，叫声阻抗(acoustic impedance). 其数学定义为

$$Z = p/v \tag{4-64}$$

由于 $p = \rho u A\omega \cos\left[\omega\left(t - \frac{x}{u}\right) + \frac{\pi}{2} + \varphi\right]$ 和 $v = A\omega \cos\left[\omega\left(t - \frac{x}{u}\right) + \frac{\pi}{2} + \varphi\right]$，故

$$Z = \frac{p}{v} = \frac{p_m}{v_m} = \frac{A\omega\rho u}{A\omega} = \rho u \tag{4-65}$$

由此可见，声阻抗与声介质密度和声传播速度密切相关. 这是医学超声成像的基本理论依据之一. 在 SI 制中声阻抗的单位是 $kg \cdot m^{-2} \cdot s^{-1}$，在医学超声中还有一常用单位是瑞利(Rayl)，换算关系为 1 Rayl＝10　$kg \cdot m^{-2} \cdot s^{-1}$.

人体组织的密度、声速和声阻抗可参阅表 4-1.

表 4-1　人体正常组织的密度、声速、声阻抗

介质名称	密度/(10^3 $kg \cdot m^{-3}$)	速度/($m \cdot s^{-1}$)	声阻抗/(10^6 $kg \cdot m^{-2} \cdot s^{-1}$)
水(37 ℃)	0.993	1523	1.513
血液	1.055	1570	1.656
大脑	1.038	1540	1.599
小脑	1.030	1470	1.514
脂肪	0.955	1476	1.410
软组织(均值)	1.016	1500	1.524
肌肉(均值)	1.074	1568	1.684
肝脏	1.050	1570	1.648

续表

介质名称	密度/(10^3 kg · m^{-3})	速度/(m · s^{-1})	声阻抗/(10^6 kg · m^{-2} · s^{-1})
胎体	1.23	1505	1.540
羊水	1.013	1474	1.493
水晶体	1.136	1650	1.874
空气(22 ℃)	0.00118	334.8	0.000407
颅骨	1.658	3860	5.571

3. *声强*

声波的平均强度简称声强(intensity of sound)，即声波的能流密度，其定义为单位时间通过垂直于声波传播方向上单位面积的声波能量. 声强的表达式为

$$I=\frac{1}{2}\rho uA^2\omega^2 \tag{4-66}$$

由于声强不能直接测量，而声压可以直接测量，因此常用声压表示声强的大小. 由式(4-66)可知

$$I=\frac{1}{2}u\rho\omega^2A^2=\frac{(\rho uA\omega)^2}{2\rho u}=\frac{p_{\rm m}^2}{2\rho u}=\frac{p_{\rm e}^2}{\rho u}=\frac{p_{\rm e}^2}{Z} \tag{4-67}$$

上式给出了声强与声压、声阻之间的关系. 声强与声压幅值(或有效值)的平方成正比，与声阻抗成反比.

二、声波的反射和透射

在声波传播过程中，当遇到两种声阻抗不同的介质界面时会发生反射和折射，其反射波(又称回波)和折射波强度与界面两侧的声阻抗差有关. 声阻抗差值越大，反射声波的强度越大，透射波强度越弱. 理论证明结果显示：当声波垂直入射介质界面时，其反射波强度 $I_{\rm r}$ 与入射波强度 $I_{\rm i}$ 之比(反射系数 $\alpha_{\rm ir}$)和透射波强度 $I_{\rm t}$ 与入射波强度 $I_{\rm i}$ 之比(透射系数 $\alpha_{\rm it}$)分别为

$$\alpha_{\rm ir}=\frac{I_{\rm r}}{I_{\rm i}}=\frac{(Z_2-Z_1)^2}{(Z_1+Z_2)^2} \tag{4-68}$$

$$\alpha_{\rm it}=\frac{I_{\rm t}}{I_{\rm i}}=\frac{4Z_1Z_2}{(Z_1+Z_2)^2} \tag{4-69}$$

超声诊断就是利用超声波在不同介质分界面上的传播特性来实现的. 由于体内不同组织和脏器的声阻抗不同，超声波遇到界面会形成回波. 当脏器发生形变或有异物时，由于形状、位置和声阻抗的变化，回波的位置和强弱也发生相应改变. 临床上可根据回波形成的超声图像进行诊断.

例 4-5 如果超声波经由空气传入人体，问进入人体的声波强度是入射前强度的百分之几？如果经由蓖麻油($Z=1.36\times10^6$ kg · m^{-2} · s^{-1})传入人体，则进入声波的强度又是入射前强度的百分之几？(空气的声阻抗为 416 kg · m^{-2} · s^{-1}，人体肌肉的声阻抗取 1.63×10^6 kg · m^{-2} · s^{-1})

解 (1)经由空气进入人体时

$$\alpha_{it}=\frac{I_t}{I_i}=\frac{4\times4.16\times10^2\times1.63\times10^6}{(4.16\times10^2+1.63\times10^6)^2}=0.001$$

进入人体的声波强度只为入射强度的 0.001，即 0.1%.

(2)经由蓖麻油进入人体时

$$\alpha_{it}=\frac{I_t}{I_i}=\frac{4\times1.36\times10^6\times1.63\times10^6}{(1.36\times10^6+1.63\times10^6)^2}=0.992$$

进入人体的声波强度占原来入射强度的 0.992，即 99.2%.

因此，在超声波诊断时，如果直接将探头放在皮肤上做检查，几乎全部被反射，没有超声波进入人体. 所以在探头与人体之间必须涂上蓖麻油、液状石蜡等油类作为耦合剂，使进入人体的超声波强度尽可能地增大.

三、声强级和响度级

1. 声强级

实验表明，要使人对声波引起听觉，不仅要满足一定的频率范围，而且要满足一定的声强范围. 对每一个给定的可闻频率，声强都有上下两个限值. 低于下限值的声强不能引起听觉，而高于上限值的声强只能引起痛觉，也不能引起听觉，这两个上下限值分别称为听阈(threshold of hearing)和痛阈(threshold of feeling). 声强的听阈值和痛阈值随频率而异. 图 4-32 中最下面一条曲线表示听阈依频率的变化关系，称为听阈曲线. 而最上面的那条曲线则表示不同频率的痛阈，称为痛阈曲线. 由听阈曲线、痛阈曲线、20 Hz 和 20 kHz 所围的范围称为听阈区域(auditory region).

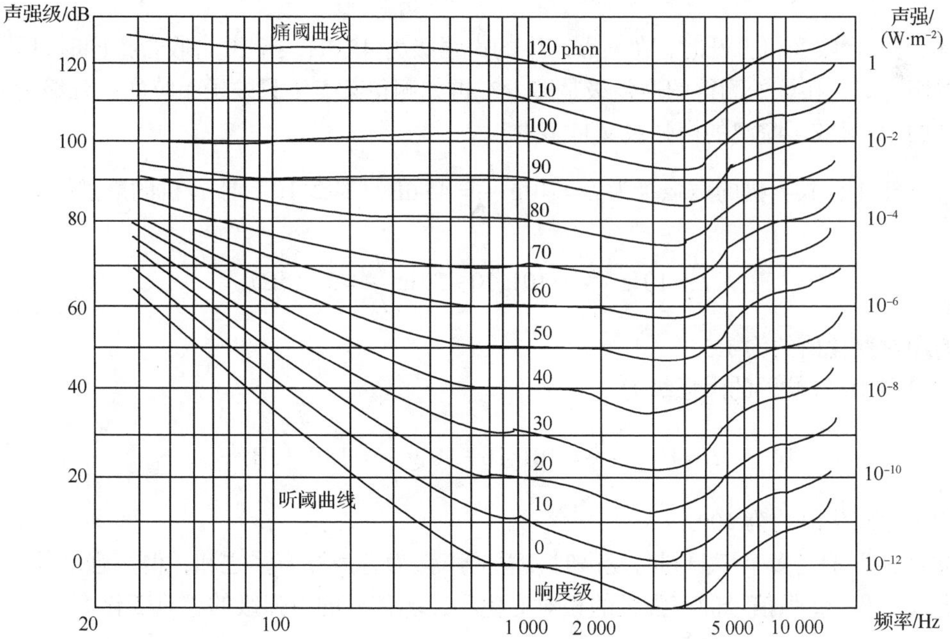

图 4-32 听觉区域和等响曲线

人耳最敏感的频率为 1000～5000 Hz，在 1000 Hz 时，一般正常人听觉的痛阈为 1 W·m^{-2}，听阈为10^{-12} W·m^{-2}，听阈和痛阈的声强相差10^{12}倍，这说明人耳所能耐受的声强范围十分宽广. 在声学中通常规定声强 $I_0 = 10^{-12}$ W·m^{-2} 作为声强的基准量，而声强 I 与基准量 I_0 之比的常用对数称为声强 I 的声强级(intensity level of sound)，用 L 表示，单位为贝尔，记作 B，即

$$L = \lg\frac{I}{I_0} \ (\mathrm{B}) \tag{4-70}$$

由于贝尔单位太大，常采用贝尔的 1/10 为单位，即分贝(decibel, dB)，则声强级为

$$L = 10\lg\frac{I}{I_0} \ (\mathrm{dB}) \tag{4-71}$$

对于频率为 1000 Hz 的声音，正常人耳的听阈值为 0 dB，痛阈值为 120 dB. 微风轻轻吹动树叶的声音约为 14 dB；在房间中高声说话的声音(相距 1 m)为 68～74 dB；炮声为 120 dB. 人耳对声音强弱分辨能力约为 0.5 dB.

案例 4-4

现在噪声问题越来越引起人们的关注，工业噪声和交通噪声是一种严重的环境污染，它对人的生理和心理健康都有影响. 包括中国在内的大多数国家规定工业噪声的上限值是 90 dB，少数北欧国家则定为 85 dB. 对交通噪声的规定是：在交通干线两侧，白天上限是 70 dB，晚上是 55 dB. 通常采用吸音和隔音措施来降低各类噪声.

问题

说说你身边的噪声都有哪些？有什么方法能降低噪声？

例 4-6 1 台收音机打开时，在某点产生的声强级为 45 dB，当 10 台收音机同时打开并发出同样响的声音时，在该处测得的声强级是多少？再如测得某点 1 只蚊子嗡鸣的声强级为 0.1 dB，同样条件的 10 只蚊子嗡鸣的声强级又是多少？

解 已知 1 台收音机的声强级为 $L = 10\lg\frac{I}{I_0} = 45$ dB，那么 10 台收音机的声强级为

$$L = 10\lg\frac{10I}{I_0} = 10\lg 10 + 10\lg\frac{I}{I_0} = 55 \ (\mathrm{dB})$$

声强级的相对变化值约为 1/5.

同理可得 10 只蚊子的声强级为

$$L = 10\lg\frac{10I}{I_0} = 10\lg 10 + 10\lg\frac{I}{I_0} = 10.1 \ (\mathrm{dB})$$

声强级的相对变化值约为 100.

由此可见，①当多个声源同时发声时，总的声强为各声波声强之和，但声强级并不等于它们的声强级之和. ②强信号的声强级的相对变化小，弱信号的声强级的相对变化大.

2. 响度级

声强和声强级是描述声能的客观物理量，并不能完全反映人耳所感觉到的声音强弱. 人耳

主观感觉到的声音响亮(强弱)程度称为响度(loudness)，它取决于声音的强度和频率. 在听觉区域内，对频率相同的声波来说，人耳所感觉到的声音响度随声强的增加而增加；而对于相同声强级的声波，响度将随声波频率而发生变化. 图 4-32 显示：50 Hz、78 dB 的声音与 1000 Hz、60 dB 的声音具有相同的响度. 响度与声强、频率之间的关系常用等响曲线来表示. 应用心理物理实验测定等响曲线的方法如下：将标准声音(1000 Hz 纯音)调至某声强级(如 50 dB)，让听力正常的实验者对标准声音与频率为ν_1的实验声音进行比较，改变实验声音的声强，直到实验者断定此声音和标准声音等响为止，记下实验声音的声强级. 改变实验声音的频率，重复上述实验可得到与 1000 Hz、50 dB 等响的各种频率的实验声音的声强级值. 然后以频率的常用对数为横坐标，以声强级为纵坐标，将所得数据连成曲线，得到与 1000 Hz、50 dB 等响的等响曲线. 选用不同声强级的标准声音，用同样方法可测得其他等响曲线. 图 4-32 中给出了不同响度的等响曲线. 根据等响曲线可以了解响度相同的声强级与频率的关系.

为了定量比较声音的响度，人们把响度也分成若干个等级，并称这些等级为响度级(loudness level)，其单位为方(phon)，并规定 1000 Hz 纯音的响度级在数值上等于它的声强级.

四、多普勒效应

案例 4-5

彩色多普勒血流显像仪，又被称为 D 型超声，利用彩色多普勒血流显像仪可以测量血流的速度和方向，从而获得心脏、血管、血流等相关信息.

问题

利用彩色多普勒血流显像仪测量血流的速度和方向的原理?

在日常生活、科学观测、医疗诊断和军事侦检等方面经常遇到波源和观察者相对介质运动的情况. 例如，在站台上的观察者，当高速行驶的火车迎面驶来时，他听到火车汽笛的音调变高，即频率增大；当火车离去时，听到汽笛的音调变低，即频率变低. 这种由于声源和观察者相对介质运动而使观察者接收到的声波频率发生变化的现象称为多普勒效应(Doppler effect)，这是奥地利物理学家多普勒(C. Doppler)于 1842 年发现的. 多普勒效应在医学、科学研究和军事等方面有着广泛应用. 临床上超声多普勒效应常被用于心脏、血流和胎儿胎心等诊断；在科学观测方面常利用多普勒效应所导致的分子、原子和离子谱线增宽效应来分析恒星大气和等离子体的物理状态；在军事上利用反射波的多普勒效应对车辆、导弹和人造卫星等运动目标进行检测.

下面以声波为例讨论多普勒效应. 首先考虑声源和观察者在两者连线上运动的情况. 设声源相对介质的运动速度为v_s，观察者相对介质的速度为v_o，介质中的声速为 u，声源的振动频率与观察者所接收的频率分别为ν_0和ν，下面分四种情况进行讨论.

1. *声源和观察者相对于介质静止*($v_s=0, v_o=0$)

如图 4-33(a)所示，S 和 O 分别代表声源和观察者，圆圈表示声波在介质中传播的波阵面. 相邻两波阵面的距离为一个波长λ，在 t 时刻波阵面刚刚到达观察者，经过 1 s 后该波阵面向前传播了 u 的距离. 观察者所接收的频率应等于单位时间内通过观察者的完整波的数目(即在距离 u 内包含的波长数)，它等于波速 u 除以介质中的波长λ，即

$$\nu = \frac{u}{\lambda} = \nu_0 \tag{4-72}$$

观察者所接收的频率等于声源的频率.

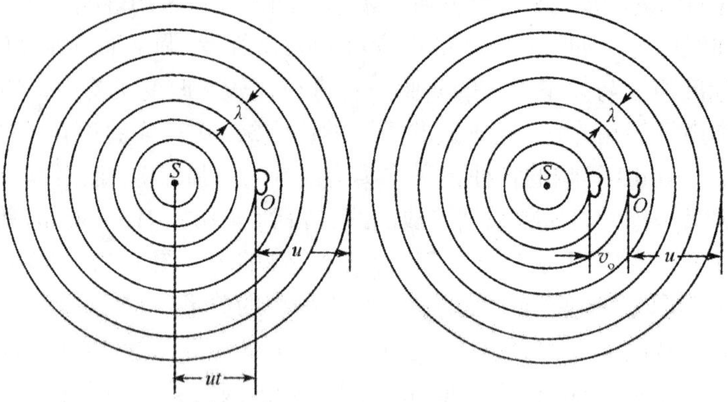

图 4-33　多普勒效应原理图

2. 声源静止，观察者以速度 v_o 相对介质运动（$v_s = 0,\ v_o \neq 0$）

如图 4-33(b)所示，原来位于观察者处的波阵面经过 1 s 后向前传播了 u 的距离. 与此同时，观察者又向着声源移动了 v_o 的距离. 相当于单位时间内波以 $u+v_o$ 的速度通过观察者. 由于声源相对介质静止，所以观察者接收的频率为

$$\nu = \frac{u + v_o}{\lambda} = \frac{u + v_o}{u / \nu_0} = \left(1 + \frac{v_o}{u}\right)\nu_0 \tag{4-73}$$

反之，若观察者离开声源运动，观察者所接收到的频率为

$$\nu = \frac{u - v_o}{\lambda} = \left(1 - \frac{v_o}{u}\right)\nu_0 \tag{4-74}$$

因此，观察者向着(或背离)声源运动时，其接收到的频率比声源频率增加(或减少) $\frac{v_o}{u}\nu_0$.

3. 观察者静止，声源以速度 v_s 相对介质运动（$v_o = 0,\ v_s \neq 0$）

图 4-34 中观察者相对介质静止，声源以速度 v_s 向着观察者运动. 由于声波在介质中的传播速度与声源运动无关，因此 S_1 处声源发出的声波将在介质中以球面波的形式向四周传播，球心在 S_1 处. 经过一个周期 T 以后，波阵面向前传播了 $\lambda = uT$ 的距离，同时声源也向前移动了 $v_s T$，而且以后每个波阵面的球心都向右相继移动 $v_s T$ 的距离，使得依次发出的波阵面都向右挤压，导致介质中相邻波阵面间的距离由 λ 缩短为 λ'，即 $\lambda' = \lambda - v_s T = uT - v_s T = \frac{u - v_s}{\nu_0}$. 如图 4-34 所示，$t$ 时刻从声源 S 发出的波阵面正好到达观察者，1 s 后该波阵面通过观察者向前传播了距离 u，故观察者所接收到的频率为

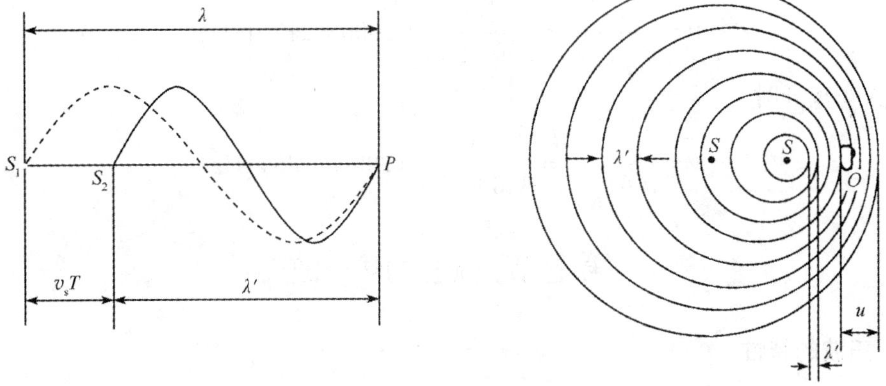

图 4-34 声源向着观察者运动

$$\nu = \frac{u}{\lambda'} = \frac{u}{\dfrac{u - v_s}{\nu_0}} = \frac{u}{u - v_s}\nu_0 \tag{4-75}$$

上式说明观察者接收到的声波频率比声源频率高. 若声源以速度 v_s 离开观察者，相邻波阵面之间的距离为 $\lambda' = (u + v_s)T = \dfrac{u + v_s}{\nu_0}$，即波长被拉长了，观察者接收的频率将减小为

$$\nu = \frac{u}{u + v_s}\nu_0 \tag{4-76}$$

4. 声源和观察者分别以速度 v_s 和 v_o 同时相对介质运动（$v_s \neq 0, v_o \neq 0$）

从以上讨论可以证明，观察者所接收频率的一般表达式为

$$\nu = \frac{u \pm v_o}{u \mp v_s}\nu_0 \tag{4-77}$$

式中，分子中的加号和分母中的减号适用于观察者和声源相向运动的情况，而分子中的减号和分母中的加号则适用于二者背离运动的情况.

若声源和观察者的运动不是沿着它们的连线方向，应将 v_s 和 v_o 在连线方向上的投影值代入以上各式中进行计算. 例如，声源的运动方向与连线成一夹角 θ_1，观察者的运动方向与连线成一夹角 θ_2，那么，观察者接收的频率为

$$\nu = \frac{u \pm v_o \cos\theta_2}{u \mp v_s \cos\theta_1}\nu_0 \tag{4-78}$$

式中，加、减号的规定如前.

通常，将由多普勒效应所引起的接收频率的变化 $\Delta\nu = |\nu - \nu_0|$ 称为多普勒频移(Doppler frequency shift). $\Delta\nu$ 的值与 v_s 和 v_o 的大小有关.

例 4-7 当一列火车以 96 $km \cdot h^{-1}$ 的速度由你身边开过，同时用 2 kHz 的频率鸣笛时，问你收到的频率是多少？(空气中的声速为 340 $m \cdot s^{-1}$).

解 已知 u=340 $m \cdot s^{-1}$，$v_o = 0$，$v_s = 96\ km \cdot h^{-1} = 26.7\ m \cdot s^{-1}$

(1) 当火车接近时

$$\nu = \frac{u}{u - v_s}\nu_0 = \frac{340}{340 - 26.7} \times 2000 = 2170\,(\text{Hz})$$

(2) 当火车离开时

$$\nu = \frac{u}{u + v_s}\nu_0 = \frac{340}{340 + 26.7} \times 2000 = 1854\,(\text{Hz})$$

第七节　超　声　波

一、超声波的特性

1. 方向性好

超声波由于频率高，波长短，因而衍射现象不明显，可以像光一样沿直线传播，且具有很好的方向性.

如图 4-35 所示，超声波的声束由近场和远场两部分组成. 在靠近探头的近场区，超声能量被限制在半径为 a、长度为 L 的圆柱体内. 近场范围由近场长度公式表示，即

$$L = \frac{a^2}{\lambda} - \frac{\lambda}{4} \approx \frac{a^2}{\lambda} \tag{4-79}$$

式中，λ 表示超声波长. 在远场区，超声波开始发散，超声束逐渐增宽，其半扩散角 θ 大小可由远场角度公式表示，即

$$\sin\theta = 0.61\frac{\lambda}{a} \tag{4-80}$$

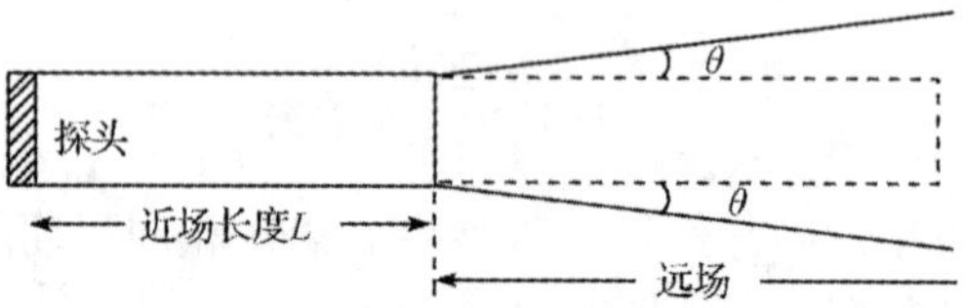

图 4-35　超声束示意图

超声波方向性的好坏可用近场长度 L 和半扩散角 θ 来衡量. 超声振动频率 f 愈高（λ 愈小），晶片半径 a 愈大，则 L 越长，θ 角越小，超声波的直线质量越高，方向性越好. 超声波良好的方向性能在医学探测、超声通信和军事侦察时起到很好的定位作用.

例 4-8　直径为 10 mm 的圆形晶片，发射的超声频率为 10 MHz，求超声束在水中的近场长度和半扩散角各为多少？（$u = 1\,500\ \text{m}\cdot\text{s}^{-1}$）

解

$$\lambda = \frac{u}{\nu} = \frac{1500}{10 \times 10^6} = 0.15\,(\text{mm})$$

$$L = \frac{D^2}{4\lambda} = \frac{10^2}{4 \times 0.15} = 166.8\ (\text{mm}) \approx 0.17\ (\text{m})$$

$$\theta = \sin^{-1}\frac{1.22\lambda}{D} = \sin^{-1}\frac{1.22 \times 0.15}{10} = \sin^{-1}0.0183 = 1.05^\circ$$

2. 强度高

由于波的平均强度正比于频率的平方，所以在相同振幅的条件下，超声波比普通声波具有大得多的能量. 近代超声技术能产生几百乃至几千瓦的超声波功率，声压幅值可达数千个大气压. 医学上利用这一特点研制超声碎石仪去除脏器中的结石.

3. 对液体和固体的穿透力强

超声波在介质中传播时，其强度衰减与声阻抗呈负相关，与频率呈正相关，所以超声束在液体和固体中的衰减要比在气体中小得多. 超声波在固体和液体中有较强的穿透能力，利用超声的这一特点，超声波常作为通信和侦察手段用于探测水中的鱼群、暗礁、潜艇和沉船等. 在人体中，超声波容易穿透水、脂肪和软组织，而不易通过空气、骨骼和肺等组织.

4. 遇到介质分界面时有显著反射

超声波在介质中传播时遇到线度比其波长大数倍的界面时会产生反射波. 由于超声波波长短，所以较小的物体就能引起明显的反射. 利用超声的这种回波特性可得到相关组织的超声图像，值得注意的是在超声影像中不仅要利用超声波的穿透性对内部组织进行探测，而且还要针对衰减丢失的回波信息进行增益补偿.

二、超声波在介质中的作用

高频大功率超声束通过介质时，还会对介质产生一系列特殊作用.

1. 机械作用

高频超声波通过介质时，介质中离子作受迫高频振动，使介质质点的位移、速度、加速度以及介质中的应力分布等分别达到一定数值(如加速度可达重力加速度的几十万至几百万倍)，这种强烈的机械振动能破坏物质的力学结构，从而产生一系列超声效应. 如高强度超声波在人体中传播时，剪切力会对细胞和组织结构产生直接的效应，如细胞和细胞器可被高强度超声波产生的剪切力所粉碎. 超声波的这一特性在医学上可用于超声碎石和牙齿清洗；在药学上可用于制备乳剂；在工业上可对宝石、陶瓷、玻璃等材料进行钻孔、切割和研磨等.

将高能超声波聚焦，能量甚至足以震碎石块，所以可以用来击碎体内结石，使患者免受手术之苦.

眼睛内的晶状体因为某种原因变得混浊，称之为白内障. 超声乳化白内障摘除术是近几年发展起来的手术，它是利用高频的超声波振动，将混浊的晶状体粉碎成乳糜状的小粒，而被吸出眼外. 它只需要做一个约 3 mm 的切口，便可实施白内障的摘除. 它具有手术切口小、创伤小、无须缝合；手术时间短、术后恢复快；散光小、视力好等优点. 现在各大医院广泛采用.

2. 空化作用

高频大功率超声波通过液体时，液体中产生疏密变化，稠区受压，稀区受拉. 在受拉时，因为液体承受拉力的能力很差，特别是在含有杂质和气泡处，液体将被拉断，形成空腔. 紧接而来的是正声压，使空腔在迅速闭合的瞬间，产生局部高压、高温和放电现象，称为空化作用(cavitation). 空化作用可以由于温度升高或通过施加机械力影响生物系统. 空化作用常用在雾化以及促进化学反应等方面.

超声波加湿器采用超声波高频振荡，将水雾化为 1～5 μm 的超微粒子，通过风动装置，将水雾扩散到空气中，使空气湿润并伴生丰富的负氧离子，能清新空气，增进健康，一改冬季暖气的燥热，营造舒适的生活环境.

超声波雾化吸入法：超声波雾化器是应用超声波声能，使药液变成细微的气雾，由呼吸道吸入，而达到治疗目的. 其特点是雾量大小可能调节，雾滴小而均匀(直径在 5 μm 以下)，药液随着深而慢的吸气被吸入终末支气管及肺泡.

在超声波的许多应用中，空化作用极为重要.

3. 热作用

当超声波在介质中传播时，将会有一部分能量被介质吸收而转化为热量，引起介质温度升高，称为热作用. 产生热量的大小取决于介质的吸收系数，以及超声波的强度和照射时间. 在生物组织中，大部分损耗掉的声能由蛋白质分子经各种弛豫过程所吸收. 超声的热作用早已用于临床理疗，它作为加温治疗癌症的一种热源受到重视.

第八节　超声技术及其医学应用

一、超声波的产生与探测

医用超声波发生器主要由高频电发生器和压电换能器两部分组成，如图 4-36 所示.

高频电发生器通过电子线路产生超声波频段的电振荡，其电振荡方式有连续和脉冲方式两种，前者主要用于超声多普勒血流仪，后者用于超声成像.

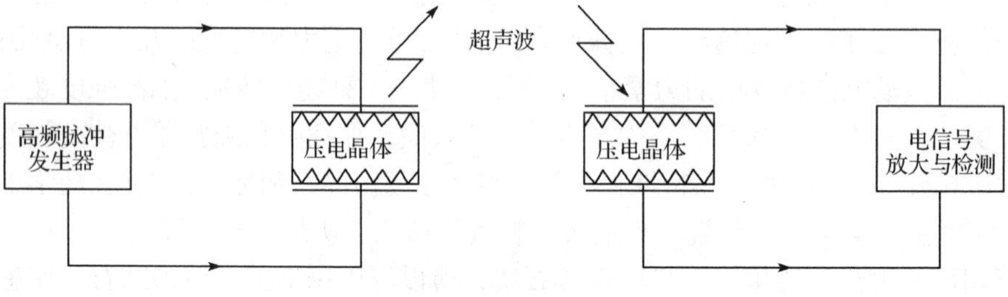

图 4-36　超声波的产生与接收

压电换能器(俗称探头)是由具有压电效应的晶体材料(石英、锆钛酸铅压电陶瓷等)制成. 所谓压电效应是压力场与电场之间的相互转换效应. 当压电晶体受到拉力或压力作用时晶体两表面出现等量异号电荷的现象称为正压电效应(piezoelectric effect). 在一定范围内晶体受力越大所产生的电荷也越多. 如果在该晶体两表面加上电压，晶体的厚度就会沿电场方向增加或减少，这一现象称为逆压电效应. 将晶片相对两表面引出的导线作为电极，就构成了一个简单的探头，将此探头连接高频电发生器，在高频交变电场的作用下，由于逆压电效应，探头的厚度发生快速变化，从而产生高频超声机械振动，该振动在探头所在的介质中传播便形成了超声波. 此外，若将探头置于超声场中，由于正压电效应，探头两极产生与超声波频率相同的交变电压，将探头两极接入信号处理系统便可实现对超声波的接收和检测. 超声诊断仪中探头是发射和接收超声的关键器件，脉冲式诊断仪中的超声换能器一般既是超声发生器又是超声接收器，但以连续方式工作的超声仪则需用两个换能器分别完成超声的发射和接收.

二、医学超声仪的分辨力

医学超声仪的分辨力即能够清晰区分细微组织的能力，它是评价图像质量好坏的主要指标.空间分辨力可分为横向分辨力、纵向分辨力和侧向分辨力.

1. 横向分辨力

它是指在与超声波束垂直的平面上，能分辨开相邻两点间的最小距离，也就是分辨开这两点的能力. 显然，当超声束的直径小于两点间距离时，就能把这两点都显示出来. 当直径大于两点间距离时，则这两点形成一个反射波，因而不能被分辨.

在近场处的超声束与探头晶片的直径大致相同. 远场中的超声束则因扩散角而扩散，超声束直径随距离增加而增大. 因此，横向分辨力将随距离加大而不断下降. 若两个相邻点之间最小距离用 Δy 表示，理论证明，对于圆形晶片产生的超声束

$$\Delta y = 1.2\frac{\lambda x}{a} \tag{4-81}$$

式中，x 是两点到探头表面的距离，a 是晶片的半径. 该式表明，Δy 随距离 x 增加而增大，而 Δy 增大意味着横向分辨力下降.

若采用聚焦型探头，则

$$\Delta y = 1.2\frac{\lambda f}{a} \tag{4-82}$$

式中，f 是声透镜的焦距. 显然，减小焦距可以提高横向分辨力.

2. 纵向分辨力

它是指在超声传播方向上两界面回波不重叠时的最小距离. 超声探头不能在同一时间内同时发射和接收超声，只有当探头发射完脉冲以后，处于静止期间，才能进行接收工作. 假设脉冲宽度为 τ，两界面可探测最小距离为 d，声速用 u 表示，若使两界面回波刚好不重合，必须满足

$$d = \frac{1}{2}u\tau \tag{4-83}$$

式(4-83)表明，脉冲宽度愈小即脉冲持续时间愈短，则纵向可分辨距离 d 愈小，这意味着纵向分辨力高，可以分辨出超声传播过程中更多更微小的细节差异.

纵向分辨力还可以表示为在超声传播路径上能分辨开介质中前后(纵向)两点的能力，常用前后两点的最小距离来估计. 如果这个最小距离仍用 d 表示，那么它和声速与脉冲宽度的关系仍满足式(4-83).

假设有两个界面 A、B 相距很近，如图 4-37 所示，当一束脉冲波射入时，一部分被 A 面反射，另一部分传到 B 面被反射. 如果脉冲宽度超过往返 A、B 两点之间所需要的时间，即脉冲前沿经 B 反射回到 A 时，脉冲后沿还没离开 A，这样经 A 反射的脉冲后沿就和经 B 反射的脉冲前沿衔接起来，重叠成一个脉冲，接收的图像中将分辨不出两个脉冲，或者说 A、B 两点不能分辨. 显然，只有当脉冲宽度小于往返两点之间所需的时间时，回波显示屏上才能显现出两个独立的回波.

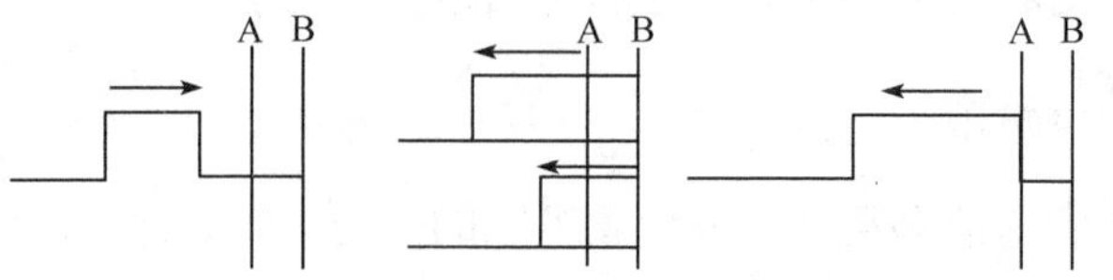

图 4-37　纵向分辨不清示意图

3. 侧向分辨力

对于单晶或环型换能器而言，因其声场呈圆柱形，故侧向分辨力与横向分辨力是相等的；但对于线阵、凸阵及相控阵换能器，其声束的截面呈矩形，就有侧向分辨力与横向分辨力之区别. 一般将换能器短轴方向的分辨力称为横向分辨力；换能器长轴方向的分辨力称为侧向分辨力. 二者的方向均与声束轴垂直，并互相垂直. 因此，所谓侧向分辨力即指超声成像系统在既与声束轴垂直，又与换能器短轴垂直的方向上分辨两个相邻目标的最小距离. 长轴方向是声束扫描的方向，通常采用各种电子聚焦技术，使声束变窄，以改善侧向分辨力. 短轴方向，则一般用声透镜聚焦来改善横向分辨力. 对于面阵探头的横向分辨力，也可用电子聚焦方式改善.

三、超声扫描仪及其医学应用

超声诊断学所依据的脉冲回波检测技术是检测超声波在传播路线上遇到不同介质界面所反射的回波(echo)信号，并对其放大、处理和显示. 人体组织和脏器因特性不同而具有不同的声阻抗，超声在其间传播时遇到组织界面会产生反射声波. 根据脉冲到达界面及返回所经历的往返路程与声速的关系，可知声源至界面的距离为 $L = ut/2$. 依据不同界面的回波时间 t，可以求出各界面与换能器间的距离，这就是脉冲回波测距的理论基础.

应用脉冲回波技术研制的超声成像系统主要由四部分组成. ①信号源：产生电脉冲信号；②换能器：将电脉冲信号转换成超声脉冲发射到人体内，再接收体内组织反射的回波信号并转换为电信号；③信号处理部分：对换能器接收到的信号进行检波、放大等必要处理，使之适合于显示和记录的需要；④显示和记录部分.

超声波在医学中的应用主要有超声诊断、超声治疗和生物组织超声特性研究等方面. 自1950 年 J. J Wild 等采用反射脉冲示波法发明超声诊断技术以来，超声诊断得到快速发展，目前已有多种超声诊断仪应用于临床. 下面简要介绍常用超声诊断仪器的工作原理.

1. A 型超声

它是以回波幅度调制显示(amplitude modulation display)为基础. 超声换能器探头以固定好位置方向对人体探查，将接收到的回波信号经放大处理后加于示波管的垂直偏转板上，显示器的纵坐标显示回波的幅度波形，在水平偏转板上加上一时基电压(锯齿波电压)，显示器的横坐标代表回波波源的深度，这样就可以把始波和各界面的回波信号以脉冲幅度形式按时间先后在荧光屏上显示出来，如图 4-38 所示. 体内两介质的声阻抗相差越大，反射越强. 回波脉冲幅度提供了反射界面种类的信息，各回波脉冲与始波的时间间隔提供了各反射面的深度信息. 这样可根据回波出现的位置，回波幅度的高低、形状、大小和有无，来诊断受检查者的病变和与解剖有关的信息. A 型超声诊断仪提供的仅是体内器官的一维信息，而不能显示整个器官的形状. A 型超声的回波信号以脉冲幅度的形式按时间先后在荧光屏上显示，所以 A 型又称为幅度调制型.

A 型超声诊断仪可用来测量组织界面的距离，探测肝、胆、脾、肾、子宫等脏器的大小和病变范围，也用于眼科及颅脑疾病的探查. A 型超声的许多诊断项目已被 B 型超声所取代.

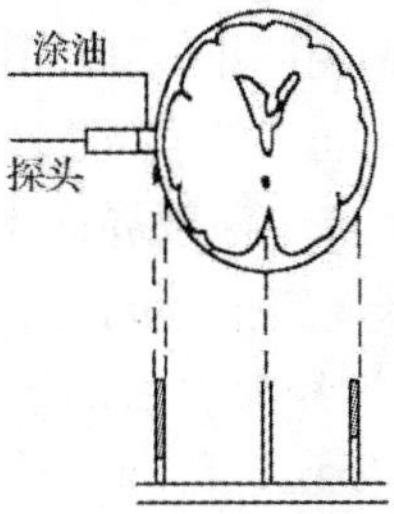

图 4-38 A 型超声诊断仪原理图

2. M 型超声

M 型超声诊断仪(简称 M 超)是在 A 型超声基础上发展起来的基于时间序列的 A 型超声诊断仪(简称 A 超)，M 超探头的发射和接收与 A 型完全一样，但显示方式与 A 超不同. M 超的显示方式是采用辉度调制型，即回波脉冲不是加到 y 轴偏转板上，而是加在示波管的栅极或阴极上，通过改变阴-栅之间的电压来控制示波屏上的光点亮度，反射波强，光点亮；反之，光点暗，从而实现辉度调制.

M 超的工作原理，如图 4-39 所示，单探头固定在某一探测点不动，示波管的垂直偏转板加上与超声波发射同步产生的锯齿波电压，使反射波脉冲在垂直深度扫描线上形成光点群，光点在垂直方向上的距离代表着不同被探测界面的深度. 此外，在示波管的水平偏转板上加与时间成正比的长周期锯齿波电压，使荧光屏上的光点可以自左向右缓慢扫描. 对于同一辉度的光点沿水平方向描绘出的水平曲线，则表示该界面的位置随时间的变化. 由此可见，M 超荧光屏显现图像的横轴为时间，纵轴为界面深度.

M 超一般用于观察和记录脏器的活动情况，特别适用于检查心脏功能，故称为超声心动图(ultrasonic cardiogram，UCG). 它能够显示心脏的层次结构(包括大血管壁和心脏瓣膜的动态变化)，测量瓣膜的活动速度，房室的大小，室间隔的厚度，主动脉、肺动脉的宽度，左心室排血量及研究各种心脏疾病等.

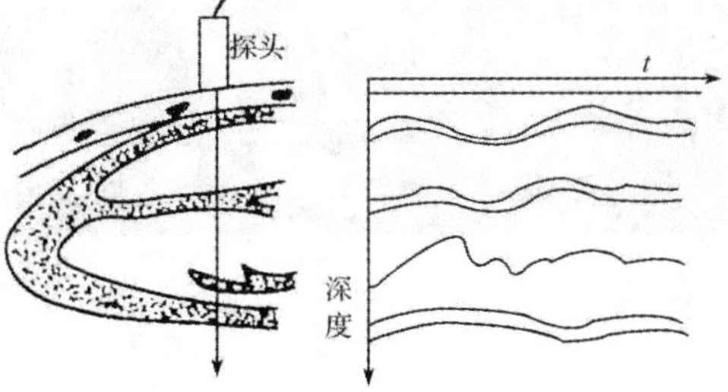

图 4-39 M 型超声诊断仪原理图

3. B 型超声

B 型超声诊断仪(简称 B 超)是目前临床使用最广泛的超声诊断仪，它能得到脏器或病变的二维断层图像，并可以对运动脏器进行实时动态观察. 随着计算机技术和图像处理技术的快速发展，它可以与其他医疗设备复合组成更先进的超声诊断系统对运动脏器进行实时动态观察.

B 型的显像原理主要有以下三个方面：

(1)采用辉度(brightness)调制：与 M 超相同，B 超同属于辉度调制型.

(2)采用垂直深度扫描：与发射脉冲同步的时间扫描电压是加在垂直偏转板上的(时间基线是在 Y 轴上)，自上而下的一串光点表示各个深度界面上的回波.

(3)断层成像：在辉度调制和垂直深度扫描的同时，B 超探头沿着被测对象表面作匀速直线移动，与探头移动同步产生的锯齿波电压经放大后加于示波管的水平偏转板上，这样被发射脉冲调制的光点垂直深度扫描线与探头同步水平移动，从而在示波屏上显示出探测部位的二维断层图像，如图 4-40 所示. 目前大多数 B 超采用相控多元线阵探头，依次发射、接收超声代替单探头的移动，以达到快速成像的目的. 图 4-41 所示为心脏 B 超成像.

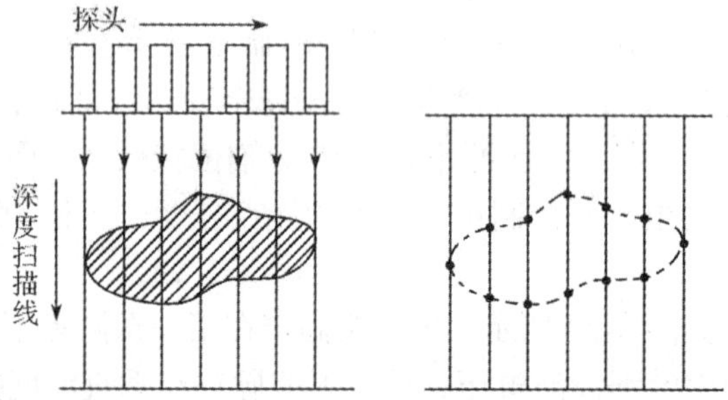

图 4-40　B 型超声诊断仪原理图

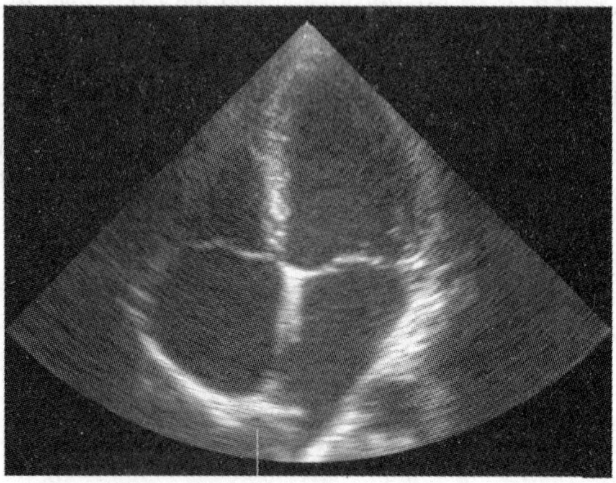

图 4-41　心脏 B 超成像

4. D 型超声

D 型超声全称为超声多普勒血流测量技术. 它是利用超声多普勒效应和超声经运动物体界面反射或散射特性，获得心脏、血管等血流动力学信息的一种技术.

图 4-42 是 D 型超声测量血流速度的原理图. 声源和接收器固定，入射声波的频率和声速分别为 v_0 和 u，血液的流动速度为 v，θ 是入射波、反射波与血流方向间的夹角. 由式(4-73)可知，血液接收到的频率为

$$\nu' = \frac{u + v\cos\theta}{u}\nu_0$$

超声波入射至血液后将引起反射或散射，其中部分反射或散射波被接收器接收. 对反射或散射的回波而言，血液是声源，其频率为ν'，速度为v. 因为血液在流动，接收器不动，根据式(4-75)可得接收器接收到的回波频率ν''为

$$\nu'' = \frac{u}{u - v\cos\theta}\nu'$$

将ν'代入上式得

$$\nu'' = \frac{u + v\cos\theta}{u - v\cos\theta}\nu_0$$

探头接收到的频率与发射的频率之差为

$$\Delta\nu = \nu'' - \nu_0 = \frac{2v\cos\theta}{u - v\cos\theta}\nu_0$$

由于$u \gg v\cos\theta$，因此上式可简化为

$$\Delta\nu = \frac{2v\cos\theta}{u}\nu_0 \tag{4-84}$$

由于血管中运动的血细胞很多，且速度不同，所以探头上获得的应是各种频率散射回波信号的叠加，真正测得血流速度及血流量还需使用频谱分析和运动目标跟踪技术等.

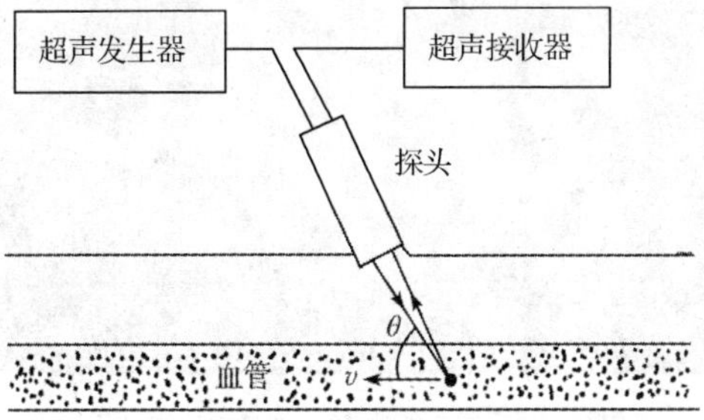

图 4-42　多普勒频移测量原理

5. *彩超*

彩色多普勒血流显像仪(简称彩超)在多普勒二维成像的基础上，通过实时彩色编码把反映血流动态的多普勒信号用彩色实时地显示出来. 通常红色表示朝向探头的血流，蓝色表示离开探头的血流，而湍流的程度用绿色成分的多少表示，色彩的亮度表示速率大小，如图 4-43 所示.

彩超的工作原理是：利用多道选通技术在同一时间内获取多个采样容积上的回波信号，结合相控阵扫描技术对已采样的回波信号进行频谱或自相关处理，获取速度大小、方向及方差等信息，将提取的信号送入彩色处理器，经彩色编码后将信号转变为红色、蓝色、绿色等送彩色显示器显示. 通过彩超提供的血流频谱图，便可定量获取局部血流的速率大小、血流速度的离散度等指标. 利用实时二维彩色超声多普勒成像系统，将血流图像与 B 超图像同步显示，一方面可展现诊断部位的解剖图像，另一方面可显示在心动周期不同时相上的血流情况，它对定性分

析心脏及大血管的形态和定量分析血流动力学特性具有重要意义，为心血管疾病的诊断提供了一种可靠的先进手段.

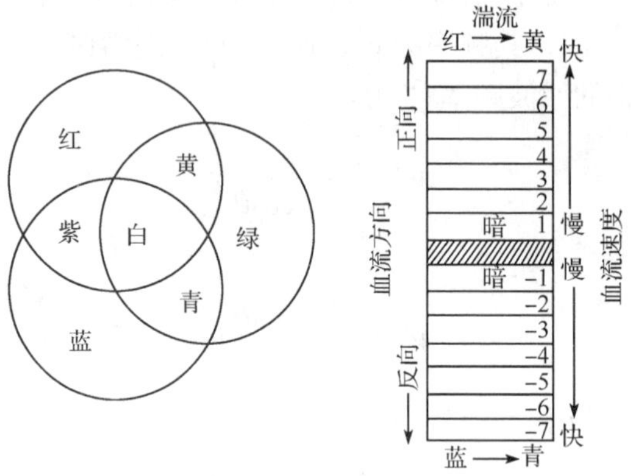

图 4-43　血流彩色显示规律

图 4-44 为颈动脉和颈静脉彩超成像.

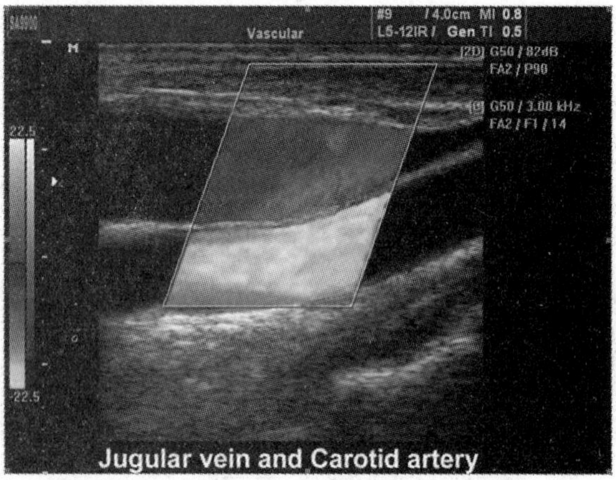

图 4-44　颈动脉和颈静脉彩超成像

思考题与习题四

4-1　什么是简谐振动？说明下列振动是否为简谐振动.

(1)拍皮球时球上下运动；

(2)一小球在半径很大的光滑凹球面底部小幅摆动.

4-2　阻尼振动的周期决定于什么？振幅决定于什么？

4-3　稳定后，受迫振动的振幅决定于什么？周期决定于什么？

4-4　轻弹簧的一端相接小球沿 x 轴作简谐振动，振幅为 A. 若 t=0，小球的运动状态分别为

(1) $x=-A$；

(2)过平衡位置，向 x 轴正方向运动；

(3)过 $x=A/2$ 处，向 x 轴负方向运动；

(4)过 $x=A/\sqrt{2}$ 处，向 x 轴正方向运动.

试确定上述各种状态的初相位. $(\pi;\ \frac{3}{2}\pi;\ \frac{\pi}{3};\ -\frac{\pi}{4})$

4-5 一沿 x 轴作简谐振动的物体，振幅为 5.0×10^{-2} m，频率为 2.0 Hz，在 t=0 时，振动物体经平衡位置处向 x 轴正方向运动，求振动表达式. $(x=5\times10^{-2}\cos(4\pi t+\frac{3}{2}\pi)\ \text{m})$

4-6 有一弹簧振子，质量 m=0.01 kg，劲度系数 k=0.49 N·m^{-1}，t=0 时小球过 x_0=0.04 m 处，并以 v_0=0.21 m·s^{-1} 的速度沿 x 轴正方向运动，试求：弹簧振子的(1)振幅；(2)初位相；(3)振动表达式.

$(A=0.05\ \text{m};\ \varphi_0=-0.64\ \text{rad};\ x=0.05\cos(7t-0.64)\ \text{m})$

4-7 作简谐振动的小球，速度最大值 v_m=0.03 m·s^{-1}，A=0.02 m，若令速度具有正最大值的某时刻为 t=0，试求：(1)振动的周期；(2)加速度最大值；(3)振动表达式. $(4.2\ \text{s};\ 4.5\times10^{-2}\ \text{m}\cdot\text{s}^{-2};\ x=0.02\cos(1.5t-\pi/2)\ \text{m})$

4-8 一质点同时参与两个在同一直线上的简谐振动，其表达式各为

$$x_1=4\cos\left(3\pi t+\frac{\pi}{3}\right)$$

$$x_2=3\cos\left(3\pi t-\frac{\pi}{6}\right)$$

试写出合振动的表达式. $(x=5\cos(3\pi t+0.403))$

4-9 一质点同时参与两个相互垂直的简谐振动，其表达式各为

$$x=A\cos\omega t$$

$$y=2A\cos\left(\omega t+\frac{\pi}{2}\right)$$

试求合成振动的形式. $\left(\frac{x^2}{A^2}+\frac{y^2}{4A^2}=1，\text{顺时针旋转的椭圆}\right)$

4-10 已知波函数为 $y=A\cos(bt-cx)$，试求：波的振幅、波速、频率、波长.

$\left(\text{振幅}A;\ \text{波长}\frac{2\pi}{c};\ \text{频率}\frac{b}{2\pi};\ \text{波速}\frac{b}{c}\right)$

4-11 有一列平面简谐波，坐标原点按 $y=A\cos(\omega t+\varphi)$ 的规律振动. 已知 A=0.10 m，T=0.50 s，λ=10 m. 试求：(1)波函数表达式；(2)波线上相距 2.5 m 的两点的相位差；(3)假如 t=0 时处于坐标原点的质点的振动位移为 y_0=0.050 m，且向平衡位置运动，求初相位，并写出波函数.

$\left(y=0.10\cos\left[2\pi\left(2.0t-\frac{x}{10}\right)+\varphi\right]\text{m};\ \frac{\pi}{2};\ y=0.10\cos\left[2\pi\left(2.0t-\frac{x}{10}\right)+\frac{\pi}{3}\right]\text{m}\right)$

4-12 一简谐横波以 0.8 m·s^{-1} 的速度沿一长弦线传播. 在 x=0.1 m 处，弦线质点的位移随时间的变化关系为 $y=0.05\sin(1.0-4.0t)$，试写出波函数.

(沿 x 轴正向 $y=0.05\sin(5x-4t+0.5)$；沿 x 轴负向 $y=0.05\sin(-5x-4t+1.5)$)

4-13 P 和 Q 是两个同方向、同频率、同相位、同振幅的波源所在处. 设它们在介质中产生的波长为 λ，PQ 之间的距离为 1.5λ. R 是 PQ 连线 Q 点外侧的任意一点. 试求：(1) PQ 两点发出的波到达 R 时的相位差；(2) R 点的振幅. $(3\pi;\ 0)$

4-14 设平面横波 1 沿 BP 方向传播，它在 B 点的振动方程为 $y_1=2.0\times10^{-3}\cos2\pi t$，平面横波 2 沿 CP 方向传播，它在 C 点的振动方程为 $y_2=2.0\times10^{-3}\cos(2\pi t+\pi)$，两式中 y 的单位是 m，t 的单位是 s. P 处与 B 相距 0.4 m 与 C 相距 0.5 m，波速为 0.2 m·s^{-1}. 求：(1)两波传到 P 处时的相位差；(2)在 P 处合振动的振幅；(3)如果在 P 处相遇的两横波，振动方向互相垂直，再求合振动的振幅. $\left(0;\ 4\times10^{-3}\ \text{m};\ 2\sqrt{2}\times10^{-3}\ \text{m}\right)$

4-15 沿绳子行进的横波波函数为 $y=0.10\cos(0.01\pi x-2\pi t)$ m. 试求：(1)波的振幅、频率、传播速度和波长；(2)绳上某质点的最大横向振动速度. (0.10 m，1.0 Hz，200 m·s^{-1}，200 m；0.63 m·s^{-1})

4-16　弦线上驻波相邻波节的距离为 65 cm，弦的振动频率为 2.3×10^2 Hz，求波的波长和传播速度.
（1.3 m；3.0×10^2 $m\cdot s^{-1}$）

4-17　一个窗户的面积是 1 m^2，向街而开，窗外的声强级是 60 dB，问传入窗内声波的声功率是多少？（10^{-6} W）

4-18　由许多声源发至某一点的声波强度是各声波强度的和. 如果有 5 个相同的喇叭同时广播，所测得的声强级较一个喇叭多多少分贝？（7 dB）

4-19　距一点声源 10 m 的地方，某声强级是 20 dB，若不计吸收衰减，求：(1)距离声源 5.0 m 处的声强级？(2)距离声源多远，声音会听不见？（26 dB，100 m）

4-20　震耳欲聋的雷声声强级是 110 dB，树叶微动声约为 10 dB，问其声强比是多少？

4-21　沿直线行驶的列车通过某站台时，观测到列车发出的汽笛频率由 1200 Hz 下降为 1000 Hz，已知空气中声速为 340 $m\cdot s^{-1}$，求列车的速度.（30.9 $m\cdot s^{-1}$）

4-22　用连续型多普勒诊断仪研究心脏壁的运动速率. 超声频率为 5 MHz，垂直入射心脏(即入射角为 0°)，已知声速为 1500 $m\cdot s^{-1}$，测得的多普勒频移为 500 Hz，求此瞬间心脏壁的运动速率大小.（7.5 $cm\cdot s^{-1}$）

阅读材料

一、多普勒介绍

克里斯琴·约翰·多普勒(Christian Johann Doppler，1803～1853)是奥地利物理学家及数学家，如图 4-45 所示. 1842 年，他在文章“*On the Colored Light of Double Stars*”提出“多普勒效应”(Doppler effect)，主要内容为：物体辐射的波长因为光源和观测者的相对运动而产生变化.

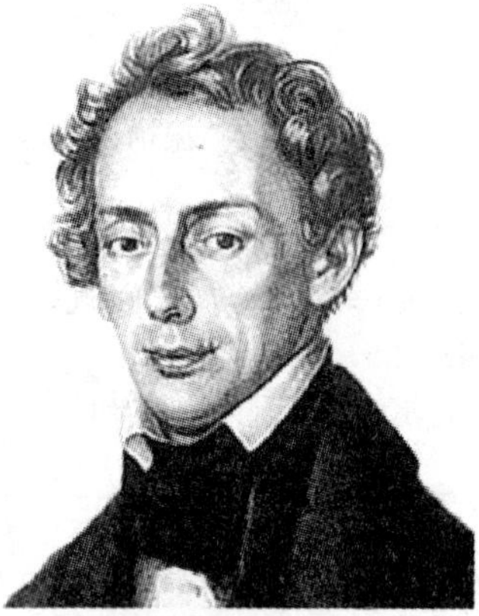

图 4-45　多普勒

1842 年的一天，他正路过铁路交叉处，恰逢一列火车从他身旁驰过，他发现火车从远而近时汽笛声变响，音调变尖，而火车从近而远时汽笛声变弱，音调变低. 他对这个物理现象感到极大兴趣，并进行了研究. 发现这是由于声源与观察者之间存在着相对运动，使观察者听到的声音频率不同于声源频率的现象.

多普勒效应不仅适用于声波，它也适用于所有类型的波，包括电磁波. 科学家爱德文·哈勃(Edwin Hubble)使用多普勒效应得出宇宙正在膨胀的结论. 他发现远离银河系的天体发射的光线频率变低，即移向光谱的红端，称为红移，天体离开银河系的速度越快红移越大，这说明这些天体在远离银河系. 反之，如果天体正移向银河系，则光线会发生蓝移.

多普勒效应在近代科学中有着广泛的应用. 它常用于测量运动物体视线速度，如雷达向飞机发射已知频率的电磁波并接收回波，由回波与发射波频率之差可定出飞机以多大的速度靠近雷达. 交通警察向行进中的车辆发射频率已知的电磁波同时测量反射波的频率,根据反射波的频率变化的多少就能知道车辆的速度. 超声波的多普勒效应也可以用于医学的诊断,也就是我们常说的彩超. 彩超简单地说就是高清晰度的黑白B超再加上彩色多普勒.

二、次声波

除超声波外，次声波的研究和应用也日益发展. 次声波频率低，和声波相比较，大气对次声波的吸收是很小的，能传播数千公里以上. 例如，1883 年苏门答腊和爪哇之间一次火山爆发产生的次声波，绕地球三周，历时 108 小时. 由于次声波的频率与人体一些组织器官的固有频率很接近，当次声波作用人体时，使人体的器官产生共振，因而一定强度的次声波能使人头晕、恶心、呕吐、丧失平衡感觉等. 晕车、晕船就是行驶的车、船产生的次声波所致. 许多住在高层建筑上的人在有风暴时会感到头晕恶心,这也是次声波作怪的缘故. 次声波的传播速度和声波相同，随着各种次声波探测器的发展，次声不仅成为研究地球、海洋、大气大规模运动的有力工具，而且也可用于军事侦察. 对次声波的产生、传播、接收、影响和应用的研究，导致现代学的一个新分支的形成，这就是次声学.

（王昌军　陈　涛）

第五章 分子动理论

空气中弥漫着各种气味，杯子中的水会慢慢减少变干. 这表明宏观物体的分子或原子都处在永不停息的、无规则的分子热运动之中(thermal motion). 牙科医生在填充牙缺陷时，为什么要考虑温度对填充材料的影响? 肿瘤热疗加热技术的物理原理是什么? 临床上为什么可以用白陶土或活性炭来吸附胃肠道里的细菌、色素? 临床上做静脉注射和输液时，为什么管中不能留有气泡?

研究发现，生命过程中如呼吸和血液等与分子的热运动规律和液体表面性质有密切联系，同时分子热运动的相关规律也为抗癌药物研究、生物大分子结构研究、药物设计、蛋白质工程等方面提供新的研究思路和理论基础. 因此分子动理论及其研究方法，对于解释和分析生命现象具有重要的意义. 本章将介绍分子动理论的一些基本知识及液体的表面现象，为今后学习和了解生命现象中的热力学过程提供必要的基础.

第一节 物质的微观结构

人们在长期观察和大量实验基础上发现，宏观物体通常是由大量的分子或原子组成的. 分子和原子都是微观粒子，具有大小、质量、速度、能量等，这些用来表示单个微观粒子状态的物理量称为微观量(microscopic quantity). 一般在实验室中测得的是表示大量分子集体特征的物理量，称为宏观量(macroscopic quantity)，例如，气体的温度、压强、热容等都是宏观量. 由于组成宏观物体的分子或原子数量巨大，无法用常规力学方法来研究. 单个粒子的运动具有很大的偶然性，因此粒子的微观量是很难精确测量的，但对大量分子的整体而言，运动时却能表现出特定的规律性，即存在一定的统计性. 分子动理论就是从物质的微观结构出发，应用微观粒子运动的力学定律和统计方法，求出微观量的统计平均值，用以解释和揭示物体的宏观现象和宏观规律的本质. 固体和液体的分子不会散开而能保持一定的体积，是因为分子之间存在相互吸引力；而固体和液体也难以压缩，即使气体也不能无限制地压缩，这又说明分子之间还存在强大的斥力. 分子间的引力和斥力统称为分子力(molecular force). 根据实验和近代理论分析，物体分子间作用力 F 与分子间距离 r 的关系可表示为

$$F = \frac{C_1}{r^m} - \frac{C_2}{r^n} \tag{5-1}$$

式中，C_1、C_2、m、n 都是正数，需根据实验数据确定. 一般来讲，不同分子的 m 取值在 10～14，n 一般在 4～7. 式(5-1)第一项表示斥力；第二项为负值，表示引力. 由于 m 和 n 都比较大，所以分子力随着分子间距离的增加而急剧减小，故称为短程力(short-range force). 短程力只作用于很短的距离，超过有效作用距离后，作用力实际上可以完全忽略. 由于 $m>n$，所以斥力的有效作用距离比引力小. 分子力 F 与分子间距离 r 的关系如图 5-1(a)所示.

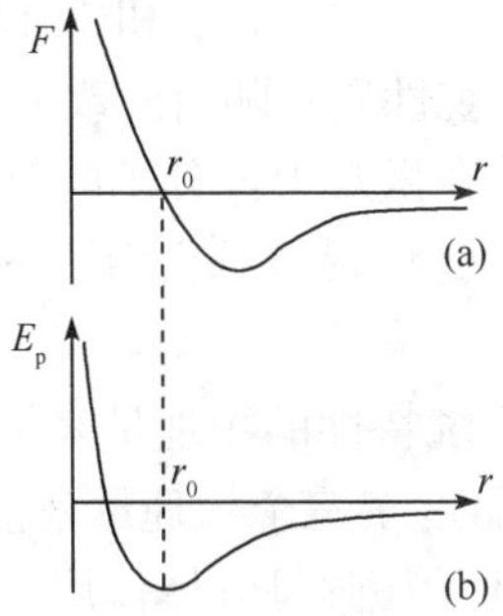

图 5-1　分子间作用力 F、分子势能 E_p 与分子间距离 r 的关系

(1) 当 $r=r_0$ (r_0 的数量级约为 10^{-10} m) 时，斥力等于引力，$F=0$，分子处于平衡状态，此时 $F=0$，这个位置 r_0 称为平衡位置.

(2) 当 $r_0<r_0$ 时，相当于分子紧挨在一起，斥力大于引力，分子力表现为斥力，且随 r 的减少而急剧增加.

(3) 当 $r>r_0$ 时，斥力小于引力，分子力表现为引力. 当 r 大于某一数值时，引力渐渐趋于零，分子力可认为零，这个距离叫做分子的有效作用半径. 如果把两个分子拉开或靠拢，就必须相应地施加拉力或压力，以克服两分子间的引力或斥力. 为改变分子间距离而施加的外力所做的功，转变为分子间相互作用的势能 E_p，分子间的这种相互作用也可以用分子间的势能曲线来描述. 它与分子间距离 r 的关系如图 5-1(b) 所示.

(1) 当 $r=r_0$ 时，即 $F=0$，势能最低，分子处于稳定状态. 这一位置正好是图 5-1(a) 中 $F=0$ 的位置.

(2) 当 r 偏离 r_0 时，势能增大，$F\neq 0$，分子力力图使分子回到势能最小的位置.

(3) 分子热运动的能量中势能使分子趋于团聚，动能使分子趋于离散，两种趋势相互对立，其结果导致物质状态不同.

综上所述，一切物体都是由大量的分子组成；所有分子都处在不停的无规则的热运动之中；分子间存在力的相互作用，分子热运动是物质的基本属性. 这就是物体微观结构的基本概念.

第二节　理想气体分子动理论

气体动理论的主要内容之一是研究大量分子无规则热运动的规律. 单个分子的运动遵循牛顿力学定律，而大量气体分子整体却遵循统计规律，它是建立在理想气体模型和统计平均的基础上的. 本节从分子热运动的基本观点出发，采用统计的方法，推导出理想气体所遵循的宏观规律，从而揭示理想气体宏观特性的微观本质.

一、理想气体状态方程

所有系统的宏观状态可以分为两类，平衡态和非平衡态. 平衡态是一种较简单的，也是一种较重要的宏观状态. 在一密闭容器中的一定质量的气体，只要它与外界没有能量的交换，内部也没有任何形式的能量交换(如化学变化或原子核反应)，那么不论气体的原始状态如何，经过相当长的时间后，终将达到各部分具有相同的温度和压强的状态，并且长期维持这一状态不变. 在不受外界影响的条件下，系统的宏观性质不随时间改变的状态称为平衡态(equilibrium state). 平衡态只是一种宏观上的寂静状态，在微观上，分子的热运动是永不停息的，系统的平衡态是一种动态平衡. 原来处于非平衡态的气体，最终都会由于分子的热运动和分子间的相互碰撞达到平衡态.

系统的平衡态可以用一些表示系统特性的物理量来描述，这些量称之为态参量. 对于一定质量的气体，可用体积 V、压强 p、温度 T 三个物理量来描述它的状态. 这里的体积是指气体分子活动的空间范围，单位为 m^3；气体的压强是气体作用在容器单位面积上的指向器壁的垂直作用力，是分子对器壁碰撞的宏观表现，单位为 Pa，温度由系统内部热运动状态所决定，是组成物质的大量分子无规则运动剧烈程度的表现和度量. 为了给出温度的读数，规定了温标，也就是温度的数值表示法，常用的温标有两种，一种是摄氏温标 t，单位为℃；另一种是热力学温标 T，单位为 K. 在这里，我们通常采用热力学温标 T. 实验表明，在通常温度和压强下，这三个状态参量之间存在着一定的关系式，称为气体的状态方程. 在任何情况下，理想气体的状态参量均遵守如下关系：

$$pV = \frac{M}{M_{\text{mol}}} RT \tag{5-2}$$

此式称为理想气体的状态方程(equation of state of ideal gas). 式中，R=8.314 J·mol^{-1}·K^{-1} 称为摩尔气体常量，与气体的性质无关. M_{mol} 是摩尔质量，M 为容器中气体的质量.

理想气体实际上是不存在的，它只是真实气体的近似. 一般气体，在压强不太大和温度不太低的情况下近似满足式(5-2).

二、理想气体微观模型

在标准状态下，气体分子间的平均距离大约是其自身大小的 10 倍，因此，可以把其他看作是分子间有很大距离的分子的集合. 根据这一实际情况，人们提出理想气体的微观模型：

(1) 同种气体分子的大小和质量完全相同.

(2) 分子本身的大小比分子间的平均距离小得多，分子可近似看成质点(或单原子分子)，并遵从牛顿力学规律.

(3) 气体分子之间以及气体分子与容器之间的作用力可以忽略不计.

(4) 气体分子之间的碰撞和气体分子与容器的碰撞是完全弹性的.

(5) 平衡态时，在容器内气体分子的运动是完全紊乱的，气体各部分密度均相同，且任一时刻沿任一方向运动的分子数相等.

(6) 气体分子的动能，平均来说远比它们在重力场中的势能要大，所以分子的重力势能可以忽略不计.

总之理想气体可看作是由大量的、自由的、不断作无规则运动的、大小可忽略不计的弹性小球所组成. 由以上假设所推得的结果在一定范围内可以解释真实气体的基本性质.

个别分子的运动是无规则的，对大量分子的集体表现我们可以运用统计的方法，求出大量分子的一些微观量的统计平均值，并以此解释实验中观测到的物体的宏观量(如气体的温度、压强、热容等).

三、理想气体的压强公式

装于容器中的理想气体分子，除相互之间不断发生碰撞外，还将不断地与容器壁碰撞，就任一分子来说，它碰在器壁的什么地方、给予器壁多大的冲量都是偶然的，碰撞也是断续的. 但就整个容器内的气体而言，每一时刻都有大量的分子和器壁碰撞. 可以认为，容器内的气体施于器壁的宏观压强就是大量分子碰撞器壁的结果. 根据理想气体分子模型，气体分子可视为一个个极小的弹性质点，服从经典的力学规律. 运用统计方法，对大量分子的微观量求平均值，可在数量上建立压强和分子运动之间的联系.

设一定质量的理想气体在容器中处于平衡态，单位体积内分子数为 n(即分子数密度)，每个分子的质量为 m，则该气体的压强为

$$p=\frac{1}{3}mn\overline{v^2}=\frac{2}{3}n\cdot\left(\frac{1}{2}m\overline{v^2}\right) \tag{5-3}$$

式中，$\overline{v^2}$ 为大量分子平动速度的平方的平均值，$\frac{1}{2}m\overline{v^2}$ 表示分子的平均平动动能. 此式称为理想气体的压强公式. 由式(5-3)可知，气体的压强 p 与单位体积内的分子数 n 和分子的平均平动动能成正比，n 和平均平动动能越大，压强也越大. 它把宏观量压强 p 与微观量分子的平均平动能联系起来了. 值得注意的是，压强是大量气体分子对器壁碰撞而产生的，它反映了器壁所受大量分子碰撞时所给冲力的统计平均效果. 若容器中只有少量几个分子，压强就失去了意义.

理想气体的压强公式是气体动理论的基本公式之一. 它把宏观量压强和微观量分子数密度以及分子平动动能的统计平均值联系起来，从而揭示了压强的微观本质和统计意义.

下面介绍式(5-3)的推导过程.

边长为 l_1，l_2 及 l_3 的长方形容器，体积为 $V=l_1l_2l_3$，其中有 N 个同类单原子分子，每个分子的质量都为 m. 因为在平衡态时气体内部各处压强完全相同，以与 x 轴垂直的器壁 A_1 面为例，只要计算出 A_1 面的压强即可(图 5-2(a)).

先研究一个分子 a，其速度为 $\overline{v}$，速度分量为 v_x，v_y，v_z (图 5-2(b)).

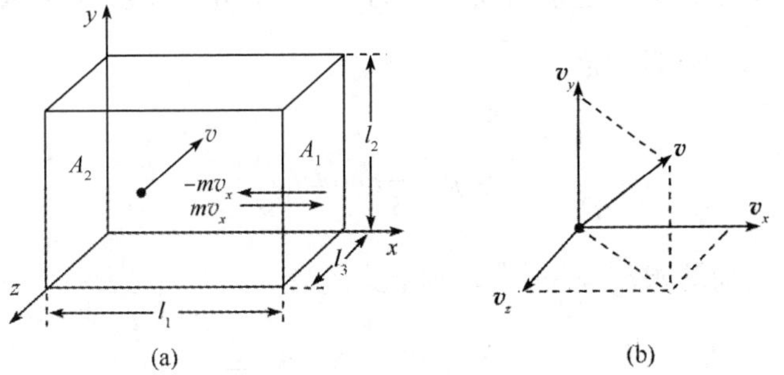

图 5-2　气体的压强

分子 a 与 A_1 面作弹性碰撞时，在 x 轴上的分速度由 v_x 变为 $-v_y$，由动量定理可知，分子 a 受 A_1 面给它的作用力 f_a 的冲量 I_a 等于它的动量的增量，即

$$I_a = (-mv_x) - mv_x = -2\,mv_x$$

作用力 f_a 的方向设为$-x$ 轴方向.

由牛顿第三定律，分子 a 对 A_1 面的作用力 f_a' 的冲量 $I_a' = -I_a = 2mv_x$，f_a' 的方向沿$+x$ 轴方向，f_a' 是一种间歇性的冲力(作用时间极短，约 10^{-3} s). 分子 a 与 A_1 面相碰后，沿 x 轴以$-v_x$ 弹回，飞向 A_2 面，与 A_2 面相碰后，又以 v_x 与 A_1 面再次相碰，分子 a 与 A_1 面连续两次相碰之间在 x 轴方向上所移动的距离为 $2l_1$，所需时间为 $\Delta t_a = 2l_1/v_x$. 所以，单位时间内分子 a 与 A_1 面的碰撞次数为 $v_x/2l_1$ 次.

于是，在单位时间内，分子 a 作用在 A_1 面上的总冲量，也就是分子 a 作用于 A_1 面上的平均冲力，为

$$f_a' = (2\,mv_x)\frac{v_x}{2l_1}$$

容器内有大量气体分子，它们与 A_1 面连续不断地碰撞，使 A_1 面受到一个几乎连续不断的作用力，这个力应等于 N 个分子在单位时间内对 A_1 面的平均冲力之总和，即

$$F = \sum_i f_i' = 2mv_{1x}\frac{v_{1x}}{2l_1} + 2mv_{2x}\frac{v_{2x}}{2l_1} + \cdots + 2mv_{Nx}v\frac{v_{Nx}}{2l_1} = \frac{m}{l_1}(v_{1x}^2 + v_{2x}^2 + \cdots + v_{Nx}^2)$$

其中，v_{1x}^2，v_{2x}^2，…，v_{Nx}^2 是各个分子的速度在 x 轴上的分量. 所以，平均起来 A_1 面所受的压强为

$$p = \frac{F}{l_2 l_3} = \frac{m}{l_1 l_2 l_3}(v_{1x}^2 + v_{2x}^2 + \cdots + v_{Nx}^2) = \frac{Nm}{l_1 l_2 l_3}\frac{v_{1x}^2 + v_{2x}^2 + \cdots + v_{Nx}^2}{N}$$

由气体分子热运动的统计性假设知

$$\frac{v_{1x}^2 + v_{2x}^2 + \cdots + v_{Nx}^2}{N} = \overline{v_x^2} = \frac{1}{3}\overline{v^2}$$

上式是容器中所有分子在 x 方向速度分量平方的平均值，用 $\overline{v^2}$ 表示. 又因单位体积内的分子数(分子数密度) $n = \dfrac{N}{l_1 l_2 l_3}$，所以压强

$$p = \frac{1}{3}nm\overline{v^2}$$

引入气体分子的平均平动动能 $\overline{\varepsilon_k} = \dfrac{1}{2}m\overline{v^2}$，则上式成为

$$p = \frac{2}{3}n\left(\frac{1}{2}m\overline{v^2}\right) = \frac{2}{3}n\overline{\varepsilon_k}$$

上式称为理想气体的压强公式. 它表明，气体压强本质上是气体分子碰撞器壁的平均冲力，其正比于单位体积内的分子数和分子的平均平动动能. 理想气体压强公式是反应大量分子行为的一种统计规律，并非力学定律. 对个别分子而言，气体压强没有意义. 气体压强公式给出了三个统计平均量之间的关系. 压强是可以直接测量的宏观量，而平均平动动能则不能.

四、理想气体的能量公式和能量均分原理

1. 理想气体的能量公式

将理想气体的压强公式 $p=\dfrac{2}{3}n\left(\dfrac{1}{2}m\overline{v^2}\right)$ 和理想气体状态方程 $pV=\dfrac{M}{M_{\mathrm{mol}}}RT$ 结合起来可导出气体温度与分子平均平动动能的关系，从而揭示了温度的微观本质.

利用上面两式消去压强 p，得

$$\frac{1}{2}m\overline{v^2}=\frac{3}{2}\frac{1}{n}\frac{M}{M_{\mathrm{mol}}}\frac{RT}{V} \tag{5-4}$$

因为 $n=\dfrac{N}{V}$，而 $N=\dfrac{M}{M_{\mathrm{mol}}}N_{\mathrm{A}}$（$N_{\mathrm{A}}$ 为阿伏伽德罗常量，$N_{\mathrm{A}}=6.022\times10^{23}\ \mathrm{mol^{-1}}$），代入式(5-4)得到分子的平均平动动能(average translational kinetic energy) $\overline{\varepsilon}_{\mathrm{k}}$ 为

$$\overline{\varepsilon}_{\mathrm{k}}=\frac{1}{2}m\overline{v^2}=\frac{3}{2}\frac{R}{N_{\mathrm{A}}}T=\frac{3}{2}kT \tag{5-5}$$

式中，$k=R/N_{\mathrm{A}}$ 称为玻耳兹曼常量(Boltzmann constant)，其值为 $k=1.381\times10^{-23}\ \mathrm{J\cdot K^{-1}}$. 式(5-5)称为理想气体的能量公式，也常称为温度公式. 它表明，处于平衡态时的理想气体，其分子的平均平动动能与气体的温度成正比.

将能量公式(5-5)代入压强公式(5-3)，可得

$$p=\frac{2}{3}n\cdot\frac{3}{2}kT=nkT \tag{5-6}$$

可见，在相同的温度和压强下，各种气体在相同的体积内所含的分子数相等，即分子数密度相同. 式(5-6)称为阿伏伽德罗定律.

由上述分析可知：

(1) 理想气体的温度是气体分子平均平动动能的量度. 气体的温度越高，分子的平均平动动能越大，分子热运动的程度就越激烈. 因此，可以说温度是表征大量分子热运动激烈程度的宏观物理量，是大量分子热运动的集体表现.

(2) 与压强一样，温度也是一个统计量，对个别分子，说它有多少温度是没有意义的. 这就是温度的微观本质和统计意义.

(3) 不同种类的两种理想气体，只要温度 T 相同，则分子的平均平动动能相同；反之，当它们的分子平均平动动能相同时，则它们的温度一定相同.

2. 气体分子的自由度

前面讨论气体分子的热运动时，只考虑了分子的平动. 实际上，除单原子分子外，一般分子的运动并不限于平动，还有转动和分子内原子间的振动. 为了确定分子的各种形式运动能量的统计规律，需要引进自由度的概念.

完全确定一个物体在空间的位置所需要的独立坐标数目，叫做这个物体的自由度(degree of freedom). 通常以 i 表示分子总的自由度，t 表示平动自由度，r 表示转动自由度，s 表示振动自由度，气体分子的自由度随其结构而异.

(1) 单原子分子，如氦 He、氖 Ne、氩 Ar 等分子只有一个原子，可看成自由质点，所以有 3 个平动自由度 $i=t=3$ (图 5-3 (a)).

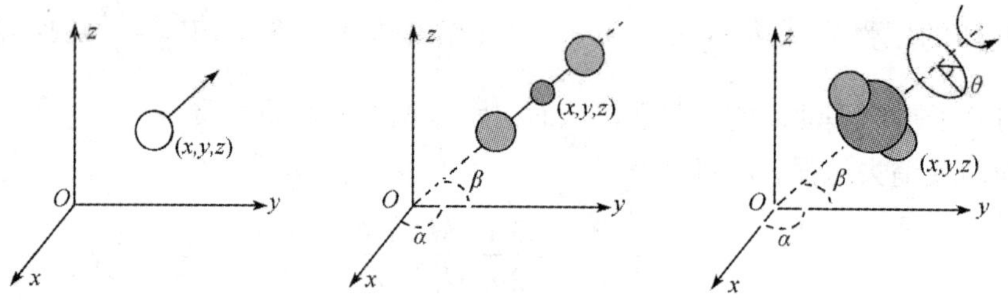

(a)单原子分子　(b)双原子分子　(c)三原子分子

图 5-3 气体分子的自由度

(2) 刚性双原子分子，如氢 H_2、氧 O_2、氮 N_2、一氧化碳 CO 等分子，两个原子间连线距离保持不变. 就像两个质点之间由一根质量不计的刚性细杆相连着(如同哑铃)，确定其质心 o' 的空间位置，需 3 个独立坐标(x，y，z)；确定质点连线的空间方位，需两个独立坐标(如 α，β)，而两质点绕连线的转动没有意义. 所以刚性双原子分子有 3 个平动自由度、2 个转动自由度，总共有 5 个自由度 $i=t+r=3+2=5$ (图 5-3 (b)).

(3) 刚性三原子或多原子分子，如二氧化碳 CO_2、水蒸气 H_2O、氨 NH_3 等，只要各原子不是直线排列的，就可以看成自由刚体，除确定刚性双原子的五个自由度外，还需要有一个确定分子绕通过质心轴转动的角度坐标 θ，因此有三个平动自由度和三个转动自由度，共 6 个自由度，$i=t+r=3+3=6$ (图 5-3 (c)).

常温下测得的分子自由度与刚性原子基本一致，只有当温度较高时，两个分子之间的距离才发生变化，这时需考虑振动自由度.

3. 能量按自由度均分原理

已知理想气体分子的平均平动动能为

$$\overline{\varepsilon}_{\mathrm{k}}=\frac{1}{2}m\overline{v^2}=\frac{3}{2}kT$$

因气体分子都有三个平动自由度，即

$$\frac{1}{2}m\overline{v^2}=\frac{1}{2}m\overline{v_x^2}+\frac{1}{2}m\overline{v_y^2}+\frac{1}{2}m\overline{v_z^2}=\frac{3}{2}kT$$

根据平衡态时，大量气体分子热运动的统计假设 $\overline{v_x^2}=\overline{v_y^2}=\overline{v_z^2}=\frac{1}{3}\overline{v^2}$ ，所以

$$\frac{1}{2}m\overline{v_x^2}=\frac{1}{2}m\overline{v_y^2}=\frac{1}{2}m\overline{v_z^2}=\frac{1}{2}kT \tag{5-7}$$

上式说明，温度为 T 的气体，其分子所具有的平均平动动能可以均匀地分配给每一个平动自由度，即每一个平动自由度都具有相同的动能 $\frac{1}{2}kT$.

由于气体大量分子的无规则运动和频繁地碰撞，分子的能量互相转换，不可能有某种运动形式特别占优势. 因此，平均说来，在平衡态下，无论分子作何种运动，分子的每一个自由度都

具有相同的平均动能，其大小都是$\frac{1}{2}kT$. 这就是能量按自由度均分原理(equiparition theorem)，亦称能量均分原理.

根据能量按自由度均分原理，如果某种气体的分子有 t 个平动自由度，r 个转动自由度和 s 个振动自由度，则每个分子平均分配到的平动动能为$\frac{t}{2}kT$，平均转动动能为$\frac{r}{2}kT$，平均振动动能为$\frac{s}{2}kT$，所以，一个分子的平均总动能为

$$\bar{\varepsilon}_{\mathrm{k}}=\frac{1}{2}(t+r+s)\,kT$$

通常不考虑分子内原子的振动，只考虑分子的平动自由度 t 和转动自由度 r，分子总的自由度为 $i=t+r$. 这样，一个分子的平均总能量为

$$\bar{\varepsilon}_{\mathrm{k}}=\frac{i}{2}kT \tag{5-8}$$

必须指出，能量按自由度均分原理是对大量分子统计平均的结果，对于个别分子来说，在某一瞬时它的各种形式的动能可与平均值有很大的差别，且不一定按自由度均分. 但对大量分子整体来说，一个自由度的能量可以转化为另一个自由度的能量，一个自由度的能量多了，在碰撞、传递、转化时变为其他自由度能量的概率就大，因此，在平衡状态时，能量就被自由度平均分配了.

例 5-1　容器内贮有气体，压强为1.33×10^{-6} Pa，温度为 300 K. 问此气体的分子数密度为多少？这些分子的总平动动能是多少？

解　由$p=nkT$，得

$$n=\frac{p}{kT}=\frac{1.33\times10^{-6}}{1.381\times10^{-23}\times300}=3.21\times10^{14}$$

一个分子的平均平动动能为

$$\bar{\varepsilon}_{\mathrm{k}}=\frac{1}{2}m\overline{v^2}=\frac{3}{2}kT$$

单位体积内分子的总平均平动动能为

$$E_{\mathrm{k}}=n\bar{\varepsilon}_{\mathrm{k}}=\frac{p}{kT}\times\frac{3}{2}kT=\frac{3}{2}p=2.0\times10^{-6}\ \mathrm{J\cdot m^{-3}}$$

单位体积内有3.21×10^{14}个分子；这些分子的总平动动能为$2.0\times10^{-6}\ \mathrm{J\cdot m^{-3}}$.

五、理想气体定律的推导

从理想气体的压强公式和能量公式出发，可以导出理想气体的一些实验定律. 下面推导阿伏伽德罗定律和道尔顿分压定律.

1. 阿伏伽德罗定律

将式(5-5)代入理想气体的压强公式 $p=\frac{2}{3}n\left(\frac{1}{2}m\overline{v^2}\right)=\frac{2}{3}n\overline{\varepsilon}_k$，可得

$$p=\frac{2}{3}n\left(\frac{1}{2}m\overline{v^2}\right)=\frac{2}{3}n\cdot\frac{3}{2}kT=nkT$$

由上式可知，在相同的温度和压强下，各种气体在相同的体积内所含的分子数相等，这就是阿伏伽德罗定律的另一种表达.

在标准状态下，即 $p=1.013\times10^5$ Pa，$T=273$ K 时，任何气体在 1 m^3 中所含的分子数都等于 $n_0=2.6871\times10^{25}\ m^{-3}$. 这个数称为洛施密特常量.

2. 道尔顿分压定律

设在同一容器中有 n 种彼此不起化学作用的气体，它们的温度相同，每种气体的分子数密度分别为 $n_1, n_2, \cdots, n_N$, 则总的分子数密度为 $n=n_1+n_2+\cdots+n_N$，由式(5-6)得

$$p=nkT=(n_1+n_2+\cdots+n_N)kT=n_1kT+n_2kT+\cdots+n_NkT=p_1+p_2+\cdots+p_N \tag{5-9}$$

式中，$p_1=n_1kT$，$p_2=n_2kT$，$\cdots$，$p_N=n_NkT$，分别表示第一种，第二种，…，第 N 种气体的分压强，式(5-9)称为道尔顿分压定律. 它说明，混合气体的总压强等于各组成气体的分压强之和，而各组成气体的分压强是独立产生的，其大小与其他气体是否存在无关.

道尔顿分压定律在很多方面都有应用，这里仅举出与人体生命活动密切相关的两个例子.

(1)气体的扩散方向. 实验表明，混合气体中某气体的扩散方向取决于该气体的分压，且由分压大的地方向分压小的地方扩散. 分压相差愈大，其扩散速率愈快. 混合气体的总压强只能影响其组成气体的扩散速度而不会影响其扩散方向. 例如，在呼吸过程中，肺泡内的氧分压高于毛细血管内的氧分压，因而氧气经肺泡与毛细血管之间的隔膜扩散入毛细血管中，使血液内氧分压增高. 肺泡壁上毛细血管内二氧化碳分压高于肺泡内二氧化碳分压，因而二氧化碳经毛细血管与肺泡间的隔膜扩散入肺泡，最后呼出体外.

(2)大气中的氧分压. 大气是一种混合气体，它主要由 N_2、O_2、H_2O 和 CO_2 组成. 根据道尔顿分压定律，大气压强应等于各气体分压强之和，即

$$p_{大气}=p_{N_2}+p_{O_2}+p_{H_2O}+p_{CO_2}$$

空气中各气体的分压强与大气压强之比等于各气体的容积与总容积之比. 例如，海平面的大气压强为 760 mmHg(1.013×10^5 Pa)，大气中 O_2 的容积百分比约为 20.7%，则其分压强为

$$p_{O_2}=760\ \text{mmHg}\times20.7\%=157.4\ \text{mmHg}=2.1\times10^4\ \text{Pa}$$

此氧分压值最适宜人体肺部的工作. 潜水员在深水下工作时，周围压强大于大气压，为维持正常呼吸，供潜水员呼吸的气体压强也要提高，使体内外压强相等. 否则，水对胸腹的压迫会使呼吸困难，甚至不能呼吸. 但这时不能使用高压的压缩空气，因为在压缩空气中，氮的分压也提高了，溶解在体液中的氮增多，将引起氮麻醉. 另外，在压缩空气中，氧的分压也会提高，不利于人体的中枢神经. 当氧分压提高到 2 个大气压且长时间持续供氧时，会出现痉挛或昏迷，这就是氧中毒. 因此，潜水员呼吸时用具有一定百分比(如 30%的氧气)的氦-氧混合气体. 氦比氮的麻醉作用小，且氦原子小，扩散速度为氮的 2.5 倍，能更快排出体外. 飞行员飞入高空时，由于空气总

压强下降，导致氧分压过低，解决的办法也只是提高氧分压，而不是提高总压强.

第三节　生物膜的输运

前面我们所讨论的都是气体在热平衡状态下的性质，这时物体各处的温度、压强、密度和浓度等都是均匀的，系统处于动态平衡状态. 但在实际问题中，常常涉及非平衡态下的变化过程. 在非平衡态下，气体内部密度、温度、压强、流速等不均匀，由于分子间的频繁碰撞，将发生物质粒子、能量或动量在物体内迁移的现象. 这种物体系统由非平衡态向平衡态转变的过程，称为输运过程. 当系统各处密度不均匀时，就会发生扩散过程，使系统各处的密度趋于均匀；当系统各处的温度不均匀时，就会发生热传导过程，使各处的温度趋于均匀；当系统各处的流速不均匀时，就会发生黏性现象，使系统各处的流速趋于一致. 黏性在第 3 章中已作了介绍，本节着重介绍有关生物体中的输运现象.

在生物体中，分子的输运过程更多的是通过生物膜进行的. 例如，细胞膜、组织膜和毛细血管壁等，具有能让某些物质分子通过而不让另外一些分子通过的特性，这种分子或例子透过生物膜的现象，称为透膜输运. 大量证据表明，生物界中的许多生命过程都直接或间接与物质的透膜输运密切相关. 如胃粘膜分泌的盐酸透过细胞膜浸入胃腔帮助消化食物；营养物质或药物透过肠黏膜而被吸收，再由血液转运并透过毛细血管进入组织；肺泡中的空气透过肺泡膜和毛细血管壁与血液交换氧气和二氧化碳；二氧化碳和废料则透过细胞膜排出体外等. 这些分泌、吸收、排泄过程都是物质透过生物膜的输运过程.

目前知道物质透过膜的运动主要有三种方式：一是物质分子从高浓度处向低浓度处的自由扩散，如水分子透过膜或某些代谢物的进出；二是通过消耗能量，将物质从低浓度向高浓度理想运动的主动输运，如钾离子、糖和氨基酸等不断进入细胞；三是通过细胞膜的变形内折，把物质包围起来吞入细胞中的胞饮作用，或把物质排泄出去的胞排作用. 物质透过膜的机制极为复杂，许多问题有待进一步研究. 我们现在仅以扩散为例，定性来分析分子透过生物膜的输运现象.

一、生物膜的通透性

细胞膜或毛细血管壁，一般都具有这样的特点，它只允许某些物质从一侧渗透到另一侧，而不让另外一些物质通过，这种性质称为膜的通透性. 具有这种选择通透性的膜称为半透膜. 所有生物膜对物质分子都具有各种不同的选择通透性，因此都是半透膜. 生物膜的选择通透性，既能保障细胞对营养物质的摄取、代谢废物的排除和细胞内离子浓度的调节，又能使细胞维持相对稳定的内环境，这对维持细胞的生命活动是极为重要的. 一般来说，溶剂分子(如水)能畅行无阻地透过半透膜. 单位时间内从生物膜单位面积上透过的物质分子的数量称为该物质的通透率，物质通透率的大小与膜两侧物质的浓度差成正比.

二、气体的透膜扩散

氧和二氧化碳透过肺泡和毛细血管的输运和交换，是气体通过生物膜扩散的一个最好的例子. 在肺泡周围有许多毛细血管，肺泡膜和毛细血管壁的厚度不到 1 μm，且能让脂溶性的氧、二氧化碳和氮气等气体分子自由通过. 所以肺泡和毛细血管中的气体交换是以扩散形式来完成的. 通过呼吸，肺泡中氧的密度高于毛细血管中的氧密度，因此肺泡中的氧气经过肺泡膜和毛细血管壁扩散到血液中，并与血红蛋白(Hb)结合，形成氧合血红蛋白(HbO_2)存在于红细胞内，随着血流循环被送至全身. 氧和血红蛋白的结合和解离是可逆的. 当到达氧分压较低的组织部位时，血液中的氧合血红蛋白迅速解离释放出氧气，透过毛细血管壁扩散到组织中去，以供各组织的需要. 同时组织代谢氧化后生成的二氧化碳则由组织扩散到血液中，其中一小部分二氧化碳与血红蛋白结合，大部分溶在血液中并以 $KHCO_3$ 和 $NaHCO_3$ 的形式分别存在于红细胞和血浆中，经血液循环转运到肺部. 由于肺泡中二氧化碳的密度低于静脉血管中二氧化碳的密度，所以二氧化碳迅速解离，并通过肺泡膜扩散到肺泡中，经呼吸运动排除体外.

三、带电粒子的扩散

带电离子(溶液中的各种离子)的扩散与中性粒子的扩散规律基本上是相同的，差别在于带电粒子扩散的结果将在不同浓度区域累积电荷，产生电场. 带电粒子在这个电场中所收到的电场力产生一个与扩散方向相反的漂移运动，最后达到平衡状态，即单位时间内正向扩散的某种带电粒子数与单位时间反向漂移的该种带电粒子数相等，膜两侧的浓度差不再改变. 溶液中通常有多种离子，每种离子都应当达到平衡态，但是反抗扩散的是一个公共电场，因此，在平衡时各种离子浓度的比例是受到严格限制的.

四、溶液中的渗透

有一半透膜，它只允许溶剂分子自由通过，溶质分子不能通过. 若半透膜两侧溶液浓度不同，可以看到浓度大的一侧溶液逐渐增多并逐渐稀释；而浓度较小的一侧溶液逐渐减少. 显然，有溶剂(水)由稀溶液逐渐浸入浓溶液，这种溶剂透过半透膜输运的现象叫渗透(permeation). 透过膜的溶剂(水)分子，在任一瞬间都是从稀溶液到浓溶液的分子数多于从浓溶液到稀溶液的分子数，其结果就是水进入了浓溶液. 在浓溶液上加一个外力去压它，只要这个压强够大，也可以使水分子从浓溶液进入稀溶液，这种现象叫反渗透.

若半透膜的一侧是溶液，另一侧是纯水，在溶液上加上一个适当的压强，使它恰好能够阻止渗透发生，这时外加压强在数值上就等于溶液的渗透压. 这种情况下，外加压强与溶液的渗透压相互抵消. 若认为使水离开溶液的外加压强是正压，那么使水浸入溶液的渗透压就相当于负压. 只要溶液中有不能透过膜的溶质，就存在渗透压. 一切溶液都有渗透压.

渗透压的大小与溶液的温度和浓度有关. 实验证明，若溶液的浓度不变，溶液的渗透压与它的绝对温度成正比；若溶液的温度不变，溶液的渗透压与它的浓度成正比. 若用 π 表示渗透压，可用公式表示为

$$\pi = RcT \tag{5-10}$$

式中，R 是摩尔气体常量，c 是溶液摩尔浓度，T 是绝对温度.

渗透作用对了解各种各样的生物过程极其重要. 无论是植物还是动物的组织都是由包含着复杂溶液的细胞组成. 能够通过细胞膜的溶质与不可透过的溶质一起存在于细胞内，在细胞外部的液体也是复杂的溶液，但成分不同. 平衡时，在细胞内外由不可透过的分子和离子产生的总渗透压必须相等，不然渗透压差就会引起水及溶解在水中的可透过物质一起进入或离开细胞，造成细胞水胀或失水. 例如，人若喝了大量的水，水进入血液后，其溶质浓度相对于人体组织来说

下降了，于是便有更多的水渗透进人体组织. 由于渗透压差增加，流入肾脏的水也增加了，肾脏必须排泄出更稀的尿，直到血液浓度恢复至平衡值为止.

当从静脉给病人输入液体时，常常要调整这些液体中不可透过溶质的浓度和渗透压，使之与人体组织中的这两个量达到平衡，这样的溶液叫等渗溶液. 如果在不可透过溶质浓度较低的某种溶液中放入一个细胞，便会出现水进入细胞的趋势. 如将红细胞放入纯水中，便会有水要进入红细胞内. 由于红细胞的细胞壁较坚硬，不可能有明显的膨胀，因而水的进入造成其内部压强升高，直至 8.08×10^5 Pa(相当于 8 个大气压)才达到平衡而使水停止进入，但往往在达到此压强前，红细胞便破裂了. 对于那些体积容易改变的细胞，当把它们放在非等渗溶液中时，便会膨胀或收缩.

第四节　液体的表面现象

物质从气态形式到液态形式，一个很大的变化是分子间距离的缩短，分子力作用显著增加，表现为液体分子间的作用力介于固体和气体之间，因此它既不像固体那样有固定的形状，又不似气体可以自由流动. 液体内部由于分子的紊乱运动，各个方向的物理性质是完全相同的，即各向同性. 但是在液体的表面，无论是液体与空气之间的自由表面，或是两种不能混合的液体之间的界面，或是液体与固体之间的界面，各个方向的性质都不一定相同，因而会出现一系列表面现象. 一般情况下，我们把液体和气体接触的薄层称为表面层，把液体和固体接触的薄层称为附着层. 这一节主要讨论与生命过程密切相关的表面层的张力及其影响.

一、表面张力和表面能

观察荷叶上的小水滴和玻璃板上的小水银滴等，都能发现液体的表面有收缩成表面积最小的趋势，说明液体表面存在着一种收缩张力(图 5-4).

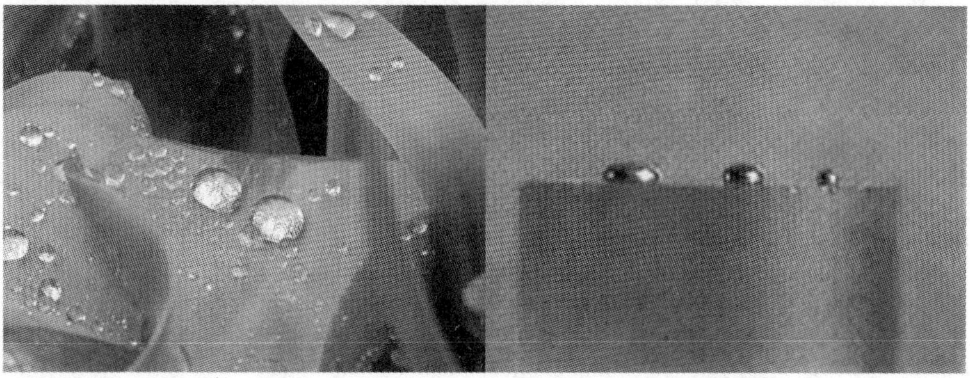

图 5-4　荷叶上的水滴和玻璃板上的水银

表面张力和表面能

由前面对表面层内分子作用力和表面能的分析可知，由于表面层的分子受到液体内部分子的引力作用，液体表面犹如张紧的薄膜，有收缩向内的趋势；另外，液体有收缩表面积减小表面能的趋势. 荷叶上的水滴、玻璃上的水银滴等皆成球形；轻细物体落在水面上，只见液面略微弯曲但不会下沉. 这些现象表明液体表面具有收缩的能力，我们把使液体表面收缩的力称为表面张力(surface tension).

设想在液体表面上任画一条直线 MN(图 5-5)，将液面分成两部分，那么这两部分之间必定存在相互的拉力作用，这种相互作用的拉力就是表面张力. 实验证明，表面张力的大小 F 与这条设想的表面分界线的长度 L 成正比，即

$$F=\alpha L \tag{5-11}$$

式中，比例系数 α 称为表面张力系数，在国际单位制中，表面张力系数的单位是 $N\cdot m^{-1}$. 表面张力的方向和液面相切，如果液面是平面，表面张力就在此平面上；如果液面是曲面，表面张力则在此曲面的切面上.

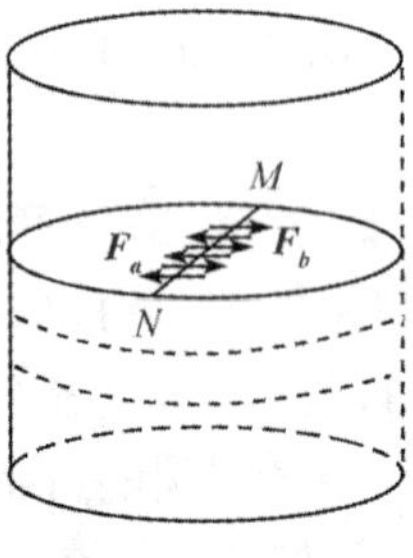

图 5-5　表面张力的大小和方向

下面重点分析表面张力产生的原因. 由分子力和分子间距离的关系可知，分子间斥力的有效作用范围很小，但分子间引力的有效作用范围较大(10^{-10}～10^{-8} m). 如果以分子为球心，以引力有效距离 r 为半径作一球面(图 5-6)，则在该球面内所有分子都对球心分子有作用力. 这个球叫做分子作用球，球的半径称为分子作用半径. 表面层及附着层的厚度为分子作用半径.

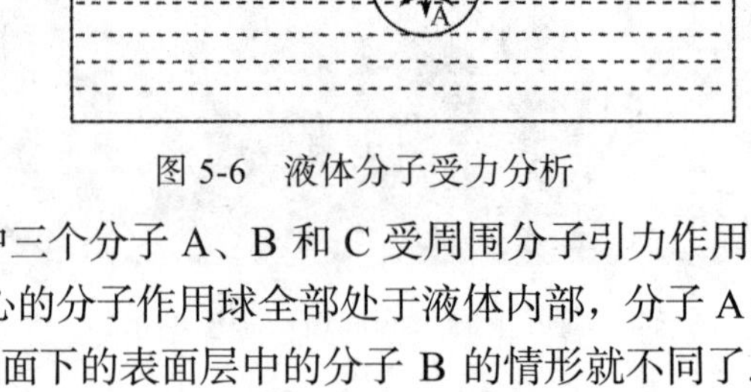

图 5-6　液体分子受力分析

图 5-6 表示了液体中三个分子 A、B 和 C 受周围分子引力作用的情形. 因为分子 A 处于液体内部，以分子 A 为中心的分子作用球全部处于液体内部，分子 A 受到的引力是球对称的，合力等于零. 可是，处于液面下的表面层中的分子 B 的情形就不同了. 以分子 B 为球心的分子作用球总有一部分处于液面之外，在液面上方的气体分子的密度与液体相比是很小的，它们对液体分子的引力作用可以忽略. 这样，处于表面层中的液体分子总有一部分引力没有被抵消，因而分子 B 所受的引力作用不再是球对称的，其合力不等于零. 位于液面上的分子 C 所受到的引力更大，所以，处于表面层中的液体分子都受到垂直于液面并指向液体内部的引力的作用，这些

力分别被一些十分靠近的分子的斥力所平衡，使这些分子暂时停留在表面层内.

另一方面，液体内部的分子如果要到表面层上来，就必须克服引力做功. 所以表面层中的分子与液体内部分子相比具有较高的势能. 表面层中所有分子势能的总和即为液体的表面能. 任何一个系统，当它处于稳定状态时，系统的能量必定是最低的. 因此，一个液体系统在稳定状态下应具有最低的表面能. 这就要求液体表面层中应包含尽可能少的分子，从而也就要求液体系统应具有尽可能小的表面积. 反过来，如果要增加液体表面的面积，就要做功把更多的分子提到液面上来，我们把增加液体单位表面面积所做的功称为该液体的表面能(surface energy)，单位是 $J\cdot m^{-2}$.

也可以用表面能来定义表面张力系数. 在图 5-7 中，*ABCD* 是一个用金属丝制成的矩形框架，在它的两臂上有一根可以自由滑动的金属丝 *L*. 如果将框架在肥皂液中浸一下，框架上将形成一个液膜. 由于 *L* 两侧都有肥皂膜，则 *L* 不动. 当把 *L* 右侧的肥皂膜刺破，由于液体表面有收缩的趋势，*L* 将被液膜拉向左侧. 这个现象说明，表面张力在液面上处处存在，且与液面相切，并垂直于表面周界线，指向液膜内侧.

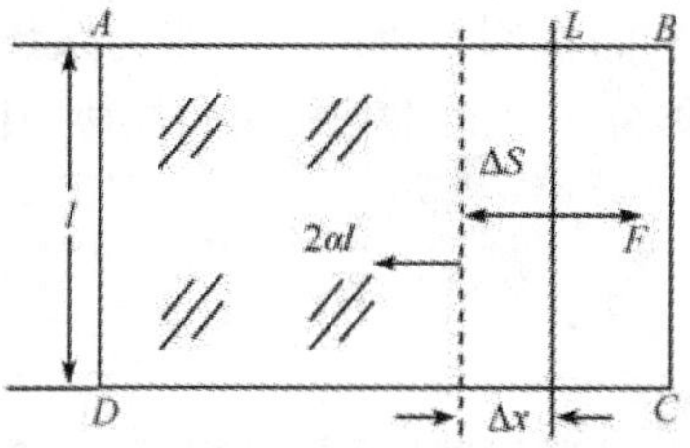

图 5-7　表面张力系数与表面能的关系

设在表面张力作用下金属丝 *L* 移动的距离为 Δx，表面张力所做的功为 $\Delta A = F\Delta x$，根据式(5-11)，金属丝 *L* 所受到的表面张力 $\boldsymbol{F}$ 的大小可以表示为

$$F = \alpha L = 2\alpha l \tag{5-12}$$

液膜收缩的表面积为 $\Delta S = 2\Delta x l$，其中因子 2 是由于框架上所形成的液膜有前、后两个表面层，则表面张力收缩单位表面积所做的功为

$$\frac{\Delta A}{\Delta S} = \frac{2\alpha l \Delta x}{2l\Delta x} = \alpha\ (\mathrm{J\cdot m^{-2}}) \tag{5-13}$$

此式说明，表面张力系数在数值上等于液体收缩单位表面积所做的功. 反之，如果要增加液膜的表面积，就需要外力做功以增加液体的表面能，因此，外力所做的功就等于表面能的增量，即

$$\Delta A = \Delta W = \alpha \Delta S \tag{5-14}$$

由此可以得到表面张力系数的另一个定义，即表面张力系数等于增加液体单位表面积时外力所做的功，或等于增加液体单位表面积时液体表面能的增量(表 5-1).

例 5-2　吹一个半径为 2 cm 的肥皂泡，需做多少功？($\alpha = 40\times10^{-3}\ \mathrm{N\cdot m^{-1}}$)

解　因肥皂泡有内外两层膜，因此吹成肥皂泡增加的表面积为

$$\Delta S = 2\times 4\pi R^2 = 2\times 4\times 3.14\times (2\times 10^{-2})^2 = 1\times 10^{-2}\,(\mathrm{m})$$

需做的功为

$$W = \alpha\cdot\Delta S = 40\times10^{-3}\times1\times10^{-2} = 4\times10^{-4}\,(\mathrm{J})$$

表 5-1　几种液体与空气接触的表面张力系数

液体	温度/℃	$\alpha/(\mathrm{N\cdot m^{-1}})$	液体	温度/℃	$\alpha/(\mathrm{N\cdot m^{-1}})$
乙醚	20	0.0170	水	0	0.0756
甲醇	20	0.0226	水	20	0.0728
苯	20	0.0288	胆汁	20	0.048
丙酮	20	0.0237	全血	37	0.058
甘油	20	0.0634	尿(正常人)	20	0.066
肥皂液	20	0.025	尿(黄胆病人)	20	0.055

由于液体的表面张力起源于分子力作用，所以表面张力系数是液体分子力特性的反映. 表面张力系数的上述规律都可以从液体分子之间相互作用的规律中得到解释.

二、曲面下的附加压强

1. 润湿和不润湿

在玻璃板上放一小滴水银，它总是近似球形而不附着在玻璃板上，这时我们就说水银不润湿玻璃. 在无油脂的玻璃板上放一滴水，水会沿着玻璃面向外扩展，附着在玻璃上，这时我们说水润湿玻璃. 其靠近器壁的液面往往发生弯曲，如图 5-8 所示的情形. 如果在液面与固体的接触处，分别作液体表面和固体表面的切面，这两个切面在液体内部的夹角θ，称为液体与固体的接触角. 当$\theta<\dfrac{\pi}{2}$时，表示液体润湿固体，如图 5-8(a)所示. $\theta=0$称液体完全润湿固体. 当$\theta>\dfrac{\pi}{2}$时，表示液体不润湿固体，如图 5-8(b)所示. $\theta=\pi$称液体完全不润湿固体.

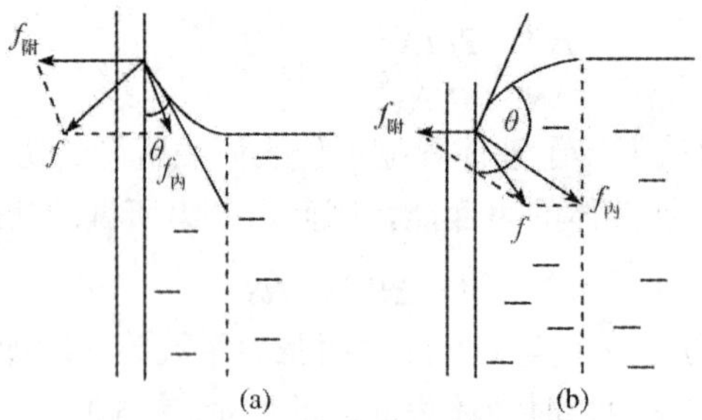

图 5-8　润湿和不润湿

从微观角度分析，润湿和不润湿现象是由于既在表面层又在附着层内的分子受到的其他分子的作用力不均匀所致. 我们把液体内部分子对表面层分子的作用力称为内聚力，固体管壁分子对表面层分子的作用力称为附着力，如图 5-8 所示.

当附着力大于内聚力时(图 5-8(a))，附着层中的液体分子所受的合力指向固体管壁，附着层中液体分子的势能比液体内部分子势能低，液体分子有尽可能挤入附着层的趋势，结果使附着层具有伸展的趋势. 这就导致了液体与固体接触处的液面沿固体表面延展，即向上弯曲，液面为凹面. 这就是液体润湿固体的情形. 纯水与洁净的玻璃相接触，水银与洁净的锌板、铜板或铁板相接触，都属于这种情形.

当附着力小于内聚力时(图 5-8(b))，附着层中的液体分子所受的合力指向液体，与液体内部的分子相比，附着层中的分子具有较高的能量，使附着层具有收缩的趋势. 因而就导致了液体与固体接触处的液面沿固体表面收缩，即向下弯曲，液面为凸面. 这就是液体不润湿固体的情形. 纯水与石蜡相接触，水银与玻璃相接触，都属于这种情形.

由此可见，由于附着力和内聚力的共同作用，在液体和固体管壁接触的地方液面发生了弯曲，稳定后的液面应与附着力和内聚力的合力垂直. 液体与固体是否润湿，不是由哪种液体或固体单独决定的，而是由二者的性质共同决定的.

2. 弯曲液面的附加压强

液体表面层相当于一个拉紧的膜，如果液面是水平的，则表面张力也是水平的，若液体表面为曲面，则表面张力有拉平液面的趋势，由于液体表面张力与液面相切，所以弯曲液面下液体的压强不同于平液面下液体的压强，这两者压强之差就称为附加压强，如图 5-9 所示. 在凸状弯曲液面的情况下，附加压强为正值，凸状弯曲液面下液体的压强大于平坦液面下液体的压强；在凹状弯曲液面的情况下，附加压强为负值，凹状弯曲液面下液体的压强小于平坦液面下液体的压强. 总之，附加压强的方向总是指向弯曲液面的曲率中心的方向.

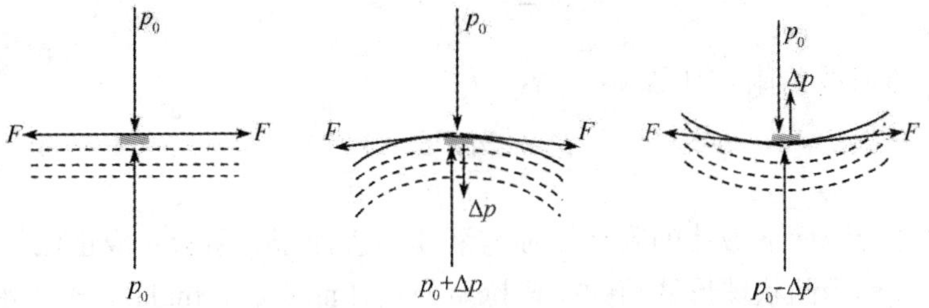

图 5-9　弯曲液面的附加压强

下面以半径为 R 的凸状球形液面来分析附加压强的大小. 图 5-10 画出了这个球形液面的一部分，面积为ΔS，其周界是半径为 r 的圆周. 周界以外的液面作用于所取液面ΔS 的表面张力 $\boldsymbol{F}$，处处与该周界垂直并与球面相切. 以 d$\boldsymbol{F}$ 表示周界线元 dl 所受的表面张力，那么其大小可以表示为

$$\mathrm{d}F = \alpha\,\mathrm{d}l$$

由图 5-9 可见，d$\boldsymbol{F}$ 的竖直分量 dF_1 和水平分量 dF_2 可分别表示为

$$\mathrm{d}F_1 = \mathrm{d}F\sin\varphi = \alpha\,\mathrm{d}l\sin\varphi$$
$$\mathrm{d}F_2 = \mathrm{d}F\cos\varphi = \alpha\,\mathrm{d}l\cos\varphi$$

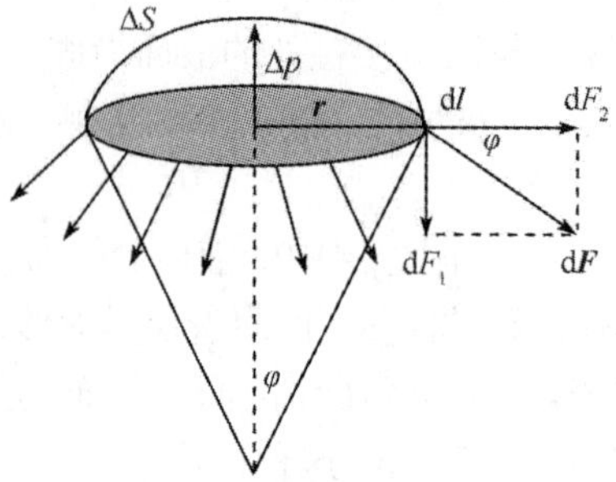

图 5-10　球形液面的压强

要求通过整个周界的表面张力，应分别对竖直分力 dF_1 和水平分力 dF_2 沿整个周界求积分. 对水平分力 dF_2 叠加的结果互相抵消. 而对于竖直分力 dF_1，因各处的方向相同，沿周界叠加就可以求得液面ΔS所受竖直方向的合力. 这个合力的大小为

$$F_1 = \oint dF_1 = \oint \alpha \sin\varphi dl = 2\pi r\alpha\sin\varphi$$

由图 5-10 可以看出

$$\sin\varphi = \frac{r}{R}$$

则

$$F_1 = \frac{2\pi r^2\alpha}{R}$$

可见球形液面下液体所受的附加压强

$$\Delta p = \frac{F_1}{S} = \frac{2\pi r^2\alpha}{\pi r^2 R} = \frac{2\alpha}{R} \tag{5-15}$$

由上式可见，凸状球形液面下液体的附加压强与液体的表面张力系数α成正比，与液面的曲率半径 R 成反比，此式称为凸状球形液面的拉普拉斯公式(Laplace formula). 式(5-15)同样适用于凹状球形液面，只是附加压强的方向与凸状液面相反. 对于所分析的位置点，如果液面向外凸出，则 R 取正，说明液面内的压强比液面外的压强大；如果液面是向内凹的，则 R 取负，说明液面内的压强比液面外的压强小.

3. 球形液膜内外压强差

图 5-11 所示是一个球形液膜(如肥皂泡). 液膜具有内外两个表面，由于液膜很薄，可以认为两表面的半径近似相等 $R_1=R_2=R$. 分别在膜内、膜中、膜外取三点 A、B、C，根据前面的讨论可知

$$p_A - p_B = \frac{2\alpha}{R}$$

$$p_B - p_C = \frac{2\alpha}{R}$$

从以上两式消去 p_B，得到球形液膜内外压强差为

$$p_A - p_C = \frac{4\alpha}{R} \tag{5-16}$$

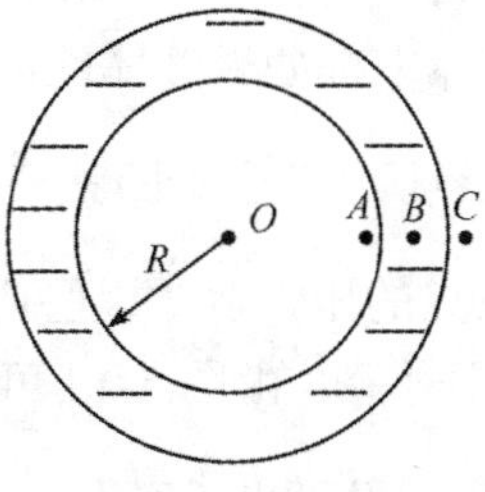

图 5-11　球形液膜内外压强差

由此可见，球形液膜内的压强与半径成反比. 球形液面的附加压强对了解肺泡的物理性质具有重要的意义. 请思考如图 5-12 所示的一根管子两端连接两个大小不同肥皂泡的情况，当打开中间活塞，两泡相通，则两泡的变化如何？

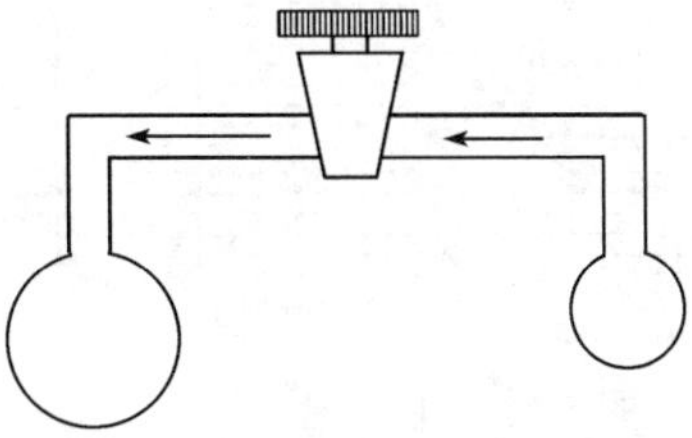

图 5-12　球形液膜附加压强实验

例 5-3　在内半径为 0.3 mm 的毛细管中徐徐注水，在管的下端形成一半径 R 为 3.0 mm 的水滴，求管内水柱的高度.（设水完全润湿管壁，水的表面张力系数为 73×10^{-3} N·m^{-1}）

解　管中液体平衡时，水柱上下两表面的附加压强与水柱高度产生的压强相等，即

$$\frac{2\alpha}{r} + \frac{2\alpha}{R} = \rho g h$$

因而

$$\begin{aligned} h &= \frac{\frac{2\alpha}{r} + \frac{2\alpha}{R}}{\rho g} = \frac{2\alpha}{\rho g}\left(\frac{1}{r} + \frac{1}{R}\right) \\ &= \frac{2\times 73\times10^{-3}}{1000\times9.8}\left(\frac{1}{0.30\times10^{-3}} + \frac{1}{3.0\times10^{-3}}\right) \\ &= 5.5(\text{cm}) \end{aligned}$$

三、毛细现象和气体栓塞

1. 毛细现象

当把内径很小的管子插入液体时，管子内外的液面会出现高度差. 如果液体润湿管壁，管内液面上升；如果液体不润湿管壁，管内液面下降. 这种现象称为毛细现象(capillarity)，能产生毛细现象的管子称为毛细管. 如果把玻璃毛细管插入水中，管内的液面会比管外的高；而把同样

的毛细管插入水银中，管内的液面会比管外的低.

毛细现象是由于弯曲液面的附加压强所引起的. 现以润湿现象为例分析液面上升的高度. 取内径为 r 的毛细管插入密度为 ρ 的液体中，如果液体能润湿管壁，管内液面为半径是 R 的球面的一部分，接触角 $\theta<\frac{\pi}{2}$，如图 5-13(a)所示. 由于凹状液面下附加压强Δp 的方向向上，管内 B 点的压强小于管外同深度平液面下 A 点的压强，所以管内液体在压强差的作用下上升到某一高度 h，使 B 点和 A 点的压强相等而达到平衡. 由图 5-13 可见

$$p_A = p_B + \rho gh = p_0$$

$$p_B = p_0 - \Delta p = p_0 - \frac{2\alpha}{R}$$

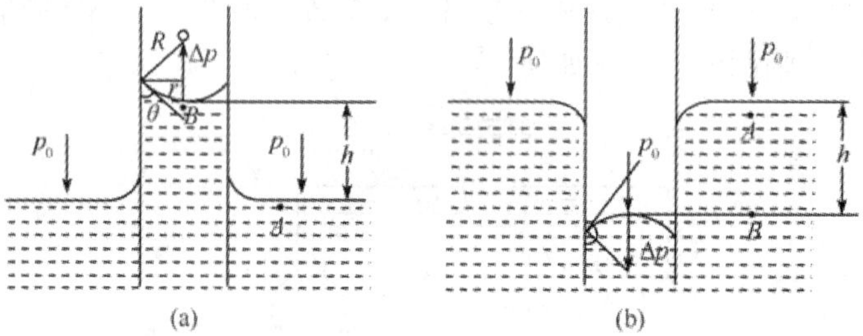

图 5-13　毛细现象

将两式整理后得

$$\rho gh = \frac{2\alpha}{R}$$

由图 5-13 可以看出，接触角 θ 与毛细管内径 r 之间有下面的关系:

$$\cos\theta = \frac{r}{R}$$

将此式代入上式，就得到毛细管内液面上升的高度

$$h = \frac{2\alpha}{\rho gR} = \frac{2\alpha\cos\theta}{\rho gr} \tag{5-17}$$

式(5-17)表明，毛细管内、外液面高度差与液体的表面张力系数成正比，与毛细管的半径成反比，利用这个关系可以准确测定液体的表面张力系数.

如果液体不润湿毛细管，管内液面要比管外的低(图 5-13(b))，用类似方法可以证明降低的高度仍然由式(5-17)表示.

2. 气体栓塞

液体在细管中流动时，如果管内有空气泡，液体的流动将会受到阻碍，气泡越多，阻碍越大，最后气泡多得造成堵塞，使液体无法流动. 这种现象称为气体栓塞(air embolism).

气体栓塞的产生是由于润湿液体中弯曲液面的附加压强引起的. 图 5-14(a)所示为均匀毛细管中的一段润湿液柱，中间有一气泡. 当气泡两端的压强相等时，气泡两端的液面形成曲率半径相同的凹面，它们的附加压强大小相等，方向相反，毛细管中的液体不能流动. 如果在气泡的左

端增加压强Δp，如图 5-14(b)所示，气泡左端的曲率半径变大，右端的曲率半径变小. 因而左端弯曲液面产生的附加压强小于右端弯曲液面产生的附加压强. 如果两液面的附加压强的差值正好等于Δp，即$\Delta p = p_{右} - p_{左}$，则系统仍处于平衡状态，毛细管中的液柱仍不能流动. 只有当气泡左侧所加的压强Δp超过某一临界值δ时，液体才能带着气泡一起流动.

δ是使气泡能随液体移动的临界值，它与液体和管壁的性质有关，与管的半径有关. 当管中有n个气泡时，只有当$\Delta p \geqslant n\delta$时，液体才能带着气泡流动，如图 5-14(c)所示. 如果外加的压强小于$n\delta$，液体将无法流动，即形成气体栓塞.

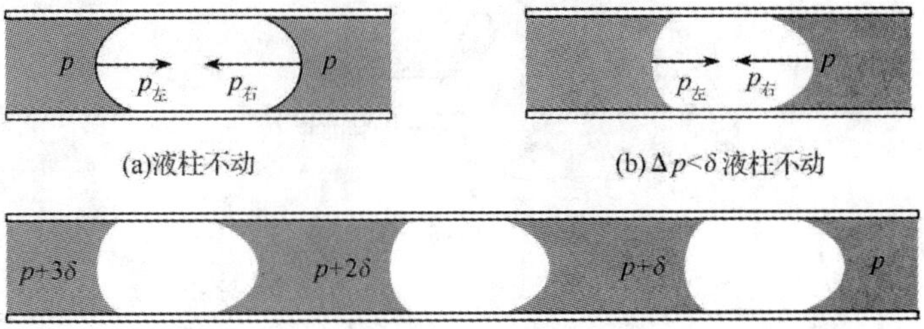

(a)液柱不动　(b)$\Delta p<\delta$液柱不动

(c)$\Delta p \geqslant n\delta$液柱开始移动

图 5-14　气体栓塞

四、表面活性物质与表面吸附

1. 表面活性物质

在前面的讨论中指出，液体的表面张力系数与液体的纯度有关. 在纯净的液体中加入杂质能显著改变液体的表面张力系数，有的杂质能使表面张力系数增大，有的杂质能使表面张力系数减小，我们把能使液体表面张力系数减小的物质称为表面活性物质(surfactant). 水的表面活性物质有肥皂、卵磷脂、有机酸、酚和醛等. 表面活性物质的浓度越大，表面张力系数降低得越多. 反过来，凡是能使液体表面张力系数增大的物质称为表面非活性物质. 常见的水的表面非活性物质有食盐、糖类和淀粉等.

表面活性物质溶入液体之后，它的分子将集中到液体的表面上. 这是由于溶质分子与溶剂分子的引力小于溶剂分子之间的引力，因此溶质分子占据液体表面层可以减小表面势能，从而增强系统的稳定性. 由此可以说明为什么在液体中加进少量的表面活性物质，就可以对液体表面的性质产生很大的影响.

如果在液体中加进表面非活性物质，则会发现这些物质将尽可能离开液体的表面层，进入液体内部，从而使液体内部表面非活性物质的浓度大于液体表面层，以降低液体的表面能. 但即使这样，与原来的液体相比，表面层中由于掺进表面非活性物质的分子，表面张力系数也比原来增加了.

表面活性物质在呼吸过程中起着重要的作用，如在肺的呼吸过程中. 肺位于胸腔内，支气管在肺内分成很多小支气管，小支气管越分越细，其末端膨胀成囊状气室，每室又分成许多小气囊，叫肺泡(pulmonary). 如图 5-15 所示，肺的呼吸就是在肺泡里进行的. 从生理学可知，成年人大约有 3 亿多个肺泡，肺泡大小不一，而且有的相互连通. 由球形液面的附加压强可知，若各肺泡的表面张力系数相同，则大小不等的肺泡具有不同的压强，将使小肺泡内的气体不断流向大肺泡. 但是这种情况在肺内并没有出现，由此分析，肺泡的液体中应含有一种特殊的物质，使肺泡内的气-液界面的表面张力系数在肺泡胀大时增高，而在肺泡萎缩时降低. 后来的实验证明，肺泡内的确存在表面活性物质.

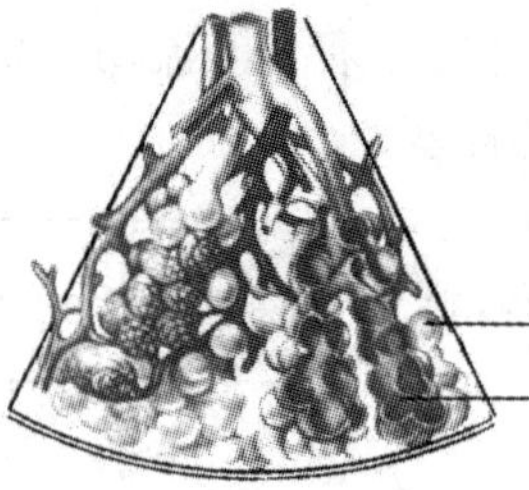

图 5-15　肺泡

肺泡表面活性物质的化学成分，主要由卵磷脂、磷脂酰乙醇胺、磷脂酰甘油等多种磷脂、胆固醇和蛋白质等组成. 这些物质覆盖在肺泡液层的表面，并且大小不等的肺泡分布的量是相同的. 因此，大肺泡表面活性物质的浓度小，表面张力系数大；小肺泡表面活性物质的浓度大，表面张力系数小，所以大小不等的肺泡在表面活性物质的作用下，可以保持平衡状态. 吸气时，肺泡扩张，由于肺泡壁表面活性物质的量不变，因此单位液层上表面活性物质的浓度相对减小，表面张力系数与附加压强相对增加，使肺泡不致过大. 呼气时，肺泡缩小，单位面积上表面活性物质的浓度增加，表面张力系数和附加压强减小，使肺泡不致萎缩.

如果没有表面活性物质，则吸气时，随着肺泡的扩张，肺泡的半径增大，附加压强减小，而肺泡的表面张力系数保持不变，这样会使肺泡继续扩张，直到破裂. 呼气时，随着肺泡的半径减小，附加压强不断增大，最后将导致肺泡完全萎缩闭合. 综上所述，肺泡壁内的表面活性物质起着调节表面张力系数和附加压强的作用，保证了呼吸的正常进行. 如因患病缺乏表面活性物质将发生肺不张症.

子宫内胎儿的肺泡被黏液覆盖，附加压强使肺泡完全闭合. 临产前，肺泡壁分泌表面活性物质，以降低黏液的表面张力. 但新生儿仍需以大声啼哭的强烈动作进行第一次呼吸，以克服肺泡的表面张力而获得生存. 如果分泌的表面活性物质少，也可能发生肺不张，造成肺功能障碍而危及生命. 因此表面活性物质在肺的呼吸过程中具有重要的生理意义.

2. 表面吸附

液体中加入表面活性物质后，表面活性物质的分子将从溶液内部向溶液表面聚集，使表面层内表面活性物质的浓度远大于溶液内部的浓度. 这种现象称为表面吸附(surface adsorption). 水面上的油膜就是常见的表面吸附现象.

固体表面对气体和液体分子也有吸附现象，能使气体或液体的分子牢固地吸附在固体表面上，以降低固体的表面能. 固体的吸附能力与它的表面积和温度有关，表面积越大，吸附能力越强；温度越高，吸附能力越弱. 所以在临床上常用粉状的白陶土或活性炭来吸附胃肠道里的细菌、色素以及食物分解出来的毒素等.

第五节　毛细现象和气体栓塞的医学应用

案例 5-1

为什么医生给病人做手术时，缝线要用蜡先处理？

1. 毛细现象在医学中的应用

毛细现象在日常生活和科技生产中都有着重要作用. 棉花和棉布吸水、植物吸收土壤里的水分都是依靠毛细现象. 土壤肥沃的重要标志之一是团粒结构的存在，而团粒结构的意义就在于使土壤具有更多的毛细结构. 在临床上常用的药棉是一种处理过的脱脂棉，用它来擦拭创面才能吸附创面所分泌的液体. 外科用的手术缝合线必须经过蜡处理，因为蜡液对缝合线是润湿液体，蜡处理的结果是可以堵塞缝合线上的毛细管. 因为手术缝合后总有一部分缝合线露在体表外面，若缝合线的毛细管不堵塞则将形成体内外的通道，造成细菌感染.

案例 5-2

动物实验表明，向兔的耳静脉注射 4～5 mL 空气，2～3 min 即可致兔子死亡，为什么？

2. 气体栓塞在医学中的应用

由于气体栓塞现象的存在，当血液在血管中流动时，如果血管中有气泡，就要抵抗该处血管的压强，使血液的流动缓慢，如果出现了较多的气泡，血管就会堵塞，血液不能流动. 为了防止在微血管中发生栓塞或堵塞输液管，在静脉注射或滴注时，要特别注意输液管中不能存有空气. 人的颈静脉压低于大气压，当颈静脉受损而对外开放时，空气可能进入血管. 另外，在实施外科手术时，空气也可能进入血管.

人体的血液中溶有一定量的气体，其溶解度与压强成正比，如果气压突然降低，气体将析出形成气泡. 因此人处在高压环境时，血液中溶解了过多的氮气和氧气，如果突然进入低压环境，则有大量气泡释放出来. 在微血管中血液析出气泡过多，会造成血管栓塞现象而危及生命，即出现气体栓塞减压病. 所以患者和医务人员从高压氧舱中出来，都必须有适当的缓冲时间，使溶解在血液中的过量气体缓慢释放.

思考题与习题五

5-1　对于一定质量的气体，当温度不变时，气体的压强随容积减小而增大；当容积不变时，压强随温度升高而增大. 从宏观来看，两种变化同样使压强增大，从微观看，它们有什么区别？

5-2　两种理想气体，它们的压强相同，温度相同，但体积不同，问：(1)单位体积内分子数是否相同？(2)单位体积内气体质量是否相同？　(相同，不同)

5-3　气体分子的平均平动动能公式 $\bar{\varepsilon}_k=\dfrac{3}{2}kT$ 在什么条件下成立？如何理解？如果容器内只有一个或几个分子，能否根据 $\bar{\varepsilon}_k=\dfrac{3}{2}kT$ 来计算它的平均平动动能？此时，该式有什么意义？

5-4　把一容器用隔板分成相等的两部分，一边装 CO_2，另一边装 H_2，两边气体的质量相同，温度相同. 如果隔板与容器壁间无摩擦，问隔板是否会移动？原因何在？　(会移动，两种气体的压强不同)

5-5 一容器内贮有压强为 p=1.013×10^5 Pa 的氧气，温度 T=27 ℃，求：(1)分子数密度；(2)氧分子的质量；(3)分子的平均平动动能.

5-6 若室内因生起炉子后，温度从 15 ℃升高到 27 ℃，而室内气压不变，求此时室内的气体是原来的百分之几？ (96%)

5-7 试指出下列各式的物理意义：(1) $\frac{1}{2}kT$；(2) $\frac{3}{2}kT$；(3) $\frac{i}{2}kT$；(4) $\frac{i}{2}RT$；(5) $\frac{M}{M_{\mathrm{mol}}}\frac{3}{2}RT$；(6) $\frac{M}{M_{\mathrm{mol}}}\frac{i}{2}RT$.

5-8 一 U 型玻璃管的两竖直管的直径分别为 1 mm 和 3 mm. 试求两管内水面的高度差？(水的表面张力系数为 73×10^{-3} N·m^{-1}). (2 cm)

5-9 有 8 个半径为 1 mm 的小水滴，融合成一个大水滴，问放出多少表面能？设水的表面张力系数是 7.3×10^{-2} N·m^{-1}. (3.67×10^{-6} J)

5-10 毛细血管的半径为 2×10^{-6} m，如果接触角为零，求血液在管中上升的高度(血液的ρ=1050 kg·m^{-3}，α=5.8×10^{-2} N·m^{-1}). (5.64 m)

阅读材料

路德维希·玻尔兹曼(1844～1906)，奥地利物理学家和哲学家(图 5-16)，是热力学和统计物理学的奠基人之一. 作为一名物理学家，他最伟大的功绩是发展了通过原子的性质(如原子质量、电荷量、结构等)来解释和预测物质的物理性质(如黏性、热传导、扩散等)的统计力学，并且从统计意义对热力学第二定律进行了阐释.

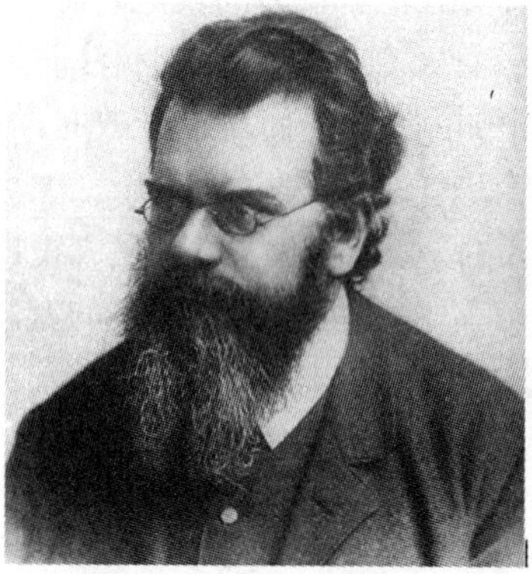

图 5-16 玻尔兹曼

玻尔兹曼 1844 年 2 月 20 日诞生于维也纳，从小受到很好的家庭教育，勤奋好学，读小学、中学时一直是班上的优等生. 1863 年以优异成绩考入著名的维也纳大学，受到 J·斯特藩和 J·洛施密特等著名学者的赞赏和栽培. 1866 年获博士学位后，在维也纳的物理学研究所任助理教授. 此后他历任拉茨大学(1869～1873，1876～1889)、维也纳大学(1873～1876，1894～1900，1902～1906)、慕尼黑大学(1880～1894)和莱比锡大学(1900～1902)的教授. 1899 年被选为英国皇家学会会员，他还是维也纳、柏林、斯德哥尔摩、罗马、伦敦、巴黎、彼得堡等科学院院士.

玻尔兹曼主要从事气体动理论、热力学、统计物理学、电磁理论的研究. 在这些方面他都做出了重大的贡献. 他是气体动理论的三个主要奠基人之一(还有克劳修斯和麦克斯韦)，由于他们三人的工作使气体动理论最终成为定量的系统理论. 1868～1871 年，玻尔兹曼把麦克斯韦的气体速率分布律推广到有势力场作用的情况，得出了有势力场中处于热平衡态的分子按能量大小分布的规律. 在推导过程中，他提出的假说后被称为“各态历经假说”，这样他就得到了经典统计的分布规律——玻尔兹曼分布律，又称麦克斯韦-玻尔兹曼分布律，并进而得出气体分子在重力场中按高度分布的规律，有效地说明大气的密度和压强随高度的变化情况.

玻尔兹曼分布律仅仅反映出气体平衡态的情况，他并不满足，进一步研究气体从非平衡态过渡到平衡态的过程，于 1872 年建立了著名的玻尔兹曼微分积分方程.

玻尔兹曼的工作是标志着气体动理论成熟和完善的里程碑，同时也为统计力学的建立奠定了坚实的基础，从而导致了热现象理论的长足进展. 美国著名理论物理学家吉布斯(Josiah Willard Gibbs，1839～1903)正是在玻尔兹曼和麦克斯韦工作的基础上建立起统计力学大厦. 玻尔兹曼开创了非平衡态统计理论的研究，玻尔兹曼积分-微分方程对非平衡态统计物理起着奠基性的作用，无论从基础理论或实际应用上，都显示出相当重要的作用.

玻尔兹曼是一位很好的老师，经常被邀请到国外去讲学. 他学识渊博，对学生要求严格而从不以权威自居. 他讲课深入浅出、旁征博引、生动有趣，深受学生欢迎. 他常常主持以科学最新成就为题的讨论班，带动学生进行研究. 他对青年严格要求、热心帮助，培养了一大批物理学者.

玻尔兹曼是个唯物论者，是维护原子论的积极斗士. 他一生同马赫的经验主义和奥斯特瓦尔德为首的唯能论者进行了不懈的斗争. 他的统计力学的理论受到唯能论者的猛烈攻击，长期被误解. 这些损害了他的身心健康. 可能由于在与马赫等的论战中一时感到孤立而又疾病缠身，于 1906 年 9 月 5 日不幸自杀身亡. 不过分子、原子的存在，分子、原子作热运动的真实性以及玻尔兹曼统计理论的正确性，则由原子物理学的实验观测以及由爱因斯坦于 1905 年、佩兰于 1908 年对布朗运动的理论和实验研究成果直接证实了.

（张　婷）

第六章　热力学基础

人体的能量交换过程是如何实现的？人体的体温为什么会保持基本恒定，体温是如何调节的？“落叶永离，覆水难收；人生易老，返老还童只是幻想”表明的是什么现象？等等所有这些现象中究竟存在怎样的物理学规律？

热力学(thermodynamics)是研究物质热现象和热运动规律的宏观理论，它不涉及物质运动的微观机制，而是以观测大量实验事实为依据，从能量观点出发研究与热运动有关的各种自然现象的宏观规律的理论. 由热力学得到的物质的宏观性质，可用分子运动论的观点揭示和阐明其微观实质. 同时气体分子运动论的有关结论又可以在热力学中得到验证. 本章主要介绍热力学的一些基本概念，在此基础上介绍热力学第一定律以及它在理想气体各平衡状态下等值变换过程中的应用；进而介绍热力学第二定律、熵的概念及生物热力学的有关知识.

第一节　热力学第一定律

案例 6-1

迈尔(Julius Robert Mayer，1814～1878)是德国医生、物理学家. 1840 年，迈尔在船上当医生. 在一次驶往印度尼西亚的航行中，迈尔作为随船医生，在给患病的船员放血时，发现静脉血不像生活在温带国家中的人那样暗淡，而是像动脉血那样新鲜. 当地医生告诉他，这种现象在辽阔的热带地区是到处可见的. 他还听到海员们说，暴风雨来时海水比较热.

问题

1. 为什么在热带高温情况下，人体静脉血不像生活在温带国家中的人那样暗淡？
2. 为什么暴风雨来时海水比较热？

一、热力学的基本概念

1. 热力学系统　准静态过程

(1)**热力学系统**. 在热力学中，通常把要研究的对象(气体、液体和固体等宏观物体)叫做热力学系统(thermodynamic system)，简称系统. 而把系统之外能够影响系统的其他物体叫做系统的外界或环境(surroundings). 系统与外界的联系包括物质和能量的交换. 根据交换方式的不同可将系统分为三类：与外界之间既没有能量交换又没有物质交换的系统叫做**孤立系统**(isolated system). 严格来说，自然界中并不存在这样的系统，因为任何一个系统都会或多或少地受到外界的影响，所以孤立系统是一个理想的系统；与外界只有能量交换但没有物质交换的系统叫做**封闭系统**(closed system)；与外界既有能量交换又有物质交换的系统叫做**开放系统**(open system)，生物体就属于开放系统，它不停地与外界交换着物质和能量. 在热力学的研究中往往不考虑系统的机械运动.

(2) **平衡态和准静态过程**. 热力学系统的宏观状态可分为平衡态和非平衡态. 当系统处于外界条件不变的情况下，其内部不再发生任何宏观状态的变化，与外界也无任何的相互作用或处于恒定的外力场中，系统的这种状态称为**平衡态**，反之称为**非平衡态**.

对于一个确定的热力学系统，当其处于平衡态时，可以用一组态参量来表示. 当系统处于某一平衡态时，系统不论是气体、液体还是固体，它们的压强、温度、体积等参量都有一个确定的数值，我们往往称该系统处于某种状态. 可见，系统的状态和参量之间存在着某种对应的关系，也就是存在着一定的函数关系，这种函数关系称为系统的态函数. 例如，理想气体的态参量 p、V、T 之间服从方程 $pV=\frac{M}{\mu}RT$，它就是一个函数. 对一定量的气体而言，状态的参量 p、V、T 中只有两个是独立的，所以给定任意两个参量的数值，就确定了一个平衡态. 处于某种确定状态(平衡态)的一定量的气体，当与外界发生作用时，系统内的各部分均匀一致的局面就会遭到破坏，变为非平衡态. 在没有外界的影响下，经过一段时间，系统又达到新的平衡态. 这段时间称为弛豫时间. 如果过程进行得足够缓慢(过程进行的每一步所用时间都大于弛豫时间)，使得系统由一个平衡态变化到另一平衡态时，过程中的每一时刻都处于平衡态(或者无限接近于平衡态)，这种理想的变化过程叫做**准静态过程**. 因为过程中每一状态都是确定的，如图 6-1 中的某一准静态过程中的 N 点，其参量 p_N、V_N、T_N 就是确定的. 如果过程进行得比较快，系统未到达平衡态前，又进入下一步的变化. 这样在过程中系统必然要经历一系列的非平衡态. 这种转变过程称为非准静态过程. 由于过程中系统的宏观参量无法确定，故无法用图形表示变化过程. 因此在热力学中具有重要意义的是所谓的准静态过程. 本章所讨论的所有的变化过程，都认为是准静态过程.

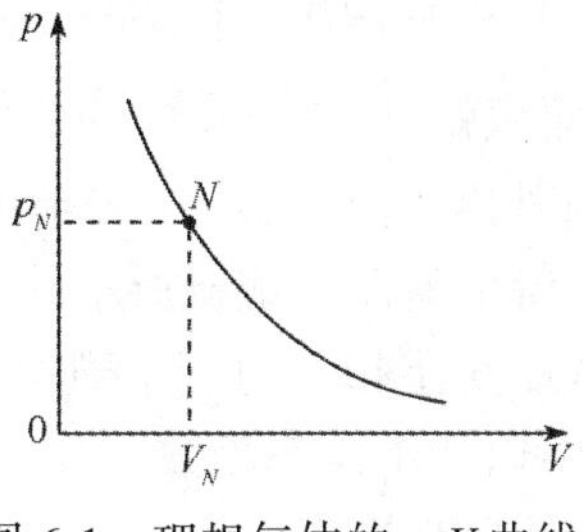

图 6-1 理想气体的 p-V 曲线

2. 内能 功 热量

(1) **内能**. 根据分子动理论可知：系统的内能包括组成该系统物体的分子或原子的平动动能、转动动能和振动动能，以及分子或原子间的势能、分子内诸原子间的势能，此外还有原子内电子的动能和势能、原子核内核子的动能和势能等，也就是物体微观粒子一切形式的动能和势能的总和. 对于常温下的气体，通常所说的**内能，仅指气体内所有分子热运动的动能和分子间相互作用的势能之和，而不计其他能量.** 对于理想气体来说，由于不考虑分子力，所以内能就等于分子的动能. 系统的内能是仅由其状态决定的一个态函数，内能一般用 U 表示，单位为 J.

(2) **功**. 功这个概念在热力学中具有重要意义. 它是能量变化的量度，只有在能量变化的过程中才能出现. 也就是说，功只有在系统与外界发生能量交换并伴有位移或相当于位移的宏观变化的时候才发生. 下面假定系统在准静态膨胀时对外做功.

设如图 6-2 所示的圆柱形筒内盛有气体，筒内活塞的面积为 S，且可以无摩擦地左右移动. 若筒内气体的压强为 p，它作用在活塞上的力 $F=p\cdot S$. 当活塞移动一微小距离 $\mathrm{d}l$ 时，则气体膨胀推动活塞所做的功 $\mathrm{d}W$ 为

$$\mathrm{d}W = F\cdot \mathrm{d}l = p\cdot S\cdot \mathrm{d}l$$

由于气体的体积增加了 $S\cdot \mathrm{d}l$，即 $\mathrm{d}V=S\cdot \mathrm{d}l$，所以上式可写为

$$\mathrm{d}W = p\cdot \mathrm{d}V \tag{6-1}$$

式(6-1)表示系统在无限小的准静态过程中所做的功.

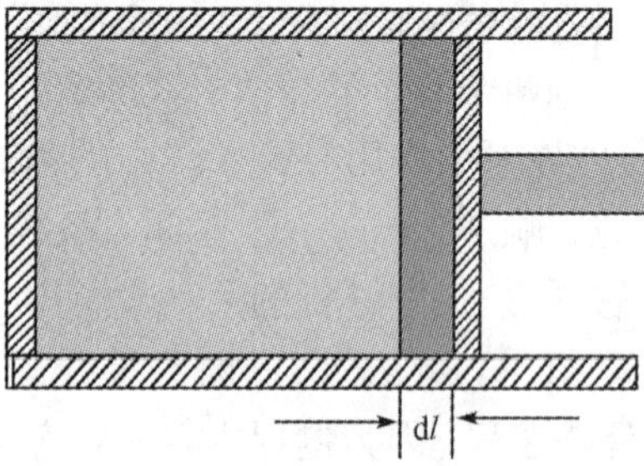

图 6-2　气体推动活塞做功

在气体膨胀时，$\mathrm{d}V>0$，$\mathrm{d}W>0$，表示系统对外做功；气体被压缩时，$\mathrm{d}V<0$，$\mathrm{d}W<0$，表示外界对系统做功.

在一个有限的准静态过程中，系统的体积由 V_1 变到 V_2 时，系统对外所做的总功为

$$W = \int \mathrm{d}W = \int_{V_1}^{V_2} p\mathrm{d}V \tag{6-2}$$

图 6-3 所示曲线下阴影部分的面积就是 $p\mathrm{d}V=\mathrm{d}W$，而实曲线 AB 下的总面积则等于 W，也就是系统从 A 态变到 B 态的过程中对外界所做的功. 必须指出，只给定系统的初态和终态，并不能确定功的数值. 由图可知，如果系统沿着图中虚线所示的过程进行，那么气体所做的功就等于虚线下面的面积，可以看出两者的大小是不相等的. 这表明气体做功不仅与系统的初态和终态有关，还和系统所经历的过程有关，所以功不是态函数.

(3)**热量**. 做功是热力学系统与外界交换能量的一种方式. 热力学系统与外界交换能量的另一种方式就是热传递. 当温度不同的两个物体相互接触时，只要有足够长的时间，两者最后可以到达热平衡. 在这个过程中，低温物体从高温物体获得能量，两者的热运动状态也发生相应的改变(低温物体温度升高，体积膨胀等). 在这个过程中所传递的能量的多少就叫做**热量**. 通常用符号 Q 表示，单位为焦耳. 传热和做功是系统状态变化中伴随发生的两种不同的能量传递形式. 热量和功都与状态变化的中间过程有关，因而不是系统的态函数.

人们很早就知道，两个物体相互摩擦，它们的温度会升高. 焦耳在 1840～1870 年仔细地做了一系列的各种热功当量实验，说明了要使一个系统的热运动状态发生改变(如使系统的温度升高)，不仅可以通过加热的方式，还可以通过做功的方式，这说明了机械运动和热运动之间可以相互转化. 实验还证明，要使封闭系统的温度在两种不同的方式中发生相同的变化，所做功和吸收的热量之间总是存在着确定的当量关系. 图 6-4 为焦耳热功当量实验的示意图.

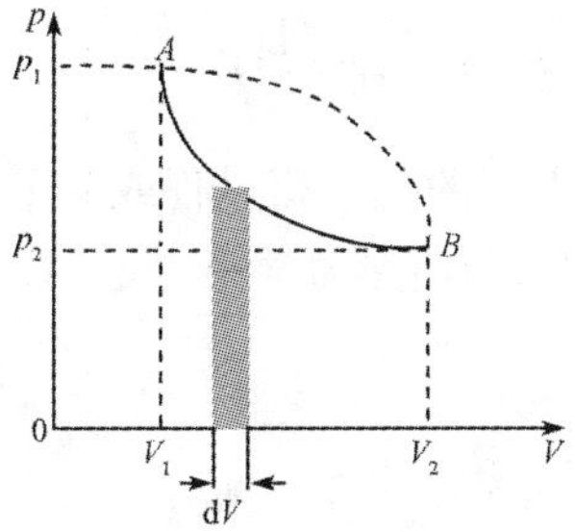

图 6-3 准静态过程的功

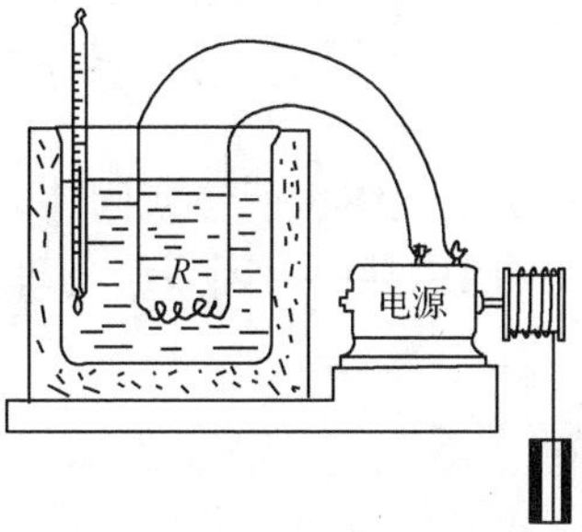

图 6-4 焦耳热功当量实验

过去习惯上功的单位用焦耳(J)，热量的单位用卡(cal)，1 cal=4.12 J. 现在两者的单位都为焦耳. 应该说明，“做功”和“热传递”虽有其等效的一面，但两者在本质上是不同的. “做功”(指机械功)是由物体作宏观位移完成的，它的作用之一是将物体的有规则的运动转化为系统内部的无规则运动，即机械能转化为内能；“热传递”是在微观分子的相互作用时完成的，它的作用是将分子的无规则运动由一个物体转移到另一个物体. 功、热量、内能三个不同的物理量之间，既有严格的区分，又有紧密的联系.

二、热力学第一定律

热力学第一定律就是包含热量交换在内的能量转化和守恒定律，是在长期生产实践和科学实验的基础上总结出来的科学定律，是 19 世纪最伟大的发现之一. 它不仅适用于无机界，也适用于生命过程，是自然界中最为普遍的规律. **能量转化和守恒定律**是：自然界的一切物质都具有能量，能量有各种不同的形式，能够从一种形式转化为另一种形式，从一个物体传递给另一物体或从物体的一部分转移到另一部分，在转化和传递中能量的数量不变.

如果一个系统，在初始状态 1 时，其内能为 U_1，由于外界作用，系统经过某一过程到达状态 2，其内能为 U_2，在这一过程中，设外界对系统做功为 W，并向系统传递热量 Q，则

$$U_2 - U_1 = Q - W \tag{6-3}$$

式(6-3)为热力学第一定律的数学表达形式，可以表述为：热力学系统由初态 1 变为终态 2 时的内能增量 $U_2 - U_1$ 等于过程中外界对系统所做的功 W 与系统从外界吸收的热量 Q 之和. 换言之，在过程中通过做功和热传递两种方式所传递的能量，都转化成了系统的内能.

在应用热力学第一定律时，只需初态和终态是平衡态，至于在过程中所经历的各中间状态并不需要一定是平衡态. 式中，$U_2 - U_1$、Q 和 W 的正负规定为：系统内能增加则 $U_2 - U_1$ 为正，系统内能减少则 $U_2 - U_1$ 为负；系统从外界吸收热量则 Q 为正，系统向外界放热则 Q 为负；若外界对系统做功则 W 为正，系统对外界做功则 W 为负. 热力学第一定律应用于孤立系统时，系统和环境既没有热量交换($Q=0$)，又不对外做功($W=0$)，由式(6-3)可得到 $\Delta U=0$. 就是说，孤立系统内部各物体的能量可以相互传递，各种形式的能量也可以相互转化，但它们的总和不变.

热力学第一定律的建立正值资本主义发展时期，有人曾经幻想生产不需要任何动力和燃料却能不断对外做功的机器，这种机器称为**第一类永动机**. 根据能量转化和守恒定律，做功必须由能量转化而来，不能无中生有地创造能量，所以这种永动机是不可能实现的. 因此，热力学第一定律还有另一种表述：**第一类永动机是不可能造成的**.

第二节　热力学第一定律的应用

不论热力学系统是气体、液体或固体，也不论所进行的是平衡过程或非平衡过程，热力学第一定律都适用. 下面以某一封闭系统的理想气体为例，利用热力学第一定律，讨论几种典型的状态变化过程.

一、等体过程

系统的体积始终保持不变的过程称为**等体过程**(isochoric process). 例如，对某一气缸内的气体加热，活塞固定不动，使气体温度升高，压强增大，这就是一个等体过程. 在 p-V 图上等体过程是平行于 p 轴的直线，见图 6-5.

过程方程为

$$V_1 = V_2 \quad 或者 \quad \frac{p_1}{p_2} = \frac{T_1}{T_2}$$

在这个过程中，由于体积不变，气体对外所做的功为零，即 W=0. 因此热力学第一定律可写成

$$U_2 - U_1 = Q \tag{6-4}$$

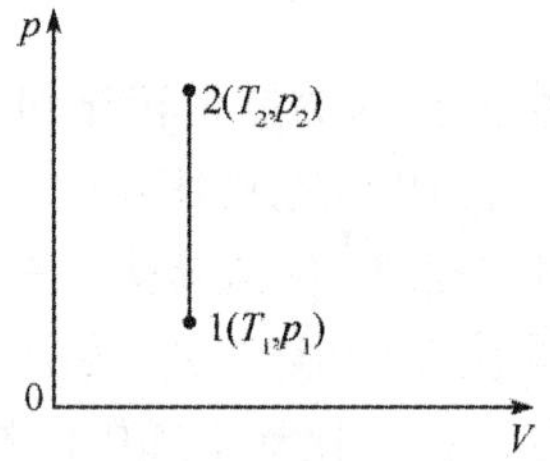

图 6-5　等体过程

即系统从外界吸收的热量全部用来增加系统的内能. 如果系统在等体过程中放出热量，则放出的热量等于系统内能的减少.

一定量的气体在等体过程中温度升高 1 K 时所吸收的热量，称为等体热容，1 摩尔(mol)气体的等体热容称为**等体摩尔热容**，记作 C_V. 设温度的升高为 dT，并设气体的摩尔数为 ν，则有

$$dQ = dU = \nu C_V dT$$

二、等压过程

系统在状态变化时其压强保持不变的过程，称为**等压过程**. 在 p-V 图上等压过程是平行于 V 轴的直线，见图 6-6.

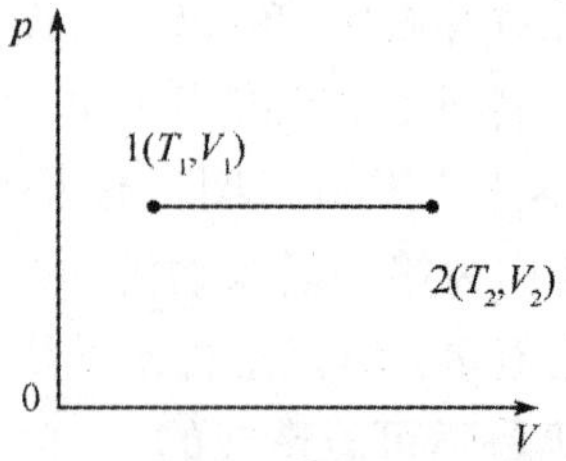

图 6-6　等压过程

其过程方程为

$$p_1 = p_2 \quad 或者 \quad \frac{V_1}{V_2}=\frac{T_1}{T_2}$$

在这个过程中，由于 dp=0，在等压过程中外界对系统传递的热量为 Q，外界对系统所做的功为 $-p(V_2-V_1)$，因此，热力学第一定律可写成

$$U_2-U_1=Q-p(V_2-V_1) \quad 或者 \quad Q=(U_2-U_1)+p(V_2-V_1) \tag{6-5}$$

上式表明，系统吸收的热量一部分用于增加内能，另一部分用来对外做功.

一定量的气体在等压过程中温度升高 1 K 时所吸收的热量，称为等压热容，1 mol 气体的等压热容称为**等压摩尔热容**，记作 C_p. 设温度的升高为 dT，并设气体的摩尔数为 ν，则有

$$\mathrm{d}Q=\nu C_p \mathrm{d}T$$

依据能量守恒及数学运算

$$\mathrm{d}Q=\mathrm{d}U+p\mathrm{d}V=\nu C_V\mathrm{d}T+\nu R\mathrm{d}T=\nu C_p\mathrm{d}T$$

则有

$$C_p=C_V+R \tag{6-6}$$

称为**迈耶公式**. 也就是说，在等压过程中，温度升高 1 K 时，1 mol 的理想气体要多吸收 8.31 J 的热量，用来转化为膨胀时对外所做的功.

在实际应用中，常常用到 C_p 与 C_V 的比值，这个比值通常用 $\gamma\left(\gamma=\dfrac{C_p}{C_V}\right)$ 表示，称为**摩尔热容比**.

气体的等体摩尔热容 C_V 和等压摩尔热容 C_p 与气体分子的自由度有关. 表 6-1 给出了几种气体的摩尔热容及 γ 值.

表 6-1 几种气体的摩尔热容及 γ 值

气体类型	自由度	$C_V/(\mathrm{J\cdot mol^{-1}\cdot K^{-1}})$	$C_p/(\mathrm{J\cdot mol^{-1}\cdot K^{-1}})$	$\gamma=C_p/C_V$
单原子分子	3	$\frac{3}{2}R\approx 12.5$	$\frac{5}{2}R\approx 20.8$	1.67
刚性双原子分子	5	$\frac{5}{2}R\approx 20.8$	$\frac{7}{2}R\approx 29.1$	1.4
刚性多原子分子	6	$\frac{6}{2}R\approx 24.9$	$4R\approx 33.3$	1.33

三、等温过程

系统的温度始终保持不变的状态变化过程是**等温过程**(isothermal process). 将系统与恒温热源接触，或置于恒温装置中，使系统的温度始终与外界恒定的温度相同，这样条件下所进行的过程就是等温过程，如图 6-7 所示.

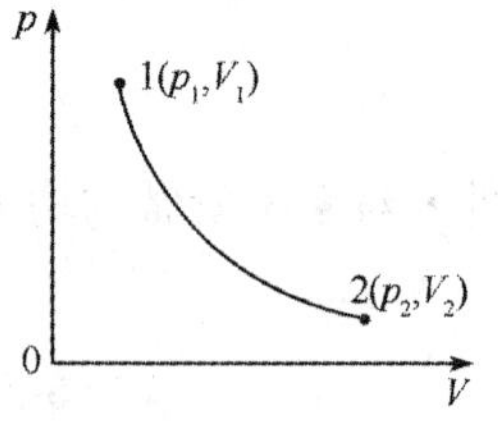

图 6-7　等温过程

其过程方程为

$$p_1V_1 = p_2V_2 = \nu RT = 常数$$

依据分子运动学，理想气体的内能只由温度决定，所以它的内能在等温过程中不会发生变化，即 $dU=0$，因此，热力学第一定律可写成

$$Q = W \tag{6-7}$$

上式表明，理想气体在等温膨胀时，从外界吸收的热量全部转化为对外所做的功；在等温压缩时，外界对系统所做的功，全部转化为向外传递的热量.

设理想气体在等温过程中，其体积由 V_1 变为 V_2，则系统对外界所做的功为

$$W = \int_{V_1}^{V_2} p\mathrm{d}V = \int_{V_1}^{V_2} \nu RT \frac{\mathrm{d}V}{V} = \nu RT \ln\frac{V_2}{V_1}$$

或者

$$W = \nu RT \ln\frac{V_2}{V_1} = \nu RT \ln\frac{p_1}{p_2} \tag{6-8}$$

四、绝热过程

系统在状态变化时与外界没有热交换的过程称为**绝热过程**(adiabatic precess). 系统与外界绝热隔离很好，或者过程进行得很快，以致系统来不及与外界进行热量交换，这样的过程就是近似的绝热过程. 例如，内燃机中热气体的迅速膨胀过程就可近似看作是绝热过程. 在绝热过程中 $Q=0$，因此热力学第一定律可以写成

$$U_2 - U_1 = W \tag{6-9}$$

如果气体膨胀则外界对气体做负功，$W<0$，气体内能减少，温度下降. 所以在绝热过程中气体膨胀对外做功是靠减少系统的内能来实现的. 如果外界对系统做正功，则气体内能增加，温度上升.

在 ν mol 的理想气体从状态 (p_1, V_1) 绝热地改变为 (p_1, V_1) 的过程中，内能的变化为

$$U_2 - U_1 = \nu C_V (T_2 - T_1) \tag{6-10}$$

结合式(6-9)可得

$$W = \nu C_V (T_2 - T_1) \tag{6-11}$$

在准静态绝热过程中，理想气体状态参量的变化关系对于某一微小的绝热过程来说，由式(6-9)可得

$$-p\mathrm{d}V = \nu C_V \mathrm{d}T \tag{6-12}$$

同时又因 p、V、T 三个参量满足理想气体状态方程 $pV=\nu RT$，将状态方程微分可得

$$p\mathrm{d}V + V\mathrm{d}p = \nu R\mathrm{d}T \tag{6-13}$$

从式(6-12)和式(6-13)中消去 $\mathrm{d}T$ 可得

$$(C_V + R)p\mathrm{d}V = -C_V V\mathrm{d}p$$

又由迈耶公式 $C_p=C_V+R$ 及摩尔热容比 $\gamma = \dfrac{C_p}{C_V}$，则上式可变为

$$\frac{\mathrm{d}p}{p}=-\gamma\frac{\mathrm{d}V}{V}$$

解微分方程可得

$$pV^{\gamma}=\text{常数} \tag{6-14}$$

上式就是理想气体在绝热过程中压强和体积的变化关系，称为**泊松公式**.

利用式(6-14)和理想气体状态方程，可以求得绝热过程中V与T以及p与T之间的关系

$$TV^{\gamma-1}=\text{常数} \tag{6-15}$$

$$p^{\gamma-1}T^{-\gamma}=\text{常数} \tag{6-16}$$

上面三个关系式都是绝热过程的方程式，注意三式中的常量是不相等的.

根据泊松公式可以给出绝热过程在p-V图上所对应的曲线，称为绝热线，如图 6-8 中Ⅱ所示. 和等温曲线相比，因为$\gamma>1$，所以绝热线比等温线要陡些. 这是因为等温膨胀时，压强的降低只是由于体积的增加，气体的内能不变；而绝热膨胀时则靠消耗内能做功，压强的降低不仅是由于体积的增加，而且还由于内能减少以致温度下降造成的.

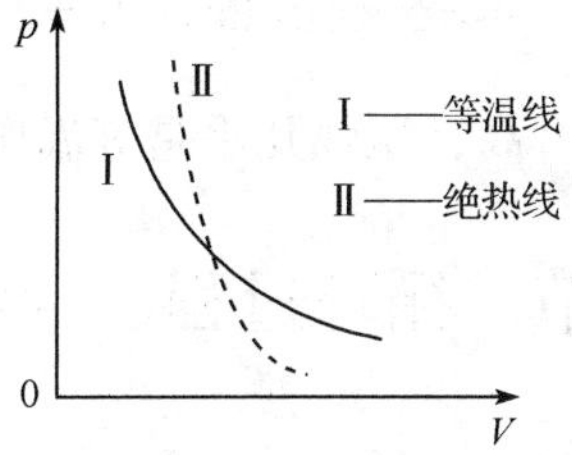

图 6-8 等温线与绝热线的比较

应用绝热过程方程及公式$W=\int_{V_1}^{V_2}p\mathrm{d}V$可直接推导出准静态绝热过程中系统对外界所做的功. 取系统初、终两态的压强和体积分别为p_1、V_1和p_2、V_2，则有

$$p_1V_1^{\gamma}=p_2V_2^{\gamma}=pV^{\gamma}$$

$$\begin{aligned}W&=\int_{V_1}^{V_2}p\mathrm{d}V=\int_{V_1}^{V_2}p_1V_1^{\gamma}\frac{1}{V^{\gamma}}\mathrm{d}V\\&=p_1V_1^{\gamma}\int_{V_1}^{V_2}\frac{1}{V^{\gamma}}\mathrm{d}V\\&=p_1V_1^{\gamma}\left(\frac{V_2^{1-\gamma}}{1-\gamma}-\frac{V_1^{1-\gamma}}{1-\gamma}\right)\\&=\frac{p_1V_1}{\gamma-1}\left[1-\left(\frac{V_1}{V_2}\right)^{\gamma-1}\right]\\&=\frac{p_2V_2}{\gamma-1}\left[\left(\frac{V_2}{V_1}\right)^{\gamma-1}-1\right]\end{aligned}$$

上式又可整理为

$$W = \frac{1}{\gamma - 1}(p_1V_1 - p_2V_2) \tag{6-17}$$

例 6-1 将温度为 300 K，压强为 10^5 Pa 的氮气绝热压缩，使其容积变为原来的 1/5. 试求压缩后的压强和温度，并将这一压强与等温压缩时所得的压强作比较.

解 由题意可知 $T_1 = 300\ \text{K}, V_2 = \frac{1}{5}V_1$.

(1)绝热压缩过程. 对于常温下的氮气可看作刚性双原子分子，则 γ=1.4. 由绝热方程得

$$p_2 = p_1\left(\frac{V_1}{V_2}\right)^{\gamma} = 10^5 \times 5^{1.4}\ \text{Pa}=9.5 \times 10^5\ \text{Pa}$$

$$T_2 = T_1\left(\frac{V_1}{V_2}\right)^{\gamma-1} = 300 \times 5^{0.4}\ \text{K}=571\ \text{K}$$

(2)等温压缩过程

$$p_2 = p_1 \cdot \frac{V_1}{V_2} = 5 \times 10^5\ \text{Pa}，\quad T_2 = T_1 = 300\ \text{K}$$

经比较可知，绝热压缩后温度显著升高，压强几乎是等温压缩过程的一倍.

第三节 循环过程 卡诺循环

一、循环过程和热机效率

1. 循环过程

某个热力学系统经过任意的一个准静态过程后又回到初始状态，这样的一个过程称为**循环过程**(cyclic process). 通过循环过程将部分热量转化为功的机器称为**热机**(heat engine)，如蒸汽机、汽轮机、内燃机等都是热机. 热机中被用来吸收热量并对外做功的物质称为**工作物质**. 工作物质从中吸收热量的物体称为高温热源，如蒸汽机中的锅炉，工作物质对之放出热量的物体称为**低温热源**，如冷凝器. 图 6-9 为热机的工作原理示意图.

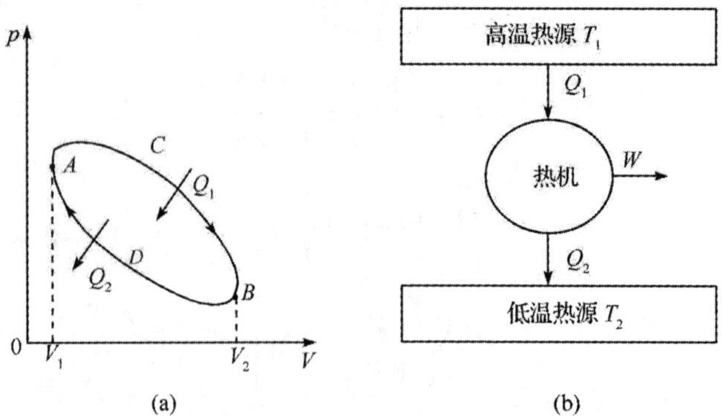

图 6-9 热机的工作原理示意图

设工作物质是汽缸中的气体，且为一封闭系统. 工作物质的态用压强 p 和体积 V 来表示，

图 6-9(a)中的闭合曲线表示一个循环过程，曲线 ACB 表示吸收热量过程，吸收热量为 Q_1，曲线下的面积为工作物质在膨胀过程中对外界所做的正功，曲线 BDA 表示释放热量的过程，放出热量为 Q_2，曲线下的面积为工作物质在压缩过程中对外所做的负功. 闭合曲线所包围的面积等于工作物质在这一循环过程中所做的净功. 图 6-9(b)是热量流动和做功的示意图. 一切热机的共同特点就是连续地进行循环过程，并不断地对外做功. 对大量各种热机的观察表明，热能可以转变为功，热机就是实现这种转变的机器. 热机在每一循环过程中都会实现三个方面的目的：①从高温热源吸收热量 Q_1，②向低温热源放出热量 Q_2，③对外做功 W. 经过一个循环过程以后，工作物质回到了原来的状态，内能没有改变，热力学第一定律为

$$W = Q_1 - Q_2$$

可见热机在每一循环过程中由高温热源吸收热量 Q_1，只有一部分转变为功 W，另一部分 Q_2 传递给了低温热源.

2. 热机的效率

热机性能的重要标志之一是它的效率，我们把热机对外所做的净功 W 与它所吸收热量 Q_1 的比值定义为**热机的效率**(heat engine efficiency)，用符号 η 表示，即

$$\eta = \frac{W}{Q_1} = \frac{Q_1 - Q_2}{Q_1} = 1 - \frac{Q_2}{Q_1} \tag{6-18}$$

实际上 Q_2 不能为零，所以热机的效率永远小于 1. 有时采用百分制表示.

如果循环按相反的方向进行，称为**逆循环**，如图 6-10 所示.

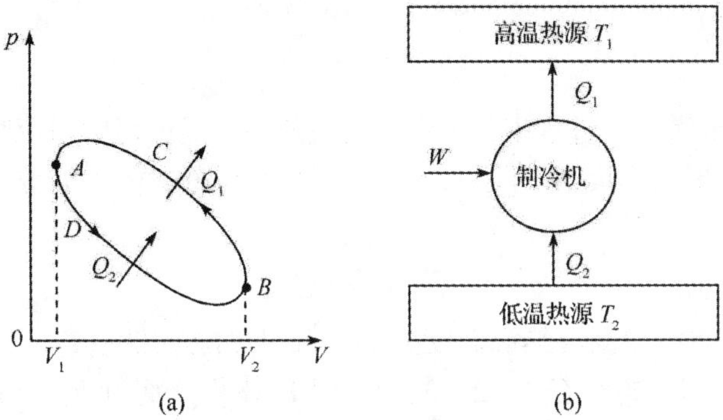

图 6-10 制冷机工作原理示意图

在膨胀过程 ADB 中，工作物质对外做功，同时从低温热源吸收热量 Q_2，在压缩过程 BCA 中，外界对工作物质做功，同时向高温热源放出热量 Q_1. 经过一个循环过程，外界对工作物质所做的净功 W 等于循环过程闭合曲线的面积. 热力学第一定律为

$$Q_2 + W = Q_1 \tag{6-19}$$

上式说明工作物质向高温热源输送热量 Q_1，包括来自低温热源吸入的热量 Q_2 和外界对工作物质所做的功 W(此功也转变为热量)两部分. 所以逆循环就是通过外界对工作物质做功，使热量从低温热源转移到高温热源的过程. 结果低温热源的温度愈来愈低，这就是制冷机的工作原理. 制冷机的效能是以制冷系数 ε 表示，它定义为

$$\varepsilon = \frac{Q_2}{W} = \frac{Q_2}{Q_1 - Q_2} \tag{6-20}$$

二、卡诺循环及其效率

瓦特(James Watt，1736～1819)，英国发明家. 经过瓦特的改进，蒸汽机大大提高了实用价值，广泛地被工业部门所采用. 但蒸汽机的效率很低，只有 3%～5%. 为了提高热机的效率，1824 年法国青年工程师卡诺(N. L. S. Carnot)提出了一种理想热机：热机的工作物质为理想气体，它只与一个高温热源和一个低温热源交换热量，在每一循环过程中只向热源吸热一次，向冷源放热一次，热源和冷源的温度在热机工作过程中不发生变化，并且经历准静态的循环过程. 这种热机称为**卡诺热机**. 它的循环过程称为**卡诺循环**(Carnot cycle). 因此卡诺循环由两个等温过程和两个绝热过程组成，可在 p-V 图上用两条等温线和两条绝热线所组成的一条闭合曲线来表示，如图 6-11 所示.

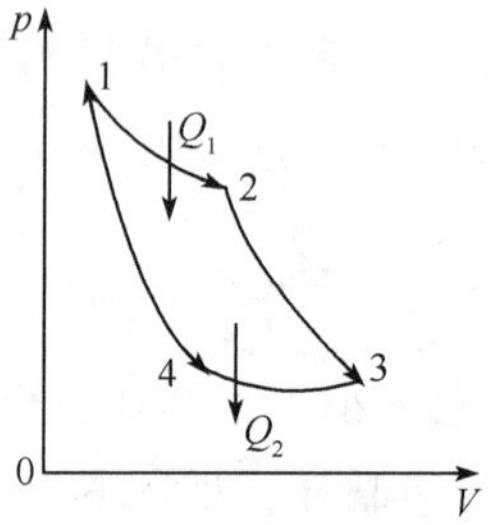

图 6-11　卡诺循环

1. 卡诺循环

在图 6-11 所示的卡诺循环过程中，工作物质在两个等温过程中系统吸入和放出热量的绝对值分别为 Q_1 和 Q_2，根据热力学第一定律，系统对外界所做的净功 W 等于系统从外界吸收的净热量

$$W = Q_1 - Q_2$$

关于卡诺热机的效率. 设高温热源温度为 T_1，低温热源温度为 T_2. 工作物质(假定工作物质为 ν mol)在一个循环过程中的状态 1、2、3、4 四点的体积分别为 V_1、V_2、V_3 和 V_4. 状态 1→2 及状态 3→4 两个等温过程吸入和放出的热量分别为

$$Q_1 = \nu RT_1 \ln\frac{V_2}{V_1}$$

$$Q_2 = \nu RT_2 \ln\frac{V_3}{V_4}$$

可得

$$\frac{Q_2}{Q_1} = \frac{T_2}{T_1} \cdot \frac{\ln\left(\frac{V_3}{V_4}\right)}{\ln\left(\frac{V_2}{V_1}\right)} \tag{6-21}$$

状态 2→3 及状态 4→1 两个绝热过程可有

$$T_1V_2^{\gamma-1}=T_2V_3^{\gamma-1} \quad 和 \quad T_1V_1^{\gamma-1}=T_2V_4^{\gamma-1}$$

整理可得

$$\frac{V_2}{V_1}=\frac{V_3}{V_4} \tag{6-22}$$

将式(6-22)代入式(6-21)并整理

$$\frac{Q_2}{Q_1}=\frac{T_2}{T_1} \tag{6-23}$$

根据热机效率公式，可得卡诺热机的效率

$$\eta=1-\frac{Q_2}{Q_1}=1-\frac{T_2}{T_1} \tag{6-24}$$

上式是用绝对温标表示的卡诺热机的效率. 由式(6-24)可以看出，卡诺循环的效率只由高温热源和低温热源的温度决定，且 T_1 和 T_2 的差别越大，效率就越高. 因为 T_2 不可能为零，故卡诺循环的效率总是小于 1 的.

2. 卡诺制冷循环

将卡诺热机的工作循环变为**逆循环**(状态 4→3→2→1→4)，即通过外界对工作物质做功，从低温热源(温度为 T_2)中吸收热量 Q_2，向高温热源(温度为 T_1)放出热量 Q_1. 依据前面的讨论方法，可以得到卡诺制冷机的制冷系数为

$$\varepsilon=\frac{Q_2}{W}=\frac{Q_2}{Q_1-Q_2}=\frac{T_2}{T_1-T_2} \tag{6-25}$$

从式(6-25)可以看出，当低温热源温度越低时，制冷系数就越小；制冷系数小时，若要从低温热源吸取等量的热量，需要外界做功就多.

例 6-2　将一逆行的卡诺机作为电气冰箱，当室温为 27.0 ℃时用冰箱把 1 kg 0 ℃的水结成冰. 问电源至少需要给冰箱多少功？冰箱周围是得到还是损失热量？(冰的溶解热为 $3.3\times10^5\ \text{J}\cdot\text{kg}^{-1}$)

解　由题意可知 T_1=300 K，T_2=273 K，制冷系数

$$\varepsilon=\frac{Q_2}{W}=\frac{T_2}{T_1-T_2}$$

$$W=\frac{T_1-T_2}{T_2}\cdot Q_2=\frac{300-273}{273}\times100\times333.6=3.3\times10^4\,(\text{J})$$

冰箱周围得到的热量为

$$\begin{aligned}Q_1&=Q_2+W\\&=1\times3.3\times10^5\ \text{J}+3.3\times10^4\ \text{J}=3.63\times10^5\ \text{J}\end{aligned}$$

第四节　热力学第二定律

案例 6-2

落叶永离，覆水难收；人生易老，返老还童只是幻想.

问题

1. 句子中的成语表明的是什么现象？
2. 自然界中自发过程的方向性符合哪一条内在的物理学定律？

一、热力学第二定律

第一类永动机被热力学第一定律否定后，历史上曾经有不少人试图制造另一种热机，它能不断地完成循环动作，在每一个循环中吸入的热量全部用来对外做功，即效率可以到达 100%，这种机器称为**第二类永动机**. 它与第一类永动机不同，并不违反热力学第一定律. 这种机器如能做成，它就可以从周围环境中吸取热量直接做功或转变为电能，能源是取之不尽的. 有人曾经计算过，如果能制成第二类永动机，只要海水的温度降低 0.1 K，就可以供全世界工厂使用 1 万年以上，但是所有的努力都失败了. 于是人们得出结论：第二类永动机是不可能做成的，称为**热力学第二定律.** 热力学第二定律可以有多种不同的表述方式，其中开尔文(L. Kelvin)和克劳修斯(R. L. E. Clausius)的表述最具代表性.

开尔文表述：不可能从单一热源吸收热量，使其全部转变为有用功而不产生其他影响.

开尔文表述中的“单一热源”是指温度均匀而且恒定不变的热源. 若热源不是单一热源，则工作物质就可以从温度较高的热源中吸取热量，向温度较低的热源中释放热量，这实际上就等于有两个热源了. “其他影响”是指工作物质除了从单一热源吸收热量，并把它用来做功以外在外界不遗留任何其他变化. 例如，理想气体等温膨胀时，从单一热源吸收热量全部用来对外做功，但气体的体积膨胀后并没有自动返回到原来的状态.

克劳修斯表述：热量不可能自动地由低温物体传到高温物体.

初看起来热力学第二定律的这两种表述并无关系. 开尔文说的是热量转变为功的问题，而克劳修斯说的是热量传递的问题. 但其实它们是等效的，而且它们在实质上都是反映了自然界中有关热力学过程进行方向的同一规律. 下面我们用反证法加以证明.

假设克劳修斯表述不成立，即热量 Q 能从低温热源 T_2 自动地传给高温热源 T_1 而且不产生其他影响，如图 6-12 所示. 在两热源之间安装一热机，它从高温热源吸取热量 $Q_1=Q$，一部分用来对外做功 W，另一部分热量 Q_2 传给低温热源，从而形成一个循环. 而在这一循环过程中，总的效果是从单一低温热源吸收热量 $Q-Q_2$，全部用来对外做功 W，而高温热源不发生变化，这显然也就违反了开尔文的表述.

热力学第一定律指明能量守恒与转换的数量关系，热力学第二定律则说明并非所有能量守恒的过程都能进行，它反映的是过程进行方向和限度的理论，即**热现象的自然过程都具有一定的方向性**.

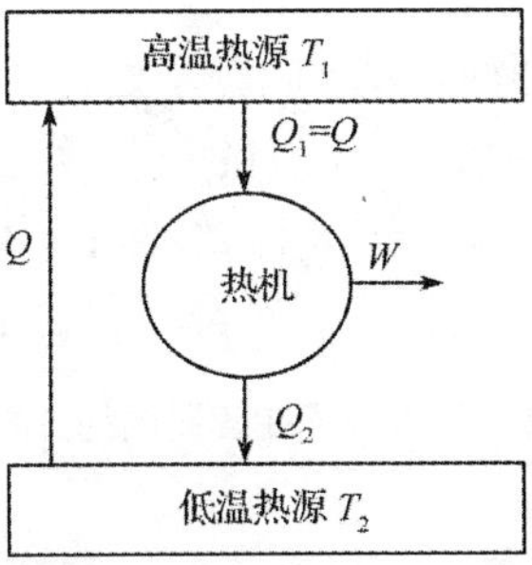

图 6-12　热力学第二定律两种说法的等效性

二、可逆过程和不可逆过程

一个系统经过一定的过程，从某一状态到达另一状态，又可以经过和原来完全一样的那些中间状态原路回到开始时的状态，而不引起外界任何变化，这种热力学过程称为**可逆过程**(reversible process)；反之，若用任何方法都不能使系统和外界完全复原，则该过程称为**不可逆过程**(irreversible process)．热力学第二定律指出了热功转换和热传导的不可逆性．实际上一切自发变化过程都是不可逆的．例如，通过摩擦，功可以转化为热量．根据热力学第二定律，热量不可能通过循环过程全部转化为功，因此功通过摩擦转化为热量的过程是不可逆过程；各部分浓度不同的溶液自动扩散，最后达到均匀，而浓度均匀的溶液不可能自动地变成不均匀；电流从高电势流向低电势而不会自动地从低电势流向高电势；铁会生锈，而生锈的铁不会自动地还原成铁等．要想使过程逆向进行回到原来的状态，必须借助于外来因素引起外界的变化而对系统做功．

那么是否有可逆过程存在？弹簧振子的振动，如果不考虑它所受的空气阻力和外在摩擦力的作用，则它的振动过程就可视为可逆的．又如无摩擦或其他耗散效应的准静态过程，其中的每一步都达到了平衡，如果我们控制条件，使它按照与原过程相反的顺序进行，经过原来的所有中间状态，并消除所有的外界影响，则可使无摩擦的准静态过程成为可逆过程．但实际上这样的条件是很难实现的，严格地说可逆过程只是一种理想的过程，我们只能实现和可逆过程非常接近的过程．因此利用可逆过程的概念得到的结论是一种极限的情形．虽然准静态过程和可逆过程在实际生活中是不存在的，但是这些概念有助于我们从理论上分析问题，从而得出解决实际问题的普遍原理，因此具有重要意义．

三、热力学第二定律的统计意义和适用范围

1. 热力学第二定律的统计意义

热力学第二定律指出：一切与热现象有关的宏观过程都是不可逆过程．而热现象是与大量分子无规则热运动相联系的，因此，有必要从微观角度来研究热力学第二定律的统计意义．

首先分析气体自由膨胀的现象．图6-13表示一个容器分成容积相等的 A、B 两室．A 室充满气体，B 室保持真空．考虑 A 室气体中任意一个分子 a 在隔板抽掉前它只能在 A 室运动，把隔板抽掉后它就能在整个容器内运动．由于碰撞，它就有可能一会儿在 A 室，一会儿又在 B 室，而它出现在 A、B 两室的机会是均等的，即出现在 A 室的概率是 1/2．为方便起见，假设只有 3 个分子(a、b、c)，把

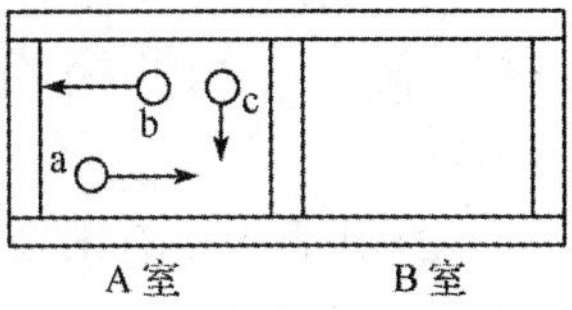

图 6-13　气体自由膨胀

隔板抽掉后这 3 个分子将在整个容器内运动. 以分子处在 A 室或 B 室来分类，这 3 个分子在容器内的分布就有 8 种组态. 每个组态代表了系统的一个微观态，每个微观态出现的概率是相等的(表 6-2). 可以看出，从分子分布位置看，这 8 种微观态分属 4 种不同的宏观态. 3 个分子全部退回到 A 室(或者是全部进入 B 室)，这两种宏观态都只包含了 1 种微观态，它们出现的概率最低.

表 6-2　气体分子在容器内的分布状况

微观态	分子位置		宏观态	概率
	A 室	B 室		
1	abc	0	A_3B_0	1/8
2	ab	c		
3	ac	b	A_2B_1	3/8
4	bc	a		
5	a	bc		
6	b	ac	A_1B_2	3/8
7	c	ab		
8	0	abc	A_0B_3	1/8

统计力学可以证明，如果共有 N 个分子，按照前面的分类方法就有 2^N 个可能的微观状态，而全部分子都退回到 A 室的概率是 $\frac{1}{2^N}$. 实际上任何一个宏观系统都包含了大量的分子，1 mol 的气体就含有约 6.02×10^{23} 个气体分子. 因此当 1 mol 的气体自由膨胀后所有 1 mol 的气体分子全部退回到 A 室的概率是 $\frac{1}{2^{6.02\times10^{23}}}$，这样小的概率实际上是不可能出现的，而接近均匀分布的宏观态却包含了所有微观态中的绝大部分(99%以上).

气体自由膨胀过程的不可逆性，实质上反映了系统内部所发生的过程总是由概率小的宏观态向概率大的宏观态进行，而相反的过程在外界不发生任何影响的条件下是不可能实现的. 因此，一个孤立的热力学系统，其内部发生的过程，总是从高度有序的状态向比较无序的状态进行，由包含微观状态数目少的宏观状态向包含微观状态数目多的宏观状态进行，这就是热力学第二定律的统计意义. 统计物理学认为，状态的无序可以用它的宏观状态的热力学概率 P 来衡量. 所谓热力学概率的定义就是：与任意给定的宏观状态相对应的微观状态数称为该宏观状态的**热力学概率**. 因此热力学第二定律也可以从微观形式叙述为：一个孤立的热力学系统总是从高度有序、概率较小的状态向比较无序、概率较高的状态进行.

2. 热力学第二定律的适用范围

(1) 只适用于宏观过程，不适用于少量分子组成的微观体系. 例如，讨论过的气体自由膨胀过程，假如只考虑一个分子的运动，就可能出现分子自动退回 A 室的情况，这与热力学第二定律不符.

(2) 只适用于有限范围内的孤立系统. 事实上热力学第二定律是建立在有限的空间和时间范围内所观察的现象上，热力学所说的孤立系统是指外界对它影响较弱的有限系统，因此不能把热力学第二定律推广运用到无限的宇宙.

第五节　熵与熵增加原理

案例 6-3

麦克斯韦给热力学第二定律出过一个难题，即用一活动隔板，将容器分为容积相等的 A、B 两室，并且 A、B 两室中的气体具有相同的状态. 他设想有一个能观察到所有分子的轨迹和速度的小精灵把守着气体容器内隔板上一小孔的闸门，见到这边来了高速运动的分子就打开闸门让它到那边去，见到那边来了低速运动的分子就打开闸门让它到这边来. 设想闸门是完全没有摩擦的，于是这个小精灵无需做功就可以使隔板两侧的气体这边越来越冷，那边越来越热. 这样一来，系统的熵降低了，热力学第二定律受到了挑战. 人们把这个小精灵称为麦克斯韦妖(Maxwell demon).

问题

1. 麦克斯韦妖以什么为代价获得了负熵?
2. 即使真有麦克斯韦妖存在，它的工作方式违反热力学第二定律吗?

热力学第二定律指出，自然界一切与热现象有关的实际宏观过程都是不可逆的. 一个热力学系统，如果经历一个不可逆过程从初态变到终态，则不论通过什么途径都不能使其回到初态而不引起任何其他变化. 可见这种过程的不可逆性并非来自过程进行的方式，而是反映出系统在初态和终态的某种性质的不同，这种性质只由系统所处的状态决定而与过程进行的方式无关. 由此可以预期，根据热力学第二定律有可能找到一个新的态函数，它在初、终两态的不同数值，可被用来作为过程进行方向的数学判决. 这个态函数被称为“熵”(entropy).

一、克劳修斯等式

前面已经讨论了可逆卡诺循环并证明得到式(6-25)，整理可得

$$\frac{Q_1}{T_1}=\frac{Q_2}{T_2}$$

在卡诺循环中，Q_1 表示工作物质在一个循环中从高温热源 T_1 吸收的热量，Q_2 表示在低温热源中放出的热量. 虽然两者不等，但除以相应热源的温度所得的量值，却是彼此相等的. 如果吸收热量为正，放出热量为负，则上式可写成

$$\frac{Q_1}{T_1}=\frac{-Q_2}{T_2}\quad \text{或者}\quad \frac{Q_1}{T_1}+\frac{Q_2}{T_2}=0 \tag{6-26}$$

定义 $\frac{Q}{T}$ 为**热温比**. 上式表明，在可逆卡诺循环过程中，热温比的代数和等于零. 把这个结论推广到一切可逆循环过程，如图 6-14 所示.

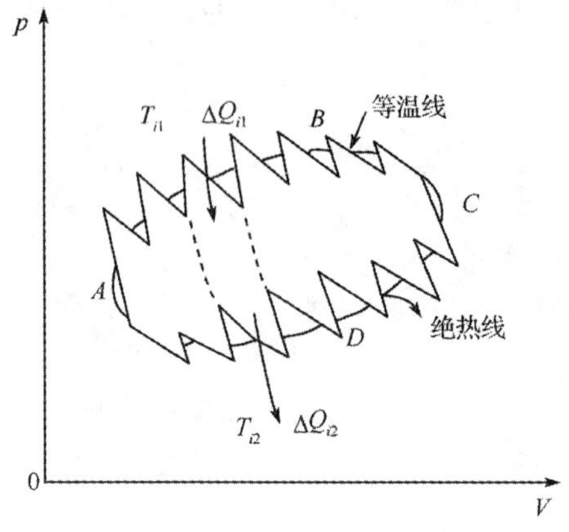

图 6-14　克劳修斯等式证明图

对任意可逆循环 *ABCDA*，可看成是由许多小的卡诺循环组成的. 这些小卡诺循环都是可逆的且都是正循环. 从图中可以看出，任意两个相邻的小卡诺循环的绝热线大部分都是共同的，但进行的方向刚好相反，从而效果相互抵消. 因此所有小卡诺循环的总效果就相当于图中锯齿形状路径所表示的循环过程. 根据式(6-25)，对于任意一个可逆小卡诺循环均有

$$\frac{\Delta Q_{i1}}{T_{i1}}+\frac{\Delta Q_{i2}}{T_{i2}}=0$$

对所有小卡诺循环求和可得

$$\sum_{i=1}^{N}\left(\frac{\Delta Q_{i1}}{T_{1i}}+\frac{\Delta Q_{i2}}{T_{i2}}\right)=0$$

如果使每个小卡诺循环为无限小，即使小卡诺循环的数目 $N\to\infty$，$\Delta Q_i\to 0$，则锯齿形路径就无限趋近于原来的可逆循环过程. 上式则趋近于一个积分

$$\lim_{N\to\infty}\sum\frac{\Delta Q_i}{T_i}=\oint\frac{\mathrm{d}Q}{T}=0 \tag{6-27}$$

上式表明，在任一可逆循环过程中热温比的总和等于零. 该式称为**克劳修斯等式**.

二、熵的概念

如图 6-15 所示为任一可逆循环过程. 图中 *a*、*b* 是这循环上任意选定的两点，即两个平衡态，而 1、2 是连接两点的两条不同路径(过程). 如果系统从状态 *a* 经过路径 1 到达状态 *b*，再经过路径 2 回到状态 *a* 则完成一循环，于是根据式(6-27)则有

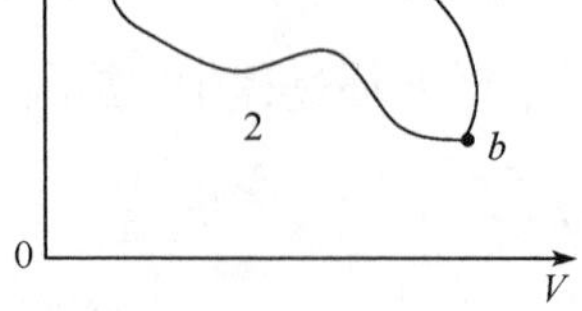

图 6-15　可逆循环过程

$$\oint \frac{\mathrm{d}Q}{T} = \underbrace{\int_a^b \frac{\mathrm{d}Q}{T}}_{(1)} + \underbrace{\int_b^a \frac{\mathrm{d}Q}{T}}_{(2)} = 0$$

由于过程是可逆的，上式右端的第二项可以用沿路径 2 的逆过程的积分来表示，但这时除将式中积分的上下限对换外，还应该同时在这一项前加负号. 于是就有

$$\underbrace{\int_a^b \frac{\mathrm{d}Q}{T}}_{(1)} - \underbrace{\int_a^b \frac{\mathrm{d}Q}{T}}_{(2)} = 0 \quad 或者 \quad \underbrace{\int_a^b \frac{\mathrm{d}Q}{T}}_{(1)} = \underbrace{\int_a^b \frac{\mathrm{d}Q}{T}}_{(2)} \tag{6-28}$$

上式表明，系统的任意两个平衡态 a 和 b 之间的积分是由所选定的初、终两平衡态 a、b 决定的，与初态 a 到终态 b 的可逆过程的具体路径无关.

在力学中我们曾根据保守力做功与路径无关的规律引入态函数势能 E_{p}. 式(6-28)表明，系统在可逆过程中的积分与过程无关，而只与系统的始末状态有关. 于是我们类比地引入一个新的态函数**熵** S，单位为 $\mathrm{J \cdot K^{-1}}$，其定义为

$$S_b - S_a = \int_a^b \frac{\mathrm{d}Q}{T} \tag{6-29}$$

该式表明，系统从平衡态 a 变到平衡态 b 时，其熵的增量等于由态 a 经任一可逆过程变到态 b 时热温比的积分.

初态 a 的熵值可以任意选定，如果令 $S_a = 0$，则有 $S_b = \int_a^b \frac{\mathrm{d}Q}{T}$.

三、熵增加原理与能量退降

1. 熵增加原理

对于不可逆循环，由卡诺定理可知其效率为

$$\eta' = 1 - \frac{Q_2}{Q_1} \leqslant 1 - \frac{T_2}{T_1}$$

即

$$\frac{Q_2}{T_2} \geqslant \frac{Q_1}{T_1}$$

因为 Q_2 是放出的热量，应该为负，因此上式可写为

$$\frac{Q_1}{T_1} + \frac{Q_2}{T_2} \leqslant 0 \tag{6-30}$$

进一步推导可知，对于任一不可逆循环，其热温比之和不大于零，即

$$\oint \frac{\mathrm{d}Q}{T} \leqslant 0 \tag{6-31}$$

称为克劳修斯不等式.

现在考虑一个任意如图 6-16 所示的过程 2 的不可逆过程. 假定有一个任意可逆过程 1 正好能使系统由终态 b 回到初态 a，图中的 1、2 两过程构成了一个不可逆循环. 则有

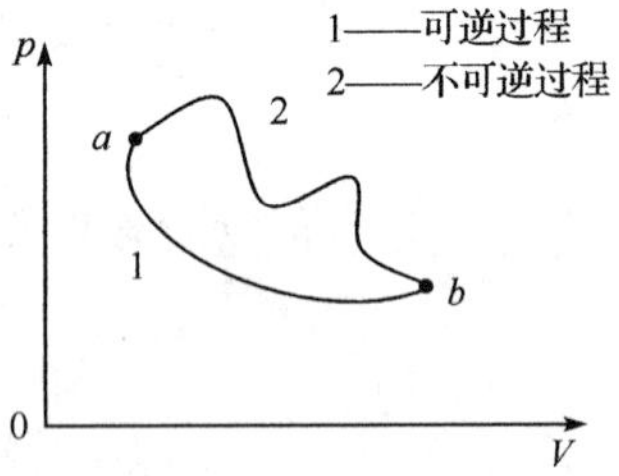

图 6-16 不可逆循环过程

$$\oint \frac{\mathrm{d}Q}{T} = \int_a^b \underbrace{\frac{\mathrm{d}Q}{T}}_{(2)} + \int_b^a \underbrace{\frac{\mathrm{d}Q}{T}}_{(1)} \leqslant 0$$

即

$$\int_a^b \underbrace{\frac{\mathrm{d}Q}{T}}_{(2)} + S_a - S_b \leqslant 0$$

因此有

$$S_b - S_a \geqslant \int_a^b \underbrace{\frac{\mathrm{d}Q}{T}}_{(2)} \tag{6-32}$$

对于无限小的不可逆过程有

$$\mathrm{d}S \geqslant \frac{\mathrm{d}Q}{T} \tag{6-33}$$

该式表明系统的熵变在可逆过程中等于系统所吸收的热量与热源温度的比值；在不可逆过程中，熵变大于这个比值.

在绝热过程中，$\mathrm{d}Q=0$，根据式(6-33)得

$$\mathrm{d}S \geqslant 0 \tag{6-34}$$

由此可见，在可逆的绝热过程中系统的熵是守恒的，可逆的绝热过程又称等熵过程；在不可逆的绝热过程中，系统的熵永增不减. 由此可知，**一个孤立系统的熵是永远不会减少的**. 这一结论称为**熵增加原理**(the principle of the increase of entropy). 实际上在孤立系统内自发进行的有关热现象的过程都是不可逆过程，不可逆过程的结果是使系统由非平衡态过渡到平衡态，达到平衡态后就不再变化了. 这表明在系统由非平衡态向平衡态变化的过程中，它的熵总是在不断地增加，达到平衡态时它的熵也就达到了极大值. 因此可以用熵增加原理直接判断自然界中热力学自发宏观过程的方向和限度，同时还可以用熵增加原理间接判断自然界中热力学非自发宏观过程的方向和限度. 因为非自发过程一定是在非孤立系统中进行的，此时可将影响系统的外界与系统组合为一个孤立系统，从而用熵增加原理来判断过程进行的方向和限度. 例如，在非绝热过程中，借助外界的条件使非孤立系统的熵减少是可能的. 但是当将系统和与其发生相互作用的外界放在一起组成一个新的孤立系统考虑时，这个孤立系统的总的熵是不会减少的，即尽管 $\mathrm{d}S_{系统} < 0$，但 $\mathrm{d}S_{系统} + \mathrm{d}S_{外界} \geqslant 0$，仍然符合熵增加原理. 因此也就不难理解“不可能把热量从低温物体传到高温物体而不引起其他变化”这一说法的内在含义.

把热力学第一定律和第二定律结合起来，可得

$$T\mathrm{d}S \geqslant \mathrm{d}U + \mathrm{d}W$$

上式为热力学的基本方程.

2. 熵的变量的计算举例

(1) 在等温过程中，温度恒定，设在 等温膨胀过程中吸入热量 ΔQ ，则因

$$\Delta Q = \nu RT \ln \frac{V_2}{V_1}$$

故

$$\Delta S = \frac{\Delta Q}{T} = \nu R \ln \frac{V_2}{V_1}$$

式中，V_1和V_2各为膨胀前后的容积. 在等温压缩时，释放热量，ΔQ为负，所以ΔS为负，气体的熵减少.

(2)在绝热过程中，ΔQ =0，所以ΔS =0.

(3)在热传导过程中，设T_1和T_2分别为高温物体和低温物体的温度，ΔQ为传递的热量，则低温物体增加的熵为$\dfrac{\Delta Q}{T_2}$，高温物体减少的熵为$\dfrac{\Delta Q}{T_1}$，则系统的熵变为

$$\Delta S = \frac{\Delta Q}{T_2} - \frac{\Delta Q}{T_1} = \Delta Q\left(\frac{1}{T_2} - \frac{1}{T_1}\right)$$

由于T_1大于T_2，则ΔS大于零，所以系统的熵总是增加的.

例 6-3 试求质量为 2.0 kg 的 0 ℃的冰吸热后变成 30.0 ℃的水时的熵变. 已知冰的熔解热为 $3.35\times10^5\ \mathrm{J\cdot kg^{-1}}$，水的定压比热$C_p$为$4.19\times10^3\ \mathrm{J\cdot K^{-1}\cdot kg^{-1}}$.

解 由题意可知 0℃的冰融化为 0℃的水时，温度保持不变，即 T=273 K，因此熵变为

$$\Delta S_1 = \frac{\Delta Q_1}{T_1} = \frac{2.0\mathrm{kg}\times3.35\times10^5\ \mathrm{J\cdot kg^{-1}}}{273\ \mathrm{K}} = 2.45\times10^3\ \mathrm{J\cdot K^{-1}}$$

0 ℃的水变成 30.0 ℃的水时的熵变为

$$\Delta S_2 = \int_{T_1}^{T_2}\frac{\mathrm{d}Q_2}{T} = \int_{T_1}^{T_2} mC_p\frac{\mathrm{d}T}{T} = mC_p \ln T\Big|_{273}^{303}$$
$$= 3.0\ \mathrm{kg}\times4.19\times10^3\ \mathrm{J\cdot K^{-1}\cdot kg^{-1}}\times\ln\frac{303}{273} = 1.31\times10^3\ \mathrm{J\cdot K^{-1}}$$

总的熵变为

$$\Delta S = \Delta S_1 + \Delta S_2 = 3.76\times10^3\ \mathrm{J\cdot K^{-1}}$$

由上面的例题可知，冰化为水和水的温度升高都是熵增加的过程. 我们知道冰结晶体，分子的排列比较有序，融化为水后，分子的运动就变成了无序，而且随着温度的升高，无序的程度不断加剧，熵也在增加. 以此类推，一定量的同种物质，气态熵>液态熵>固态熵.

3. 能量退降

通过前面的介绍，我们知道一个封闭系统的**能量**是守恒的，它总是保持不变. 但其熵与能量不同，不遵守守恒定律. 对于不可逆过程，一个封闭系统的**熵**总是增加的. 为了说明熵的宏观意义和不可逆过程的后果，我们介绍一下**能量退降**(degradation of energy)的概念.

设有两个物体 A、B 的温度分别为 T_A 和 T_B，且 $T_A > T_B$. 当两者接触以后，发生了一个不可逆传热过程，使热量 ΔQ 由 A 传递到 B. 假定这份能量 ΔQ 在 A 内，借助温度为 T_0 的热源（$T_A > T_B > T_0$），利用卡诺热机从 A 中吸收热量 ΔQ 可以做功的最大值为

$$A_1 = \Delta Q \cdot \eta = \Delta Q\left(1 - \frac{T_0}{T_A}\right)$$

这份热量传递到 B 内后，这时再利用它所能做的功的最大值为

$$A_2 = \Delta Q \cdot \eta = \Delta Q\left(1 - \frac{T_0}{T_B}\right)$$

因为 $A_1 - A_2 = \Delta Q \cdot T\left(\frac{1}{T_B} - \frac{1}{T_A}\right) > 0$，也就是说能量 ΔQ 经过不可逆的传热过程后，转化为有用功的能力退降了.

经过上面的传热过程，A、B 构成的系统熵的增量为

$$\Delta S = \Delta S_A + \Delta S_B = \Delta Q\left(\frac{1}{T_B} - \frac{1}{T_A}\right)$$

比较上面的两式可得

$$\Delta E = A_1 - A_2 = T_0 \cdot \Delta S \tag{6-35}$$

这个规律说明不可逆过程在能量利用上的后果总是使一定的能量 ΔE 从能做功的形式变为不能做功的形式，即成了“退降的”能量，而且 ΔE 的大小和不可逆过程所引起的熵的增加成正比，这种现象称为**能量退降**. 式(6-35)表明，**熵的增加是能量退降的量度**.

第六节 生物热力学

一、人体代谢过程中的能量转换

人体是一个开放系统，它与外界之间不仅有能量交换(散失热量、对外做功)，而且还有物质交换(摄取食物和氧、排出废料)，这个过程称为人体的**新陈代谢**，简称**代谢**. 为了保证各个器官的正常活动、维持恒定的体温以及对外做功，人体必须从食物中获得能量. 正常情况下，维持生命活动的能源主要是食物. 食物中储存的化学能不断地转换成人体代谢过程中所需要的各种形式的能量，这个过程称为**分解代谢过程**. 人体的能量守恒也服从热力学第一定律.

对于微小的变化过程，热力学第一定律可以写为

$$\Delta U = \Delta Q + \Delta W$$

等式的意义为

体内储存的能量增加=散失的热量+对外做功

式中，ΔU 应包括摄入的食物和体内脂肪的能量增加，并假定在所考虑的时间内没有饮食和排泄；ΔQ 为传导到人体外的热量，应该为负值；ΔW 为人的身体对外所做的功. 所以人体在分解代谢

过程中内能在不断地减少.

在生物热力学的定量描述中，常用到ΔU、ΔQ和ΔW随时间 t 的变化率，它们之间的关系是

$$\frac{\Delta U}{\Delta t}=\frac{\Delta Q}{\Delta t}-\frac{\Delta W}{\Delta t}$$

式中，$\frac{\Delta U}{\Delta t}$叫做分解代谢率，$\frac{\Delta Q}{\Delta t}$为产热率，$\frac{\Delta W}{\Delta t}$为身体输出给外界的机械功率. 输出功率$\frac{\Delta W}{\Delta t}$和产热率$\frac{\Delta Q}{\Delta t}$原则上都可以直接测量. 分解代谢率则只能通过氧的消耗率来间接测定，因为食物在分解代谢过程中需要氧，氧的消耗率决定于分解代谢率. 以葡萄糖为例

$$\underbrace{C_6H_{12}O_6}_{180\text{g}}+\underbrace{6O_2}_{134.4\text{L}}\rightarrow\underbrace{6CO_2}_{134.4\text{L}}+\underbrace{6H_2O}_{108\text{mL}}+2.87\times10^3\,\text{kJ}$$

完全氧化 1 mol (180 g) 的葡萄糖需要 134.4 L 的氧，产生 2.87×10^3 kJ 的热量，即每升氧产生的热量为 21.4 kJ，每克葡萄糖产生的热量为 15.9 kJ. 表 6-3 是一些食物的典型能量值.

表 6-3　一些食物的能量

食物	平均能量/$(\text{kJ}\cdot\text{kg}^{-1})$	每消耗 1 L O_2 释放的能量/$(\text{kJ}\cdot\text{L}^{-1})$
糖	17.2	21.1
蛋白质	18.0	18.8
乙醇	29.7	20.3
脂肪	39.7	19.6

根据热力学第一定律，人体代谢率$\frac{\Delta U}{\Delta t}$要受输出功率$\frac{\Delta W}{\Delta t}$的影响. 人类从事不同的活动时的代谢率(耗氧率)见表 6-4.

表 6-4　人体各种活动的代谢率及耗氧率(以体重 65 kg 计算)

活动水平	代谢率/$(\text{kJ}\cdot\text{h}^{-1})$	耗氧率/$(\text{L}\cdot\text{min}^{-1})$
睡眠	293.26	0.23
洗衣服	592.95	0.47
轻微活动（听讲、慢步）	837.13	0.65
中等活动（骑自行车 16 $\text{km}\cdot\text{h}^{-1}$）	1675.83	1.30
打篮球	2517.67	1.95
自行车赛（43 $\text{km}\cdot\text{h}^{-1}$）	5864.81	4.55

人体在静卧而不做任何活动，既清醒又极度安静(不从事思考活动)，并且肠胃消化和吸收活动也基本完毕的条件下的代谢，称为**基础代谢**. 这时的代谢率称为**基础代谢率**. 基础代谢率并

非人体的最低代谢率，因为熟睡比清醒时的代谢率还低 8%～10%. 在临床诊断中可以测量病人的基础代谢率对某些疾病作出诊断参考. 例如，甲状腺功能低下时基础代谢率将比正常标准低 20%～40%，而甲状腺功能亢进时将比正常标准高 20%～70%. 此外人体发热时体温每升高 1℃，基础代谢率将升高 13%.

二、生物系统热力学

我们知道孤立系统的熵永不减少. 孤立系统中无序程度的增加导致系统的熵值增加，但自然界中也存在许多从无序到有序的现象.

人体或其他生物体就是一个远离平衡态的高度有序的系统. 一个蛋白质分子由成千上万个原子按一定的顺序组合而成，而构成人体或其他生物体的基本元素——细胞的结构就更复杂了. 它们依据各组织的功能，在有机体内具有特定的结构和精准的位置. 生物在生长的过程中，不断地把相对混乱无序的原子、分子组合成新的有序的蛋白质和细胞. 从热力学第二定律可知，对于人体这样一个高度有序的系统，如果与外界隔离，不进行能量和物质交换，熵增加的结果将使它逐渐从有序变为无序，各器官功能紊乱，生命活动无法维持下去. 为了保证生命过程的正常进行，人体内部就必须不断地消耗能量做功. 例如，黏性流体——血液的流动、心脏的收缩、呼吸的维持等需要消耗能量；细胞膜内外各离子浓度要保持一定的差值，而自然趋势将使浓度差减少，因而要保持特定的浓度差就必须不断地消耗化学能做功维持；生物生长过程中，新的组织增大或再生，新陈代谢的废物排出及死亡的细胞的更替，同样必须消耗能量. 维持人体有序结构所需要的能量来自于外界所提供的食物. 食物的结构也是高度有序的，当食物的化学结合能在人体内被释放后，它的有序结构也就解体了，最后分解为简单的排泄物. 各种排泄物的化学结构要比营养物质简单得多，也就是说，排泄物的无序程度比食物的无序程度大得多. 当熵值很大的排泄物排出体外后，会使人体的熵的总值不变或减少，从而维持生命的有序结构. 如果把人体和它们的环境(包括环境提供的食物)放在一起考虑，则熵的总值是增加的，可见生命过程也是不违反热力学第二定律的.

第七节　热效应的医学应用

一、制热效应的医学应用

1. 医疗诊断

我们知道人体的温度是恒定的，但是当人体的脏腑器官或者体内组织发生病变时，往往会有温度的变化. 通过导热在病人的体表或者穴位出现热区或冷区，然后通过红外热像仪进行接收，经过各种处理最终可形成热像图. 热像图的识别及病灶的分辨，需要临床经验的积累和检查手段. 很多疾病都会引起温度的改变，对特定的器官或特殊的疾病有特殊的诊断效果，如头部、颈部、胃肠、乳腺、肺部、肝、胆、心血管、前列腺、脊椎、四肢血管等，特别是炎症、肿瘤、周围神经疾病、疼痛、腹腔不明出血等疑难症的诊断效果尤为突出，对判断是充血性炎症，还是缺血性炎症(含妇科)非常明显. 实践证明，疾病在出现结构和形态变化之前，病灶区即呈现温度的变化，而且变化范围的大小、形状和温差的大小又反映了疾病的性质和程度. 红外检测可以提前病人的阳性发现期，为患者赢得宝贵的确诊时间，实现早期治疗.

2. 治疗作用

红外线、可见光、紫外线等各种波长的光对人体照射被人体吸收后，都会产生热效应. 红外线是可见光谱红光外端以外，一种人眼看不见的光线. 实际上，它是波长为 0.76～1000 μm 的电磁波. 其中，0.76～3 μm 称近红外，3～30 μm 称中红外，30～1000 μm 称远红外(亦有将 3 μm 以上总称远红外). 例如，穴位红外线疗法，是指利用红外材料作为辐射源即红外线辐射器，在人体的经络穴位上照射，使经穴产生温热效应和红外辐射效应. 研究表明，波长在 1～10 μm 的红外谱线，对人体作用特别明显，其穿透人体的深度可达 2 cm，从而达到温通经脉、宣导气血，具有类似灸法的作用. 红外线治疗作用的基础是其照射后直接产生的温热效应，进而影响组织细胞的生化代谢以及神经系统的调节功能. 穴位红外线疗法虽是利用红外线的热辐射直接作用于经络穴位或阿是穴(压痛点或病灶部位)，但照射后除了可以使局部血管扩张、血流加快外，血流还能把局部的热量带给全身，使全身的温度增高，从而作用于整个机体. 主要作用有：消除扭、挫伤而引起的组织肿胀，加快血肿消除和吸收；可抑制感觉神经的异常兴奋，故有镇痛作用. 对于慢性感染性炎症，可增强细胞的吞噬功能和机体免疫能力；同时因加速血液流动，有助于带走病理产物，起到消散炎症的作用；能增强组织的再生能力和细胞活力，消除肉芽水肿，促进肉芽和上皮生长，减少和制止皮肤表面渗出，加速创伤的愈合. 远红外线能量能渗透至身体组织内超过 1 寸(1 寸=3.3 厘米)深，其输出的能量会被转化，使之与身体本身的辐射能量相近. 因此身体组织能吸收接近 93%与皮肤接触的红外线. 远红外线在脚底穴位所发挥的刺激作用，促进身体的血液循环，这是运用了反射疗法的概念，因此可舒缓血液循环所引起的肌肉疼痛. 因激光的波长、强度、照射面等可以控制，现在临床上主要应用激光的热效应.

二、制冷效应的医学应用

低温制冷效应在医学中的应用主要分为三个方面：低温保存、低温技术在临床医学中的应用及低温免疫.

1. 低温保存

在低温状态下保存生物的技术称为低温保存. 医学上主要应用于人体细胞(如血细胞、生殖细胞等)、组织和器官的低温保存. 角膜是人体眼睛中的一重要组织. 角膜移植就是用正常的眼角膜替换患者现有病变的角膜，使患眼复明或控制角膜病变，达到增进视力或治疗某些角膜疾患的眼科治疗方法. 因此，角膜移植手术在医学上是非常必需的手术. 若供体角膜不采取低温保存处理，8 h 后就会发生角膜内的蛋白沉淀、内皮细胞死亡的问题，因而无法移植使用. 超低温(−80 ℃以下)冰冻保存是一种长期保存角膜的方法，且保存的角膜和新鲜角膜无显著差异.

2. 低温技术在临床医学中的应用

在极低温度下破坏病变组织的手术叫冷冻手术. 手术时常利用极低温度的金属表面和潮湿组织间的黏着特性. 目前临床中使组织冷冻的方法有两种：一是用干冰或液氮直接作用于病变部位；二是用液态气体冷却置于待冻部位的金属探头. 例如，治疗由乳头瘤病毒感染引起的常见皮肤病——扁平疣，常常使用棉球蘸一点液氮敷于扁平疣上冷冻. 但这种技术控制难度高，受冻组织少，使用范围不广，相比较在临床上冷冻探头使用较广泛. 冷冻有即时麻醉作用，治疗几乎无痛. 目前冷冻探头已经用于破坏皮肤血管异常，如微血管瘤、基底细胞癌、表皮瘤. 由于冷冻到0℃以下的金属板与潮湿组织间有牢固的黏着，这种现象在眼科已经用于摘除白内障. 在几秒钟内探头和潮湿晶体间有牢固黏着，可使眼内浑浊的水晶体脱离和旋转，并轻轻地把它从眼中取出. 因为这种方法具有麻醉和愈合好的特点，在患病的耳膜、神经、血管、上皮组织及扁桃体摘除等手术中已经得到成功应用.

3. 低温免疫

低温免疫是组织细胞经冷冻后，使其中天然的或变化过的抗原物质从组织扩散到产生免疫反应的部位而产生的某种抗体反应. 在冷冻手术中冷冻以后发现，动物机体组织可激发一种抗体形成的特异反应. 据 Soans 报告，冷冻治疗前列腺癌能形成抗体，多次冷冻还能增加抗体的浓度，并发现其转移灶的范围逐渐缩小或消失. 目前人们关于低温免疫方面的研究还有很多工作要做，还有很多生理机理不是很清楚.

思考题与习题六

6-1 解释下列术语：孤立系统、封闭系统、开放系统、外界、准静态过程.

6-2 说明热量、功和内能的概念以及它们之间的区别和联系.

6-3 一定质量的空气从热源吸收热量 2.06×10^4 J，内能增加 3.18×10^4 J，这一过程是空气对外界做功还是外界对空气做功？做了多少功？ $(1.12\times10^4\ \text{J})$

6-4 如图 6-17 所示，2 mol 单原子理想气体系统，开始状态 A 温度是 27 ℃，体积为 $2.0\times10^{-2}\ \text{m}^3$. 此系统先作等压膨胀至状态 B(体积为原来的两倍)，然后再作绝热膨胀至状态 C(温度等于起始温度)，求系统自状态 A 经状态 B 到状态 C 的过程中(1)共吸收多少热量？(2)内能变化了多少？(3)系统对外做了多少功？(4) C 状态的体积是多少？ $(1.25\times10^4\ \text{J}, 1.25\times10^4\ \text{J}, 0.11\ \text{m}^3)$

6-5 如图 6-18 所示，1.5 mol 的氮气(定容摩尔热容为 12.52 $\text{J}\cdot\text{mol}^{-1}\cdot\text{K}^{-1}$)经过从 A 到 B 的热力学过程(AB 为直线段)，其中 $p_A=3p_B=3.0\times10^5$ Pa，$V_B=3V_A=1.0\times10^{-3}\ \text{m}^3$，求气体在该过程中内能的变化、对外做功、吸收的热量. (0, 444.4 J, 444.4 J)

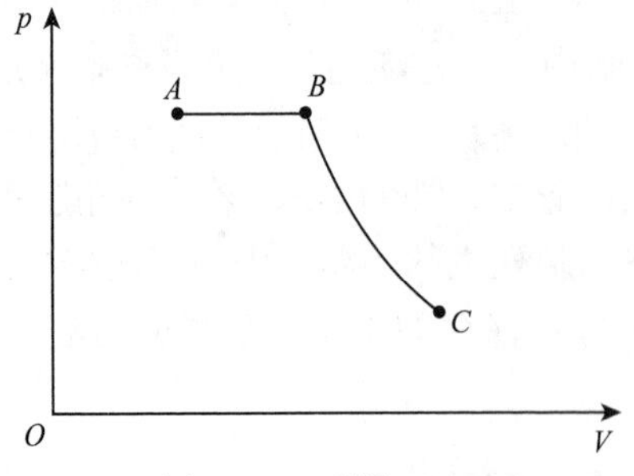

图 6-17 习题 6-4

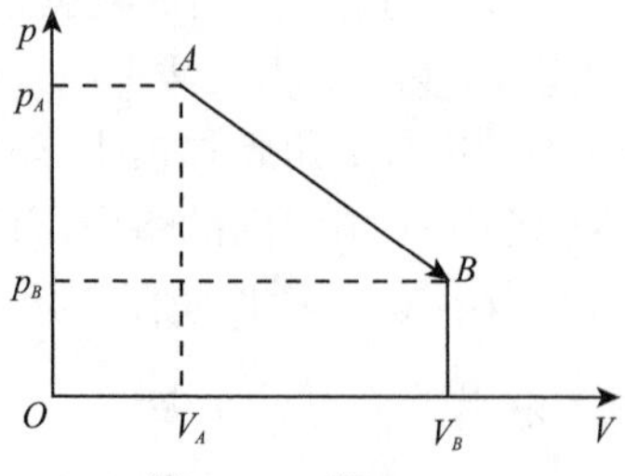

图 6-18 题 6-5

6-6 一卡诺热机在 900 K 和 400 K 的两个热源之间工作，若(1)高温热源温度提高到 1200 K；(2)低温热源温度降低到 300 K，从理论上讲，热机效率各增加多少. (11.1%，11.1%)

6-7 一制冷机的循环是卡诺循环，若冷源和热源的温度分别为 7 ℃和 27 ℃. 求：(1)制冷系数；(2)从冷源吸收热量 1.0 J，需对制冷机做功多少. (14，0.07 J)

6-8 把质量均为 1 kg 的 17 ℃和 7 ℃的水装入同一绝热容器内混合在一起，通过计算确定，两者混合后的总熵改变了多少. ($1.29\ J\cdot K^{-1}$)

6-9 把 3 mol 的氧气从 40 ℃冷却到 0 ℃，求：(1)等体冷却，(2)等压冷却的熵变各为多少.

($-8.53\ J\cdot K^{-1}$；$-11.95\ J\cdot K^{-1}$)

阅读材料

热力学第二定律

19 世纪初，巴本、纽可门等发明的蒸汽机经过许多人特别是瓦特的重大改进，已广泛应用于工厂、矿山、交通运输，但当时人们对蒸汽机的理论研究还是非常缺乏的. 热力学第二定律就是在研究如何提高热机效率问题的推动下逐步被发现的，并用于解决与热现象有关的过程进行方向的问题. 1824 年，法国陆军工程师卡诺在他发表的论文“论火的动力”中提出了著名的“卡诺定理”，找到了提高热机效率的根本途径. 但卡诺在当时是采用“热质说”的错误观点来研究问题的. 从 1840～1847 年，在迈尔、焦耳、亥姆霍兹等的努力下，热力学第一定律以及更普遍的能量守恒定律建立起来.“热动说”的正确观点也普遍被人们接受. 1848 年，开尔文爵士(威廉·汤姆生)根据卡诺定理，建立了热力学温标(绝对温标). 它完全不依赖于任何特殊物质的物理特性，从理论上解决了各种经验温标不相一致的缺点. 这些为热力学第二定律的建立准备了条件.

1850 年，克劳修斯从“热动说”出发重新审查了卡诺的工作，考虑到热传导总是自发地将热量从高温物体传给低温物体这一事实，得出了热力学第二定律的初次表述. 后来历经多次简练和修改，逐渐演变为现行物理教科书中公认的“克劳修斯表述”. 与此同时，开尔文也独立地从卡诺的工作中得出了热力学第二定律的另一种表述，后来演变为更精炼的现行物理教科书中公认的“开尔文表述”. 上述对热力学第二定律的两种表述是等价的，由一种表述的正确性完全可以推导出另一种表述的正确性. 他们都是指明了自然界宏观过程的方向性，或不可逆性.

热力学第二定律的适用范围：①热力学第二定律是宏观规律，对少量分子组成的微观系统是不适用的. ②热力学第二定律适用于“绝热系统”或“孤立系统”，对于生命体(开放系统)是不适用的. 早在 1851 年开尔文在叙述热力学第二定律时，就曾特别指明动物体并不像一架热机一样工作，热力学第二定律只适用于无生命物质. ③热力学第二定律是建筑在有限的空间和时间所观察到的现象上，不能被外推应用于整个宇宙. 19 世纪后半期，有些科学家错误地把热力学第二定律应用到无限的、开放的宇宙，提出了所谓“热寂说”．他们声称：将来总有一天，全宇宙都是要达到热平衡，一切变化都将停止，从而宇宙也将死亡．要使宇宙从平衡状态重新活动起来，只有靠外力的推动才行．这就会为“上帝创造世界”等唯心主义提供所谓的“科学依据”．当然，这些只是些题外话．

热力学第二定律在日常生活中也有很多的应用，如电冰箱、空调等热机，又如磁悬浮列车、超导等都用到了热力学第二定律的知识．又有热力学第二定律破解第二类永动机的神话，让人们不会被蒙蔽，这个算不算它的应用呢？

人体恒温的奥秘

每个人和周围的人都有着这样或者那样的不同，如年龄、身高、体重；不管是黄种人、黑种人、棕种人或是白种人，高或矮、胖或瘦、老或少、男或女……但是在一个数字上，大家几乎都一样，那就是体温 37 ℃．

同时，我们的体温还有一个性质，就是维持基本恒定．任凭你的肌肉发达或萎缩、牙齿正在生长或已经掉落，感受压力而心跳加倍，呼吸急促而胸口起伏，不自主的发抖或汗如雨下，但是体温仍然可以保持不变．体温只要比正常值有 0.5 ℃的变化，就会让你感到不舒服．如果体温比正常值上升或下降了 1 ℃，你就可能需要赶快去挂急诊．呼吸、流汗、排泄以及其他身体的功能都会有节奏地波动，主要的目的就是要维持体温恒定．

37℃是平均值，严格地说，37 只是体温概略的数字，因为身体各部位的温度会略有差别．我们皮肤的温度通常比体内的温度低 3～4 ℃．口腔和肛门的温度也不相同，后者的温度一般比前者高 1℃．此外，由于活动所产生的器官的新陈代谢与血液流动的变化，也会使体温有所改变．肝脏是人体最热的器官，温度在 38℃左右．

我们的体温不会随着地域改变．然而在一天当中，体温还是会稍有变化的，下午的时候会缓慢上升到最高点，一般会比在夜间最低的温度高出将近 1 ℃，所以 37 ℃仅是人体全天体温的平均值．

人体内产热最多的是骨骼肌和肝脏，其次是心脏和脑等器官．人体一天产热 2500～3000 kcal，这个热量足可以把 20 kg 的冷水烧开．其中 75%是由肌肉产生的，运动时甚至可达 90%以上．人感到冷时禁不住打寒颤，这就是通过肌肉收缩来增加产热，寒颤能使产热量成倍的增加．

人体的散热主要通过皮肤完成．散热方式有四种．第一是辐射，当外界温度比体温低时，人体主要通过辐射散热，30 ℃时约占总散热量 60%．外界温度越低，辐射散热所占比例越大．第二是传导，外界物体的温度越低，传热性就越强，所以夏天要睡凉席．与身体接触面积越大，传导散热就越多，如游泳．一般情况下传导散热约占 3%．第三是对流，夏天扇扇子凉快，就因为空气流动加大了对流散热量．第四是蒸发，主要是出汗形成的散热．当外界温度高于体温，或产热过多，上面三种方式散热不能使体温稳定在 37 ℃左右时，蒸发就成为人体主要的散热方式.

炎夏时一个人每天要出 5000～6000 g 汗，运动员剧烈运动时甚至 1 h 可以出汗十几千克. 人体有一套产热和散热的自动调控装置，使体温稳定. 皮肤和内脏分布着许多温度的“侦察兵”——温度感受器，下丘脑有一个指挥灵敏的“司令部”——体温调节中枢. 当感到冷或热时，这个信号就由神经系统传入大脑，在大脑皮层的统一指挥下及时进行调节. 人体的这种调节能力是有限度的，所以夏天要防止中暑，冬天要注意保暖.

（梁　栋）

第七章　静　电　场

人体生命过程中的新陈代谢及一切活动都会产生电，如心电、脑电和肌电等.目前，通过对患者进行心电图、脑电图、肌电图，甚至视网膜电图、胃肠电图的检查，已经成为发现、诊断和估量疾病进程的重要手段. 心电、脑电和肌电究竟包含着怎样的电学知识和规律呢?

本章主要讨论相对观察者静止的电荷所产生的静电场的基本性质与规律，包括描述静电场性质的两个基本物理量——电场强度和电势及其二者间的关系；反映静电场基本规律的场的叠加原理、静电场的高斯定理、环路定理等；并简单介绍静电场的生物学效应、细胞膜电势及神经传导的电学原理、电偶极子电场与心电知识.

第一节　电场和电场强度

一、电荷和库仑定律

1. 电荷

电荷(electric charge)表示物质的带电属性，用电量作为电荷的量度，一般用符号 Q(或 q)表示，其单位是库仑(C). 大量实验表明:

(1)自然界中只有两种电荷，即正电荷和负电荷. 同种电荷间有斥力，异种电荷间有引力. 如用丝绸摩擦过的玻璃棒带正电荷，用毛皮摩擦过的硬橡胶棒带负电荷. 同种电荷间存在斥力作用，异种电荷间存在引力作用.

(2)电子或质子是自然界带有最小电荷量的粒子，任何带电体或其他微观粒子所带的电荷量都是电子或质子电荷量(e=1.602×10^{-19} C)的整数倍. 这个事实说明，物体所带的电荷量只能取分立的、不连续的量值，这种性质称为电荷的量子性，即

$$q = ne \quad (n = 1,\ 2,\ 3,\ \cdots) \tag{7-1}$$

20 世纪 50 年代以来，包括我国理论物理工作者在内的各国理论物理工作者提出夸克模型预言，夸克可能带有 $\pm\frac{1}{3}e$ 和 $\pm\frac{2}{3}e$ 的分数电荷，但目前还未得到实验证实，即使存在分数电荷，它依然是量子化的，只不过基本电荷单元减小而已.

(3)电荷既不能创造，也不能消灭，只能从一个物体转移到另一个物体，或者从物体的一部分转移到另一部分. 因此，在一个和外界没有电荷交换的孤立系统内，系统的正负电荷的代数和在任何物理过程中总是保持不变的. 这就是电荷守恒定律(law of conservation of charge)，是自然界的基本守恒定律之一. 现代物理学表明，在微观粒子相互作用中，电荷可以产生和消失. 例如，一个正电子和一个负电子在一定条件下相遇会同时消失而产生 γ 光子(称为电子对湮灭)，而一个 γ 光子在一定条件下会分裂为一个正电子和一个负电子. 在这类反应中，正、负电荷总是同时成对消失或出现，所以系统内的正、负电荷的代数和依然保持不变.

电荷需由物质来承载，根据狭义相对论可知，物质的质量会因其运动的大小而有所改变，但其所带电量不因其运动而改变，这就是说，电荷是相对论性不变量.

2. 库仑定律

1875 年，法国物理学家库仑通过实验总结出两个静止点电荷间的作用规律，被称为库仑定律(Coulomb law). 其内容可表述为：

在真空中两个静止点电荷之间相互作用力 $\boldsymbol{F}$ 的大小与两个点电荷所带电量 q_1、q_2 的乘积成正比，与它们之间距离 r 的平方成反比. 作用力的方向沿着两电荷的连线，同号电荷相斥，异号电荷相吸，即

$$\boldsymbol{F}=k\frac{q_1q_2}{r^2}\hat{\boldsymbol{r}} \tag{7-2}$$

式中，$\hat{\boldsymbol{r}}$ 是单位矢，表示力的方向，同种电荷相斥，异种电荷相吸；$k=8.9875\times10^9\ \mathrm{N\cdot m^2\cdot C^{-2}}$ 是一比例系数. 为简化电磁学公式，常用常数 ε_0 代替 k，且在国际单位制中 $\varepsilon_0=\dfrac{1}{4\pi k}$. 其中，$\varepsilon_0$ 称为真空中的介电常量，量值为 $\varepsilon_0\approx8.8542\times10^{-12}\ \mathrm{C^2\cdot N^{-1}\cdot m^{-2}}$，则库仑定律可表示为

$$\boldsymbol{F}=\frac{1}{4\pi\varepsilon_0}\frac{q_1q_2}{r^2}\hat{\boldsymbol{r}} \tag{7-3}$$

显然，两个静止点电荷间的库仑力满足牛顿第三定律. 如果空间存在多个静止点电荷，任何两个点电荷间的作用力并不因其他电荷的存在而有所改变，此时多个点电荷 $q_1,q_2,\cdots,q_n$ 对某一点电荷 q 的作用力等于各个点电荷单独存在时对该点电荷的作用力的矢量和，即

$$\boldsymbol{F}=\boldsymbol{F}_1+\boldsymbol{F}_2+\cdots+\boldsymbol{F}_n \tag{7-4}$$

式(7-4)称为静电场力的叠加原理. 它表明若空间同时有多个点电荷对同一个点电荷产生作用，其该点电荷受到的合力为多个点电荷单独存在时对该点电荷的作用力的矢量和.

需要注意的是，库仑定律是一个实验定律，它是电磁学理论的基础. 式(7-3)严格成立于真空中的点电荷，对于空气中也可近似使用. 在静电现象的研究中，点电荷是带电体的理想模型. 在具体问题中，只有当带电体的形状和大小可以忽略不计时，才可以将带电体看作点电荷.

二、电场强度

1. 电场

近代物理学认为，在带电体的周围存在着一种特殊的物质——电场(electric field)，任何带电体都会在它的周围空间产生电场. 带电体通过它的电场对位于电场中的另一带电体施力，这种力称为电场力(electrostatic force). 电荷之间的相互作用正是通过电场实现的，库仑力即是电场力. 建立电场的电荷通常称为场源电荷(charge of field source). 与观察者相对静止的电荷所产生的电场叫做静电场(electrostatic field)，它是不随时间而变化的稳定电场.

需要注意的是，电场是物质存在的一种形态，它分布在一定范围的空间里，并和一切物质一样，具有能量、动量等属性，可叠加、渗透. 电场有两个重要的性质：一是具有力的性质，放在电场中的任何电荷都将受到电场力的作用；二是具有能量的性质，当电荷在电场中移动时，电场力会对移动的电荷做功.

2. 电场强度

为了定量地描述电场，我们选用电量充分小、几何线度也充分小的带电体 q_0（称为试探电荷），把它放入电场中，测量该试探电荷在电场中不同位置处所受到的电场力 $\boldsymbol{F}$. 实验表明，对于电场中的任一固定点，试探电荷 q_0 所受到的电场力 $\boldsymbol{F}$ 不仅与该点所在位置有关，还与 q_0 的多少有关，而比值 $\dfrac{\boldsymbol{F}}{q_0}$ 却是仅由场源电荷的性质所决定、与试探电荷 q_0 无关的矢量，它反映了该点处电场本身的性质. 此比值被定义为电场强度矢量(electric field intensity)，简称场强，以 $\boldsymbol{E}$ 表示

$$\boldsymbol{E}=\frac{\boldsymbol{F}}{q_0} \tag{7-5}$$

式(7-5)表明，电场中某点的电场强度 $\boldsymbol{E}$，其量值等于单位电荷在该点所受的电场力的大小，其方向与正电荷在该点所受电场力的方向一致. 在 SI 制中 $\boldsymbol{E}$ 的单位是 $\mathrm{N \cdot C^{-1}}$ 或 $\mathrm{V \cdot m^{-1}}$.

需要注意的是，电场强度 $\boldsymbol{E}$ 是矢量. 对于静电场，$\boldsymbol{E}$ 是空间位置的单值矢量函数，与时间无关. 空间各点的 $\boldsymbol{E}$ 都相等的电场称为均匀电场或匀强电场. 电场是客观存在的，它仅取决于场源电荷的分布，与是否引入试探电荷无关.

3. 场强的计算

(1)点电荷产生的电场强度.

设真空中存在一个静止点电荷 q，为了求得距 q 为 r 处的场点 P 的电场强度，可在 P 点处引入试探电荷 q_0. 由库仑定律，作用于 q_0 的电场力为

$$\boldsymbol{F}=\frac{1}{4\pi\varepsilon_0}\frac{qq_0}{r^2}\hat{\boldsymbol{r}} \tag{7-6}$$

式中，$\hat{\boldsymbol{r}}$ 是从 q 指向 P 点的单位矢量. 根据式(7-6)，点 P 的电场强度为

$$\boldsymbol{E}=\frac{\boldsymbol{F}}{q_0}=\frac{1}{4\pi\varepsilon_0}\frac{q}{r^2}\hat{\boldsymbol{r}} \tag{7-7}$$

由式(7-7)可知，点电荷 q 在空间任意一点所激发的电场强度的大小与点电荷的电量 q 成正比，与点电荷 q 到该点的距离 r 的平方成反比，点电荷的电场以其场源为中心呈球形对称分布. 如果 q 为正电荷，$\boldsymbol{E}$ 的方向与 $\boldsymbol{r}$ 的方向一致，即背离 q 而指向场点；如果 q 为负电荷，$\boldsymbol{E}$ 的方向与 $\boldsymbol{r}$ 的方向相反，即由场点指向 q，如图 7-1 所示.

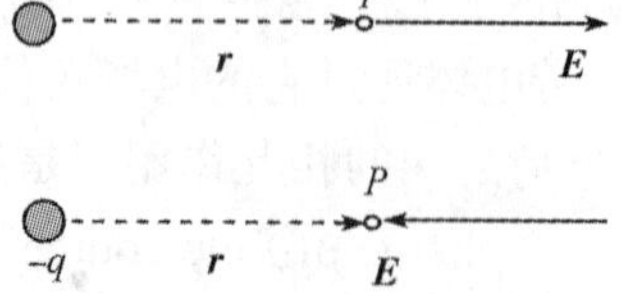

图 7-1　点电荷的电场强度

(2)场强叠加原理和点电荷系产生的电场强度.

如果电场是由 n 个点电荷 q_1，q_2，…，q_n 共同激发产生的，这些电荷称为一个点电荷系. 根据电场力的叠加原理，试探电荷 q_0 在电荷系的电场中某点 P 处所受的力等于各个点电荷单独存在时对 q_0 的电场力的矢量之和，即

$$\boldsymbol{F}=\boldsymbol{F}_1+\boldsymbol{F}_2+\cdots+\boldsymbol{F}_n=\sum_{i=1}^{n}\boldsymbol{F}_i$$

由电场强度的定义，点 P 的电场强度应表示为

$$\boldsymbol{E}=\frac{\boldsymbol{F}}{q_0}=\frac{1}{q_0}(\boldsymbol{F}_1+\boldsymbol{F}_2+\cdots+\boldsymbol{F}_n)$$

即

$$\boldsymbol{E}=\boldsymbol{E}_1+\boldsymbol{E}_2+\cdots+\boldsymbol{E}_n=\sum_{i=1}^{n}\boldsymbol{E}_i \tag{7-8}$$

式中，$\boldsymbol{E}_i$ 为第 i 个点电荷在该点的电场强度，式(7-8)称为场强叠加原理. 它表明电场中任意点的场强等于组成场源的各个点电荷单独存在时，在该点产生的电场强度的矢量之和. 因此，只要知道点电荷的场强和场源系统的电荷分布情况，便可计算出任意带电体系的电场场强. 以上原理不仅对于点电荷电场的叠加，而且对于任意带电体系电场的叠加都是正确的.

(3)连续分布带电体的电场.

对于电荷连续分布的带电体，可将带电体看成是许多极小的电荷元 dq 的集合，每一个电荷元 dq 均可视为点电荷，而电荷元 dq 在空间任意一点 P 所产生的电场强度，根据式(7-7)可写为

$$\mathrm{d}\boldsymbol{E}=\frac{\boldsymbol{F}}{q_0}=\frac{1}{4\pi\varepsilon_0}\frac{\mathrm{d}q}{r^2}\hat{\boldsymbol{r}}_0$$

式中，$\hat{\boldsymbol{r}}_0$ 是从 dq 所在点指向 P 点的单位矢. 根据场强叠加原理，整个带电体在 P 点处产生的电场强度则等于所有电荷元在该点产生的电场强度的矢量和，即

$$\boldsymbol{E}_P=\int\mathrm{d}\boldsymbol{E}=\int\frac{1}{4\pi\varepsilon_0}\frac{\hat{\boldsymbol{r}}_0}{r^2}\mathrm{d}q \tag{7-9}$$

若电荷作体分布，dq=ρdv，ρ 为电荷体密度，dv 为体微分量；若电荷作面分布，dq= σdS，σ 为电荷面密度，dS 为面积微分量；若电荷作线分布，dq=λdl，λ 为电荷线密度，dl 为线微分量.

例 7-1 试计算均匀带电细圆环中心轴线上任一给定点 P 处的电场强度. 设圆环半径为 R，所带电量为 Q，P 点到圆环中心的距离为 x.

解 取圆环的轴线为 x 轴，圆环中心 O 为坐标原点. 在圆环上任取一长为 dl 的线元，其上所带电荷量为 dq，根据式(7-7)，dq 在点 P 的场强大小为

$$\mathrm{d}E=\frac{1}{4\pi\varepsilon_0}\frac{\mathrm{d}q}{r^2}$$

r 为 dq 至点 P 的距离，方向如图 7-2 所示. 根据对称性分析可知，圆环上各线元在 P 点产生的场强大小相同，虽然方向各异，但每一对位置对称的电荷元在垂直于轴线方向的分量相互抵消，故各线元在垂直于轴线方向分量的叠加结果为零，合场强的方向沿 x 轴的正方向，其大小为

$$E=E_x=\int\mathrm{d}E\cos\theta=\int_Q\frac{1}{4\pi\varepsilon_0}\frac{\cos\theta}{r^2}\mathrm{d}q=\frac{1}{4\pi\varepsilon_0}\frac{\cos\theta}{r^2}\int_0^Q\mathrm{d}q$$

因为 $\cos\theta=\dfrac{x}{r}$，且 $r^2=x^2+R^2$，故上式的结果为

$$E=\frac{1}{4\pi\varepsilon_0}\frac{Qx}{(x^2+R^2)^{\frac{3}{2}}}$$

讨论：(1) 当 $x=0$ 时，即环心处的场强 $\boldsymbol{E}=0$；

(2) 当 $x \gg R$ 时，$(x^2+R^2)^{\frac{3}{2}} \approx x^3$，$E=\frac{1}{4\pi\varepsilon_0}\frac{Q}{x^2}$，这与环上电荷全部集中在环心处的一个点电荷所激发的电场强度相同.

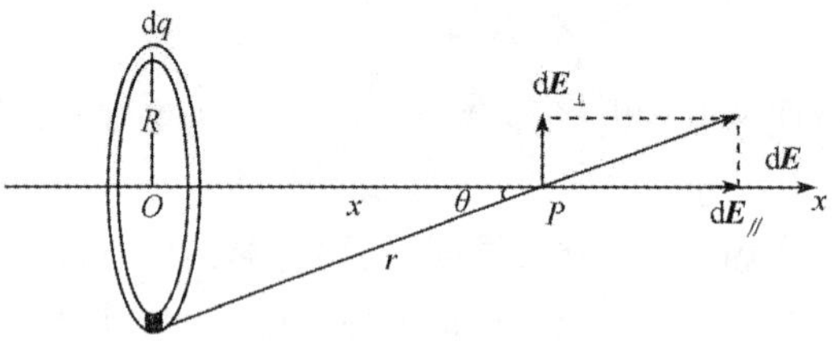

图 7-2　均匀带电圆环中心轴线上一点的场强

例 7-2　长为 l 的均匀带电线段，电荷线密度为 λ，求如图 7-3 所示 P 点的电场强度.

解　建立图 7-3 所示的坐标轴，在距坐标原点为 x 处取一个长为 $\mathrm{d}x$ 的电荷元 $\mathrm{d}q$，该电荷元具有的电量为

$$\mathrm{d}q=\lambda \mathrm{d}x$$

该电荷元在 P 点的场强方向如图所示，大小为

$$\mathrm{d}E=\frac{\mathrm{d}q}{4\pi\varepsilon_0 r^2}=\frac{\lambda \mathrm{d}x}{4\pi\varepsilon_0(l+a-x)^2}$$

由于各电荷元在 P 点的场强方向一致(均沿 x 轴正向)，则 P 点处场强大小为

$$E=\int \mathrm{d}E=\int_0^l \frac{\lambda\ \mathrm{d}x}{4\pi\varepsilon_0(l+a-x)^2}=\frac{\lambda}{4\pi\varepsilon_0}\left(\frac{1}{a}-\frac{1}{l+a}\right)=\frac{q}{4\pi\varepsilon_0\ a\ (l+a)}$$

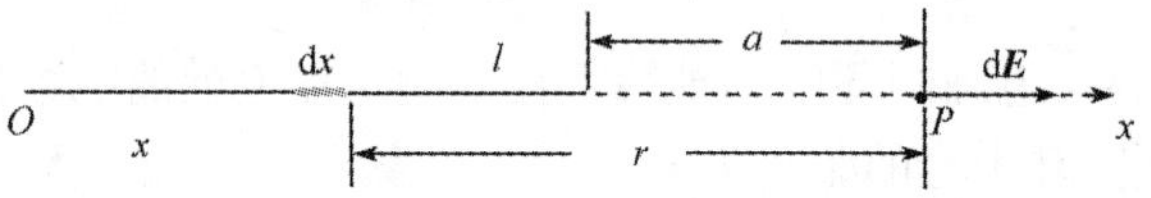

图 7-3　均匀带电线段延长线上一点的场强

第二节　高 斯 定 理

一、电场线和电通量

1. 电场线

为了形象直观地描绘电场在空间的分布情况，通常引入由法拉第首先提出的“电场线”(electric field line) 的概念. 电场线是人为引入的一些曲线，曲线上每一点的切线方向与该点场强的方向一致，且通过垂直于场强的单位面积的曲线数目(电场线密度)等于该点场强的大小，如图 7-4 所示.

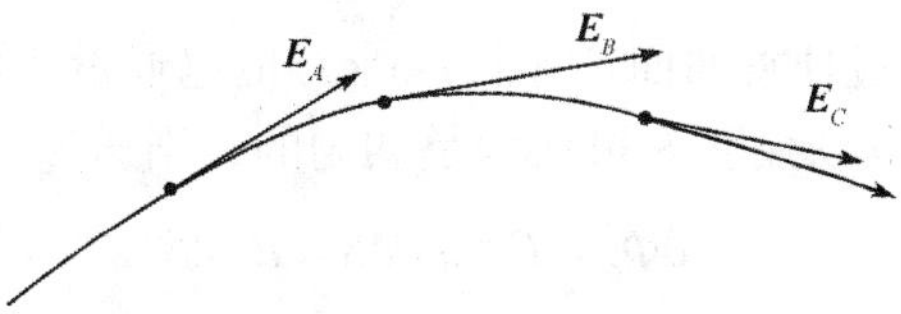

图 7-4 电场线

按照这一规定，在电场中任一点取一个与该点场强 $\boldsymbol{E}$ 垂直的、足够小的面积元 $\mathrm{d}S_{\perp}$，如果通过它的电场线数为 $\mathrm{d}N$，则该点场强的大小为

$$E = \frac{\mathrm{d}N}{\mathrm{d}S_{\perp}} \tag{7-10}$$

可见，电场线的方向表示场强的方向，电场线的密度表示场强的大小. 这样电场线就可以形象地全面描绘出电场中场强的分布状况. 图 7-5 给出了几种常见静电场的电场线图，由图中可以看出静电场的电场线具有如下性质：

(1) 电场线发自正电荷(或无限远处)，止于负电荷(或无限远处)，在无电荷处不中断，也不会形成闭合曲线.

(2) 任何两条电场线不会相交.

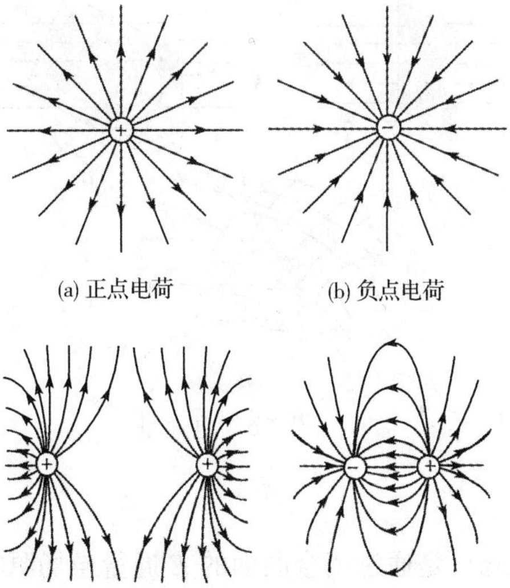

(a) 正点电荷 (b) 负点电荷

(c) 等量同号电荷 (d)等量异号电荷

图 7-5 几种常见电场的电场线图

2. 电通量

借助电场线的图像，可以引入电场强度通量这一概念. 定义通过电场中任一给定面积的电场线总数为通过该面积的电通量(electric flux)，用 Φ_e 表示.

对于均匀电场，设在电场强度为 $\boldsymbol{E}$ 的均匀电场中有一平面 S 与场强 $\boldsymbol{E}$ 相垂直，如图 7-6(a) 所示，则穿过平面 S 的电通量为 $\Phi_e = ES = \boldsymbol{E} \cdot \boldsymbol{S}$. 如果平面 S 的法线单位矢 $\hat{\boldsymbol{n}}$ 与 $\boldsymbol{E}$ 的角度为 θ (图 7-6(b))，则通过平面 S 的电通量为

$$\Phi_e = ES\cos\theta = \boldsymbol{E} \cdot \boldsymbol{S} \tag{7-11}$$

对于在非匀强电场中通过任意曲面 S (图 7-6(c))的电通量，可将该曲面分割成许多无限小的面积元 dS，且在 dS 上的电场强度 $\boldsymbol{E}$ 可认为是均匀的，则通过 dS 的电通量为

$$\mathrm{d}\Phi_e = E\cos\theta\mathrm{d}S = \boldsymbol{E}\cdot\mathrm{d}\boldsymbol{S}$$

其中，θ 为在 dS 的法线单位矢 $\hat{\boldsymbol{n}}$ 与 $\boldsymbol{E}$ 的夹角. 对于整个曲面 S，其电通量可把所有小面元的电通量求和(积分)，即

$$\Phi_e = \int\mathrm{d}\Phi_e = \int_S E\cos\theta\mathrm{d}S = \int_S \boldsymbol{E}\cdot\mathrm{d}\boldsymbol{S} \tag{7-12}$$

当 S 为闭合曲面(如球面)时，式(7-12)应写成对整个闭合曲面求积分的形式，即

$$\Phi_e = \oiint_S E\cos\theta\mathrm{d}S = \oiint_S \boldsymbol{E}\cdot\mathrm{d}\boldsymbol{S} \tag{7-13}$$

对于闭合曲面，通常规定自内向外的方向为各处面积元法线的正方向，所以当曲面上面积元的法线方向与场强方向间的夹角 $0\leqslant\theta<\dfrac{\pi}{2}$，通过该处的电通量为正，此时电场线由曲面内穿出；若 $\dfrac{\pi}{2}<\theta\leqslant\pi$，则通过该面积元的电通量为负，即电场线进入该曲面内；当 $\theta=\dfrac{\pi}{2}$ 时，$\Phi_e=0$.

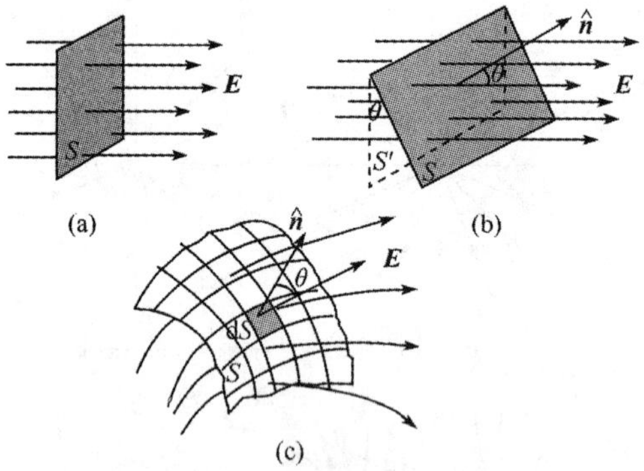

图 7-6　电通量

二、高斯定理

高斯定理(Gauss theorem) 是通过闭合曲面的 $\boldsymbol{E}$ 通量与场源电荷关系的定理，是静电场的基本规律之一. 现在就真空中的情况推导这一定理.

首先考虑场源电荷是点电荷的情况. 在正点电荷 q 所激发的电场中，以点电荷 q 为球心，任意长 r 为半径作一球面，如图 7-7(a)所示. 因点电荷在球面上各点产生的场强大小都等于 $\dfrac{1}{4\pi\varepsilon_0}\dfrac{q}{r^2}$，方向沿半径指向外，且处处都与球面垂直，由式(7-13)可求得通过球面 S 的电通量为

$$\Phi_e = \oiint_S E\cos\theta\mathrm{d}S = E\oiint_S \mathrm{d}S = \frac{1}{4\pi\varepsilon_0}\frac{q}{r^2}\cdot 4\pi r^2 = \frac{q}{\varepsilon_0} \tag{7-14}$$

由上式可见，通过以点电荷为中心的闭合球面的电通量只与 q 有关，而与所取球面的半径 r 无关. 显然，当 $q<0$ 时，式(7-14)仍然成立，只是这时电通量 $\Phi_e<0$，表示电场线穿入球面汇聚于球心.

若包围点电荷 q 的曲面为任意闭合曲面 S'，仍如图 7-7(a)所示，在 S' 与球面 S 之间无其他

电荷存在时，由于电场线不会在没有电荷的地方中断，所以通过 S' 面的电场线必定全部通过球面 S．因此，通过包围点电荷 q 的任意闭合曲面 S' 的 Φ_e 也为 q/ε_0．

如果任意闭合曲面 S'' 不包围点电荷 q，如图 7-7(b)所示，由电场线的连续性可知，由曲面一侧穿入曲面 S'' 的电场线必然会从另一侧穿出，即穿入穿出闭合曲面的电通量的代数和为零，因此通过此闭合曲面的电通量为零.

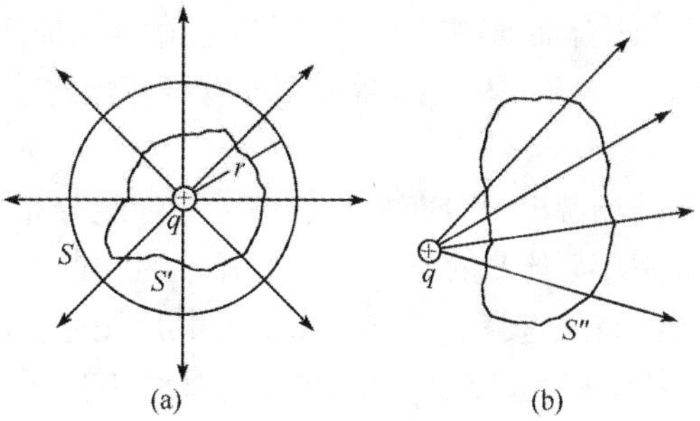

图 7-7 高斯定理的证明

现在，再考虑场源电荷是任意点电荷系的情形. 在场中作一闭合曲面 S，点电荷系中第 1 至第 n 个点电荷在闭合曲面内，自第 $n+1$ 至第 N 个点电荷在闭合曲面外. 由场强叠加原理可知，高斯面上任一面积元 $\mathrm{d}S$ 处的总场强 $\boldsymbol{E}$ 由各点电荷单独存在时在该处产生的场强 $\boldsymbol{E}_1$，$\boldsymbol{E}_2$，…，$\boldsymbol{E}_N$ 的矢量叠加而成，即

$$\boldsymbol{E}=\boldsymbol{E}_1+\boldsymbol{E}_2+\cdots+\boldsymbol{E}_N$$

通过闭合曲面 S 的电通量为

$$\begin{aligned}\Phi_e &= \oint\!\!\!\oint_S \boldsymbol{E}\cdot \mathrm{d}\boldsymbol{S} = \oint\!\!\!\oint_S \boldsymbol{E}_1\cdot \mathrm{d}\boldsymbol{S} + \oint\!\!\!\oint_S \boldsymbol{E}_2\cdot \mathrm{d}\boldsymbol{S} + \cdots + \oint\!\!\!\oint_S \boldsymbol{E}_N\cdot \mathrm{d}\boldsymbol{S} \\ &= \sum_{i=1}^{n}\oint\!\!\!\oint_S \boldsymbol{E}_i\cdot \mathrm{d}\boldsymbol{S} + \sum_{i=n+1}^{N}\oint\!\!\!\oint_S \boldsymbol{E}_i\cdot \mathrm{d}\boldsymbol{S} = \frac{1}{\varepsilon_0}\sum_{i=1}^{n} q_i \end{aligned} \tag{7-15}$$

由于任何带电体都可以看作是由许多的点电荷组成的，因而上式可以推广到任何带电体所产生的电场. 至此，根据库仑定律和场强叠加原理证明出了静电场的高斯定理为

$$\Phi_e = \oint\!\!\!\oint_S \boldsymbol{E}\cdot \mathrm{d}\boldsymbol{S} = \frac{1}{\varepsilon_0}\sum_{(S内)} q_i \tag{7-16}$$

这就是真空中静电场的高斯定理，它可以表述为：在静电场中，通过任意闭合曲面 S（也叫高斯面）的电通量 Φ_e，等于该面所包围的所有电荷量的代数和除以 ε_0. 高斯定理是描述静电场性质的两条基本定理之一，它反映出电场和产生电场的电荷之间的内在联系. 关于高斯定理，说明如下：

(1)在高斯定理的表达式中，右端的 $\sum\limits_{i=1}^{n} q_i$ 是闭合面(高斯面)内电荷量的代数和，说明决定通过闭合曲面的 $\boldsymbol{E}$ 通量的电荷只是闭合曲面内的电荷；而左端的电场强度 $\boldsymbol{E}$ 却是由闭合面内、外电荷所产生的总场强. 也就是说，闭合面外的电荷对通过闭合面的电通量的贡献虽然等于零，但它却可以改变闭合面上电场的分布.

(2)由库仑定律和场强叠加原理导出的高斯定理揭示了场与场源之间的定量关系，即以积分的形式给出了静电场中场强的分布规律. 这一规律显然与闭合曲面的形状、大小无关.

(3) 高斯定理揭示了静电场是有源场，电荷就是它的源.

(4) 高斯面是一假想的任意曲面，并非客观存在.

三、高斯定理的应用

高斯定理具有重要的理论意义和实际意义. 一般情况下，如果电荷分布已经给出，可以应用高斯定理直接求出通过某一闭合曲面的电通量. 但当电荷的分布具有某些特殊对称性,从而使相应的电场分布也具有一定对称性时,利用高斯定理可以很方便地求出场强. 应用高斯定理求解电场强度的具体步骤如下.

(1) 对称分析. 根据已知的场源电荷分布来分析该电场强度分布是否具有对称性，如球对称性、柱对称性、面对称性，明确场强 $\boldsymbol{E}$ 的方向和大小分布的特点.

(2) 作高斯面. 根据电场的特点选择合适的高斯面，其原则是：①高斯面必须过场点，且为规则图形；②一般使高斯面各面积元的法线单位矢量与场强方向垂直或平行；③电场强度最好是常量，可提到积分号外.

(3) 根据高斯定理列方程，求解 $\boldsymbol{E}$，需要时作适当讨论.

下面举例说明.

例 7-3 设真空中有一半径为 R 、带电量为 q 的均匀带电球壳，求壳内、外各点的场强(图 7-8).

解 由于带电球壳电荷分布具有球对称性，所以电场分布也应具有球对称性，即在任何与带电球壳同心的球面上各点场强大小相等，场强方向必然沿着径向，与球面法线方向一致.

现以带电球壳的球心为球心，以 r 为半径作一过场点 P 的球面为高斯面，此球面上各点的场强均与 P 点的场强大小相同，方向与球面法线方向一致，即 $\theta=0$ ，则通过高斯面的电通量为

$$\Phi_{\mathrm{e}}=\oint\!\!\!\oint_S \boldsymbol{E}\cdot\mathrm{d}\boldsymbol{S}=\oint\!\!\!\oint_S E\mathrm{d}S=E\oint\!\!\!\oint_S \mathrm{d}S=E\cdot 4\pi r^2$$

由高斯定理得

$$\oint\!\!\!\oint_S \boldsymbol{E}\cdot\mathrm{d}\boldsymbol{S}=\frac{1}{\varepsilon_0}\sum_{(S内)}q_i \Rightarrow E\cdot 4\pi r^2=\frac{1}{\varepsilon_0}\sum_{(S内)}q_i$$

所以

$$E=\frac{1}{4\pi\varepsilon_0 r^2}\sum_{(S内)}q_i$$

若 $r<R$ ，即高斯面位于带电球壳内部空间时， $\sum\limits_{(S内)}q_i=0$ ，所以

$$E=0$$

即均匀带电球壳内部空间的场强处处为零.

若 $r>R$ ，即高斯面位于带电球面外部空间， $\sum\limits_{(S内)}q_i=q$ ，所以

$$E=\frac{q}{4\pi\varepsilon_0 r^2}$$

即均匀带电球壳在壳外任一点产生的场强与球壳上的电荷全部集中在球心时在该点产生的场强相同.

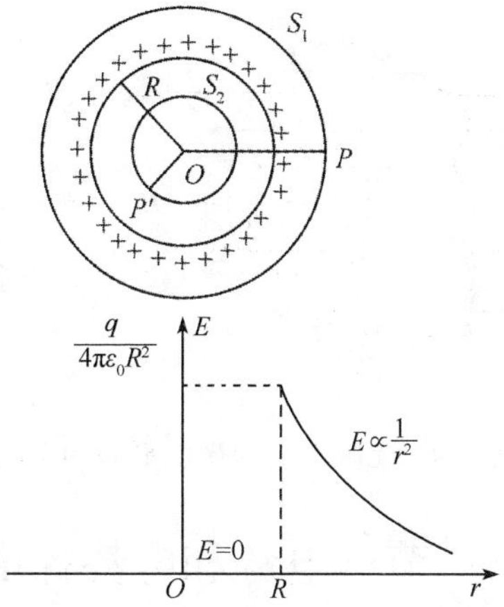

图 7-8 带电球壳的电场

图 7-8 中的 $E-r$ 曲线表示均匀带电球壳内外场强随 r 的变化情况. 在 $r=R$ 时，场强发生突变.

例 7-4 如图 7-9(a)所示，设真空中有一电荷面密度为 σ（$\sigma>0$）的无限大均匀带电平面，求其周围电场的场强.

解 由于无限大均匀带电平面产生的场强具有面对称分布，即与带电平面距离相同的各点，场强大小相同，方向处处与带电平面垂直. 现作一圆柱形高斯面，其侧面与带电平面垂直，两底面平行于带电平面且距带电平面的距离相同. 设高斯面的底面积为 ΔS，则此高斯面与带电平面的截面积为 ΔS. 由于高斯面两底面处场强大小相等，方向与外法线一致，所以通过两底面的电通量均为 $E\Delta S$；而侧面法线与场强相互垂直，所以通过其侧面的电通量等于零，通过 S 面的电通量为

$$\Phi_e = \oiint_S \boldsymbol{E}\cdot \mathrm{d}\boldsymbol{S} = \iint_{S侧} E\cos\theta \mathrm{d}S + \iint_{S两底面} E\cos\theta \mathrm{d}S = 2E\Delta S$$

根据高斯定理及上式有

$$\Phi_e = 2E\Delta S = \frac{1}{\varepsilon_0}\sum_{(S内)} q_i = \frac{\sigma\Delta S}{\varepsilon_0}$$

$$E = \frac{\sigma}{2\varepsilon_0} \tag{7-17}$$

这个结果表明，无限大均匀带电平面外的电场是一个均匀电场，场强的大小与场点到平面的距离无关，场强的方向垂直于带电平面，当 $\sigma>0$，场强方向指向平面两侧；当 $\sigma<0$，场强方向指向平面.

对于两个均匀带等量异号电荷的无限大平行平面之间的电场(图 7-8(b))，利用场强叠加原理由上述结果便可得到两平行带电平面间的场强为

$$E = \frac{\sigma}{2\varepsilon_0} + \frac{\sigma}{2\varepsilon_0} = \frac{\sigma}{\varepsilon_0}$$

两平行带电平面外的场强为

$$E = \frac{\sigma}{2\varepsilon_0} - \frac{\sigma}{2\varepsilon_0} = 0$$

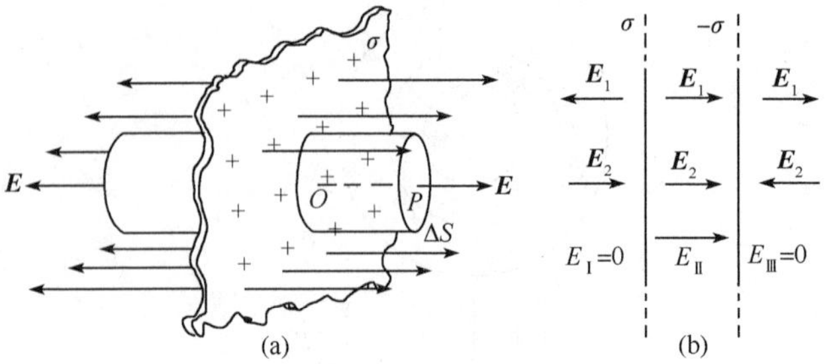

图 7-9　无限大均匀带电平面的电场

第三节　电势和电势梯度

一、静电场力做功

1. 静电场力的功

前面从电荷在电场中受到力这一事实出发，引入了电场强度 $\boldsymbol{E}$ 作为描述电场性质的物理量. 本节将从电场力做功的特点入手，揭示静电场是一个保守力场，可以引入电势的概念，并用电势来描述电场的特征.

设真空中有一任意静止的点电荷 q 位于 O 点，试探电荷 q_0 在 q 所激发的电场中经任意曲线 acb 由 a 点出发到达 b 点(图 7-10).

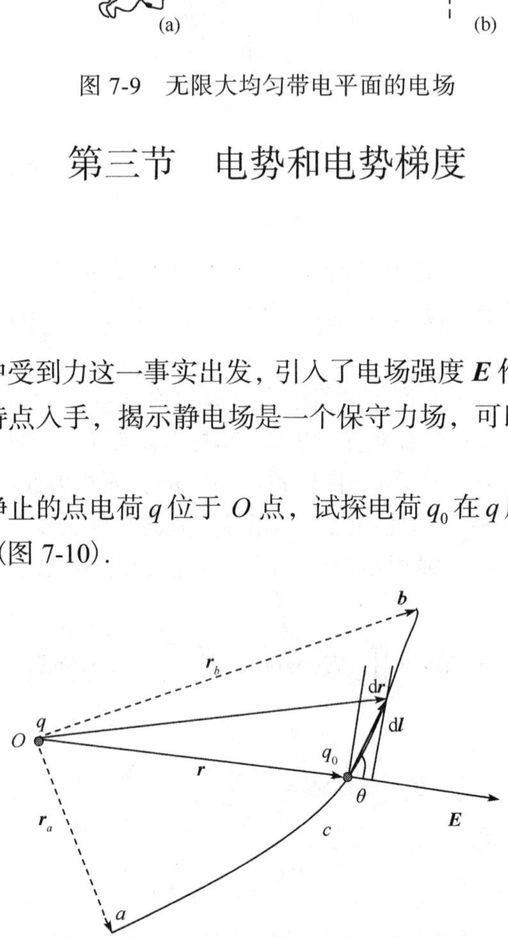

图 7-10　电场力做功

在移动过程中 q_0 受到的静电场力是变化的，故将移动路径分成许多无限小的位移元 d$\boldsymbol{l}$，则在位移元 d$\boldsymbol{l}$ 上，电场力所做的功 dA 为

$$\mathrm{d}A=\boldsymbol{F}\cdot\mathrm{d}\boldsymbol{l}=q_0\boldsymbol{E}\cdot\mathrm{d}\boldsymbol{l}=q_0E\mathrm{d}l\cos\theta$$

式中，θ 为位移元 d$\boldsymbol{l}$ 与该处场强之间的夹角. 由图 7-10 知，$\cos\theta\mathrm{d}\boldsymbol{l}=\mathrm{d}\boldsymbol{r}$，且 $E=\dfrac{1}{4\pi\varepsilon_0}\dfrac{q}{r^2}$，所以

$$\mathrm{d}A=\frac{q_0}{4\pi\varepsilon_0}\frac{q}{r^2}\mathrm{d}r$$

当 q_0 从 a 点移至 b 点的过程中，电场力所做的总功为

$$\begin{aligned} A_{ab} &= \int_a^b \mathrm{d}A = \int_a^b q_0 \boldsymbol{E}\cdot \mathrm{d}\boldsymbol{l} = \int_{r_a}^{r_b} \frac{q_0}{4\pi\varepsilon_0}\frac{q}{r^2}\mathrm{d}r \\ &= \frac{qq_0}{4\pi\varepsilon_0}\left(\frac{1}{r_a}-\frac{1}{r_b}\right) \end{aligned} \tag{7-18}$$

式中，r_a、r_b 分别表示试探电荷 q_0 在移动路径的起点 a 与终点 b 到场源电荷 q 的距离. 上式表明，在静止点电荷 q 的电场中，电场力对试探电荷所做的功与路径无关，只与试探电荷所带电荷量以及路径的起点和终点的位置有关.

如果试探电荷 q_0 在任意带电体形成的静电场中移动，由于任意带电体的电场可以看作是多个点电荷的场叠加的结果，根据场强叠加原理及式(7-18)可得该电场对试探电荷 q_0 所做的功应为

$$A_{ab} = \sum_{i=1}^{n} A_{abi} = \sum_{i=1}^{n}\int_a^b q_0 \boldsymbol{E}\cdot \mathrm{d}\boldsymbol{l} = \frac{1}{4\pi\varepsilon_0}\sum_{i=1}^{n} q_0 q_i\left(\frac{1}{r_{ai}}-\frac{1}{r_{bi}}\right) \tag{7-19}$$

式中，r_{ai} 与 r_{bi} 表示试探电荷 q_0 在路径的起点 a 与终点 b 到电荷 q_i 的距离. 由于每一个点电荷的电场力所做的功与路径无关，所以合电场力的功也与路径无关，即试探电荷在任何静电场中移动时，电场力所做的功仅与此试探电荷量的大小以及路径的起点和终点的位置有关，而与路径无关. 这表明静电力与重力、万有引力一样是保守力.

2. 静电场的环路定理

在静电场中，如果试探电荷 q_0 沿路径 L_1 从 a 点移动到 b 点，又沿路径 L_2 从 b 点移动到 a 点(图 7-11)，则路径 L_1 和 L_2 构成闭合路径，由于静电场力做功与路径无关，所以在此过程中电场力所做的功为

$$A = \oint_L q_0 \boldsymbol{E}\cdot \mathrm{d}\boldsymbol{l} = \underset{(L_1)}{\int_a^b} q_0 \boldsymbol{E}\cdot \mathrm{d}\boldsymbol{l} + \underset{(L_2)}{\int_b^a} q_0 \boldsymbol{E}\cdot \mathrm{d}\boldsymbol{l} = \underset{(L_1)}{\int_a^b} q_0 \boldsymbol{E}\cdot \mathrm{d}\boldsymbol{l} - \underset{(L_2)}{\int_a^b} q_0 \boldsymbol{E}\cdot \mathrm{d}\boldsymbol{l} = 0$$

因为试探电荷 $q_0 \neq 0$，所以

$$\oint_L \boldsymbol{E}\cdot \mathrm{d}\boldsymbol{l} = 0 \tag{7-20}$$

这说明在静电场中，场强沿任意闭合曲线的积分(或环流)为零，这一结论称为静电场的环路定理(circuital theorem of electrostatic field). 它和电场力做功与路径无关的说法是等效的，是与高斯定理并列的静电场的基本方程之一. 静电场的环路定理说明，静电场的电场线不能形成闭合曲线，所以静电场是无旋场.

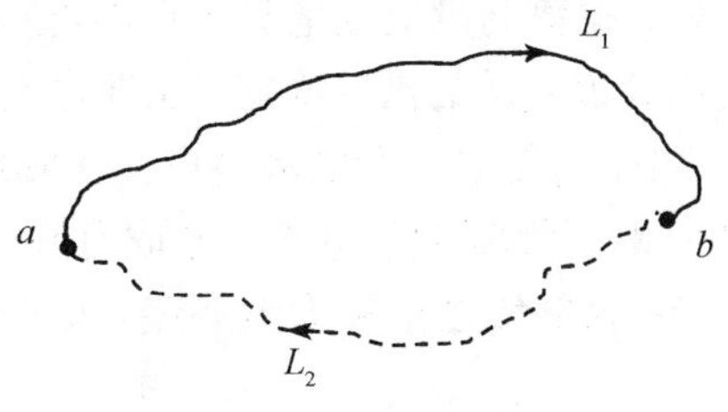

图 7-11 静电场的环路定理

二、电势

1. 电势能

如上所述，静电场与重力场相似，都是保守力场，对这类力场都可以引进势能的概念. 因此，在讨论静电场的性质时，也可以认为电荷在电场中某一位置处具有一定的电势能（electric potential energy），以 W 表示，并把电场力对试探电荷 q_0 所做的功 A_{ab} 作为 q_0 在 a、b 两点电势能改变的量度. 设一试探电荷 q_0 在静电场中由 a 点移动至 b 点，在此过程中静电力对 q_0 所做的功 A_{ab} 等于电势能的减小量，因此有

$$W_a - W_b = A_{ab} = \int_a^b q_0 \boldsymbol{E} \cdot \mathrm{d}\boldsymbol{l} \tag{7-21}$$

式中，W_a 和 W_b 分别表示试探电荷 q_0 在起点 a 和终点 b 的电势能，单位是 J.

静电势能与重力势能相似，是一个相对量. 为了确定电荷在电场中某点的电势能大小，必须先假定一个参考位置处的电势能为零. 势能零点的选择具有任意性. 通常情况下，对于分布在有限区域的场源电荷，规定 q_0 在无限远处的电势能为零，即 $W_\infty = 0$，由此试探电荷 q_0 在电场中 a 点所具有的电势能为

$$W_a - W_b = A_{a\infty} = q_0 \int_a^\infty \boldsymbol{E} \cdot \mathrm{d}\boldsymbol{l} \tag{7-22}$$

即电荷 q_0 在电场中 a 点所具有的电势能在数值上等于 q_0 从 a 点移动至无穷远处时电场力所做的功. 电场力所做的功可正可负，因此电势能也有正负. 需要注意的是，与重力势能相似，电势能也是属于一定系统的. 电势能与电场的性质有关，也与引入电场中试探电荷 q_0 的电量有关，它不能直接描述电场中某一给定点 a 处电场的性质.

2. 电势

式(7-22)给出 q_0 位于电场中某一点的电势能，其量值与该点的场强和 q_0 都有关，但它们之间的比值 W_a/q_0 却与 q_0 无关，只取决于电场中给定点 a 处的电场的性质，所以我们用这一比值来作为表征静电场中给定点电场性质的物理量，称为电势(electric potential)，用 U 表示

$$U_a = \frac{W_a}{q_0} = \int_a^\infty \boldsymbol{E} \cdot \mathrm{d}\boldsymbol{l} \tag{7-23}$$

由上述定义式可知：电场中某点的电势在数值上等于单位正电荷在该点所具有的电势能，也等于把单位正电荷由该点经任意路径移至无穷远处时电场力所做的功. 电势是表征电场性质的物理量，是由场源电荷决定的，与试探电荷的存在与否无关.

电势是相对量. 与电势能一样，电势的量值与电势零点的选择有关. 一般来说，电势零点的选取也是具有任意性的，可由我们处理问题的需要而定. 在理论上，计算一个有限大小的带电体所激发的电场中各点的电势时，往往选无限远为电势零点，实际应用中或研究电路问题时，常取大地、仪器外壳等为电势零点；对于无限大带电体，常取有限远为电势零点.

在静电场中，任意两点 a、b 的电势之差称为电势差(electric potential difference)或电压(voltage)，用公式可表示为

$$U_{ab}=U_a-U_b=\int_a^b \boldsymbol{E}\cdot \mathrm{d}\boldsymbol{l}=\frac{A_{ab}}{q_0} \tag{7-24}$$

它表明静电场中 a、b 两点的电势差，等于将单位正电荷由 a 移到 b 时电场力所做的功. 因此当任一电荷 q_0 在电场中从点 a 移到 b 点时，静电场力所做的功可用电势差表示为

$$A_{ab}=q_0\left(U_a-U_b\right) \tag{7-25}$$

由此可见，在静电场力的推动下，正电荷将从电势高处向电势低处运动. 电势差与电势不同，它是与参考点位置无关的绝对量.

电势和电势差都是标量，在国际单位制中，它们的单位都是 V，$1\ \mathrm{V}=1\ \mathrm{J}\cdot\mathrm{C}^{-1}$.

3. 电势的计算

已知电荷的分布，求电势的方法有两种：一种是若已知电场强度 $\boldsymbol{E}$ 的分布函数，就可以直接应用电势的定义式(7-23)作积分运算；另一种方法是根据电势的叠加原理求出任意电荷的电势分布. 下面就后一种方法作进一步的讨论.

(1)点电荷电场中的电势.

设真空中的点电荷 q 静止于坐标系的原点，距 q 为 r 的 P 点的电势利用式(7-23)计算. 以无穷远处为电势零点(u_∞=0)，因为积分路径可以任意选取，今选沿电场线方向进行积分，又由于点电荷的场强大小 $E=\dfrac{1}{4\pi\varepsilon_0}\dfrac{q}{r^2}$，故有

$$u_P=\int_P^\infty \boldsymbol{E}\cdot \mathrm{d}\boldsymbol{l}=\int_P^\infty \frac{1}{4\pi\varepsilon_0}\frac{q}{r^2}\hat{\boldsymbol{r}}\cdot \mathrm{d}\boldsymbol{r}=\int_r^\infty \frac{1}{4\pi\varepsilon_0}\frac{q}{r^2}\mathrm{d}r$$

所以

$$u_P=\frac{q}{4\pi\varepsilon_0 r} \tag{7-26}$$

由此可见，点电荷周围空间任一点的电势与该点离点电荷 q 的距离 r 成反比. 如果 q 为正，各点的电势为正，离点电荷愈远处电势愈低，在无限远处电势为零；如果 q 是负的，各点的电势也为负，离点电荷愈远处电势愈高，在无限远处电势值最大为零.

(2)点电荷系电场中的电势.

如果电场由 n 个点电荷 q_1, q_2, …, q_n 共同激发产生，根据场强叠加原理，某点 P 的电场应为 $\boldsymbol{E}=\boldsymbol{E}_1+\boldsymbol{E}_2+\cdots+\boldsymbol{E}_n=\sum\limits_{i=1}^n \boldsymbol{E}_i$，再根据电势的定义，在此静电场空间中某点 P 的电势

$$U_P=\int_P^\infty \boldsymbol{E}\cdot \mathrm{d}\boldsymbol{l}=\int_P^\infty \sum_{i=1}^n \boldsymbol{E}_i\cdot \mathrm{d}\boldsymbol{l}=\sum_{i=1}^n\int_P^\infty \boldsymbol{E}_i\cdot \mathrm{d}\boldsymbol{l}$$

所以

$$U_P=\sum_{i=1}^n U_{Pi}=\sum_{i=1}^n\frac{q}{4\pi\varepsilon_0 r} \tag{7-27}$$

即在点电荷系的静电场中，某点的电势等于各个点电荷单独存在时在该点所激发的电势的代数和. 电势的这个性质称为电势叠加原理(superposition principle electric potential).

(3)连续分布电荷电场中的电势.

如果静电场是由电荷连续分布的带电体所激发产生的，现在要求电场中某点 P 的电势，可将任意带电体分割为无穷多个无限小的电荷单元 $\mathrm{d}q$，每个电荷单元 $\mathrm{d}q$ 可视为点电荷，则电场中 P 点的电势可根据式(7-26)和电势叠加原理计算.

$$U_P=\int_q \mathrm{d}U_P=\int_q \frac{\mathrm{d}q}{4\pi\varepsilon_0 r} \tag{7-28}$$

式中，r 为电荷元 $\mathrm{d}q$ 到 P 点的距离. 只要知道了电荷的分布情况(线分布、面分布、体分布)，就可以根据式(7-28)求出电势分布. 因为电势是标量，所以电势的计算比电场强度的计算较为简便.

例 7-5 一半径为 R 的细圆环上均匀带有电荷量 $+q$. 求圆环轴线上距环心为 x 处的点 P 的电势.

解 如图 7-12 所示，在带电细圆环上取一长度为 $\mathrm{d}l$ 的电荷元 $\mathrm{d}q$，它所带的电荷量为(以 $u_\infty=0$)

$$\mathrm{d}q=\lambda\mathrm{d}l=\frac{q\mathrm{d}l}{2\pi R}$$

λ 是电荷线密度，则该电荷元在 P 点的电势为

$$\mathrm{d}U_P=\frac{\mathrm{d}q}{4\pi\varepsilon_0 r}=\frac{1}{4\pi\varepsilon_0 r}\frac{q\mathrm{d}l}{2\pi R}=\frac{q\mathrm{d}l}{8\pi^2\varepsilon_0 R\sqrt{R^2+x^2}}$$

根据式(7-28)，整个带电细圆环在 P 的电势为

$$U_P=\int_q \mathrm{d}U_P=\int_0^{2\pi R}\frac{q\mathrm{d}l}{8\pi^2\varepsilon_0 R\sqrt{R^2+x^2}}=\frac{q}{4\pi\varepsilon_0\sqrt{R^2+x^2}}$$

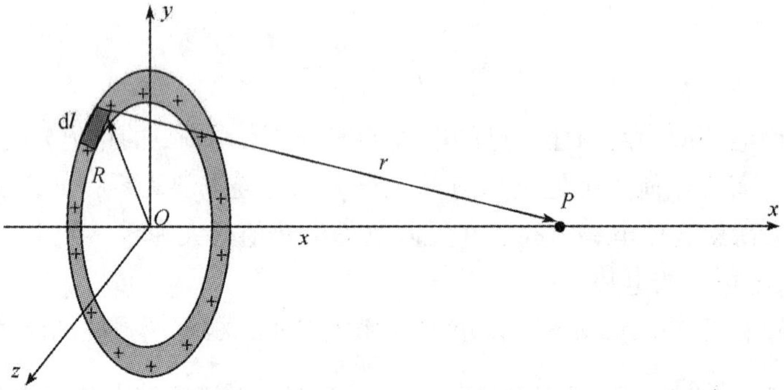

图 7-12 均匀带电细圆环轴线上任一点处的电势

例 7-6 试计算均匀带电球壳电场中电势的分布. 如图 7-13 所示，设带电球壳半径为 R，总带电量为 q.

解 根据例 7-3 的结论，均匀带电球壳在空间的场强分布为

$$E=\begin{cases}\dfrac{1}{4\pi\varepsilon_0}\cdot\dfrac{q}{r^2}, & r>R\\ 0, & r<R\end{cases}$$

球壳外场强方向沿球半径延长线向外辐射. 以无穷远处为电势零点，根据电势的定义，即

式(7-23)，选择球半径及其延长线为积分路径. 对球壳外任一点 P，设它至球心的距离为 $\boldsymbol{r}$，则该点的电势为

$$U_P=\int_r^{\infty}\frac{1}{4\pi\varepsilon_0}\cdot\frac{q}{r^2}\mathrm{d}r=\frac{1}{4\pi\varepsilon_0}\cdot\frac{q}{r}$$

若 P 点在球壳内，由于球壳内外场强函数不同，积分需分段进行，故球壳内任一点的电势为

$$U_P=\int_r^{\infty}\boldsymbol{E}\cdot\mathrm{d}\boldsymbol{r}=\int_r^{R}0\cdot\mathrm{d}r+\int_R^{\infty}\frac{1}{4\pi\varepsilon_0}\cdot\frac{q}{r^2}\mathrm{d}r=\frac{1}{4\pi\varepsilon_0}\cdot\frac{q}{R}$$

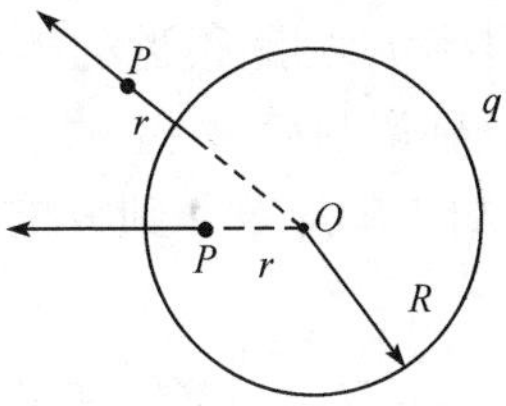

图 7-13 均匀带电球壳的电势分布

三、电势梯度

1. 等势面

一般来说，静电场中各点的电势是逐点变化的，但是电场中总有些点的电势是相等的，由电势值相等的点连成的曲面叫等势面(equipotential surface)，规定任何两个相邻等势面间的电势差值都相等. 等势面形象地描绘了静电场中电势分布的状态，其疏密程度表示了电场的强弱. 例如，在点电荷产生的电场中，如图 7-14(a)中虚线所示，等势面是以点电荷为中心的一系列同心球面，且球面间的距离随半径的增大而增大；图 7-14(b)为电偶极子电场中的等势面，其中的虚线表示等势面，实线是电场线.

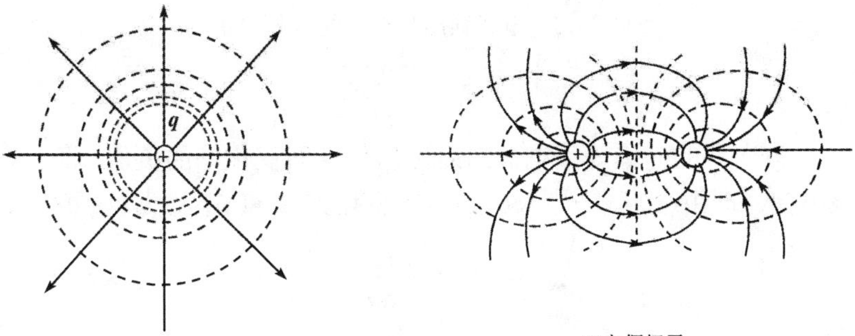

图 7-14 等势面

静电场的等势面有以下两个特点：

(1)在静电场中电荷沿等势面移动，电场力不做功. 因为在等势面上任意两点间的电势差 $U_a-U_b=0$，故移动电荷 q_0 电场力做的功 $A_{ab}=q_0(U_a-U_b)=0$.

(2)等势面与电场线处处垂直. 设有一试探电荷 q_0 沿等势面作一任意位移 $\mathrm{d}\boldsymbol{l}$，电场力做功

$dA=q_0\boldsymbol{E}\cdot d\boldsymbol{l}=0$，但 $q_0\neq 0, E\neq 0, d\boldsymbol{l}\neq 0$，则必有 $\boldsymbol{E}\perp d\boldsymbol{l}$，即等势面必与电场线垂直.

等势面对于研究电场具有重要意义. 这是因为电势比电场强度容易计算，即使在没有计算出电场中各点电势的情况下，也可以用实验方法精确地描绘出等势面. 所以在实际工作中往往需要由等势面的分布得知各点的电场强度的大小和方向.

2. 电势梯度

既然场强和电势都是用来描述电场的物理量，它们之间必然存在着一定的联系，电势的定义式(7-23)给出了电场强度与电势之间的积分关系. 现在我们来研究场强与电势之间的微分关系.

如图 7-15 所示，在静电场中任取两个相距很近的等势面1和2，它们的电势分别为U和$U+dU$，且$dU>0$. 现在两等势面上分别取两点 A 和 B，在 A 处作等势面 1 的法线，且规定沿电势增高的方向为其正方向，d$\boldsymbol{n}$ 为其法向单位矢. A 到 B 的微小位移矢量为 d$\boldsymbol{l}$，则这两点间的电势差为

$$U_{AB}=U_A-U_B=-dU=Edl\cos\theta$$

式中，θ 为 $\boldsymbol{E}$ 与 d$\boldsymbol{l}$ 之间的夹角. 由此式可得

$$E\cos\theta=-\frac{dU}{dl}$$

上式左边正是电场强度 $\boldsymbol{E}$ 在 d$\boldsymbol{l}$ 方向上的分量，所以

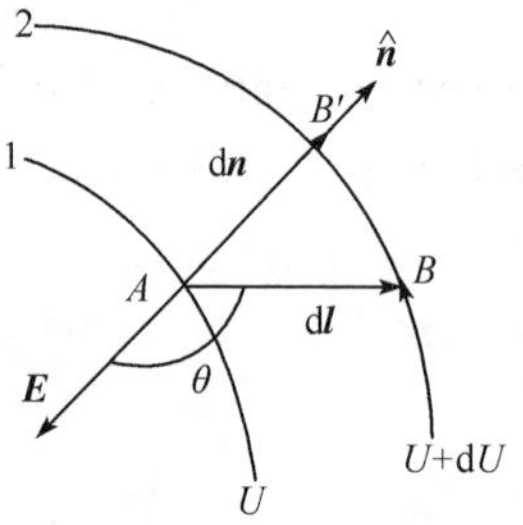

图 7-15　电场强度与电势的微分关系

$$E_l=-\frac{dU}{dl} \tag{7-29}$$

它表明场强在任一方向上的分量等于电势沿此方向的空间变化率的负值. 将上式应用于等势面 1 上 A 点的法线方向，即由 A 点(电势为U)经 d$\boldsymbol{n}$ 变化到 B' 点(电势为$U+dU$)，有

$$E_n=-\frac{dU}{dn} \tag{7-30}$$

显然在 A 处沿法线 d$\boldsymbol{n}$ 方向，电势的空间变化率$\dfrac{dU}{dn}$最大，于是把沿法线 d$\boldsymbol{n}$ 方向的这个电势变化率定义为 A 点处的电势梯度(electric potential gradient)，这一方向就是电势梯度矢量的方向，通常记作 grad$U$，即

$$\boldsymbol{E}=-\text{grad}U=-\frac{dU}{dn}\boldsymbol{n} \tag{7-31}$$

电势梯度在直角坐标中可写为

$$\boldsymbol{E}=E_x\hat{\boldsymbol{i}}+E_y\hat{\boldsymbol{j}}+E_z\hat{\boldsymbol{k}}=-\left(\frac{\partial U}{\partial x}\hat{\boldsymbol{i}}+\frac{\partial U}{\partial y}\hat{\boldsymbol{j}}+\frac{\partial U}{\partial z}\hat{\boldsymbol{k}}\right) \tag{7-32}$$

式(7-31)就是电场强度与电势的微分关系. 说明静电场中任意一点的电场强度矢量等于该点电势梯度的负值. 负号表示该点场强方向和电势梯度方向相反. 从式(7-31)可以看出以下几点：第一，场强与电势的空间变化率相联系. 在场强大的区域电势变化得快，等势面密集. 也就是说，等势面的稀疏程度反映了电场的强弱. 第二，式(7-31)中的负号表示场强是沿等势面法线指向电势降落的方向.

由式(7-31)计算场强可避免复杂的矢量运算而只需解决好求电势分布函数对某一个变量的问题. 例如，点电荷的电势$U=\dfrac{q}{4\pi\varepsilon_0 r}$，根据式(7-31)可得到场强的大小为

$$E=-\frac{\mathrm{d}U}{\mathrm{d}n}=-\frac{\mathrm{d}}{\mathrm{d}r}\left(\frac{q}{4\pi\varepsilon_0 r}\right)=\frac{q}{4\pi\varepsilon_0 r^2}$$

此结果与前面用库仑定律求得的结果相同.

第四节 电偶极子与电偶层

这一节将讨论对于人体生物电有着极其重要意义的一种典型电场——电偶极子的电场，并研究其电势的分布特点.

一、电偶极子

1. 电偶极子

两个相距很近的等量异号点电荷$+q$和$-q$所组成的电荷系统称为电偶极子(electric dipole). 所谓“相距很近”是指这两个点电荷之间的距离比起要研究的场点到它们的距离是足够小的. 从电偶极子的负电荷作一矢径$\boldsymbol{l}$到正电荷，$\boldsymbol{l}$称为电偶极子的轴线(axis). 电偶极子中一个电荷所带的电量q与轴线$\boldsymbol{l}$的乘积定义为电偶极子的电偶极矩(electric dipole moment)，简称电矩，用$\boldsymbol{P}$表示，即

$$\boldsymbol{P}=q\boldsymbol{l} \tag{7-33}$$

电偶极矩$\boldsymbol{P}$是矢量，其大小只取决于电偶极子本身，方向与矢径$\boldsymbol{l}$的方向相同，是用来表示电偶极子整体电性质的重要物理量.

2. 电偶极子电场中的电势

设电场中任一点a到$+q$和$-q$的距离分别是r_1和r_2，如图7-16所示，则两点电荷在a点产生的电势分别是$U_+=\dfrac{1}{4\pi\varepsilon_0}\cdot\dfrac{q}{r_1}$，$U_-=-\dfrac{1}{4\pi\varepsilon_0}\cdot\dfrac{q}{r_2}$，根据电势叠加原理，$a$点电势应是

$$U_a=U_++U_-=\frac{q}{4\pi\varepsilon_0}\left(\frac{1}{r_1}-\frac{1}{r_2}\right)=\frac{q}{4\pi\varepsilon_0}\cdot\frac{r_2-r_1}{r_1r_2}$$

设r为电偶极子轴线中心到a点的距离，θ是电偶极子中心至a点的矢径与轴线所夹的角，根据电偶极子的定义知$r_1\gg l$, $r_2\gg l$, $r\gg l$, 故可近似地认为$r_1r_2\approx r^2$, $r_2-r_1\approx l\cos\theta$, 则

$$U_a = \frac{q}{4\pi\varepsilon_0} \cdot \frac{l\cos\theta}{r^2} = \frac{1}{4\pi\varepsilon_0} \cdot \frac{p\cos\theta}{r^2} \tag{7-34}$$

若令 $\hat{\boldsymbol{r}}_0$ 为从电偶极子中心到 a 点的单位矢量，则 a 点的电势可写为

$$U_a = \frac{1}{4\pi\varepsilon_0} \cdot \frac{p\cos\theta}{r^2} = \frac{1}{4\pi\varepsilon_0} \cdot \frac{\boldsymbol{p}\cdot\hat{\boldsymbol{r}}_0}{r^2} \tag{7-35}$$

由于 a 点是任意选取的，因此上式就是电偶极子电场的电势表达式. 上式表明：第一，电偶极子电场中的电势与电偶极矩成正比. 说明电偶极矩是表征电偶极子整体电性质的物理量，它决定着电偶极子电场的性质. 第二，电偶极子电场中电势的分布与方位有关. 当 $\theta = 90°$ 或 $270°$ 时，$\cos\theta = 0$，说明在电偶极子的中垂面上各点的电势均为零，此中垂面将整个电场分为正、负两个对称的区域，在包含 $+q$ 的中垂面一侧电势为正，在包含 $-q$ 的中垂面一侧电势为负. 了解电偶极子电场的电势分布对理解心电图是很有帮助的.

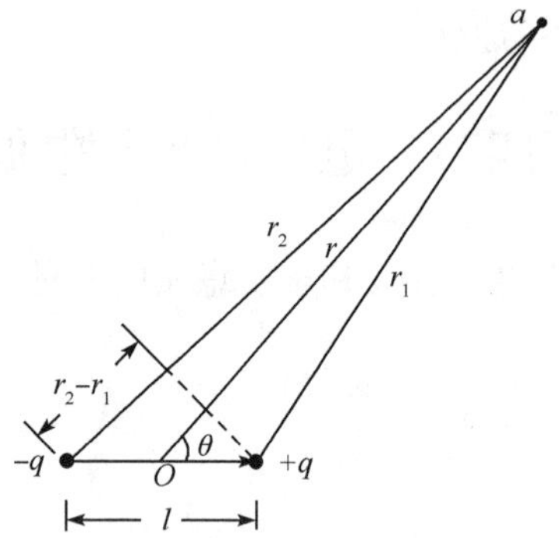

图 7-16　电偶极子电场中的电势

3. 电偶极子电场中的场强

电偶极子电场中场强的一般分布是比较复杂的，下面我们将应用电势梯度的概念来求得电偶极子电场中沿轴线延长线上任一点的场强.

在电偶极子延长线上，场强 $\boldsymbol{E}$ 的方向与电偶极矩 $\boldsymbol{P}$ 的方向一致. 因 $\theta = 0°$，故 $U_a = \frac{1}{4\pi\varepsilon_0} \cdot \frac{p}{r^2}$. 根据场强与电势的微分关系式(7-30)，可得延长线上一点的场强为

$$E = -\frac{\mathrm{d}U}{\mathrm{d}r} = -\frac{p}{4\pi\varepsilon_0}\frac{\mathrm{d}}{\mathrm{d}r}\left(\frac{1}{r^2}\right) = \frac{p}{2\pi\varepsilon_0 r^3}$$

可见，电偶极子的场强大小与电偶极矩的大小成正比，与场点距电偶极子中点距离的三次方成反比. 这再次说明电偶极矩决定着电偶极子的电场性质.

4. 电偶极子在外电场中所受的作用

如图 7-17 所示，将电偶极子放在场强大小为 E 的均匀电场中. 当电偶极子轴线 $\boldsymbol{l}$ 与场强 $\boldsymbol{E}$ 成任意的 θ 角时，作用于电偶极子正电荷的力为 $q\boldsymbol{E}$，作用于负电荷的力为 $-q\boldsymbol{E}$，这两个力大小相等，方向相反，但不在同一直线上，所以合力不为零，电偶极子将受到一个合力矩的作用，此合力矩的大小为

$$M = qEl\sin\theta = PE\sin\theta$$

考虑到力矩、电矩都为矢量，将上式写成

$$\boldsymbol{M}=\boldsymbol{P}\times\boldsymbol{E} \tag{7-36}$$

上式表明，电偶极子在均匀电场中将受到一个力矩的作用，此力矩的大小与电矩 **P**、场强 **E** 以及 **P** 和 **E** 之间的夹角 θ 有关. 在这力矩的作用下，电偶极子的电偶力矩 **P** 将转向外场 **E** 的方向，直到 **P** 和 **E** 的方向一致时，电偶极子才因力矩等于零而平衡.

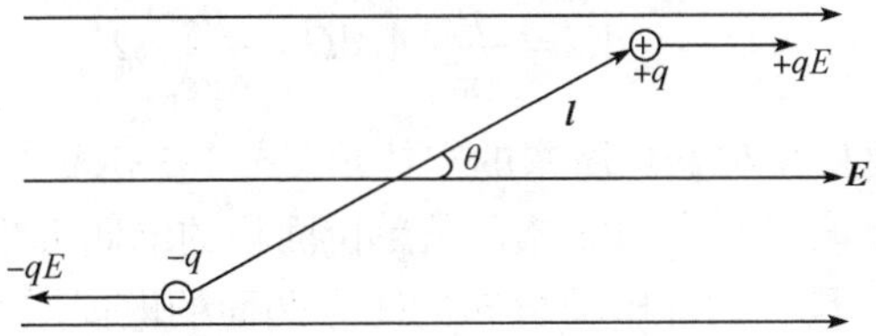

图 7-17　外电场中的电偶极子

二、电偶层

在生物体中，电偶层(electric double layer)是经常遇到的一种电荷分布. 所谓电偶层是指相距很近、相互平行且具有等值异号电荷面密度的两个带电表面. 图 7-18 是电偶层的示意图，设电偶层的两面相距为 δ，各层上电荷面密度分别为 $+\sigma$ 和 $-\sigma$. 现在我们来求电偶层电场中某一点 P 处的电势.

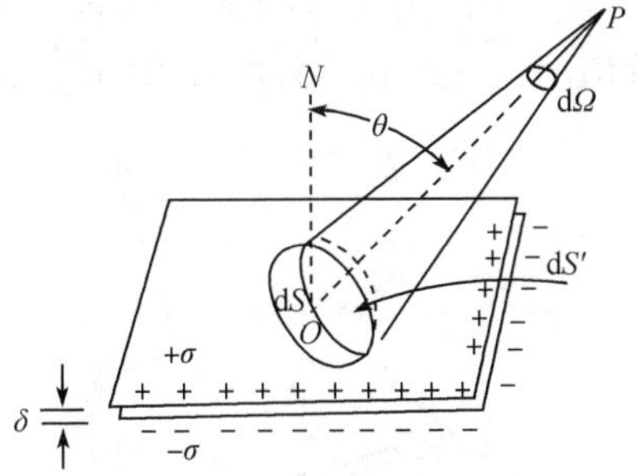

图 7-18　电偶层电势

在电偶层上取一面积元 dS，该面积元上所带电量为 $\sigma\mathrm{d}S$. 由于 dS 极小，所以该电偶层元可看作是一个电偶极子，相应的电偶极矩的大小为 $\sigma\mathrm{d}S\delta$，电偶极矩的方向与该面积元的法线方向一致，即为负电荷指向正电荷的方向. 根据式(7-34)，这一电偶极子单独产生的电场中任一点 P 处的电势为

$$\mathrm{d}U=\frac{1}{4\pi\varepsilon_0}\frac{\sigma\mathrm{d}S\delta}{r^2}\cos\theta$$

式中，r 为面积元 dS 至 P 点的距离($r=OP$)，θ 为面积元的法线 ON 与 r 之间的夹角. 令 $p_S=\sigma\delta$ 为单位面积电偶层的电偶极矩，则上式可变为

$$\mathrm{d}U=\frac{1}{4\pi\varepsilon_0}\frac{p_S\mathrm{d}S}{r^2}\cos\theta \tag{7-37}$$

由于 ON 和 OP 分别是面积元 dS 和 dS' 的法线，两者之间的夹角为 θ，所以有 $dS' = dS\cos\theta$. 而 $\frac{dS\cos\theta}{r^2} = d\Omega$，式中 $d\Omega$ 为面积元 dS 对 P 点所张立体角，故式(7-37)又可写为

$$dU = \frac{p_S}{4\pi\varepsilon_0} d\Omega$$

根据电势叠加原理，对上式作积分即可得到整个表面积为 S 的电偶层在 P 点的电势为

$$U = \int_S dU = \frac{p_S}{4\pi\varepsilon_0}\int_S d\Omega = \frac{p_S}{4\pi\varepsilon_0}\Omega \tag{7-38}$$

式中，Ω 是电偶层整个表面积 S 对 P 点所张的立体角. 式(7-38)表明，均匀电偶层在其周围任一点的电势只决定于电偶层至该点所张的立体角及单位面积的电偶极矩，与电偶层的形状无关.

由上述结论可以推知：具有同样电荷分布的闭合曲面的电偶层在其周围远处所形成的电势为零. 人体中就存在着电偶层构成的闭合曲面，如心肌细胞在静息状态下细胞膜内为负电荷，膜外为正电荷，就是这样的电偶层. 根据图 7-19 即可证明这一推论.

无论闭合曲面的形状怎样，整个闭合曲面可以分为 AxB 和 AyB 两部分，这两部分电偶层的电矩方向相反，它们对 P 点所张的立体角相等. 因此 P 点处的总电势为 $U_P = \frac{1}{4\pi\varepsilon_0}p_S\Omega - \frac{1}{4\pi\varepsilon_0}p_S\Omega = 0$，即膜外空间各点电势为零，而膜内空间各点的电势显然应为 $-\frac{p_S}{\varepsilon_0}$. 若闭合曲面电偶层不均匀，或同一曲面的不同部分带有异号电荷，则其闭合电偶层外部空间各点的电势一般不为零. 心肌细胞的除极过程和复极过程就属于这种情况，此时膜内外电势差的值与静息时不同.

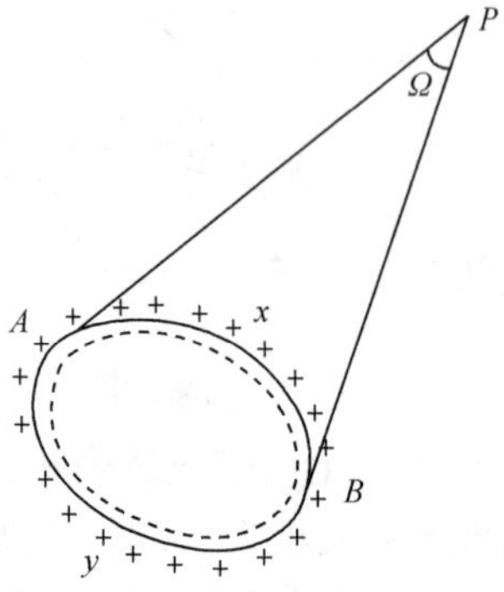

图 7-19　闭合曲面电偶层

第五节　电场的生物学效应

21 世纪是以生命科学为主体的科学时代，学科交叉是今后科学发展的主攻方向之一. 对生命科学的研究，将使科学技术研究向更深层次发展，向各相邻学科渗透，生物学与物理学的交叉就是其中一个非常重要的研究领域，备受人们的关注.

地球本身是一个巨大的静电场，地球表面附近电场强度约为 130 $V \cdot m^{-1}$，大气中每秒钟大约有 1800 C 的正电荷通过各种渠道流入大地，地面的各种生物正是大气电流的重要通道. 正常情

况下，所有生物都已适应这种复杂的物理环境，其电荷分布、排序以及运动都有一定的规律性，但如果改变自然环境的静电场，将会对生物体产生一定的生物效应. 近年来，静电场的生物学效应问题越来越受到人们的重视，由此而发展起来的静电技术吸引了大批学者加入其研究行列，国内外许多学者做了大量的实验研究工作，并取得了大量的研究成果. 在宏观方面，很多实验结果都证明静电场对生物体，尤其对一些植物有明显的作用效应. 静电技术作为一门新兴的边缘学科，其应用已经渗透到农业的各个领域，甚至作为改造传统农业生产的方式和手段之一，以促进农业现代化的实现，从而达到增产增收，改善农产品品质. 这门学科在医学上也得到了广泛的利用，如治疗多种疾病、消毒灭菌. 作为一种物理治疗手段，消除了药物毒副作用对人的危害以及自然药材资源减少造成的危机.

下面，简单介绍一下静电场对植物的生物学效应.

一、静电场对种子萌发的生物学效应

1. 静电场作用对种子萌发期特性的影响

实验结果表明：适宜强度的静电场作用下，可以促进某些种子萌发，提高种子活力，其呼吸强度、根系活力、发芽率和发芽势均有提高，禾苗整齐粗壮，抗逆境的能力强，长势好. 这说明适宜剂量的静电处理，对种子萌发有刺激作用，能增加种皮透性，促进种子内部细胞活化，打破休眠状态，发芽率提高；可以加速种子萌发过程中储藏物质的分解、转化和再利用；能充分调动种子自我调节能力，从而提高种子生长过程对营养物质的吸收和能量物质的转化利用，使幼苗生长旺盛，根系体积加大，禾苗长势好.

2. 静电场作用对生物膜的影响

(1) 静电场作用影响生物膜的电特性. 静电力存在于分子的一切极性和带电集团之间，电荷、偶极离子相互作用，能量的高低取决于环境介质、介电常量和电荷的大小. 介电质对于离子的包围，降低了离子间的相互作用能量，粒子穿过原子发生能量转移和能量重新分布，在生物体中含有水分子和生物分子发生电离和激发的过程. 电场作用在生物膜上，相当于作用在 RC 电路上，由于生物组织的不均匀性引起细胞内外溶液中电流流量不同，从而改变膜上的电荷分布，因此，影响了生物膜的电特性.

(2) 静电场作用影响膜电势. 静电场对膜的影响是通过细胞膜本身的跨膜电势和外加电场起主要作用的，外电场会诱导膜电势改变，使膜电势提高. 这会影响细胞的能量转化和物质输运的一切生理过程，使种子吸水之后离子扩散与电子泵系统运转活跃，从而提高膜主动吸收、转运营养物质的能力，提高代谢水平，为有丝分裂的启动积累更多的物质.

(3) 静电场作用影响膜的通透性. 细胞膜的通透性是细胞和周围环境进行物质交换的特性. 生物膜是细胞与胞外交流的场所. 干种子吸水萌发时，细胞膜磷脂分子构象由脱水时的六角晶状恢复到水合分子的片层结构，膜相态也由凝胶状态恢复到液晶状态，随之膜的选择半透性功能也迅速恢复. 但细胞内外巨大的水势位差易引起膜损伤，故在种子吸水膨胀过程中，细胞膜系统需进行修复和重建. 适宜的高压静电处理，可导致种子细胞介质电势增大，离子渗出少，表现为电解质外渗透率降低，膜透性减小，促进膜修复能力的增强，或有利于膜损伤部分的顺利修复，促进膜结构和功能的完善.

3. 静电场作用对酶活性的影响

物理调控因子——电场对生物体中酶的合成起诱导作用. 酶活性的变化是一种调节机制，它直接影响一个代谢过程，酶活性的提高对催化中心产生重要的影响，也就是起活化作用. 电场作用引起细胞内蛋白质、糖、脂质等极性分子和离子的定向排列，从而引起含金属的酶构象发生变化. 酶的激活首先表现为：酶形成一定的构象，具有活性部位形成一个活性中心，所以电场对酶有提前激活作用. 静电场预处理的种子蛋白质酶活性提高，有利于种子在萌发期对储藏物质的分解作用.

4. 静电场作用对呼吸强度的影响

适宜的静电场处理可使种子呼吸系统被活化，碳水化合物的耗氧呼吸占优势，呼吸强度增强，呼吸能力提高，保证了其他生理活动的进行. 静电场预处理的种子淀粉酶活性提高，较高的淀粉酶活性使酵解及有氧代谢速度加快，加速了淀粉的水解. 脱氢酶活性在电场处理组中也相对提高，反映了呼吸代谢的提高，种子呼吸旺盛促进了新陈代谢，新细胞快速形成，提高了种子活力，加速了幼苗成长. 这都为种子萌发提供了物质和能量的基础，也是种子在静电场处理后发芽率、发芽势提高的内在原因.

二、静电场对植物愈伤组织诱导和增殖的影响

静电场促进植物对 Ca^{2+}的吸收，这个无处不在的重要信号分子会把静电场的刺激传递给其他信号分子，从而发生信号级联放大. 作为第二信使，它与生长素、细胞分裂素协同作用，调节和启动有关基因的表达，合成核酸、蛋白质，为愈伤组织的发生、形成奠定基础. 静电处理的叶片提前卷曲，可能是生长素、细胞分裂素作用的结果，尤其生长素在静电场或微电流作用下定向迁移，是愈伤组织提前发生的重要原因.

从愈伤组织生长过程中元素的吸收上看，静电场处理的培养基中元素的浓度随时间延长而下降且在迅速增殖前期元素浓度下降较快，说明静电场处理的营养吸收率提高，也是处理增殖率高于对照组的原因之一. 静电场处理的愈伤组织呼吸速率明显高，说明其能量代谢旺盛，物质吸收运动活跃，组织处于旺盛的生长状态.

静电处理还促进了细胞的有丝分裂. 分析静电处理的小麦、豌豆幼苗的根尖细胞分裂，发现有丝分裂中期指数提高，分裂周期缩短. 证实高强度的静电场可使蚕豆、黑麦发生染色体畸变. 这些均说明，静电场可以深刻地影响细胞的生命活动，这可能是刺激细胞增殖的直接原因.

三、静电场对植物光合器官和功能的影响

静电场对植物光合器官和功能的变化有显著影响. 在静电场的作用下，叶片的光合速率及呼吸速率都明显提高，其中光合速率要比呼吸速率增加的幅度大. 静电场作用下叶片的叶绿素 a 含量增加，但叶绿素 b 却有所减少；不过，叶绿素总量仍比没有电场处理高. 这表明静电场促进叶绿素 a 含量增加比叶绿素 b 的减少量要大得多.

叶片在静电场作用下积累的元素增多，这些元素又是光合成中不可缺少的调节及营养元素. 它们的增长对保证叶片色素合成及光合过程有关酶的合成提供了营养条件. 由于营养条件的改善，叶片光合器官的发育也得以促进，这表现为在静电场的作用下，叶片厚度、叶片单位面积

的栅栏细胞数，每个细胞中的叶绿素体数、叶绿体中的基粒数及基粒中的类囊体片层数均提高，这对维持较高的光合活性提供了良好的结构基础. 高等植物细胞的生长发育、器官的形成绝大部分来自光合作用产物的转化，静电场作用下生产的植物其生长速率、产量都有所增加，这与静电场作用促进植物光合速率密切相关.

总之，静电场的生物效应越来越受到人们的重视，它在生物学科中的应用也不断地拓宽. 随着人们对其作用机制认识的逐步加深，相信此项技术将在生命科学领域中发挥更大的作用.

参 考 文 献

吴旭红，孙为民，张红燕. 2005. 静电场对植物的生物学效应. 黑龙江农业科学，2：44-46.

第六节 生物电现象及其医学应用

案例 7-1

脑电图就是利用脑电图机记录人体大脑生物电的信息. 只要将脑电图机的探测仪电极贴在头皮上，仪器就能收到脑电活动整个过程中电势的变化，这时扫描笔便在移动着的图纸上描绘出各种曲线. 由于曲线的频率和振幅不同，就构成了不同的波形，形成了脑电图波. 脑电图主要用于癫痫、脑外伤、脑肿瘤等疾病的诊断. 要测绘脑电等电信号，就需要将人置于用金属网做成的屏蔽室内，才能测得正确的结果.

问题

1. 什么是生物电？生物电现象在医学中有些什么应用？
2. 为什么要将人置于用金属网做成的屏蔽室内，才能测绘到正确的脑电信号？

细胞在进行生命活动时都伴有电现象，称为细胞生物电(bioelectricity). 细胞生物电是由一些带电离子(如 Na^+、K^+、Ca^{2+}、Cl^- 等)跨细胞膜流动而产生的，表现为一定的跨膜电势(transmembrane potential)，简称膜电势(membrane potential). 细胞的膜电势主要有两种表现形式：一种是安静状态下相对平稳的静息电势(resting potential，RP)，另一种是受刺激时迅速发生并向远处传播的动作电势(action potential，AP). 机体所有的细胞都具有静息电势，而动作电势则仅见于神经细胞、肌细胞和部分腺细胞. 临床上诊断疾病时广泛使用的脑电图、心电图、肌电图、胃肠电图和视网膜电图等，是在器官水平上记录到的生物电，它们是在细胞生物电活动基础上发生总和的结果，是运用生物电现象作为对正常人进行健康评估和对患者进行疾病进程估量和诊断的重要手段.

一、细胞膜电势及神经传导的电学原理

(一)细胞膜电势

1. 细胞的除极与复极

我们知道，生物体的每个细胞都被一层厚度为 7～8 nm 的细胞膜所包围，膜内有导电的细胞内液，膜外为导电的细胞间液. 细胞膜是一个天然屏障，各种离子和水溶性分子都很难穿越细胞膜，从而导致细胞内液中溶质的成分和浓度与细胞外液显著不同，如静息状态下，细胞外液

Na^+ 的浓度大于细胞内液 Na^+ 的浓度，而细胞内液 K^+ 的浓度大于细胞外液 K^+ 的浓度. 各种带电离子要通过细胞膜，需从离子通道通过.

当细胞处于静息状态时，在细胞膜的内、外两侧分别聚集着均匀等量的正离子和负离子，形成一均匀的闭合曲面电偶层，此电偶层外部空间各点电势为零. 就整个细胞而言，在静息状态下细胞是一个电中性的带电体系，对外不显示电性. 细胞所处的这种状态称为极化(polarization)，如图 7-20(a)所示.

当细胞一端的细胞膜受到刺激(可能是电的、化学的、机械的、或热的)而处于兴奋状态时，细胞膜的通透性改变，细胞膜上少量 Na^+ 通道被激活而开放，有少量 Na^+ 顺浓度差从细胞膜外流入细胞膜内，这将使细胞膜两侧局部电荷的电性符号发生改变，使膜外带负电，膜内带正电，于是细胞整体的电荷分布不再均匀而对外显示出电性. 此时正、负离子的电性可等效为两个位置不重合的点电荷，而整个细胞等效于一个电偶极子，形成方向向右的电偶极矩. 刺激在细胞中传播时这个电矩是变化的，这个过程称为除极(depolarization)，如图 7-20(b)所示. 除极由兴奋处开始，沿着细胞向周围传播. 当除极结束时，细胞膜内带正电荷，膜外带负电荷，整个细胞的电荷分布又是均匀的，对外不显电性，如图 7-20(c)所示.

在除极出现后不久，Na^+ 通道很快会失活而关闭，使膜对 Na^+ 通透变小. 而此时膜对 K^+的通透性突然提高，大量 K^+由细胞膜内向膜外扩散，接着由于“钠-钾泵”(哺乳动物细胞膜中普遍存在的离子泵，它可帮助细胞膜完成离子逆浓度梯度或电势梯度的跨膜转运)的作用，细胞膜内的 Na^+ 被逆浓度差输送到膜外，同时膜外的 K^+回到膜内，细胞恢复到静息状态，这一过程称为复极(repolarization). 复极的顺序与除极相同，先除极的部位先复极. 显然，这一过程中形成一个与除极时方向相反的变化电矩，如图 7-20(d)所示，细胞对外也显示出电性. 当复极结束时，整个细胞恢复到原来的内负外正的极化状态，又可以接受另一次刺激，如图 7-20(e)所示.

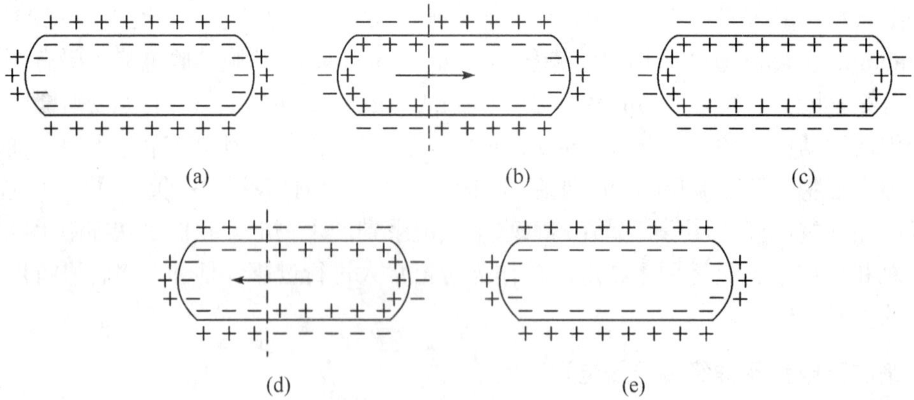

图 7-20　细胞的除极、复极示意图

2. 能斯特方程

从前述可知，大多数动物以及人体的神经和肌肉细胞在不受外界干扰的情况下，由于细胞膜内、外液体的离子浓度不同，且细胞膜对不同离子的通透性不一样，细胞膜内、外存在着一定的电势差. 在生物细胞内与膜电势产生相关的离子主要有 Na^+、K^+、H^+ 等. 为了便于说明膜电势的产生，首先考虑一种简单模型. 如图 7-21 所示，把两种浓度不同的 KCl 溶液，用一个半透膜隔开，设半透膜只允许 K^+ 通过而不允许 Cl^- 通过，膜左、右侧溶液的浓度分别为 C_1 和 C_2，且 $C_1 > C_2$. 由于浓度不同，K^+ 从浓度大的一侧向浓度小的一侧的扩散大于反方向的扩散，结果使半透膜右侧正电荷逐渐增加，左侧出现过余的负电荷. 这些电荷在膜的两侧聚集起来，产生一个阻碍离子继续扩散的反向电场 E，最后两边扩散速度相等，达到动态平衡，这时膜两侧所具有的电势差 ε 即是跨膜电势，生理上简称为膜电势.

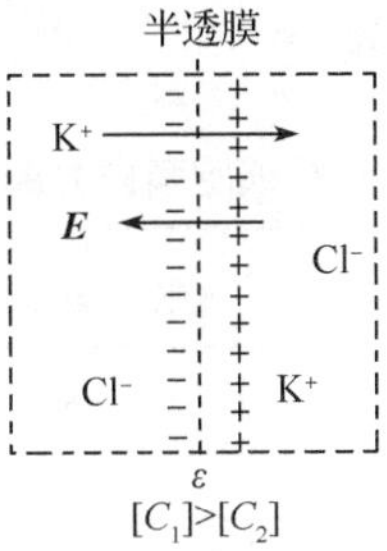

图 7-21 能斯特电势的形成

对于稀溶液，ε 的值可通过玻尔兹曼能量分布律（Boltzmann distrbution）来推算，计算结果如下：

$$\varepsilon = -2.3\frac{kT}{Ze}\lg\frac{C_1}{C_2} \tag{7-39}$$

式(7-39)是建立在正离子通透的情况下，此时 ε 取负号，若为负离子通透，则 ε 取正号. 综合考虑两种情况，则

$$\varepsilon = \pm 2.3\frac{kT}{Ze}\lg\frac{C_1}{C_2} \tag{7-40}$$

式(7-40)称为能斯特方程(Nernst equation). 式中，k 为玻尔兹曼常量，T 为溶液温度，Z 为离子价数，e 为电子电量，C_1 和 C_2 为膜左右两侧溶液的浓度. 上式表明膜电势的大小主要由具有通透性的离子的性质及离子膜两侧的浓度 C_1 和 C_2 决定，因此跨膜电势 ε 也称为能斯特电势.

3. 静息电势

大量实验表明，在安静状态下，活细胞的细胞膜两侧存在着外正内负且相对稳定的电势差，这个电势差被称为静息电势. 据测定，当细胞外液固定在零电势时，各类细胞的膜电势在安静状态下均为负值，范围在-10～-100 mV，如骨骼肌细胞约为-90 mV，神经细胞约为-70 mV，平滑肌细胞约为-55 mV，红细胞约为-10 mV. 一切生物体的活细胞都有产生静息电势的能力，并且与生命过程密切相关. 正因为人体的生物电信号非常微弱，此生物电信号远小于外界的干扰信号. 在案例 7-1 中，要测绘脑电等电信号，就需要将人置于金属网做成的屏蔽室，以避开外界的干扰，才能测得正确的结果.

实际上，静息电势仅存在于细胞膜内外表面之间，它的产生需要满足两个条件，即某种离子在膜两侧的浓度差和膜对它的通透性. 由于细胞膜是一个半透膜，在膜的内、外存在着多种离子，其中主要是 K^+、Na^+、Cl^-、HCO_3^-、和大蛋白离子 A^-. 表 7-1 列出了哺乳动物静息状态下骨

骼肌细胞膜内外离子的浓度. 由表可见，细胞外液 Na^+ 浓度约为其细胞内液浓度的 10 倍；而细胞内液 K^+ 浓度约为其细胞外液浓度的 30 倍. 若细胞膜只对一种离子通透,该离子将在浓度差的驱动下进行跨膜扩散;但扩散的同时也使该离子在膜两侧形成逐渐增大的电势差. 该电势差对离子产生的作用与浓度差相反，将阻止该离子的扩散. 当电势差驱动力与离子浓度差驱动力相等时，该离子的跨膜扩散处于平衡，膜两侧的电势差便稳定下来. 这种离子净扩散为零时的跨膜电势差称为该离子的平衡电势(equilibrium potential). 平衡电势可以根据能斯特方程，即式(7-40)计算.

表 7-1　哺乳动物骨骼肌细胞膜内外离子浓度值和平衡电势

离子	细胞内液浓度 C_1/(mmol · L^{-1})	细胞外液浓度 C_2/(mmol · L^{-1})	平衡电势/ mV
Na^+	12	145	+67
K^+	155	4.5	−95
Cl^-	4.2	116	−89

取哺乳动物的体温为 310 K，玻尔兹曼常量 $k=1.38\times10^{-23}\ J\cdot K^{-1}$，$Na^+$、$K^+$ 和 Cl^- 的 Z 分别为+1、+1 和−1，电子的电量 $e=1.60\times10^{-19}C$. 把表 7-1 的数据代入式(7-40)可得到各离子产生的平衡电势.

细胞膜在安静状态下如果只对一种离子具有通透性，那么实际测得的静息电势应该等于该离子的平衡电势；如果安静状态下细胞膜对几种或多种离子同时具有通透性，静息电势的大小则取决于细胞膜对这些离子的相对通透性和这些离子在膜两侧的浓度差. 如果把表 7-1 的计算值与实验测量值得到的骨骼肌细胞静息电势−90 mV 相比较就会发现，Cl^- 接近于平衡电势，即通过细胞膜扩散出入的 Cl^- 数目几乎保持动态平衡. 对于 K^+ 来说，两结果相差不大，但对于 Na^+ 来说却相差很远. 这是因为在静息状态下膜上绝大多数 K^+ 通道开放,仅少量 Na^+ 通道开放(开放的 K^+ 通道比开放的 Na^+ 通道多约 9 倍)，导致细胞内的 K^+ 顺着浓度梯度扩散到膜外，而仅有少量 Na^+ 可以由浓度高的膜外扩散到膜内.

实际上，哺乳动物细胞膜中普遍存在一种蛋白质结构，叫钠-钾泵(sodium-potassium pump)，简称钠泵，钠泵的作用是在消耗代谢能的情况下向逆浓度差的方向将细胞膜内的 Na^+ 送回膜外，同时把细胞膜外的 K^+ 移到膜内，因而保持了膜内高 K^+ 和膜外高 Na^+ 的不均衡离子分布.

如上所述，细胞膜两边存在着稳定的电势差，膜对某些离子很难通透，因此细胞膜可以模拟为充了电的电容. 膜对某些离子具有通透性，可以模拟为电容间的漏电阻. 因此可以用图 7-22 所示电路来模拟细胞膜.

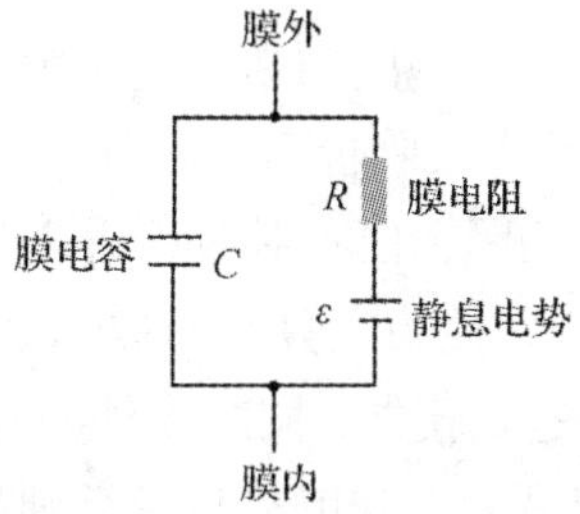

图 7-22 细胞膜的模拟电路

案例 7-2

马某因汽车追尾酿成车祸，导致重度脑挫裂伤，受伤后半月开始出现以下症状：突然惊叫而昏倒，不省人事，双目向右上方斜视，嘴角向右侧抽动，肢体强直，喉间痰鸣，面唇青紫，小便失禁，每次发作时间 2～3 分钟，发作过后意识逐渐恢复. 经脑电图检查，结合发作时的症状，医生诊断为继发性脑外伤癫痫病发作.

问题

医学上为什么能通过脑电图诊断癫痫病？其诊断原理是什么？

(二)动作电势和传导

1. 动作电势

可兴奋细胞受到有效刺激时，膜电势会在静息电势的基础上发生一次快速、可逆并可向周围扩散的电势波动，称为动作电势. 它是细胞兴奋的标志. 以神经细胞为例，当受到一个有效刺激时，其膜电势从−70 mV 逐渐去极化达到阈电势(阈电势是指引发 AP 的临界膜电势数值) 水平，此后迅速上升至+30 mV，随后又迅速下降至接近静息电势水平，如图 7-23 所示.

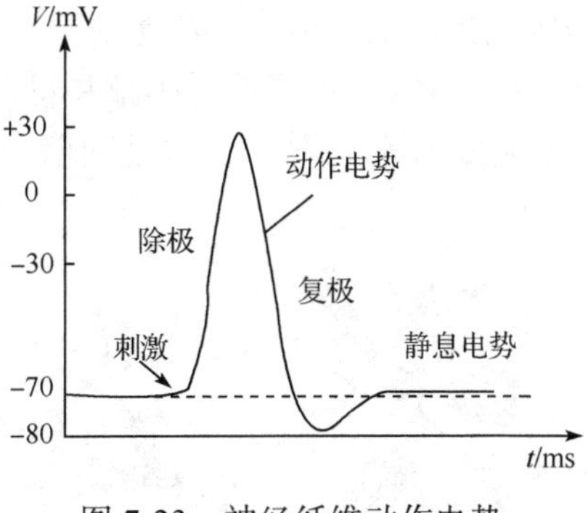

图 7-23 神经纤维动作电势

膜电势的波动实际上是离子跨膜移动的结果，下面简要分析动作电势产生的机制. 当神经或肌肉细胞处于静息状态时，细胞膜外带正电、膜内带负电，这就是细胞的极化状态. 但是当细胞受到外来刺激时，引起膜上少量 Na^+ 通道开放，少量 Na^+ 从膜外进入到膜内，从而使膜内外电势差减小. 这就是细胞膜的局部除极. 当除极达到一定程度(达到阈电势)时，可引起膜上 Na^+ 通道大量开放. 由于膜内带负电，且 Na^+ 胞外浓度比胞内高很多，所以促使 Na^+ 迅速向膜内扩散，使膜内电势迅速提高，直至内移的 Na^+ 在膜内形成的正电势足以阻止 Na^+ 的净移入时为止. 此时，细胞膜两侧的离子分布发生倒转，细胞膜内带正电，膜外带负电，膜电势也由静息状态下的−70 mV 变为+30 mV 左右. 这一过程即是除极.

除极之后，Na^+ 通道很快会失活关闭，使膜对 Na^+ 通透变小. 而此时膜对 K^+ 的通透性突然提高，大量 K^+ 由细胞膜内向膜外扩散，使膜电势又由+30 mV 迅速下降. 接着由于“钠-钾泵”的作用，细胞膜内的 Na^+ 被逆浓度输送到膜外，同时膜外的 K^+ 被逆浓度输送到膜内，使膜两侧的离子浓度差恢复到静息状态时的浓度差，膜电势也恢复到静息电势值，即−70 mV. 于是，离子在细胞兴奋时的移位都获得了恢复，即细胞膜内带负电、膜外带正电，这一过程称为复极.

从上面的讨论可以看出，细胞受刺激所经历的除极和复极过程，伴随着电势的波动过程. 实验证明，这一过程仅需 8 ms 左右. 需要注意的是，跨膜转运的 K^+ 与 Na^+ 的量与静息时细胞内外原有 K^+ 与 Na^+ 的量相比是很微小的，只不过细胞膜上的钠-钾泵对这种微小变化很敏感，易被激活. 当动作电势结束，复极完成，细胞内外的离子分布完全恢复到原来的静息水平，细胞又可以接受另一次刺激. 在不断的强刺激下，1 s 之内可以产生几百个动作电势.

2. 动作电势的传导

神经纤维是由神经元的轴突或树突、髓鞘和神经膜组成. 神经纤维分布到人体所有器官和组织间隙中，它是传递机体信息的结构，其主要功能是对冲动发生传导. 在人体中巨大而复杂的、数以百亿的神经纤维中所存在的电流让我们感知这个世界，它控制着我们身体的各个部分和思想，让我们感受到各种信息，如声、光、痛、热等的感觉以及抽象的思维等. 神经主要有三个典型的功能：①将感觉器官的信息传递到由大脑和脊柱构成的神经中枢. ②在神经中枢内传递和处理信息. ③将神经中枢的指令信息传递到肌肉和其他器官. 大量的神经细胞和不计其数的细胞连接——突触使整个神经系统极其精致和敏锐. “神经传导”是在神经细胞间电信号传递的一个普通术语，是生物电流的一个方面，或者说是生物体的电效应.

神经元，又称神经组织，是构成神经系统结构和功能的基本单位，图 7-24 是神经元的结构示意图. 每个神经元可以有一个或多个树突，可以接受刺激并将兴奋传入细胞体. 每个神经元只有一个轴突，信号通过触突到达细胞，刺激使其产生自己的信号并沿着轴突将新信号传递给下一个神经或肌肉细胞.

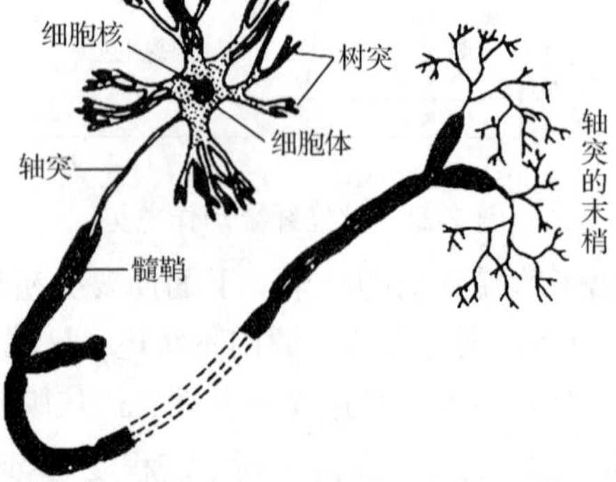

图 7-24　神经元的结构

电流在神经元内如何产生及传递要比在导体中移动电荷的过程复杂得多，但是可以由本章中所学的知识来理解，最重要的机理是电荷间的库仑力以及电荷间的扩散.

(1)动作电势在同一细胞上的传导.

细胞膜某一部分产生的动作电势可沿细胞膜不衰减地传遍整个细胞，这一过程称为传导(conduction). 动作电势的传导原理可用局部电流学说来解释. 图 7-25 所示为动作电势在无脊髓神经纤维上的传导. 在动作电势的发生部位即兴奋区，由于除极现象，膜外侧的正电荷被吸引到膜内带负电的区域来，膜内的负电荷也移出至膜外的正电荷区，而与它相邻的未兴奋区则仍处于外正内负的极化状态，所以在兴奋区与邻旁未兴奋区之间将出现电势差，并产生由正电势区流向负电势区的电流. 这种在兴奋区与邻旁未兴奋区之间的电流称为局部电流(local current). 局部电流的方向在膜内侧是由兴奋区经细胞内液流向邻旁未兴奋区，穿过细胞膜后，又经细胞外液返回兴奋区，构成一闭合回路. 局部电流的出现使邻旁未兴奋区的膜电势减小，即发生除极，当此处膜除极达到阈值电势时即可触发该区爆发动作电势，使它成为新的兴奋区，而原来的兴奋区则进入复极状态. 新的兴奋区又与其前方的安静区再形成新的局部电流. 可见，这种现象跟多米诺骨牌倾倒一样，一处发生的兴奋将成为下一处兴奋的诱因，从而使动作电势由近及远地传播出去. 可见，动作电势在同一细胞上的传导实质上是细胞膜一次再生动作电势的过程. 如果细胞各处的细胞膜对 Na^+ 的通透性以及 Na^+ 的驱动力维持不变，动作电势就能不衰减地传导下去.

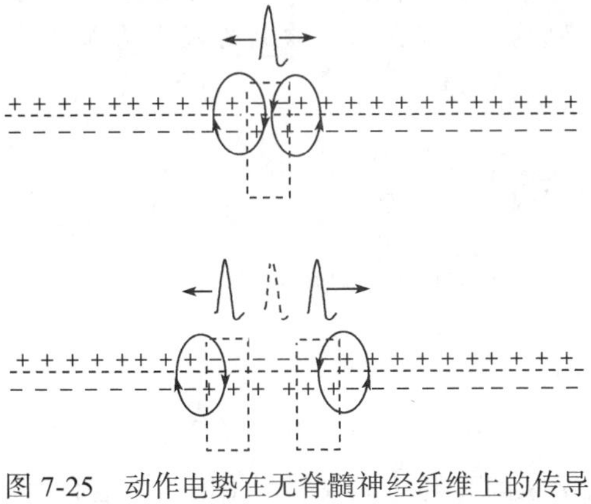

图 7-25　动作电势在无脊髓神经纤维上的传导

(2)动作电势在细胞之间的传导.

一般而言，细胞间的电阻很大，无法形成有效的局部电流，因此动作电势不能由一个细胞直接传到另一个细胞. 但在某些组织，如脑内某些核团、心肌以及某些种类的平滑肌，细胞间存在缝隙连接(gap junction). 缝隙连接是一种特殊的细胞间连接方式，可使动作电势在细胞间直接传播. 在以缝隙连接相连的细胞群中，其中一个细胞产生动作电势后，局部电流可以通过缝隙连接直接传播到另一个细胞. 缝隙连接的生理意义在于使某些同类细胞发生同步化活动，如心肌细胞的同步收缩有利于射血，子宫平滑肌的同步收缩有利于分娩. 神经细胞间的缝隙连接也称为电突触，与化学突触相比，它具有兴奋传播速度快和双向传播等特点，可使某些功能相同的神经元发生同步化活动.

综上所述，生物电现象是一切生物机体普遍存在的现象，是生命活动的重要过程之一. 现代医学上已广泛利用心电图、脑电图、肌电图、视网膜电图以及胃肠电图等记录有关的生物电变化的信息，作为判断各组织活动的生理和病理状态的重要指标.

脑电图(electroencephalograph，EEG)检查是一种生物电记录，它记录下的是脑电活动的生物电情况. 脑电图分为头皮脑电图、皮层脑电图、深部(海马)脑电图等. 普通脑电图是在头皮表面通过电极记录大脑组织生物电活动的一种诊断方法，通过仪器把正常脑组织电活动放大若干倍并转化为波形图,用于协助诊断各种神经系统疾病. 癫痫发作是由于大脑皮层的某些神经细胞过度异常放电引起的，脑电图可以记录到癫痫患者异常的放电现象，这种异常的放电现象可以发生在癫痫发作的时候,也可以出现在癫痫发作的间期. 通过脑电图检查可以帮助医生确定一个病人是不是患有癫痫，还有助于判断癫痫的分类，且对于确定癫痫的病灶有重要价值. 因此脑电图是诊断癫痫病必不可少的一种检查方法. 在案例 7-2 中，马某因车祸致重度脑挫裂伤导致癫痫病的发生，通过脑电图检查，结合临床表现，即可诊断其为继发性脑外伤癫痫病发作.

案例 7-3

张某，男，56 岁，入院前 3 日开始感到劳累后心前区闷痛，休息后缓解，每日发作 3～4 次，每次持续 3～10 分钟不等，未就医. 入院当日凌晨突感心前区剧烈压榨性疼痛，持续不缓解，向左肩、背部放射，伴大汗，无恶心、呕吐及上腹部疼痛. 发病后 3 小时急诊入院，入院时发生晕厥 2 次. 否认既往高血压及冠心病病史，否认有消化道溃疡史，1 个月前有颅脑外伤史. 入院后经心电图检查发现：窦性心律，心率 96 次/分，Ⅱ、Ⅲ、aVF 导联分别呈 QS、QrS、QS 型，ST 段抬高 0.2～0.4 mV，弓背向上呈单向曲线，ST 段抬高Ⅲ / Ⅱ大于 1；$V_{1\text{-}2}$ 导联呈 Qr 型，ST 段抬高 0.1～0.3 mV. 结合其他辅助检查，医生诊断为冠状动脉粥样硬化性心脏病、急性左心室下后壁合并右心室心肌梗死、心源性休克.

问题

1. 你知道心电图形成的原理吗?
2. 什么是心电导联?
3. 为什么心电图可以作为诊断心脏疾病的依据?

二、心电图的形成

1. 心电场

心脏的跳动是由于心肌壁肌肉有规律地收缩产生的，而这种有规律的收缩是电信号在心肌纤维中传播的结果. 心肌纤维是由大量的心肌细胞组成的，心肌细胞具有细长的形状，每个细胞都被一层厚度为 8～10 nm 的细胞膜所包围,膜内有导电的细胞内液,膜外为导电的细胞间液. 心肌细胞与其他可激细胞一样，当处于静息状态时，心肌细胞处于极化状态，心肌细胞外部空间各点的电势均为零. 当心肌细胞受到一定强度的刺激时，心肌细胞也将经历除极和复极的过程. 在除极与复极的过程中，细胞膜内外正负电荷的分布是不均匀的，其所形成的电偶极矩对外显出电性，并将引起空间电势的变化，从而使空间的两点间出现电势差. 心肌细胞在除极或复极过程形成的电势差既有大小又有方向，称为心电向量.

由于心脏电激动的每一瞬间均有许多心肌细胞同时除极或复极，它们将产生许多个大小方向各不相同的心电向量，而这些心电向量可按一定的规则最终综合成某个瞬间的综合心电向量. 因此，我们在研究心脏电特性时，可将其等效为一个电偶极子，称为心电偶. 它在某一时刻的电偶极矩就是所有心肌细胞在该时刻的电偶极矩的矢量和,称为瞬时心电向量. 心电偶在空间产生的电场称为心电场. 瞬时心电向量是一个在方向、大小上都随时间作周期性变化的矢量. 由一个心动周期中循序出现的瞬时心电向量的顶端连接线所构成的环状轨迹，称为心电向量环(spatial electrocardio vector loop)，如图 7-26 所示. 由图可见，瞬时心电向量从 O 点开始，随着心动周期的推进，每一瞬间心电向量的幅度及方位不断变动，直至全体心肌完成除极或复极又返回到 O 点. 空间心电向量环在某一平面上的投影称为平面心电向量环. 在体表所测得的心电变化，其实是瞬时心电向量的大小和方向的变化.

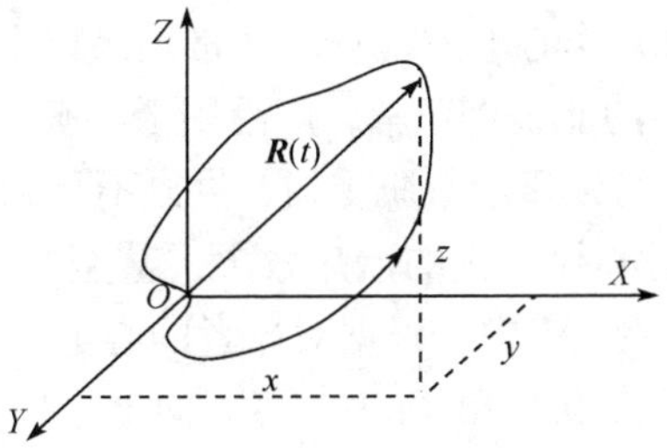

图 7-26 空间心电向量环

2. 心电图

由空间心电向量环可以看到，心脏在空间所建立的电场是随时间作周期性变化的. 任一瞬时，在空间两点(如人体表面不同的两点)的电势差或电压是确定且可测量的. 显然，这一测量值是随时间作周期性变化的. 因此，将两测量电极放置在体表指定位置，并与心电图机相连接，就可以将体表两点间的电势差或一点的电势变化导入心电图机，心电图机记录下的心电变化曲线就称为心电图(electrocardiogram)，如图 7-27 所示. 正常心电图由一系列波组成，典型的心电图包括以下几个基本波形：一个 P 波、一个 QRS 波群和一个 T 波，有时在 T 波之后还会出现一个小的 U 波. 心电图的各段波形反映心脏不同部位的除极或复极过程.

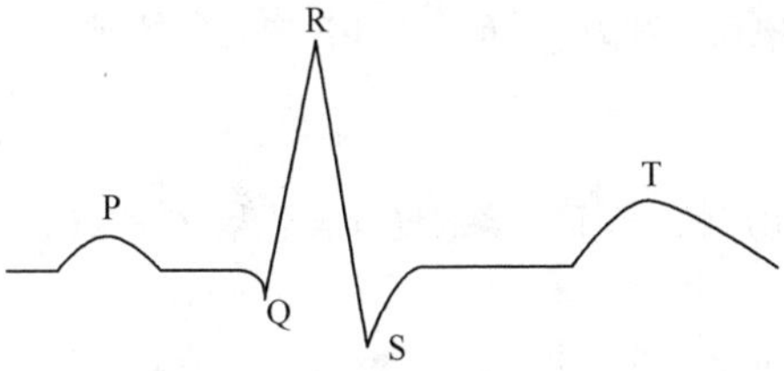

图 7-27 常规心电图

3. 心电图导联

在人体不同部位放置电极，并通过导联线与心电图机电流计的正负极相连，这种记录心电图的电路连接方法称为心电图导联. 电极位置和连接方法不同，可组成不同的导联. 1905 年，Einthoven 创立了国际通用的心电图导联系统，称为标准导联，共有三类 12 个导联，包括 3 个标准肢体导联，3 个加压单极肢体导联和 6 个单极胸导联. 在每一个标准导联正负极间均可画出一假想的直线，称为导联轴.

标准肢体导联反映心脏电活动在两个肢体之间呈现出的电势差. 电极连接方式为：Ⅰ导联，左上肢为正极，右上肢为负极；Ⅱ导联，左下肢为正极，右上肢为负极；Ⅲ导联，左下肢为正极，左上肢为负极. 加压单极肢体导联反映心脏电活动在某一肢体呈现的电变化，与标准肢体导联不同的是，它反映的是体表某一点的电势变化. 电极连接方式为：右上肢、左上肢、左下肢中任意一个接引导电极至心电图机正极，其余两个为无关电极，接心电图机的负极，分别称为加压单极右上肢导联(aVR)、加压单极左上肢导联(aVL)、加压单极左下肢导联(aVF). 如将探测电极置于胸前，即为单极胸导联，包括 V_1～V_6 六个导联. 六个肢体导联反映的是心脏冠状面的电活动，而单极胸导联反映心脏活动在胸壁某一点呈现的电势变化，显示的是心脏横截面的电活动. 由于单极胸导联与心脏表面的位置很近，每个胸前导联能从一些细节上反映心脏微小的、特殊的部分电活动. 临床上对患者作心电图检查时通常记录以上 12 个导联的心电图.

心电图的波形反映心肌传导功能是否正常，广泛用于心脏疾病的诊断. 通过心电图波形可以判断各种心律失常、心肌肥大，可以显示心肌受损、供血不足和坏死现象，可以用于观察某些药物应用过程中对心肌的影响或对心律失常的治疗效果，甚至可以观察某些电解质紊乱所致的心电变化，作为治疗参考依据. 案例 7-3 中，根据对患者的心电图检查发现：Ⅱ、Ⅲ、aVF 导联分别呈 QS、QrS、QS 型，ST 段抬高 0.2～0.4 mV，弓背向上呈单向曲线，ST 段抬高Ⅲ/Ⅱ大于 1；$V_{1\text{-}2}$ 导联呈 Qr 型，ST 段抬高 0.1～0.3 mV，这些结果都强烈提示患者左室下后壁的心肌梗死.

心电图通常是由心电图或心脏科的医生来解释，现在也可用计算机分析心电图，还可以从示波器荧光屏上连续地显示和监视心电图.

思考题与习题七

7-1 真空中有两个点电荷，其中一个的量值是另一个的 4 倍，它们相距 5.0×10^{-2} m 时相互排斥力为 1.6 N. 问：(1)它们的电荷各为多少？(2)它们相距 0.1 m 时排斥力是多少？ ($\pm3.3\times10^{-7}$ C， $\pm1.3\times10^{-6}$ C；0.4 N)

7-2 点电荷 q 和 $4q$，相距 L. 试问在何处，放置一个什么样的电荷方能使这三个电荷处于受力平衡态.

$\left(\text{距}q\text{电荷}\dfrac{L}{3}\text{处；带负电，电量为}\dfrac{4}{9}q\right)$

7-3 两个同性点带电体所带电荷之和为 Q. 在两者距离一定的情况下，它们所带电荷各为多少时相互作用力最大？ $\left(q=\dfrac{Q}{2}\right)$

7-4 在一个边长为 a 的正三角形的三个顶点各放置有电量为 $+Q$ 的点电荷，求三角形重心处的场强和电势.

($E=0$， $U=3\sqrt{3}Q/4\pi\varepsilon_0 a$)

7-5 真空中一长为 L 的均匀带电直线，电荷线密度为 λ，求在此带电直线延长线上与直线近端相距为 R 处的 P 点的场强与电势. $\left(E=\dfrac{\lambda}{4\pi\varepsilon_0}\left(\dfrac{1}{R}-\dfrac{1}{L+R}\right),\ U=\dfrac{\lambda}{4\pi\varepsilon_0}\ln\dfrac{L+R}{R}\right)$

7-6 一均匀带电的电介质细棒，带电量为 Q，将其弯成半径为 R 的半圆形，求圆心处的电场强度和电势.

$\left(E=\dfrac{Q}{2\pi^2\varepsilon_0 R^2},\ U=\dfrac{Q}{4\pi\varepsilon_0 R}\right)$

7-7 一半径为 R 的均匀带电薄圆盘，圆盘的面电荷密度为 σ，求过圆盘中心，垂直于圆盘面的轴线上，距盘面 x 远处一点的场强. $\left(\dfrac{\sigma}{2\varepsilon_0}\left[1-\dfrac{x}{(x^2+R^2)^{\frac{1}{2}}}\right]\right)$

7-8 电荷 q 均匀地分布在半径为 R 的非导体球内，求球内、外任意一点的场强.

$\left(E_{外}=\dfrac{q}{4\pi\varepsilon_0 r^2},\ E_{内}=\dfrac{q}{4\pi\varepsilon_0 R^3}r\right)$

7-9　两个同心金属球壳，大球半径为 R_1，小球半径为 R_2，大球带电量为 $+Q$，小球带电量为 $-Q$，求：(1)大球外场强；(2)小球内场强；(3)大球与小球间场强.　（$E_{外}=0$；$E_{内}=0$；$E=-Q/4\pi\varepsilon_0 r^2$）

7-10　试求真空中无限长均匀带电圆柱面内、外的场强. 圆柱直径为 D，电荷的面密度为 σ.

（$E_{内}=0$；$E_{外}=D\sigma/2\varepsilon_0 r$）

7-11　求真空中均匀带正电的无限长细棒外一点的场强，设棒上线电荷密度为 λ.　（$\lambda/2\pi\varepsilon_0 r$）

7-12　有一均匀带电的球壳，其内、外半径分别是 a 与 b，电荷的体密度为 ρ. 试求从中心到球壳外各区域的场强.

$$\left(E=0(r<a);\ E=\frac{\rho}{3\varepsilon_0 r^2}(r^3-a^3)\,(a<r<b);\ E=\frac{\rho}{3\varepsilon_0 r^2}(b^3-a^3)\,(r>b)\right)$$

7-13　证明：在无电荷的空间中，凡是电场线都平行连续(不间断)直线的地方，电场强度的大小必定相等.(提示：利用高斯定理和环路定理，分别证明连线满足以下条件的两点有相等的场强：(1)与场线平行；(2)与场线垂直)

7-14　如图 7-28 所示，A 与 O、O 与 B、B 与 D 的距离皆为 L，A 点有正电荷 q，B 点有负电荷 $-q$. (1)把单位正点电荷从 O 点沿半圆 OCD 移到 D 点，电场力做了多少功？(2)把单位负点电荷从 D 点沿 AD 的延长线移到无穷远，电场力做了多少功？　$\left(\dfrac{q}{6\pi\varepsilon_0 L};\ \dfrac{q}{6\pi\varepsilon_0 L}\right)$

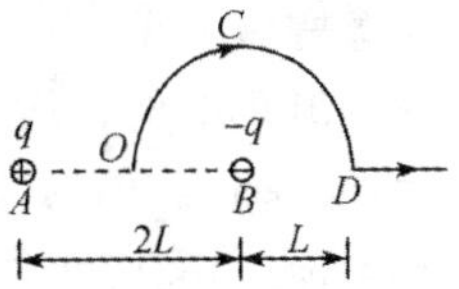

图 7-28　习题 7-14

7-15　如图 7-29 所示，有三个点电荷 Q_1，Q_2，Q_3 沿一条直线等间距分布，已知其中任一点电荷所受合力均为零，且 $Q_1=Q_2=Q_3$. 求在固定 Q_1，Q_3 的情况下，将 Q_2 从 O 点推到无穷远处外力所做的功.

（$W=Q^2/(8\pi\varepsilon_0 d)$）

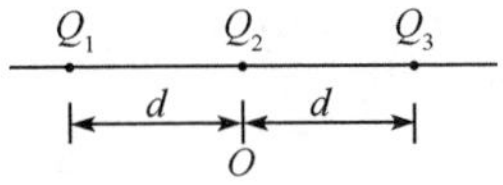

图 7-29　习题 7-15

7-16　电荷 q 均匀地分布在半径为 R 的非导体球内，求球内任意一点的电势.　$\left(\dfrac{q}{8\pi\varepsilon_0 R^3}(3R^2-r^2)\right)$

7-17　已知有两个同心的均匀带电球面，大球半径为 R_A、带电量为$+q$，小球半径为 R_B，带电量为$-q$，求两球面间的电势差.　$\left(u_{AB}=\dfrac{q}{4\pi\varepsilon_0}\left(\dfrac{1}{R_A}-\dfrac{1}{R_B}\right)\right)$

7-18　一均匀带电的球层，其电荷体密度为ρ，球层内表面半径为 R_1，外表面半径为 R_2，设无穷远处为电势零点，求空腔内任一点的电势.　（$U=\dfrac{\rho}{2\varepsilon_0}(R_1^2-R_2^2)$）

7-19　如果每个离子所带电荷的电量为$+1.6\times10^{-19}$ C，在轴突内、外这种离子的浓度分别为 10 mol·m^{-3} 与 160 mol·m^{-3}，求在 37 ℃时，离子的静息电势是多少？　(74 mV)

7-20　在某一特殊的轴突中，Cl^{-1} 在 37 ℃时的平衡电势为−80 mV，如果在细胞外 Cl^{-1} 的浓度为 10 mol·m^{-3}，那么它在细胞内的浓度是多少？　(0.5 mol·m^{-3})

阅读材料

静电治疗

静电治疗是物理治疗中最古老的一种电疗法. 早在 18 世纪中叶，欧美医生已使用静电防治疾病. 但由于仪器笨重，使用条件受限，如需防尘、防潮、防晒等而应用不便，同时各种新的电疗仪器、电疗方法等相继出现，静电治疗逐渐被其他电疗方法所取代. 到了 21 世纪，技术性能先进、使用方便的静电场治疗仪问世，遂使这一古老的疗法又发挥出它的特殊作用. 最常用的电场疗法是对全身产生作用，患者处于高压静电场中，机体具有很高的电势，故又称电势疗法.

高压静电全身治疗具有以下的作用. ①神经系统：静电正极具有镇静、安眠作用，负极具有刺激作用. 全身治疗能降低大脑皮质病理的兴奋性，增强内抑制过程，对调整植物神经紊乱有明显的效果，并可提高痛阈，有一定的镇静作用. ②血液循环系统：对血管有双向调节作用. 血压偏低者可使其升高，血压高者可通过中枢神经系统的调节作用使其降低. 静电治疗后，心肌收缩力加强，脉搏稍有增加或无变化；对贫血患者的造血功能有刺激作用，可提高氧化血红蛋白含量和还原作用；血红细胞、白细胞及淋巴细胞稍有增加；可改善凝血功能，使血沉减慢. ③呼吸系统：吸入空气负离子有助于加强气管黏膜上皮纤毛运动，改善肺泡的分泌功能与肺泡通气、换气功能. 可缓减支气管痉挛，增加肺活量，调整呼吸频率，提高呼吸系数，增加氧的吸入量与二氧化碳排出量，促进氧化还原作用，改善呼吸功能. ④泌尿系统：可刺激肾功能，增加尿量和代谢产物的排出. ⑤消化和代谢系统：调节消化功能，增加食欲；促进新陈代谢过程. 动物实验表明，静电场可促进年幼动物的生长，但过强的静电场又可使小白鼠发生代谢障碍，使结缔组织和淋巴组织变得致密，细胞数增多，出现脱毛及皮肤角化、剥落现象.

随着科学技术的发展，静电与人类生活的关系越来越密切. 近年来，高压静电场对生物体的影响已引起学术界的极大关注，相信随着科学技术的发展，高压静电治疗的特殊作用会得到更好的发挥.

（周继芳）

第八章　直　流　电

人体是一个含有多种元素的复杂导体．当人体成为电路的一部分时，就有电流通过人体，从而对机体产生作用．当直流电作用于活的机体时，能引起机体发生物理化学变化，并引起多种多样的复杂生理效应，这在临床诊断和治疗方面有着重要和广泛的应用．

电荷在电场中要受到电场力的作用．在电场力作用下，电荷作定向运动形成**电流**(electric current)．不随时间变化的电流称为**恒定电流**(steady current)，或称为**直流**(direct current)．将直流电源接入由纯电阻元件组成的电路就形成**直流电路**(direct current circuit)．本章将主要介绍恒定电流的基本概念、基本规律、复杂电路的计算方法、电容器的充放电过程和直流电在医学中的应用．

第一节　电流和电流密度

一、电流　电流密度

1．电流

形成电流的带电粒子统称为载流子(carrier)．含有大量载流子的物体称为导体(conductor)．例如，金属导体中的载流子是自由电子，电解质溶液中的载流子是正、负离子，半导体中的载流子是电子或空穴．一般情况下，导体内部的载流子在无外电场作用时，都作无规则的热运动，因而不能形成电流．但是，如果导体两端保持一定的电势差，导体内部的载流子将在电场力的作用下作定向移动而形成电流．因此，形成电流的条件是：①导体内部必须有载流子；②导体中必须存在电场，即导体两端要保持一定的电势差．

电流可以由正电荷的定向运动形成，也可以由负电荷的定向运动形成，习惯上规定正电荷在电场力作用下的移动方向为电流方向．电流的大小用**电流强度**(electric current intensity)来描述，用字母 I 表示，定义为单位时间内通过导体截面的电量．如果在 Δt 时间内通过导体任一截面的电量为 ΔQ，则通过该截面的电流强度为

$$I=\frac{\Delta Q}{\Delta t} \tag{8-1}$$

式(8-1)表示在 Δt 时间内的平均电流强度．当 $\Delta t\to 0$ 时，式(8-1)可以写成

$$i=\lim_{\Delta t\to 0}\frac{\Delta Q}{\Delta t}=\frac{\mathrm{d}Q}{\mathrm{d}t} \tag{8-2}$$

表示某一时刻的瞬时电流强度．

电流强度是标量．在国际单位制中，规定电流强度为基本量，其单位是安培(A)．国际单位制规定，在真空中两根相距 1 m 的无限长平行细直导线中通以相同电流，当每根导线单位长度(1 m)上所受的力为 2×10^{-7} N 时，导线中的电流强度为 1 A．电流强度常用的单位还有毫安(mA)和微安(μA)，$1\ \mathrm{A}=10^{3}\ \mathrm{mA}=10^{6}\ \mu\mathrm{A}$．

2. 电流密度

电流强度只能表示单位时间内通过导体某一截面的总电量，而不能表示导体同一截面上各点电流的确切方向和大小. 特别是电流通过任意形状的大块导体(如人体躯干、四肢、任意容器中的电解液)时，导体同一截面上不同点的电流，其大小和方向都可能不相同，这样的导体称为**容积导体**(volume conductor). 显然，对于容积导体，仅有电流强度的概念是不够的. 为了确切地描述导体内部各点的电流分布情况，引入**电流密度**(electric current density)矢量，用符号 $\boldsymbol{J}$ 表示.

如图 8-1 所示，在通有电流强度为 I 的导体内某一点处，取一微小面积元ΔS，使ΔS 的法线方向与所在处场强 $\boldsymbol{E}$ 的方向相同. 如果通过ΔS 的电流强度为ΔI，则该点电流密度 $\boldsymbol{J}$ 的大小定义为垂直通过单位截面积的电流强度，即

$$J = \lim_{\Delta S \to 0} \frac{\Delta I}{\Delta S} = \frac{\mathrm{d}I}{\mathrm{d}S} \tag{8-3}$$

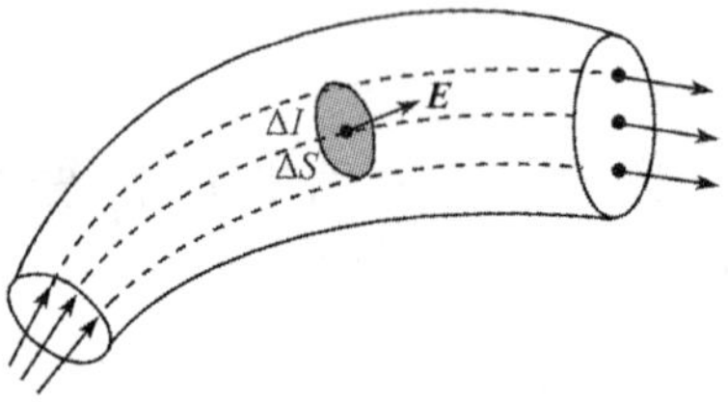

图 8-1　电流密度

电流密度的单位是安培每平方米($\mathrm{A \cdot m^{-2}}$). 电流密度 $\boldsymbol{J}$ 是矢量，导体内任一点的电流密度方向与该点的电场强度方向相同，电流密度 $\boldsymbol{J}$ 写成矢量式为

$$\boldsymbol{J} = \frac{\mathrm{d}I}{\mathrm{d}S}\boldsymbol{e}_i \tag{8-4}$$

式中，$\boldsymbol{e}_i$ 为该点电流方向上的单位矢量，它的大小等于 1，方向与该点的电场强度方向一致. 若截面元 $\mathrm{d}S$ 的法线方向 $\boldsymbol{e}_n$ 与该点电场方向 $\boldsymbol{e}_i$ 成一夹角θ，如图 8-2 所示，则有

$$\mathrm{d}I = J\mathrm{d}S\cos\theta = \boldsymbol{J} \cdot \mathrm{d}\boldsymbol{S} \tag{8-5}$$

其中，$\boldsymbol{e}_n$ 是截面元的单位法向矢量，$\mathrm{d}\boldsymbol{S}=\mathrm{d}S\boldsymbol{e}_n$. 则通过导体中任意截面 S 的电流强度 I 与电流密度矢量 $\boldsymbol{J}$ 的关系为

$$I = \int_S \boldsymbol{J} \cdot \mathrm{d}\boldsymbol{S} = \int J\cos\theta\mathrm{d}S \tag{8-6}$$

式(8-6)表明通过任意截面 S 的电流强度 I 就是通过该截面的电流密度 $\boldsymbol{J}$ 的通量.

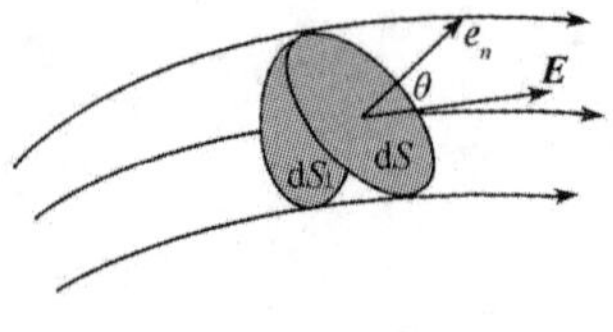

图 8-2　$\mathrm{d}I$ 与 $\boldsymbol{J}$ 的关系

在容积导体中电流形成一定的分布，导体中各点 $\boldsymbol{J}$ 的大小和方向一般都不相同，它们构成一个矢量场，称为电流场. 像用电场线来形象地描绘静电场一样，也可以引入**电流线**(electric streamline)来形象描绘电流场. 电流线是这样一系列曲线，其上任一点的切线方向和该点的电流密度矢量方向一致. 电流线形象地表示导体中电流的分布，但不表示载流子的运动轨迹. 对于恒定电流，电流线不随时间变化. 若电流在某一导体截面是均匀分布的，则该截面上各点的电流密度矢量的大小和方向都相同.

金属导体中的电流是由大量自由电子的定向漂移运动形成的. 自由电子除无规则的热运动之外，还将在电场力的作用下，沿着场强 $\boldsymbol{E}$ 的反方向漂移，定向漂移的平均速度 $\boldsymbol{v}$ 称为**漂移速度**(drift velocity).

在金属导体中取一微小截面ΔS，使ΔS的法线方向与该点处的场强方向一致，电子定向漂移的平均速度为$\bar{v}$，电子密度为 n，每个电子所带电量的绝对值为 e. 在Δt时间内，电子定向漂移的距离为$\Delta l=\bar{v}\Delta t$，则在Δt时间内通过截面ΔS的电量为

$$\Delta Q = ne\Delta s\Delta l = ne\bar{v}\Delta S\Delta t$$

通过截面ΔS的电流强度为

$$\Delta I = \frac{\Delta Q}{\Delta t} = ne\bar{v}\Delta S$$

所以，该处的电流密度的大小为

$$J = \frac{\Delta I}{\Delta S} = ne\bar{v} \tag{8-7}$$

式(8-7)表明，金属导体中的电流密度 $\boldsymbol{J}$ 等于导体中自由电子密度 n、自由电子的电量 e 和自由电子漂移的平均速率$\bar{v}$的乘积. 因为 $\boldsymbol{J}$ 和 $\bar{\boldsymbol{v}}$ 都是矢量，所以式(8-7)可写成矢量式

$$\boldsymbol{J} = -ne\bar{\boldsymbol{v}} \tag{8-8}$$

式中，负号表示电流密度矢量 $\boldsymbol{J}$ 的方向与自由电子定向漂移速度$\bar{\boldsymbol{v}}_i$方向相反.

如果导体中存在多种载流子，各种载流子具有不同的数密度 n_i、电量 q_i 及漂移速度$\bar{\boldsymbol{v}}_i$，则导体中某处的总电流密度为

$$\boldsymbol{J} = \sum_i n_i q_i \bar{\boldsymbol{v}}_i \tag{8-9}$$

式中，若 q_i 为正值，则相应的$\bar{\boldsymbol{v}}_i$的方向与电流密度的方向相同，也为正值；若 q_i 为负值，则$\bar{\boldsymbol{v}}_i$的方向与电流密度的方向相反，也为负值. 因此，所有 $n_i q_i \bar{\boldsymbol{v}}_i$ 的乘积符号相同.

例 8-1 在横截面积为 1.0 mm^2 的铜导线中通过 2.0 A 的电流，设铜导线中的自由电子密度 n 为 $8.5\times10^{28}\ m^{-3}$，求铜导线中自由电子的平均漂移速度的大小.

解 铜导线中电流密度的大小为

$$J = \frac{I}{S} = \frac{2.0}{1.0\times10^{-6}}\ \mathrm{A\cdot m^{-2}} = 2.0\times10^{6}\ \mathrm{A\cdot m^{-2}}$$

平均漂移速度的大小为

$$\bar{v} = \frac{J}{ne} = \frac{2.0\times10^{6}}{8.5\times10^{28}\times1.6\times10^{-19}}\ \mathrm{m\cdot s^{-1}} \approx 1.5\times10^{-4}\ \mathrm{m\cdot s^{-1}}$$

由此可见，金属中自由电子的漂移速度是十分缓慢的，它和电流在导体中的传导速度不一样，后者实际上是电场在导体中的传播速度.

二、欧姆定律的微分形式

电荷在导体内的运动是由于导体内存在电场，若导体内各点的电场不同，则电荷所受的电场力也不相同，电荷的运动情况也不相同，而电流密度 $\boldsymbol{J}$ 可以用来描述导体中各点处电荷的运动情况. 可见，电流场中的 $\boldsymbol{J}$ 和 $\boldsymbol{E}$ 有着密切的联系.

大量实验表明，在直流电路中，当导体的温度不变时，通过一段粗细均匀导体的电流强度 I 与导体两端的电势差 (U_1-U_2) 成正比，即

$$I=\frac{U_1-U_2}{R}=\frac{U_{12}}{R} \tag{8-10}$$

这个结论称为**欧姆定律**（Ohm law）. 式中的 R 为导体的电阻（resistance），其单位为欧姆（Ω）. 电阻的数值决定于导体的材料、几何形状及温度等.

由实验得知对于粗细均匀的导体，当导体的材料和温度一定时，导体愈长、愈细，导体的电阻值就愈大. 说明导体的电阻与它的长度 L 成正比，与它的横截面积 S 成反比，即

$$R=\rho\frac{L}{S} \tag{8-11}$$

式中，比例系数 ρ 称为材料的电阻率（resistivity），它与材料的性质有关，其单位为欧姆 · 米（Ω · m）. 电阻率的倒数称为电导率（conductivity），用 γ 表示，即 $\gamma=\dfrac{1}{\rho}$，其单位是西门子每米（$S\cdot m^{-1}$）.

式(8-10)常称为欧姆定律的积分形式，它是对一段导体的整体导电规律的描述. 对于不均匀导体，必须了解导体内部各点的导电情况. 如图 8-3 所示，在导体中某处取一极小的圆柱体元，其长度为 dl、底面积为 dS，圆柱体的轴线沿着该点处电流密度 $\boldsymbol{J}$ 的方向，即该点电场强度 $\boldsymbol{E}$ 的方向，柱体两端的电势分别为 U 和 U+dU. 由欧姆定律可知，通过圆柱体元的电流强度为

$$\mathrm{d}I=\frac{U-(U+\mathrm{d}U)}{R}=-\frac{\mathrm{d}U}{R}$$

将圆柱体元的电阻 $R=\rho\dfrac{\mathrm{d}l}{\mathrm{d}S}$ 代入上式可得

$$\mathrm{d}I=-\frac{\mathrm{d}U}{R}=-\frac{1}{\rho}\frac{\mathrm{d}U}{\mathrm{d}l}\mathrm{d}S$$

或

$$\frac{\mathrm{d}I}{\mathrm{d}S}=-\frac{1}{\rho}\frac{\mathrm{d}U}{\mathrm{d}l}$$

因为 $\dfrac{\mathrm{d}I}{\mathrm{d}S}=J$，$E=-\dfrac{\mathrm{d}U}{\mathrm{d}l}$，所以

$$J=\frac{E}{\rho}=\gamma E \tag{8-12}$$

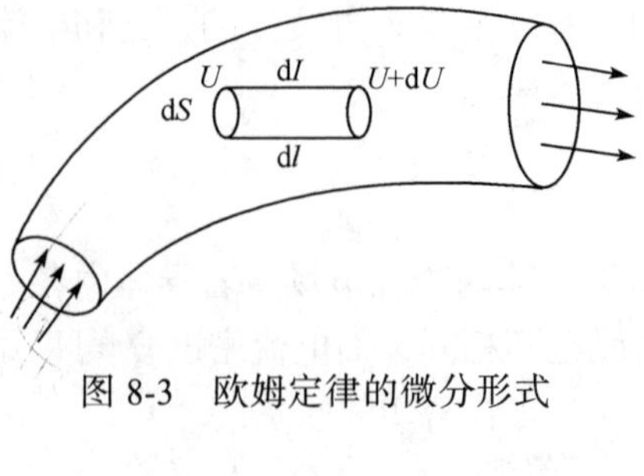

图 8-3　欧姆定律的微分形式

由于电流密度 $\boldsymbol{J}$ 和场强 $\boldsymbol{E}$ 都是矢量，且方向相同，因此上式可写成矢量式

$$\boldsymbol{J}=\frac{\boldsymbol{E}}{\rho}=\gamma\boldsymbol{E} \tag{8-13}$$

上式称为欧姆定律的微分形式，它表明通过导体中任一点的电流密度与该处的电场强度成正比，且两者具有相同的方向. 由于电流密度只与该点导体的性质及该处的电场强度有关，而与导体的形状和大小无关. 因此，它揭示了大块导体中的电场和导体中的电流分布之间的函数关系，适用于任何导体以及非稳恒电场，它比积分形式的欧姆定律具有更深刻的意义和更广泛的应用.

三、电解质的导电性

在水溶液中或熔融状态下能够导电的化合物，称为电解质(electrolyte)，常见的酸、碱、盐等都是电解质. 电解质溶液的导电是由带电的正、负离子在电场作用下的定向运动形成的，因此也称为离子导电. 生物体的体液都是电解质溶液. 因此，在人体内部的导电过程中，电解质溶液导电占重要地位.

电解质溶液中的载流子是正、负离子. 在无外电场时，所有的离子都作无规则的热运动，因而电解质溶液内无电流；当有外电场作用时，正、负离子在电场力作用下将分别沿着电场方向和逆着电场方向作定向漂移运动，于是在电解质溶液中形成电流. 如果测定某种电解质溶液的导电性能，则可以得到有关离子的大小、所载电荷量及离子的迁移率，以及母盐、母酸和母碱的离解度等信息.

离子在电解质溶液中作定向运动时，受到电场力和周围介质摩擦阻力的作用. 当离子速度不大时，阻力与离子定向运动速度成正比，阻力的方向与离子定向运动的方向相反. 由于正、负离子的质量并不一样，因此正离子的漂移速度 $\overline{v}_+$ 和负离子的漂移速度 $\overline{v}_-$ 并不相等. 若用 Z 表示离子价数，则正离子的电量为 Ze，负离子的电量为 $-Ze$；K_+和 K_-分别为正、负离子的摩擦系数，正离子定向漂移时所受阻力为 $K_+\overline{v}_+$，负离子定向漂移时所受阻力为 $K_-\ \overline{v}_-$. 当正、负离子所受阻力增加到与电场力相平衡时，正、负离子将以恒定速度漂移，此时正、负离子的定向漂移运动方程分别为

$$Ze\boldsymbol{E}-K_+\overline{v}_+=0\text{，}\quad(-Ze\boldsymbol{E})-K_-\overline{v}_-=0$$

由此可求得正、负离子的定向漂移速度为

$$\overline{v}_+=\frac{Ze\boldsymbol{E}}{K_+}=\mu_+\boldsymbol{E} \tag{8-14}$$

$$\overline{v}_-=\frac{-Ze\boldsymbol{E}}{K_-}=-\mu_-\boldsymbol{E} \tag{8-15}$$

式(8-14)和式(8-15)表明正、负离子漂移速度的大小和场强成正比. 式中，$\mu_+=\dfrac{Ze}{K_+}$ 及 $\mu_-=\dfrac{Ze}{K_-}$ 分别称为正、负离子的迁移率(ionic mobility)，式(8-15)中的负号表示负离子的漂移速度方向与场强方向相反.

电解质溶液中的电流是由正、负两种离子迁移产生的. 设单位体积电解质溶液中正、负离子数均为 n，则总电流密度 $\boldsymbol{J}$ 等于沿电场方向迁移的正离子的电流密度 $\boldsymbol{J}_+$与逆电场方向迁移的负离子的电流密度 $\boldsymbol{J}_-$之和，即

$$\begin{aligned} \boldsymbol{J} &= \boldsymbol{J}_{+} + \boldsymbol{J}_{-} = Zen\overline{\boldsymbol{v}}_{+} + (-Zen\overline{\boldsymbol{v}}_{-}) \\ &= Zen\mu_{+}\boldsymbol{E} + (-Zen)(-\mu_{-}\boldsymbol{E}) = Zen(\mu_{+} + \mu_{-})\boldsymbol{E} \end{aligned} \tag{8-16}$$

式中，$Zen(\mu_{+}+\mu_{-})$是和电解质溶液性质有关的物理量，对于一定的电解质溶液来说是确定的，说明$\boldsymbol{J}$与$\boldsymbol{E}$成正比，且方向一致. 式(8-16)与式(8-13)比较可知，$Zen(\mu_{+}+\mu_{-})$就是电解质溶液的电导率γ，即

$$\gamma = Zen(\mu_{+} + \mu_{-}) \tag{8-17}$$

上式表明，在一定温度下，电解质溶液的电导率与单位体积中的离子数、离子所带电荷量及正、负离子的迁移率之和成正比.

四、含源电路的欧姆定律

1. 电源电动势

如图 8-4 所示，将一个带正电的极板A与一个带负电的极板B用导线通过导体R连接起来，在连接的瞬间，由于静电场$\boldsymbol{E}$的作用，正电荷由A通过电阻R流向B，形成电流. 随着电荷的不断迁移，两极板间的电势差逐渐减小，导体R中的电流也逐渐减弱，直到停止. 因此，仅靠静电力的作用，不能在导体中形成稳恒电流. 要使电路中维持稳恒电流，必须要有一种本质上完全不同于静电性的力，能够将流到极板B上的正电荷不断地输运到极板A上，保持极板A和B间的电势差不变，从而在电路中维持恒定的电流. 能够提供非静电力的装置称为电源.

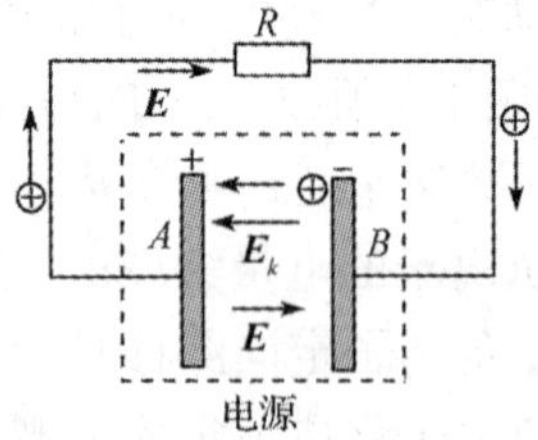

图 8-4　电源的电动势

电源是把其他形式的能量转化为电势能的装置. 电源的类型很多，不同类型的电源中，形成非静电力的过程不同. 如常用的干电池就是一种电源，电池中的非静电力起源于化学作用. 每一电源都有正、负两个电极，正电荷从正极流出，经过外电路流入负极，然后在非静电力的作用下，从负极经过电源内部流到正极. 电源内部的电路称为内电路. 内电路与外电路形成闭合回路，在电源的作用下，电荷不断地在回路中流动，形成稳恒电流. 为了描述电源将其他形式的能量转换为电能的本领，引入电动势的概念.

电源电动势(electromotive force)定义为把单位正电荷从负极经电源内部移到正极时，非静电力所做的功，用符号ε表示. 若用$\boldsymbol{E}_k$表示单位正电荷所受到的非静电力，则电动势ε为

$$\varepsilon = \int_{B\text{电源内}}^{A} \boldsymbol{E}_k \cdot \mathrm{d}\boldsymbol{l} \tag{8-18}$$

电源电动势是标量，但在电路理论中为了便于计算，通常规定从负极经电源内部指向正极的方向为电动势的方向. 电动势的单位和电势单位一样，是伏特(V). 任何电源的电动势都具有一定的数值，它与外电路的性质以及是否与外电路接通无关.

2. 一段含源电路的欧姆定律

由电动势和电阻组成的稳恒直流电路中，任一点的电势有一个确定数值，不随时间变化. 电路中两个给定点之间的电势差等于两点之间的各个部分的电势降落之和. 由静电场的环路定理可知，从电路中任一点出发，沿闭合电路绕行一周，回到该点时各部分电势降落之和为零.

例如，在如图 8-5 所示的闭合电路中，设电流强度为 I. 从 A 点出发沿顺时针方向绕行电路一周，经过电阻 R 时电势降落为 IR；经过电源时由负极到正极所增加的电势为ε，其电势降落为 $-\varepsilon$；经过电源内阻 r 时电势降落为 Ir. 由于绕闭合电路一周，电势降落之和为零，则有

$$IR-\varepsilon+Ir=0 \quad 或 \quad I=\frac{\varepsilon}{R+r} \tag{8-19}$$

上式称为闭合电路的欧姆定律.

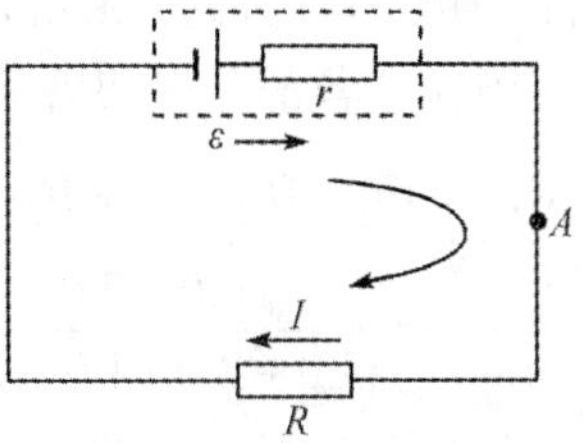

图 8-5　单回路电路

为了分析复杂电路，通常选定如下规则来确定电势降落的正、负符号.

(1) 当电阻中电流的方向与选定的绕行方向相同时，电阻的电势降落取正值，为 $+IR$；反之，电阻的电势降落取负值，为 $-IR$.

(2) 如果电源电动势的方向（从负极经电源内部指向正极）与选定的绕行方向相同，则电源的电动势取负值，为 $-\varepsilon$；相反时，电源的电动势取正值，为 $+\varepsilon$.

(3) 各支路的电流方向可以任意假设，回路的绕行方向可以任意选定，但在同一复杂电路中，若电流方向标定，不得随意更改. 如果求出的电流强度为正，表示电流强度的实际流向与假定的方向相同；反之，电流强度的实际流向与假定的方向相反.

图 8-6 是某个电路网络中的一段含有电源的电路，电路由若干个电源和电阻组成，各部分电流的大小并不相同，电流方向如图所示，这样的电路称为含源电路. 按照上述规则，则可以计算出含源电路中任意两点间的电势差. 例如，求图 8-6 中 A、B 两点的电势差 U_{AB}，因为 A、B 两点间的电势差应等于从 A 点出发到 B 点途经的各个元件电势降落的代数和，所以有

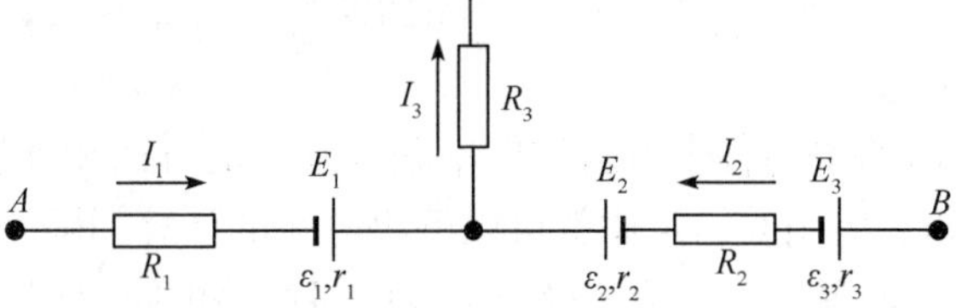

图 8-6　一段含源电路

$$U_{AB}=U_A-U_B=+I_1R_1-\varepsilon_1+I_1r_1+\varepsilon_2-I_2r_2-I_2R_2-\varepsilon_3-I_2r_3$$
$$=(\varepsilon_2-\varepsilon_1-\varepsilon_3)+(I_1R_1-I_2R_2+I_1r_1-I_2r_2-I_2r_3)$$

即

$$U_{AB}=U_A-U_B=\sum\varepsilon_i+\sum I_iR_i \tag{8-20}$$

上式称为一段含源电路的欧姆定律. 它表明电路中任两点之间的电势差等于该段电路所有电阻(包括电源内阻)上电势降落的代数和加上所有电源电动势的代数和. 应用这一公式求一段含源电路两端的电势差时，如果计算得出的 U_A-U_B 为正值，表示 A 点的电势高于 B 点的电势；如果为负值，则 A 点的电势低于 B 点的电势.

例 8-2 在图 8-7 所示的电路中，$\varepsilon_1=2.0\text{ V}$，$\varepsilon_2=6.0\text{ V}$，$r_1$=1.0 Ω，$r_2$=2.0 Ω，$R_1$=3.0 Ω，$R_2$=2.0 Ω. 试计算(1)电路中的电流；(2)电源 ε_1、ε_2 的端电压 U_{AB}、U_{AC}.

解 (1)因为 $\varepsilon_1<\varepsilon_2$，所以电流方向为顺时针方向，如图 8-7 所示. 选顺时针方向为绕行方向，从点 A 出发沿顺时针方向环绕电路一周，把各部分电势降落相加得

$$\varepsilon_1+Ir_1+IR_1+IR_2-\varepsilon_2+Ir_2=0$$

$$I=\frac{\varepsilon_2-\varepsilon_1}{R_1+R_2+r_1+r_2}=\frac{6.0-2.0}{3.0+2.0+1.0+2.0}\text{ A}=0.5\text{ A}$$

(2)由 A 点出发沿 ε_1 的内部绕行到 B 点(也可沿 ε_1 的外部电路)，可得电源 θ 的端电压 U_{AB} 为

$$U_{AB}=U_A-U_B=\varepsilon_1+Ir_1=2.0+0.5\times1.0=2.5\text{ (V)}$$

由 A 点出发沿 ε_1 的内部绕行到 C 点，可得电源 ε_2 的端电压 U_{AC} 为

$$U_{AC}=U_A-U_C=\varepsilon_2-Ir_2=6.0-0.5\times2.0=5.0\text{ (V)}$$

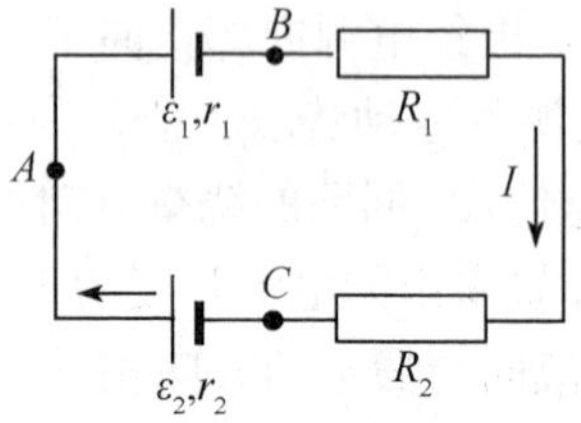

图 8-7 例 8-2

电源 ε_1 的端电压(2.5 V)大于 ε_1 的电动势(2.0 V)，ε_1 的电动势方向与电流方向相反，故电源 ε_1 处于充电状态，电源 ε_2 处于放电状态.

第二节 基尔霍夫定律

在直流电路中，若电路中的各个电阻均以串联或并联的方式相互连接，这种电路称为简单电路. 对简单电路的分析，应用欧姆定律就可以解决电路的计算问题. 然而，在实际应用中，遇到的往往是由多个电阻和电源通过复杂连接而构成的多回路电路，称为复杂电路. 解决复杂电路的计算，仅用欧姆定律是不够的，必须利用基尔霍夫定律(Kirchhoff law). 基尔霍夫定律是解决复杂电路计算问题的基础.

在复杂电路中，由电源和电阻组成的或各自单独组成的一段无分支的电路称为支路(branch)，在支路上各处的电流都相等. 如图 8-8 所示的电路，就是由 ABC、AC 和 ADC 三条支路组成的. 电路中三条或三条以上支路的连接点叫节点(nodal point)，图 8-8 中的 A、C 都是节点；若干支路构成的闭合通路称为回路(loop)，图 8-8 中的 $ABCA$、$ACDA$、$ABCDA$ 都是回路. 复杂电路一般有多个支路、节点和回路.

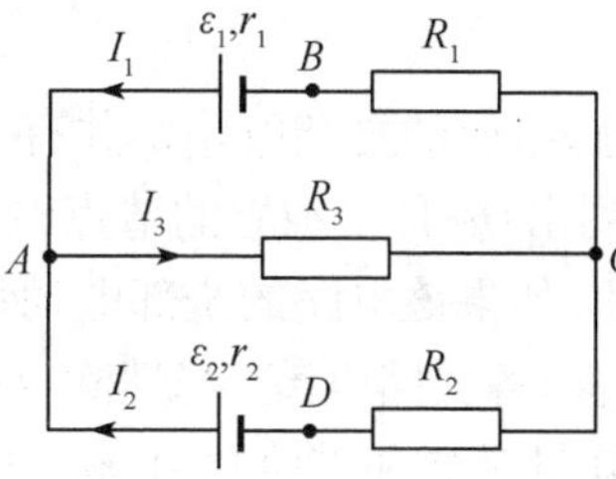

图 8-8　支路和节点

一、基尔霍夫第一定律

基尔霍夫第一定律是用来确定电路中任一节点处各电流之间关系的定律. 根据电流的连续性原理(或电荷守恒定律)可知，电路中任何一点不应有电荷的积累. 因此，在恒定的直流电路中，任一时刻流入某一节点的电流之和应等于流出该节点的电流之和. 若规定流入节点的电流为正，流出节点的电流为负，则汇于任一节点处各支路的电流强度的代数和为零，即

$$\sum I_i = 0 \tag{8-21}$$

这就是基尔霍夫第一定律，也称为节点电流定律或节点电流方程. 例如，对于图 8-8 所示电路中的节点 A 可以列出方程 $I_1 + I_2 - I_3 = 0$.

根据基尔霍夫第一定律，当整个电路共有 n 个节点时，则可以列出 n 个节点电流方程. 但是可以证明，在这 n 个方程中，只有$(n-1)$个方程是独立的. 例如，在图 8-8 所示电路中，有 2 个节点 A 和 C，可以列出 2 个节点方程，但只有 1 个是独立的，使用时可以任选其一.

在列节点电流方程时，电路中各支路的实际电流方向往往是未知的，这时可以先任意假设各支路电流 I_i 的方向，如果计算结果 $I_i>0$，说明该支路电流的实际方向与假设的方向一致；若计算结果 $I_i<0$，则说明该支路电流的实际方向与假设的方向相反.

二、基尔霍夫第二定律

基尔霍夫第二定律是用来确定回路中各部分电压之间关系的定律. 在一个闭合回路中，从任一点出发，绕回路一周，回到该点时电势降落的代数和为零，其数学表示式为

$$\sum \varepsilon_i + \sum I_i R_i = 0 \tag{8-22}$$

这就是基尔霍夫第二定律，又称为回路电压定律或回路电压方程. 它表明沿着任一回路绕行一周，回路中所有电源电动势的代数和($\sum \varepsilon_i$)加上回路中所有电阻(包括电源内阻)上电势降落的代数和 $\sum I_i R_i$ 等于零.

在应用式(8-22)时，首先要选定回路的绕行方向(顺时针方向或逆时针方向)，然后沿绕行方向逐个确定各部分的电势变化. 式中，ε_i 和 I_iR_i 符号的确定，与一段含源电路的欧姆定律相同.

根据回路电压定律，每一个回路都可以列出一个方程. 但是，对于一个包含有多个回路的复杂电路，所列出的回路电压方程并不都是独立的. 可以证明，一个具有 n 个节点、m 条支路的复杂电路，其独立回路个数为 $p=m-n+1$，因而可列出 $p=m-n+1$ 个独立回路电压方程. 例如，在图 8-8 所示的电路中，$n=2$，$m=3$，有 2 个独立回路.

三、基尔霍夫定律的应用

对于一个由 n 个节点和 m 条支路组成的复杂电路，共有 m 个未知的电流. 由基尔霍夫第一定律和基尔霍夫第二定律可以分别列出 $(n-1)$ 个独立的节点电流方程和 $(m-n-1)$ 个独立的回路电压方程，总共可列出 m 个独立方程. 如果该电路的全部电动势和电阻均已知，则独立方程的数目与未知电流数目相同，因此可以解出各支路电流. 当然除支路电流为未知量外，电源的电动势或电阻也可以作为未知量，只要未知量个数和支路数目 m 相同，同样可以求解. 由此可见利用基尔霍夫定律原则上可以解决任何线性直流复杂电路的计算问题. 当电源的电动势是待求量并且电源的极性也是未知时，可以任意给电动势选定一个正方向（即假设一对正、负电极，电动势的正方向是指从假设的负极到正极的方向），并把电动势 ε 作为代数量列出基尔霍夫方程，如果计算结果 $\varepsilon>0$，则电动势的实际方向与假设的方向相同，否则与假设的方向相反.

应用基尔霍夫定律解决复杂电路问题的基本步骤如下.

(1) 任意规定各支路电流的方向和指定每个回路的绕行方向，并在电路图上标出.

(2) 数出节点的个数 n，任取其中 $n-1$ 个节点，根据基尔霍夫第一定律列出 $n-1$ 个独立的节点电流方程.

(3) 数出支路的个数 m，选定 $m-n+1$ 个独立回路，根据基尔霍夫第二定律列出 $m-n+1$ 个独立的回路电压方程.

(4) 对所列出的 $(n-1)+(m-n+1)=m$ 个方程联立求解.

(5) 根据所求得电流值的正、负判断各支路的实际电流方向. 如果解出的某一支路电流为正值，说明该支路电流的实际方向与规定的电流正方向相同；如果解出的某一支路电流为负值，说明该支路电流的实际方向与规定的电流正方向相反.

例 8-3 如图 8-9 所示的电路中，已知 $\varepsilon_1=20.0\ \text{V}$，$\varepsilon_2=18.0\ \text{V}$，$\varepsilon_3=7.0\ \text{V}$，$r_1=r_2=r_3=1.0\ \Omega$，$R_1=6.0\ \Omega$，$R_2=4.0\ \Omega$，$R_3=2.0\ \Omega$. 求 I_1、I_2、I_3.

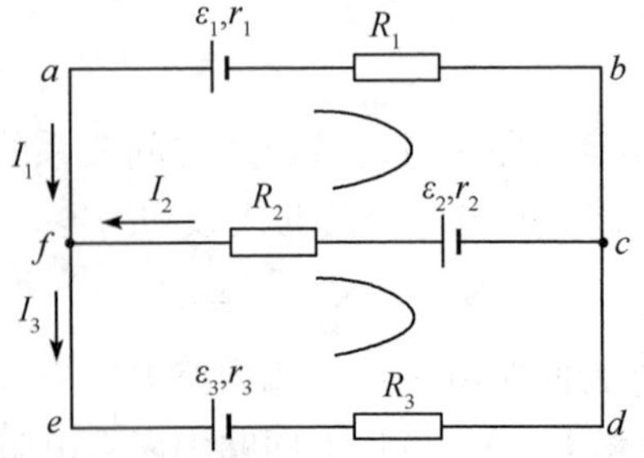

图 8-9　例 8-3

解　规定三条支路的电流正方向如图所示. 由于电路中有两个节点，所以只能列出一个节点电流方程. 根据基尔霍夫第一定律，对 f 点列出节点电流方程为

$$I_1 + I_2 - I_3 = 0 \tag{1}$$

除节点电流方程外，还需写出两个回路电压方程. 根据基尔霍夫第二定律，选定 *abcfa* 和 *fcdef* 两个回路并规定顺时针方向为绕行方向，分别列出回路电压方程如下.

对于回路 *abcfa*： $\varepsilon_1 - I_1 r_1 - I_1 R_1 - \varepsilon_2 + I_2 r_2 + I_2 R_2 = 0$

对于回路 *fcdef*： $-I_2 R_2 + \varepsilon_2 - I_2 r_2 - I_3 R_3 - \varepsilon_3 - I_3 r_3 = 0$

代入数值并整理得

$$7I_1 - 5I_2 = 2 \tag{2}$$

$$5I_2 + 3I_3 = 11 \tag{3}$$

由(1)～(3)式联立解得

$$I_1 = 1.0\ \text{A},\ I_2 = 1.0\ \text{A},\ I_3 = 2.0\ \text{A}$$

I_1、I_2、I_3 均为正值，说明 I_1、I_2、I_3 的实际电流方向与图中标定的正方向相同.

第三节 电容器的充放电过程

案例 8-1

利用心脏除颤器可治疗严重心律失常，特别是消除心室颤动. 除颤时，将充电后的电容器通过电极对心脏进行电击，瞬间的强电流电击心脏后，使心肌纤维处于除极化状态，造成暂时性心脏停搏，消除杂乱兴奋，以使自律性最强的窦房结重新成为起搏点并控制整个心搏，从而恢复窦性心律的正常状态.

问题

1. 心脏除颤器治疗严重心律失常的机理是什么？
2. 选择何种电路对除颤效果较好？

电容器是由两个用电介质隔开的、靠得很近的金属导体组成的，两个导体称为电容器的两个电极. 电容器具有存储电荷的能力. 电容器的充电过程，就是电容器两极板积累电荷、产生电势差的过程；而电容器的放电过程，则是电容器两极板释放电荷、电势差减少的过程. 仅由电阻 *R* 和电容 *C* 串联起来组成的电路称为 *RC* 电路.

如图 8-10 所示，若把开关 K 扳向 *a* 使 *RC* 电路与直流电源相连，电动势为 ε 的电源将通过电阻 *R* 对电容器 *C* 充电(charging). 在开关 K 刚接通 *a* 的瞬间，由于电容器 *C* 上的电荷尚未积累，因此，电容器两端的电压 u_c 等于零. 这时电路中的电流 $i_c = \dfrac{\varepsilon - u_c}{R} = \dfrac{\varepsilon}{R}$，在这一瞬间电路中的充电电流最大. 随着充电时间的延续，电容器极板上积累的电荷逐渐增多，两极板之间的电压 u_c 不断增大，而充电电流 i_c 则随 u_c 增大逐渐减小. 当极板间的电势差 u_c 等于电源电动势 ε 时，回路中电流 i_c 等于零，充电过程结束. 可见在充电过程中，充电电流由开始的最大值 $\dfrac{\varepsilon}{R}$ 逐渐降到零. 而电容器两端的电压 u_c 则由开始时的零上升到最大值 ε. 充电结束后若把开关 K 扳向 *b*，电容器 *C* 将通过电阻 *R* 放电(discharge)，电路中的电流 $i_c = \dfrac{u_c}{R}$，其方向与充电电流相反. 刚开始的瞬间，由于$u_c=\varepsilon$，所以电路中的放电电流$i_c=\dfrac{\varepsilon}{R}$最大. 其后的放电过程中，电容器两端电压$u_c$、放电电流$i_c$都逐渐减小，直到$u_c$=0，$i_c$=0时，放电结束. 可见，在电容器充放电过程中，电容器上的电压变化不是瞬间完成的，而是经历一个渐变过程. 通常将RC电路的充、放电过程称为RC电路的暂态过程(transient sate process).

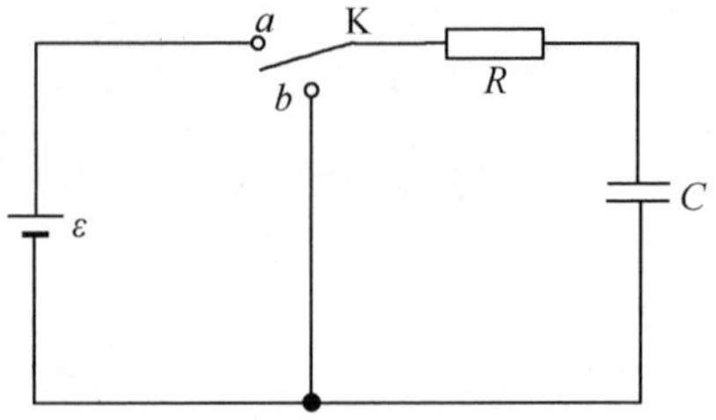

图 8-10　RC 电路

在RC电路的充、放电过程中，电流都是不稳定的. 但是在充、放电过程中的任一时刻，回路中的电流强度及电势降落仍然遵从基尔霍夫定律.

下面讨论RC串联电路的充、放电过程中，电容器两端电压u_c和回路中电流i_c随时间的变化规律.

一、RC电路的充电过程

假设在充电过程中某一时刻，电容器上的电荷量为q，电容器两极板间的电势差为u_c，电路中的充电电流为i_c，由基尔霍夫第二定律可得

$$\varepsilon=i_cR+u_c$$

因为$i_c=\dfrac{\mathrm{d}q}{\mathrm{d}t}=C\dfrac{\mathrm{d}u_c}{\mathrm{d}t}$，所以上式可写为

$$\varepsilon=RC\frac{\mathrm{d}u_c}{\mathrm{d}t}+u_c$$

上式为充电过程中电容器两端电压所满足的微分方程式，它的通解是

$$u_c=\varepsilon+A\mathrm{e}^{-\frac{t}{RC}}$$

式中，A为积分常数，由初始条件确定. 因为当t=0时，u_c=0，代入上式得$A=-\varepsilon$，所以

$$u_c=\varepsilon-\varepsilon\mathrm{e}^{-\frac{t}{RC}}=\varepsilon\left(1-\mathrm{e}^{-\frac{t}{RC}}\right) \tag{8-23}$$

充电电流i_c为

$$i_c=\frac{\varepsilon-u_c}{R}=\frac{\varepsilon}{R}\mathrm{e}^{-\frac{t}{RC}} \tag{8-24}$$

式(8-23)和式(8-24)说明，在充电过程中电容器两极板间的电势差u_c随时间按指数规律上升，充电电流i_c随时间按指数规律下降，如图 8-11 所示.

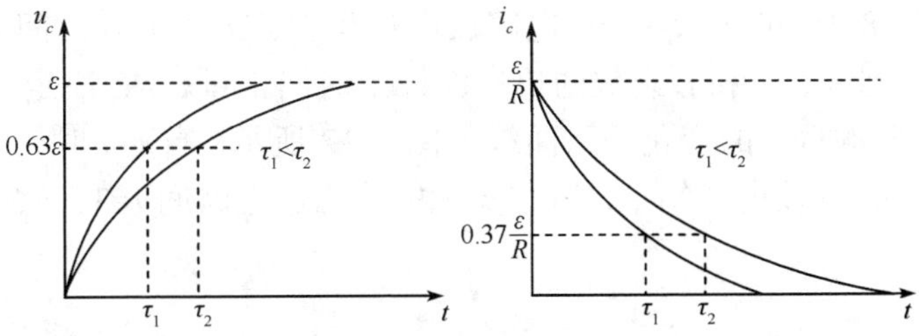

图 8-11 电容器充电过程中的 u_c-t 曲线和 i_c-t 曲线

从上面的分析可以看出，电容器充电快慢由电路参数 R 和 C 决定，R 和 C 的乘积称为电路的时间常量(time constant)，用 τ 来表示，$\tau=RC$，其单位为秒(s). τ 越大，表示充电越慢；反之，充电越快. 当 $t=RC=\tau$ 时，有

$$u_c=\varepsilon(1-\mathrm{e}^{-1})=0.63\varepsilon$$

$$i_c=\frac{\varepsilon}{R}\mathrm{e}^{-1}=0.37\frac{\varepsilon}{R}$$

由此可见，时间常量 τ 就是 RC 电路充电时电容器上的电压从零上升到 ε 的 63%(或充电电流下降到最大充电电流 $\frac{\varepsilon}{R}$ 的 37%)所经历的时间.

从式(8-23)可知，$t=\infty$ 时，$u_c=\varepsilon$，表明只有充电时间足够长时，电容器两端电压 u_c 才能与电源电动势 ε 相等. 但实际上，当 $t=3\tau$ 时，$u_c=0.95\varepsilon$；当 $t=5\tau$ 时，$u_c=0.993\varepsilon$. 这时，u_c 与 ε 已基本接近. 因此，一般经过 3τ 至 5τ 的时间，充电过程就已基本结束. 电容器充电结束后，$i_c=0$，相当于电路开路，通常所说的电容有隔直流作用就是指这种状态.

二、RC 电路的放电过程

在图 8-10 所示的电路中，如果把开关 K 与 b 接通，电容器 C 将通过电阻 R 放电. 在放电过程中的任一时刻，由基尔霍夫第二定律可得

$$u_c=i_cR$$

由于电容器放电过程电荷逐渐减少，故电荷变化率为负，因此有

$$i_c=-\frac{\mathrm{d}q}{\mathrm{d}t}=-C\frac{\mathrm{d}u_c}{\mathrm{d}t}$$

代入上式得

$$\frac{\mathrm{d}u_c}{\mathrm{d}t}+\frac{u_c}{RC}=0$$

该式为放电过程中电容器两端电压所满足的微分方程式. 在初始条件 t=0，$u_c=\varepsilon$ 下的解是

$$u_c=\varepsilon\mathrm{e}^{-\frac{t}{RC}} \tag{8-25}$$

放电电流 i_c 为

$$i_c=\frac{u_c}{R}=\frac{\varepsilon}{R}\mathrm{e}^{-\frac{t}{RC}} \tag{8-26}$$

由式(8-25)和式(8-26)可知，在 RC 电路放电过程中，u_c 和 i_c 随时间 t 各自从它们的最大值按指数规律衰减到零，u_c 和 i_c 衰减的快慢同样由时间常量 $\tau=RC$ 决定，τ 越大衰减越慢；反之，衰减越快. u_c 随时间 t 的变化关系曲线如图 8-12 所示. 当 $t=\tau$ 时，$u_c=0.37\varepsilon$，从理论上看，只有 $t=\infty$ 时，$u_c=0$ 放电才结束. 但在实际中，当放电时间 $t=3\tau\sim5\tau$ 时，便可认为放电基本结束.

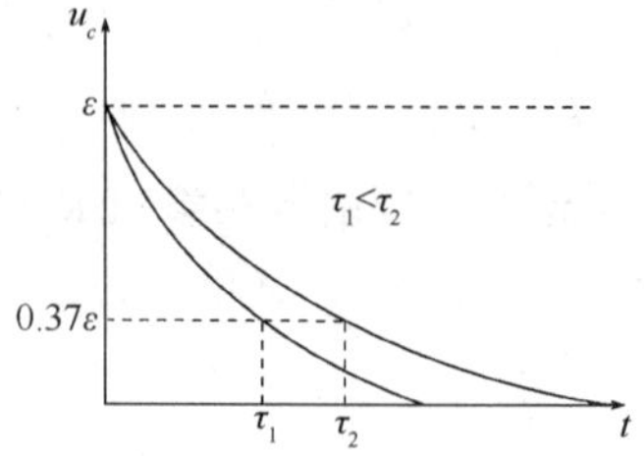

图 8-12　电容器放电过程中的 u_c-t 曲线

从上面分析可知，不论是在充电或放电过程中，电容器上的电压都不能突变，只能随时间按指数规律逐渐变化. 电容器的这一特性在电子技术中有着广泛的应用，如用 RC 电路产生锯齿波就是应用了电容器的这一特性. 除此，在研究生命现象时经常用到 RC 电路. 例如，细胞膜的电特性以及神经传导也常被模拟为 RC 电路. 心脏除颤器的电路原理为电容放电电路. 一般采用电容直流电阻尼放电法，即在放电回路中用电感线圈 L 代替电阻 R，与电容串联组成 LC 放电回路. LC 电路放电电流比 RC 电路放电电流的脉冲宽，能量相对分散，对心肌组织的损伤小，还可以通过选择 L 值来控制放电时间，除颤效果比纯 RC 电路好.

第四节　生物膜电势

生物体普遍存在生物电现象，不管是静息状态还是活动状态下，生物体的组织、细胞等都有与生命状态、生命活动密切相关的有规律的电现象. 目前所知的人体和各器官所表现的电现象，是以细胞水平的生物电现象为基础的，主要有两种表现形式：一是静息状态时具有的静息电势(resting potential)，另一种是受刺激所产生的动作电势(action potential).

一、能斯特方程和静息电势

1. 能斯特方程

大多数生物体的神经和肌肉细胞在不受外界干扰时，由于细胞膜内、外液的离子浓度不同，细胞膜对不同种类离子的通透性不一样，因此细胞膜内、外存在着电势差. 在生物细胞内与膜电势产生相关的离子主要有 Na^+、K^+、H^+、Cl^-等. 为了便于说明膜电势的产生，首先考虑一种简单模型. 如图 8-13 所示，把两种浓度不同的 KCl 溶液，用一个半透膜隔开，设半透膜只允许 K^+ 通过而不允许 Cl^-通过. 由于浓度不同，K^+从浓度大的 C_1 一侧向浓度小的 C_2 一侧扩散大于反方向的扩散，结果使右侧的正电荷逐渐增加，左侧出现过剩的负电荷. 这些电荷在膜两侧聚集起来，产生一个阻碍 K^+向右扩散的电场，最后达到平衡时，膜两侧具有一定的电势差 ε，称为膜电势或跨膜电势.

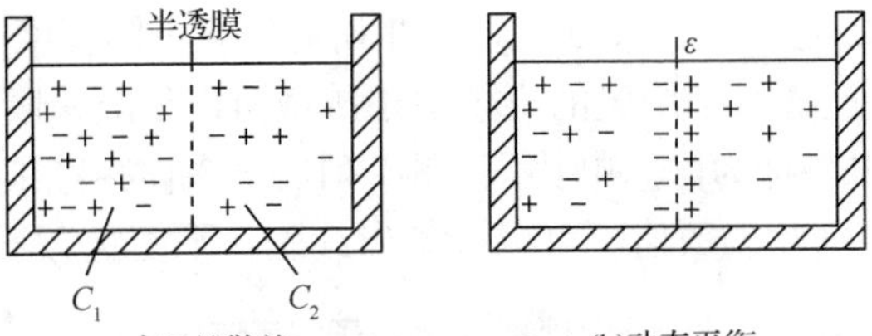

图 8-13 能斯特电势的形成

对于稀溶液，ε 的值可通过玻尔兹曼能量分布律来计算. 这一定律指出，在温度相同的条件下，势能为 E_p 的平均粒子数密度 n 与 E_p 的关系为 $n=n_0\mathrm{e}^{-\frac{E_p}{kT}}$，式中 n_0 是势能为零处的粒子数密度. 设在平衡状态下，半透膜左、右两侧离子数密度分别为 n_1、n_2，电势分别为 U_1、U_2，离子价数为 Z，电子电量为 e，则两侧离子的电势能分别为 $E_{p1}=ZeU_1$，$E_{p2}=ZeU_2$，则膜两侧分布的离子数密度分别为

$$n_1=n_0\mathrm{e}^{-\frac{ZeU_1}{kT}},\qquad n_2=n_0\mathrm{e}^{-\frac{ZeU_2}{kT}}$$

则

$$\frac{n_1}{n_2}=\mathrm{e}^{-\frac{Ze(U_1-U_2)}{kT}}$$

两边取对数有

$$\ln\frac{n_1}{n_2}=-\frac{Ze}{kT}(U_1-U_2)$$

因为膜两侧浓度 C_1、C_2 与离子密度成正比，即

$$\frac{C_1}{C_2}=\frac{n_1}{n_2}$$

所以

$$U_1-U_2=-\frac{kT}{Ze}\ln\frac{C_1}{C_2}$$

如果用常用对数来表示，为

$$\varepsilon=-2.3\frac{kT}{Ze}\lg\frac{C_1}{C_2} \tag{8-27}$$

式(8-27)在正离子通透的情况下取负号，若负离子通透则取正号. 综合考虑两种情况，则

$$\varepsilon=\pm2.3\frac{kT}{Ze}\lg\frac{C_1}{C_2} \tag{8-28}$$

式(8-28)称为能斯特方程(Nernst equation). 它表明膜电势的大小主要由具有通透性的离子的性质及膜两侧的离子浓度 C_1、C_2 决定，因此跨膜电势 ε 也称为能斯特电势.

2. 静息电势

大量实验事实证明，细胞膜是一种半透膜，在细胞膜的内、外都存在多种离子，其中主要

是 K^+、Na^+、Cl^-和大蛋白质离子 A^-. K^+、Na^+、Cl^-均可以在不同程度上通过细胞膜，而其他离子则不能通过. 因此，那些能通过细胞膜的离子由于扩散可以形成跨膜电势. 当细胞处于静息状态(即平衡状态)时的跨膜电势称为静息电势. 表 8-1 列出了人体神经细胞处于静息状态时，细胞膜内、外的离子浓度值. 根据此表数值，可以计算出细胞在平衡状态下的静息电势.

表 8-1　人体神经细胞膜内外离子浓度值　(单位：mmol · L^{-1})

离子	细胞内液浓度 C_1	细胞外液浓度 C_2
K^+	141	5
Na^+	10	142
Cl^-	4	100
A^-	147	47

一般情况下，人体正常体温是 310 K，玻尔兹曼常量 $k=1.38\times10^{-23}\ J\cdot K^{-1}$，电子电量 $e=1.60\times10^{-19}$ C，K^+、Na^+、Cl^-的 Z 值分别为+1、+1 和−1. 代入这些值后，能斯特方程对于正、负离子来说变为

$$\varepsilon=\pm61.5\lg\frac{C_1}{C_2}\ \text{mV}$$

将表 8-1 中的数值代入上式可得各离子产生的跨膜电势为 $\varepsilon_{K^+}=-89\ \text{mV}$ ，$\varepsilon_{Na^+}=+71\ \text{mV}$ ，$\varepsilon_{Cl^-}=-86\ \text{mV}$.

实验上测得的神经静息电势为−86 mV，将其与上面的计算值比较可知，在静息状态下，Cl^-正好处于平衡状态，即通过细胞膜扩散出入的 Cl^-数目保持动态平衡；对于 K^+来说，两结果相差不多，说明有少量的 K^+由膜内向膜外扩散；而对于 Na^+来说其结果相差很远，原因就在于静息状态下细胞膜对 Na^+的通透性很小，仅有少量 Na^+可以由浓度高的膜外扩散到膜内. 为了说明在静息状态下离子的浓度保持不变，必须认为存在着某种机制把扩散到膜外的 K^+和进入细胞的 Na^+送回原处，这种机制称为钠-钾泵(sodium-potassium pump)，这是各种细胞的细胞膜上普遍存在的一种蛋白质结构. 在这种机制作用下所形成的输运过程是一种需要消耗能量的主动输运过程.

二、动作电势和神经传导

1. 动作电势

动作电势是指可兴奋细胞受到刺激时，在静息电势的基础上发生的一次迅速的可扩散性的电势变化.

当神经或肌肉细胞处于静息状态时，细胞膜外带正电、膜内带负电，这种状态又称为极化(polarized). 但是当细胞受到外来刺激时，引起膜上少量 Na^+通道开放，细胞膜将会发生局部去极化. 当去极化达到一定程度，可引起膜上大量 Na^+通道被激活. 由于膜内带负电，且膜外 Na^+浓度比膜内高很多，因而促使 Na^+迅速向膜内扩散. 大约在 0.2 ms 的时间内细胞膜对 Na^+的通透性比 K^+大 100 倍，从而加速膜的去极化，使膜内电势迅速提高. 当膜内、外 Na^+的浓度差的作用相互平衡时，细胞膜的极化发生逆转，由静息状态下的−86 mV 变为+60 mV 左右，结果使细

胞膜内带正电、膜外带负电，这一过程称为除极(depolarization).

除极之后，膜电势不能一直停留在正电势状态，这是因为 Na^+通道开放时间很短，很快会失活关闭，使膜对 Na^+通透性变小. 而此时膜对 K^+的通透性突然提高，大量 K^+由细胞膜内向膜外扩散，使膜电势又由 60 mV 迅速下降到−100 mV 左右. 接着由于“钠-钾泵”的作用，细胞膜内的 Na^+被输送到膜外，同时膜外的 K^+回到膜内，膜电势又恢复到静息电势值，即−86 mV. 于是，离子在细胞兴奋时的移位都获得了恢复，即细胞膜外带正电、膜内带负电，这一过程称为复极(repolarization).

细胞在受到外界刺激后所经历的除极和复极过程，伴随着膜电势的突然上升和下降，构成了一个短暂的 100～150 mV 的电势差，这个电势差就是动作电势. 实验证明，这一过程仅需 0.8 ms 左右. 需要注意的是，跨膜转运的 K^+与 Na^+的量与静息时细胞内外原有的 K^+与 Na^+的量相比是很微小的，只不过细胞膜上的“钠-钾泵”对这种微小变化很敏感，易被激活. 图 8-14 给出了一个动作电势的形成过程，细胞在恢复到静息电势后，又可以接受另一次刺激，产生另一次动作电势. 在不断的刺激下，1 s 之内可以产生几百个动作电势.

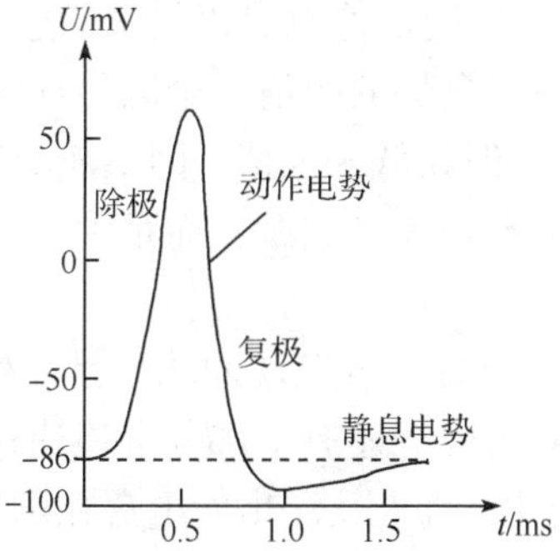

图 8-14 动作电势

2. 神经传导

神经纤维是传递机体信息的结构. 神经传导各种信息，如痛、光、声、热的感觉以及抽象的思维等. 在人体中巨大而复杂的、数百亿的神经纤维中所存在的电流让人感知这个世界，它控制着人身体的各个部分和思想. 神经主要有三个主要的功能：①将感受器官的信息传递到由大脑和脊柱构成的神经中枢. ②将神经中枢的指令信息传递到肌肉和其他器官. ③在神经中枢内传递和处理信息. 大量的神经细胞和不计其数的细胞连接——突触，使整个神经系统极其精致和敏锐. “神经传导”是在神经细胞间电信号传递的一个普通术语，是生物电流的一个方面，或者说是生物体的电效应.

神经元，又称神经组织，如图 8-15 所示，是构成神经系统结构和功能的基本单位. 神经元

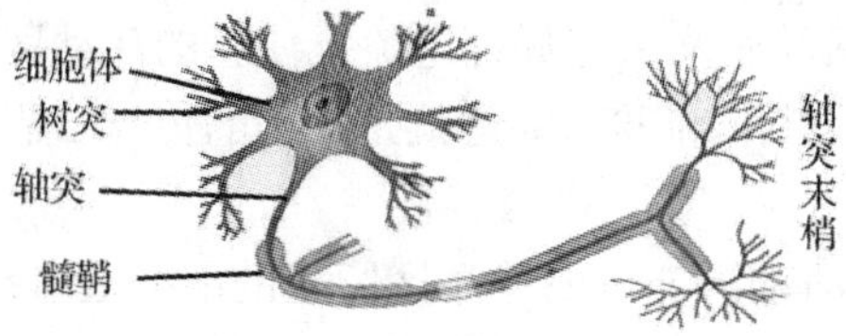

图 8-15 神经元的结构

是具有长突起的细胞，它由细胞体和细胞突起构成. 细胞体位于脑、脊髓和神经节中，细胞突起可延伸至全身各器官和组织中. 细胞体是细胞含核的部分，其形状大小有很大差别，直径 4～12 μm. 核大而圆，位于细胞中央，染色质少，核仁明显. 细胞突起是由细胞体延伸出来的细长部分，又可分为树突和轴突. 每个神经元可以有一个或多个树突，可以接受刺激并将兴奋传入细胞体. 每个神经元只有一个轴突，可以把兴奋从细胞体传送到另一个神经元或其他组织，如肌肉或腺体.

电流在神经元内如何产生和传递要比在导体中移动电荷的过程复杂得多，但是可以利用本章所学的知识来理解，其中最重要的机理是电荷间的库仑力以及电荷间的扩散. 轴突内的轴浆经常在流动. 轴浆内有高浓度的钾离子和浓度较低的钠离子与氯离子. 神经纤维表面的膜阻碍外部溶液中的离子同内部溶液很快混合. 这个膜具有高电阻，神经冲动到达时，膜的电导率约增加 100 倍，于是 Na^+、K^+由于它们的浓度梯度而迁移. 这种变迁被认为是为传导冲动提供能量的直接来源.

神经冲动是以全或无的方式不衰减地沿着神经纤维传导的. 无论何种刺激只要达到足够的强度阈值，就能引起一个动作电势，它的峰值电势以最快的速度作无衰减的等幅传导. 如果轴突膜各部分的极化状态是均匀的，则峰电势的幅值不会因传导的距离增加而逐渐衰减，如刺激再大些，也只能引起同样的最大反应. 但如低于阈值，则不能引起可见的反应. 峰电势的大小所以不变是因为用于传导峰电势的能量不是来自刺激，而是由神经纤维沿其全长释放出来，刺激只起触发的作用.

将一外加的短暂电压作用于神经时，可发现冲动总是发生在阴极. 这是因为一部分电流是经过低电阻的纤维外液从阳极流向阴极，还有一部分电流通过阳极下面及附近的膜流入，经过轴浆，而从阴极下面及附近的膜流出. 流入及流出的电流在阳极和阴极的正下方密度最大. 因为电流通过电阻时，电阻两端存在着电势差，膜具有电阻，所以通过膜的电流对膜电势有显著的影响. 在阴极处，电流通过膜流出产生电势差是内正外负，与静息膜电势符号正好相反，因而使膜电势减小；此处的膜就处于低极化或去极化状态. 若通过膜的电流强度足以使膜电势从静息值减小到阈值，可使钠离子电导增加，从而产生动作电势. 在阳极处，电流通过膜流入，产生的电势差与静息电势符号正好相同，使膜电势增加，此处的膜处于超极化状态，故兴奋性降低.

在外加电流刺激作用下，在阴极所产生的膜电势的局部变化并不停留在受刺激的部位上. 因为动作膜电势为 40 mV(内正外负)，静息膜电势为-70 mV(内负外正)；受刺激的部位即活动区的表面电势低于静息区的表面，在膜内活动的电势则高于静息区. 因此在静息区和活动区之间必然会产生相当大的局部电流. 局部电流在膜外是从静息区到活动区，在膜内从活动区到静息区. 在活动区附近局部电流分布与受刺激时在阴极处电流的分布相似. 因此，这种局部电流的作用和外加电刺激的作用一样，可使活动区附近的静息区的钠离子电导增加和静息膜发生去极化，因而变成活动区. 这个新的活动区又引起局部电流，使新的活动区附近的静息膜也发生去极化，从而使动作电势以恒定速度不断向前推移，这就是冲动的传导. 显然，也就是以局部电流为介质的兴奋的扩布.

在神经兴奋的传导中，活动区邻近的静息区膜上的电荷通过纤维外液向活动区流动，通过膜经过轴浆再回到静息区，从而减少静息区膜上的电荷与电压. 由于神经纤维长而很细，轴浆的电阻相当高，电流通过轴浆时电势要降低，因此邻近区的电势改变要比活动区的电势改变小一些，同时也慢一些. 施加电流于一点所产生的膜电势的改变，在电极处最大，并随着离开电极距离的增加而减少. 膜电势与膜电容成正比. 通过膜流出的电荷须中和膜电容上的一些电荷才能减少它的电势，而改变膜电容上的电荷需要一定时间，因此膜电容对于膜电流所引起的膜电势的改变，起着延缓作用. 综上所述，轴浆电阻与膜电阻、膜电容的组合，使电流对膜电势的影响起着依距离而衰减以及在时间上延缓的作用，神经纤维的这种性能和电缆的性能相似.

第五节 电流对人体的作用

一、人体的导电性

人体是由多种化学元素组成的，组成人体的元素有 60 多种，如 Ca、K、Na、P、C、H、O、N 等，这些元素构成人体最主要的五种组成物质，即水、蛋白质、脂肪、无机盐和糖类. 由此可见，人体是一个复杂的有机体，除了结构复杂之外，组成人体的各种物质成分也相当复杂，各物质成分的导电性也有相当大的差别. 人体内体液的导电性最高，如脑脊液、淋巴液、血液、汗液；其次是肝、脾、肾、脑以及结缔组织、脂肪组织；骨组织则是不良导体；干燥的头发、指甲是绝缘体. 皮肤的角质层导电性能差，但皮肤的汗腺、毛囊是良导体，故直流电可沿皮肤的汗腺、毛囊进入机体. 表 8-2 给出了人体一些组织的电阻率.

表 8-2 人体组织的电阻率

组织	电阻率/(Ω·m)	组织	电阻率/(Ω·m)
脑脊液	0.555	肌肉	90.0
血清	0.714	脑	107
血	1.85	脂肪	1.10×10^{3}
神经	25.0	湿的皮肤	3.80×10^{3}
萎缩肺	54.0	干的皮肤	4.00×10^{4}
肝	80.0	胫骨	2.25×10^{4}

人体中参与导电的载流子，主要是各种离子，如 Na^+、Ca^{2+}、Mg^{2+}、Cl^-、HCO_3^-、HPO_4^{3-}、SO_4^{2-} 等，此外还有各种带电粒子，如带负电的蛋白质分子和其他带电的胶体粒子等. 人体组织中水分占体重的 56%～67%. 纯水的直流电阻很大，但电解溶液却是良导体. 水分子中的 H^+和 OH^-的电中心不重合，分开一定距离，成为有极分子. 人体中的盐类，如 NaCl、KCl 等，这些盐类在水中时，与水的有极分子相互作用而离解成为被一层水分子包围的水化离子. 在水化离子中，水的有极分子以与离子电荷异号的一端趋向离子. 不同的水化离子有不同的半径，且具有不同的迁移速度. 水化离子及其他电荷的存在，使水的导电能力增强. 由于人体不同组织中的含水量不相同，因而有不同的电阻率.

由于人体各组织电阻率不同，因而人体是一个由许许多多支路串、并联而成的复杂导电网络. 电流进入人体之后，两电极间电流的分布是不均匀的，人体中电流的分布还与电极放置的位置有关，电极位置改变，电流的分布随之不同. 电流对组织作用的程度，取决于电流密度. 电流强度、电极面积和位置的改变都可使通过某一组织的电流密度发生变化，从而可以改变电流对人体组织的作用程度.

人体组织中还存在许多分布电容，如皮肤的电偶层电容、细胞形成的电容等. 分布电容的存在，使人体对不同频率的电流表现出不同的电阻抗，如肌肉的直流电阻率约为 90.0 Ω·m，而对高频交流电的电阻率约为 2.55 Ω·m. 影响人体阻抗的主要因素有电流的形式、频率，皮肤的干湿程度等. 此外，人体阻抗还与性别、年龄、季节、气候、皮肤的血液循环状况、病理过程和神经系统的活动等有关. 若人体遭受突然的生理刺激，人体阻抗可能明显降低. 由此可见，人体的导电性能是极其复杂的.

二、电流对人体的作用

电流分为直流电和交流电，交流电又可分为低频、中频和高频交流电. 电流作用于活的机体时能引起机体发生物理化学变化，并产生多种复杂的初级和次级效应，在临床诊断和治疗方面都有着重要、广泛的作用. 不论是直流电还是交流电对机体都会产生以下三种作用.

(1) 刺激效应. 足够强的电流能刺激组织引起一系列生理反应. 如感觉神经受到刺激时，可引起痛觉；运动等神经受刺激时，可使肌肉收缩，甚至僵直.

(2) 热效应. 电流通过人体能产生热量，使人体组织温度升高. 产生热量的多少主要与电流的频率和大小有关. 高频电流和微波对人体产生的热作用比直流电强烈得多.

(3) 化学效应. 人体的体液是复杂的电解溶液，人体导电的主要方式是离子导电. 这种方式伴随着化学反应，在电极附近生成新的物质，该过程称为电解，也称为电流的化学效应.

1. 直流电对人体的作用

当直流电通过人体时，能引起一系列复杂的物理化学变化(如电解、离子水化、电泳和电渗现象、极化现象等)，进而产生多种多样的复杂生理效应.

(1) 电极化. 细胞膜对离子的通透具有选择性. 人体中的正、负离子在电场作用下从相反方向移到膜上，其中被膜排斥和来不及通过膜的离子，将堆积在膜的两侧. 膜的一侧堆积正离子，另一侧堆积负离子，使膜的两侧产生电势差，这种正、负离子在细胞膜两侧堆积的现象称为电极化(electric polarization). 电极化产生的极化电场和直流电场的方向相反，阻碍直流电的通过，使电流强度下降. 在实际应用中，由于极化电场的出现，直流电进入人体组织不到 1 ms 的时间，电流强度便下降至初始值的 1%～10%. 细胞电极化的形成过程虽然很迅速，但仍需要一定时间，若在电极化尚未形成时，改变电流的方向，则不会出现电极化现象，所以细胞膜对高频交流电的电阻抗很小. 人体各种组织中最容易发生电极化的是皮肤和末梢神经纤维.

直流电能改变细胞膜两侧原有的膜电势的水平. 阴极使膜的两侧产生一个外负内正的电势差，这个电势差将使膜两侧原有的外正内负的膜电势的数值减少，使膜处于一种低极化状态，因而应激性升高；而阳极下，由于在膜的两侧产生一个外正内负的电势差，和膜两侧原有的电势差同方向，膜电势增高，处于一种超极化状态，因而应激性降低.

(2) 离子浓度的变化. 离子浓度变化是引起生理作用的主要基础. 人体中各种离子和带电微粒在电场的作用下将产生定向运动而迁移. 不同离子的迁移速度不同，使人体组织中离子的分布和浓度发生变化. 细胞的极化实质上就是直流电场在人体中引起离子浓度分布改变的一种表现. H^+和 OH^-浓度的改变将直接引起人体中 pH 的变化，pH 的微小变化就会使蛋白质胶体的结构受到影响，从而引起细胞功能的变化. 对于细胞膜，H^+和 OH^-浓度的改变将引起细胞孔壁的电性变化，从而改变膜的电渗效应.

在直流电的作用下，体液中 K^+、Na^+、Ca^{2+}、Mg^{2+}都向阴极方向迁移，由于 K^+和 Na^+的水化膜较薄，移动速度较快，所以在阴极下 K^+和 Na^+的浓度相对升高，以及阴极下碱性升高，H^+浓度较低，使细胞膜的通透性增大，在生理上表现为兴奋性增高，所以阴极有提高组织兴奋性的作用，能改善局部组织血循环、刺激组织再生等. 阳极下的 Ca^{2+}和 Mg^{2+}的浓度相对增加，H^+浓度较高，使细胞膜的通透性降低，在生理上表现为兴奋性受到抑制，所以阳极有降低组织兴奋性的作用，即具有镇静、镇痛和消炎、消肿的作用.

(3) 电解作用. 电解质溶液导电时，溶液中离子发生定向迁移和电极表面发生化学反应的过程称为电解(electrolytic). 人体中离解形成的正、负离子，如 NaCl 离解而成的 Na^+和 Cl^-，在直流电场作用下，Na^+移向阴极，Cl^-移向阳极，到达两极后发生电中和而成为 Na 原子和 Cl 原子. 上述过程与电解质的电解是一样的，称为直流电对机体的电解作用. 直流电对机体的电解作用产生的原子，还可能与水发生化学反应，生成酸和碱. 如在阳极附近的 Cl 原子与水作用生成盐酸(HCl)，而在阴极附近的 Na 原子与水作用生成碱(NaOH). 由于酸和碱对皮肤有刺激和损伤作用，所以在电疗时不要使电极直接与皮肤接触，而应在皮肤与电极之间加一层湿润的衬垫，以避免直流的电解作用在电极附近产生的酸和碱破坏组织损伤皮肤. 但医疗中也可利用这种电解作用来拔除倒睫毛、破坏疣痣等.

(4) 电泳与电渗. 这是胶体分散体系在直流电作用下同时出现的两种现象. 蛋白质为两性电解质，在碱性溶液中，蛋白质的羧基离解出氢离子而带负电荷呈酸性；在酸性溶液中，蛋白质的氨基结合氢离子而带正电荷呈碱性. 人体内血液、淋巴和脑脊液等体液，在正常情况下为弱碱性，因而蛋白表面带负电荷. 正电荷离子被蛋白表面负电荷吸引而分布在蛋白周围，形成一种独特的电荷分布. 蛋白表面负电荷和这些负电荷所吸引的少数正电荷构成吸附层，吸附层四周的正电荷构成扩散层. 吸附层虽有少数正电荷，但仍以负电荷居多，因此吸附层带负电荷；扩散层则以正电荷组成，两层之间产生一定的电势差.

直流电通过人体时，蛋白粒子及其吸附层向阳极移动为电泳；扩散层正离子连同其水化膜向阴极移动则为电渗. 由于蛋白胶体的移动影响了蛋白的分布和密度. 同时，由于电渗，将使一电极下的水分相对增多，而另一电极则相对脱水，这些将对生理活动产生影响.

2. 交流电对人体的作用

医疗上常把交流电按频率分为三类：频率在 1 kHz 以下的称为低频电流；频率在 1～100 kHz 的称为中频电流；频率在 100 kHz 以上的称为高频电流.

(1) 低频交流电对人体的作用. 实验证明直流电通过人体时，只有在接通和断开瞬间能引起肌肉收缩，产生刺激作用；当电流稳定时对肌肉不产生刺激作用. 而低频脉冲电流作用于人体时，可以产生显著的刺激效果，兴奋神经使肌肉收缩. 人体运动神经受到刺激产生并传导兴奋需要一定的时间，两个刺激之间至少要间隔 1 ms，第二个刺激才能引起反应. 因此，把低频脉冲电流的频率上限规定为 1 kHz，这样每个低频脉冲电流都可以引起膜电势的变化而产生一次神经冲动. 低频电流可以兴奋神经、促进血液循环，起到镇静中枢神经以及镇痛和消炎等作用.

(2) 中频交流电对人体的作用. 由于皮肤电阻抗随频率升高而明显降低，所以较大的中频交流电可以到达较深部位. 同时，由于采用交流电，避免了由于电解作用而对皮肤引起的刺激和损伤. 医用中频电流虽然仍有刺激作用，但是产生兴奋和电流周期不同步，单个的电脉冲已经不能引起一次兴奋，需要多个脉冲连续作用，才能激发能够传播的兴奋. 因而人体感觉神经对中频电流的刺激要比低频电流刺激的耐受力强. 中频电流有促使血管扩张、血流加快的作用，其主要治疗作用有镇痛、促进局部血液循环和锻炼骨骼肌等.

(3) 高频交流电对人体的作用. 高频电流作用于人体时，由于电流振荡周期短，体内的离子没有足够的时间移动显著的距离，离子浓度分布变化很小，因而高频电流的刺激作用很弱. 高频电流对人体的影响主要是通过组织的热作用，而不是对细胞的刺激作用. 在外科手术中，借助于高频电弧放电，在生物体表面出现极强的电流密度，使生物组织被爆发性的蒸发飞散，达到切开组织的目的，这种器械称为高频电刀. 高频电流对人体的主要治疗作用是使神经兴奋性降低，血管扩张，血液及淋巴循环加强，血管通透性增高和解除横纹肌痉挛等.

三、电疗

案例 8-2

电疗预防衰老，有祛除黑眼圈、淡斑、美白嫩肤等美容功效，还可以通过电疗进行美体塑身，保持健康的曲线美，也可以起到缓解疲劳等作用.

问题

1. 电疗为什么能达到美容塑身和缓解疲劳的功效?
2. 用电疗进行美容塑身时所用的电流应选择哪一类?

在临床上，利用直流电可以达到治疗某些疾病的作用，这种方法称为电疗.

1. 直流电疗法

给机体通以低压稳恒电流来治疗疾病的方法称为直流电疗法. 直流电疗法是最早应用的电疗之一. 其治疗作用主要有：扩张血管，促进局部血液循环；改善组织含水量；改善局部营养和代谢；对自主神经或内脏功能的调节作用；消炎镇痛作用，对静脉血栓有独特的作用；对骨愈合有显著疗效；使神经兴奋性增强；电解拔毛和除去皮肤赘生物等.

2. 直流电药物离子透入疗法

用直流电将药物离子通过皮肤、黏膜或伤口透入体内进行治疗疾病的方法，称为直流电离子透入疗法. 直流电药物离子透入除有药物作用外，同时有直流电的作用，两者互相加强，其疗效比单纯的药物或直流电的疗效好，在临床上得到广泛应用. 其具体做法是：用欲透入机体的药物溶液湿润衬垫，把它放在药物所要作用的人体部位上，和药物离子电性相同的电极放置在药物溶液湿润的衬垫上，即阳极放在正离子的药物衬垫上，阴极放在负离子的药物衬垫上，该电极称为有效电极；另一电极称为无效电极，放置在用温水湿润的衬垫上，该衬垫放在机体的适当部位. 在直流电的作用下，药物阴离子和药物阳离子在同名电极的排斥下作定向移动，经过皮肤汗腺、皮脂腺管口和毛孔进入皮内或经过黏膜上皮细胞间隙进入黏膜组织，堆积在表皮内形成“离子堆”，然后通过渗透作用逐渐进入淋巴和血液里.

直流电药物离子透入疗法导入的是药物的有效成分，导入体内的药物保持原有的药理性质，组织和器官吸收后可直接发挥药理作用；药物直接导入较浅的病灶内，在局部浅表组织中的药物浓度比肌肉注射要高出几十倍，作用时间长，因此对浅表病灶可保持较持久作用，又无过量危险和副作用. 表 8-3 列出了几种临床上直流电药物离子透入疗法所采用的药物及药物离子极性.

表 8-3 几种直流电药物离子透入用的药物

导入离子	采用药物	离子极性	导入离子	采用药物	离子极性
钙	氯化钙	+	枸橼酸	枸橼酸钠	-
镁	硫酸镁	+	普鲁卡因	盐酸普鲁卡因	+
锌	硫酸锌	+	肾上腺素	盐酸肾上腺	+
钾	氯化钾	+	青霉素	青霉素钠盐	-
碘	碘化钾	-	链霉素	硫酸链霉素	+
溴	溴化钾	-	红霉素	红霉素	+

3. 心脏除颤

正常情况下，心脏有节律地动作，保证人体进行正常的血液循环. 但是由于心肌常常冲动起源异常，或存在多源性兴奋灶等原因，会引起心房扑动和颤动、心室扑动和颤动及心动过速等间歇性或持续性心率失常. 尤其是心室颤动时，心室无整体收缩力，会导致血液循环的终止.

思考题与习题八

8-1 两根粗细不同的铜棒串接在一起，在两端加上一定电压. 设两铜棒的长度相同，那么：(1)通过两棒的电流强度是否相同？(2)如果略去分界面处的边缘效应，通过两棒的电流密度是否相同？(3)两棒内的电场强度是否相同？(4)两棒两端的电场强度是否相同？

8-2 截面积相等的铜棒和铁棒串联在一起，在两端加上一定电压. 问：哪个棒中的电场强度大？

8-3 在一根横截面直径为 D、长为 L 的铜导线两端，加上电压 U，试分别讨论下列情况对自由电子平均漂移速度的影响：(1) D、L 不变，将导线两端所加电压 U 增至原来的 2 倍；(2) D、U 不变，将导线长度 L 增至原来的 2 倍；(3) U、L 不变，将导线横截直径 D 增至原来的 2 倍.

8-4 在 RC 电路中，(1)若给电阻 R 串联或并联一个同样的电阻，时间常量将会发生怎样变化？(2)若给电容 C 串联或并联一个同样的电容，时间常量又会怎样变化？

8-5 电泳是根据什么原理把待测样品中的不同成分进行分离的？

8-6 灵敏电流计能测出的最小电流约为 10^{-10} A，如果导线的截面积是 1 mm^2，导线中自由电子的密度为 8.5×10^{28} m^{-3}. 问：(1) 10^{-10}A 的电流通过灵敏电流计时，每秒内流过导线截面的自由电子数是多少？(2)电子在导线内的平均漂移速度是多少？(3)电子沿导线漂移 1 cm 所需时间为多少？

(6.25×10^{8} s^{-1}；7.4×10^{-15} m · s^{-1}；1.4×10^{12} s)

8-7 如图 8-16 所示，当电路达到稳态时($t\to\infty$)，求：(1)电容器上的电压；(2)各支路电流；(3)时间常量.

(2 V；1.0×10^{-2} A；266 s)

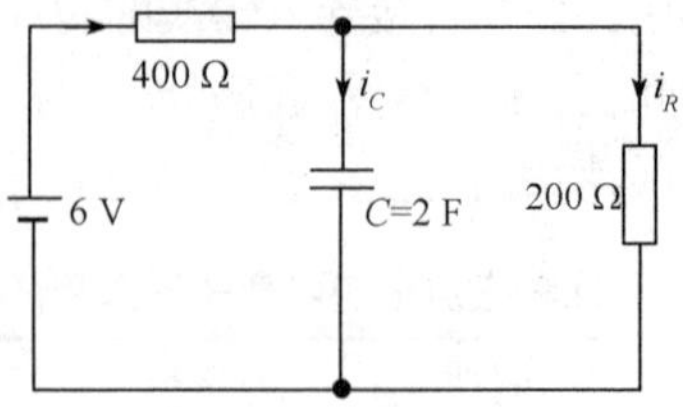

图 8-16　习题 8-7

8-8　在图 8-17 所示的电路中，已知 $\varepsilon_1 = 12\ \text{V}$，$\varepsilon_2 = 9\ \text{V}$，$\varepsilon_3 = 8\ \text{V}$，$r_1 = r_2 = r_3 = 1.0\ \Omega$，$R_1=R_3=R_4=R_5=2.0\ \Omega$，$R_2=3.0\ \Omega$. 求：(1) a、b 两端的电压 U_{ab}；(2) a、b 短路时通过 R_2 的电流大小及方向.　(1.0 V；0.15 A)

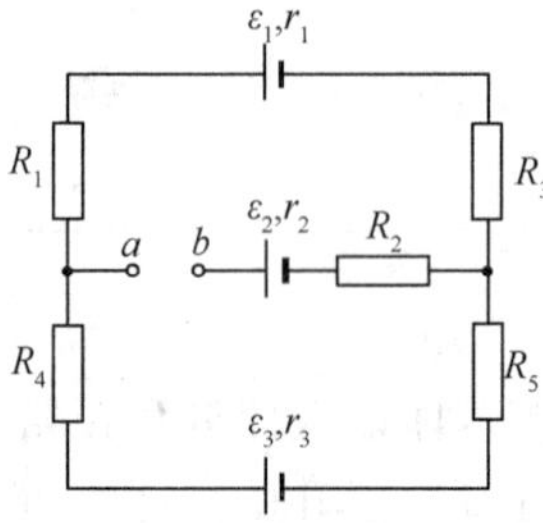

图 8-17　习题 8-8

8-9　在如图 8-18 所示的电路中，$\varepsilon_1 = 12\ \text{V}$，$\varepsilon_2 = 6.0\ \text{V}$，$r_1 = r_2 = 1.0\ \Omega$，$R_1 = R_2 = 1.0\ \Omega$，通过 R_3 的电流 I_3=3.0 A，方向如图所示. 求：(1) 通过 R_1 和 R_2 的电流；(2) 电阻 R_3 的大小.　(3 A，0 A；2 Ω)

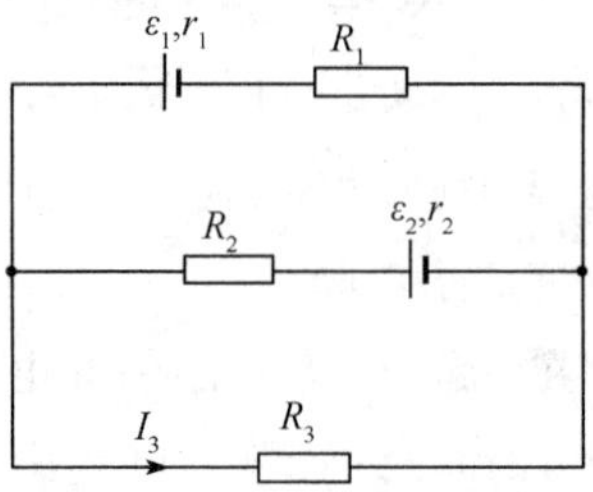

图 8-18　习题 8-9

阅读材料

一、膜片钳技术介绍

1976 年，德国两位细胞生物学家埃尔温和贝尔特建立了一种以记录通过离子通道的离子电流来反映细胞膜上单一或多数离子通道分子活动的技术，称为膜片钳技术，为细胞生理学的研究带来了一场革命性的变化，因而这两位科学家获得了 1991 年的诺贝尔生理学或医学奖.

膜片钳技术是以微弱电流信号测量为基础，利用玻璃微电极与细胞膜封接可测量多种膜通道的电流，其精度可达 pA 级，是一种典型的底噪声测量技术，达到了当今电子测量的极限. 膜片钳技术发展至今，已成为现代细胞电生理研究的常规方法，它不仅可以作为基础生物医学研究的工具，而且间接或直接为临床医学服务.

二、诺贝尔奖获得者——能斯特

瓦尔特·赫尔曼·能斯特是一位法官的儿子，1864 年 6 月 25 日生于西普鲁士的布里森. 1887 年获维尔茨堡大学博士学位，并成为著名物理化学家奥斯特瓦尔德的助手.

1889 年 25 岁的能斯特在物理化学方面初露头角，他将热力学原理应用到电池上，推导出电极电势与溶液浓度的关系式，通常称之为能斯特方程，沿用至今.

1890 年能斯特成为哥廷根大学的化学教授，1904 年任柏林大学物理化学教授，后被任命为实验物理研究所所长(1924～1933). 能斯特的成功案例很多，如他用量子理论的观点研究低温现象，得出光化学的“原子链式反应”理论；1906 年，根据对低温现象的研究，得出热力学第三定律，人们称之为“能斯特热定理”，这个定理有效地解决了计算平衡常数问题和许多工业生产难题，因此获得了 1920 年诺贝尔化学奖.

此外，能斯特还发明了含氧化锆及氧化物发光剂的能斯特灯，这是白炽灯的前身；设计出了用指示剂测定介电常数、离子水化度和酸碱度的方法；并发展了分解和接触电势、钯电极性状和神经刺激理论. 他谦虚地把成绩归功于导师奥斯特瓦尔德，其实他自己也培养出三位诺贝尔物理学奖获得者(米利肯，1923；安德森，1936；格拉泽，1960).

1933 年他因受纳粹的迫害离职回到乡间别墅庄园，1941 年 11 月 18 号在德逝世，终年 77 岁.

三、伏打电池的发明者——伽尔瓦尼

伽尔瓦尼是意大利医生和动物学家，1737 年 9 月 9 日诞生于意大利的波洛尼亚. 他从小接受正规教育，1756 年进入波洛尼亚大学学习医学和哲学，1759 年从医，开展解剖学研究，还在大学开设医学讲座，1766 年任大学解剖学陈列室示教教师，1768 年任讲师，1782 年任波洛尼亚大学教授.

伽尔瓦尼对物理学的贡献是发现了伽尔瓦尼电流，1786 年有一天，伽尔瓦尼在实验室解剖青蛙，用刀尖碰破了皮的青蛙腿上外露的神经时，蛙腿剧烈痉挛，同时出现火花. 经过反复实验，他认为动物身上存在电，痉挛起因于此，他还把这种电叫作“动物电”. 1791 年，伽尔瓦尼发表了《论电力对肌肉的作用》的文章，陈述了他所做的观察、实验及得出的结论，引起空前轰动. 这个发现促成了伏打电池的发明和电生理学的建立. 为了纪念伽尔瓦尼，伏打还把伏打电池叫作伽尔瓦尼电池，引出的电流称为伽尔瓦尼电流.

伽尔瓦尼晚年在生活上和政治上连遭打击，贫病交加，1798 年 12 月 4 日在波洛尼亚去世，终年 61 岁.

(姜云海)

第九章　磁场与电磁感应

脑磁图、心磁图已应用于临床多种疾病的诊断和治疗，电磁泵应用于人工心肺机和人工肾机中，外科采用的电切割、电凝固、电干燥等，这些诊断和治疗手段都离不开电磁学的知识.

磁现象的本质是电荷的运动，磁与电有着密切的联系，两者可以相互转化，但是它们有着本质的区别. 1820 年奥斯特发现电流的磁效应，第一次揭示了电和磁的联系，之后人们开始寻找磁的逆效应，即磁的电效应. 直到 1831 年，英国科学家迈克尔·法拉第发现了电磁感应现象，即磁场可以产生电流的现象. 1862 年，麦克斯韦提出位移电流的概念，揭示了电磁场的内在联系，使电磁场成为一个统一的整体，并预言了电磁波的存在. 在生物医学中涉及许多磁现象和电磁感应技术的应用. 本章首先引入描述磁场的基本物理量——磁感应强度，然后介绍磁场对运动电荷(电流)的作用、电流的磁场基本定律、电磁感应现象、电磁波、生物磁现象等.

第一节　磁场　磁感应强度

一、磁场

通过对静电场的研究，可知静止电荷在其周围空间存在电场. 在运动电荷(电流)的周围，不仅存在电场，而且还有磁场这种特殊物质存在. 运动电荷之间的相互作用是通过磁场来传递的. 在磁场中的运动电荷(电流)要受到磁场力的作用，因此，运动电荷之间、电流之间、电流与磁铁之间，以及运动电荷与磁铁之间都有相互作用，它们的相互作用都是通过磁场来传递的. 磁场对位于其中运动的电荷有磁场力的作用，表明了磁场的物质性，同时表明磁场具有能量.

二、磁感应强度

为了定量地描述磁场，从而引入**磁感应强度** $\boldsymbol{B}$(magnetic induction)这个物理量，它是一个矢量. 实验发现，当一个带正电的运动电荷 q 以速度 $\boldsymbol{v}$ 通过磁场中 P 点时，其受力情况有如下规律：

(1)运动电荷以相同的速率 $\boldsymbol{v}$ 从不同方向通过 P 时，它所受的磁力 $\boldsymbol{F}$ 大小虽然不同，但 $\boldsymbol{F}$ 的方向始终与 $\boldsymbol{v}$ 的方向垂直.

(2)对于 P 点，当运动电荷的速度 $\boldsymbol{v}$ 取某个特定方向以及与之相反的方向时，它所受的磁力为零. 这一特定方向就是 P 点磁感应强度 $\boldsymbol{B}$ 的方向.

(3)当运动电荷的速度 $\boldsymbol{v}$ 的方向与 $\boldsymbol{B}$ 的方向垂直时，所受到的磁力有最大值 F_{max}. 进一步研究发现，$\boldsymbol{F}_{max}$ 的大小与运动电荷的电量 q 以及运动速率 v 成正比，但其比值 F_{max}/qv 与 q 以及 v 的大小无关，对磁场中不同的点，这一比值一般不相同. 比值 F_{max}/qv 是完全取决于场点本身性质的函数，如实地反映了磁场的空间分布. 因此将磁场中某点的比值 F_{max}/qv 定义为该点的磁感应强度 $\boldsymbol{B}$ 的大小，即

$$B=\frac{F_{max}}{qv} \tag{9-1}$$

磁感应强度 $\boldsymbol{B}$ 是矢量，它的方向可以通过右手螺旋法则来确定，如图 9-1 所示，即右手拇指伸直，四指由 $\boldsymbol{F}_{max}$ 的方向，沿小于 π 的角度弯向速度 $\boldsymbol{v}$ 的方向，此时拇指的方向就是磁感应强度 $\boldsymbol{B}$ 的方向.

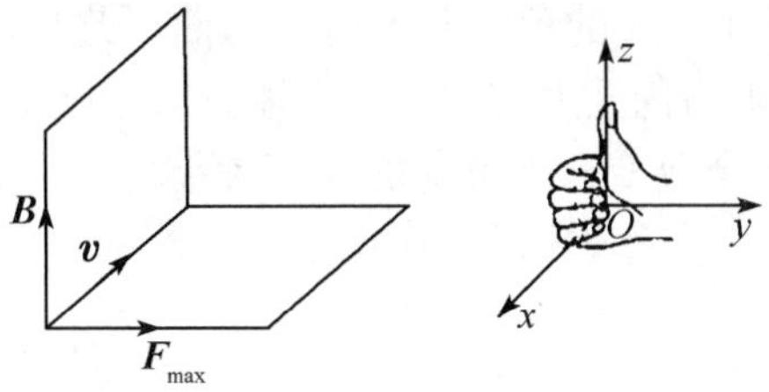

图 9-1　磁感应强度 $\boldsymbol{B}$ 方向的确定

在国际单位制中，磁感应强度 $\boldsymbol{B}$ 的单位是特斯拉，用符号 T 表示，即

$$1\,\mathrm{T}=\frac{1\,\mathrm{N}\cdot}{1\,\mathrm{C}\cdot\mathrm{m}\cdot\mathrm{s}^{-1}}=\frac{1\,\mathrm{N}}{1\,\mathrm{A}\cdot\mathrm{m}}$$

常用单位还有高斯，用 G 表示，$1\,\mathrm{G}=10^{-4}\,\mathrm{T}$.

地球表面的磁场约为 0.5 G，回旋加速器中大型电磁铁产生的磁场为 1～30 T，核磁共振装置的超导磁体约为 2 T，人体中的生物磁场为 10^{-12}～10^{-10} T.

第二节　磁场对运动电荷和电流的作用

一、洛伦兹力

运动电荷在磁场中要受到磁场力的作用，这个力称为**洛伦兹力**. 当运动电荷的速度方向与磁场的方向平行时，所受的洛伦兹力为零. 当它的运动方向与磁场方向垂直时，所受的洛伦兹力最大，即

$$F_{max}=Bqv \tag{9-2}$$

若运动电荷的速度与磁场方向成任意角度 θ 时，如图 9-2 所示，此时可将速度分解为平行于磁场 $\boldsymbol{B}$ 方向的分量 $v\cos\theta$ 和垂直磁场 $\boldsymbol{B}$ 方向的分量 $v\sin\theta$. 显然，分量 $v\cos\theta$ 对洛伦兹力无贡献，所以电荷 q 所受的洛伦兹力为

$$F_{max}=Bqv\sin\theta \tag{9-3}$$

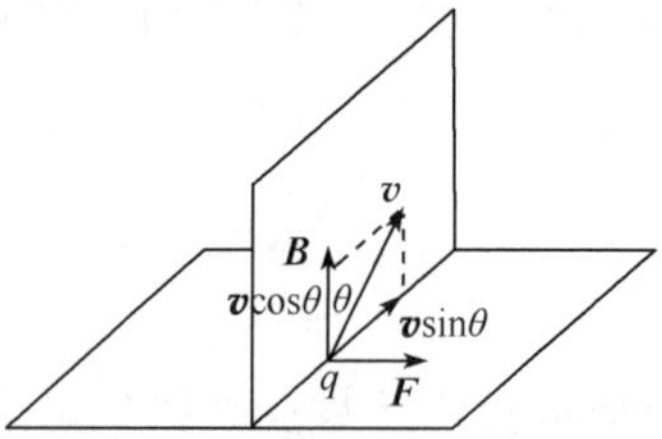

图 9-2　洛伦兹力 $\boldsymbol{F}$ 的方向与 $\boldsymbol{v}$ 、$\boldsymbol{B}$ 的关系

洛伦兹力的方向垂直于速度 $\boldsymbol{v}$ 和磁感应强度 $\boldsymbol{B}$ 所决定的平面，其方向由右手螺旋定则判定：右手四指指向 $\boldsymbol{v}$ 的方向，再沿小于 π 的角度向 $\boldsymbol{B}$ 方向弯曲，此时拇指的方向就是洛伦兹力 $\boldsymbol{F}$ 的方向. 若运动电荷是负电荷，则洛伦兹力的方向与上述方向相反. 由于洛伦兹力的方向总是垂直于速度方向，因此洛伦兹力不会改变运动电荷的速度大小，只改变速度方向，即洛伦兹力对运动电荷不做功，电荷在磁场中只能作匀速圆周运动.

二、霍尔效应

若带电粒子进入匀强磁场时，它的速度不垂直于磁感应强度 $\boldsymbol{B}$ 的方向，由前面分析可知，与 $\boldsymbol{B}$ 方向平行的速度分量 $\boldsymbol{v}\cos\theta$ 不受洛伦兹力，它使带电粒子在 $\boldsymbol{B}$ 方向上保持一定速度运动；在垂直于 $\boldsymbol{B}$ 的方向上的速度分量 $\boldsymbol{v}\sin\theta$ 使带电粒子受到一个与 $\boldsymbol{v}\sin\theta$ 方向垂直的洛伦兹力作用而作圆周运动. 二者作用的结果使带电粒子在磁场中作螺旋运动. 在均匀磁场 $\boldsymbol{B}$ 中放入一载流导体，若磁场方向与电流方向垂直，此时在与电流和磁场二者均垂直的方向上将出现电势差，这种现象称为**霍尔效应**(Hall effect). 其电势差叫霍尔电势差，用 U_H 表示.

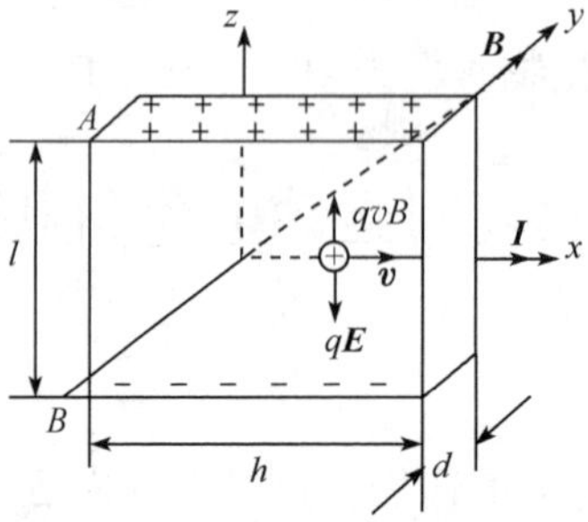

图 9-3　霍尔效应

如图 9-3 所示，设导电薄片长为 l，宽为 h，厚为 d，放入磁感应强度为 $\boldsymbol{B}$ 的匀强磁场中，方向沿 y 轴正方向，通以电流 I，方向沿 x 轴正方向. 设导体中的载流子为正电荷，带电量为$+q$，载流子的漂移速度为 v，方向沿 x 轴正方向. 正电荷受到方向竖直向上、大小为 $F = qvB$ 的洛伦兹力作用，结果使正电荷聚集在导电薄片的上方，负电荷聚集在导电薄片的下方，从而形成一个方向垂直向下的电场. 该电场阻止正电荷向上运动. 随着上、下两表面电荷积累增多，电场逐渐增强，当洛伦兹力与电场力相等时，载流子不再向上移动，则在薄片中形成稳定电场. 此时 $qE = qvB$ 或 $E = Bv$，则 $E = \dfrac{U_A - U_B}{l} = Bv$ 或 $U_{AB} = Bvl$；由于 $I = JS = nqvld$，J 为电流密度，n 为

导体中单位体积中的载流子数，由上述关系可得 $v=\dfrac{I}{nqld}$，则

$$U_{AB}=Bvl=B\frac{I}{nqld}l=\frac{1}{nq}\frac{IB}{d} \tag{9-4}$$

令 $R_{\mathrm{H}}=\dfrac{1}{nd}$，上式可以写成

$$U_{AB}=R_{\mathrm{H}}\frac{IB}{d} \tag{9-5}$$

R_{H} 为霍尔系数，与导体的材料有关，材料载流子浓度 n 越大，系数 R_{H} 越小. 为了得到较大的霍尔系数，常用载流子浓度较低的半导体材料. 另外，霍尔电势差 U_{AB} 与电流强度 I 和磁感应强度 B 成正比，与导体薄片的厚度 d 成反比.

磁场作用于运动电荷的洛伦兹力，不仅可以解释霍尔效应，而且在医疗器械中有广泛应用，如电磁流速计(electromagnetic flowmeter)和电磁泵(electromagnetic pump)，下面介绍它们的原理.

(1)电磁流速计.

电磁流速计如图 9-4 所示，其原理是磁场对运动电荷的作用，只是磁场中的运动电荷为血液中的带电粒子. 设带电粒子沿直径为 D 的血管以速度 v 流动，所带电量为 q，血液流动方向与外磁场的方向垂直. 血液中流动的正负离子受到洛伦兹力的作用将向血管两侧移动，聚集于血管的两侧壁，使 x 轴右侧的电势高于左侧，在血液中形成电场，离子受到电场力和反方向洛伦兹力的作用，当两力平衡时，有

$$qE=qvB \tag{9-6}$$

假设正、负电荷均匀分布在直径为 D 的血管两侧，所形成的电场可近似看成匀强电场，有 $E=\dfrac{U}{D}$，代入式(9-6)可得 $q\dfrac{U}{D}=qvB$，故

$$v=\frac{U}{DB} \tag{9-7}$$

因此，根据式(9-7)，通过测定霍尔电势差，即可测出血液流速大小.

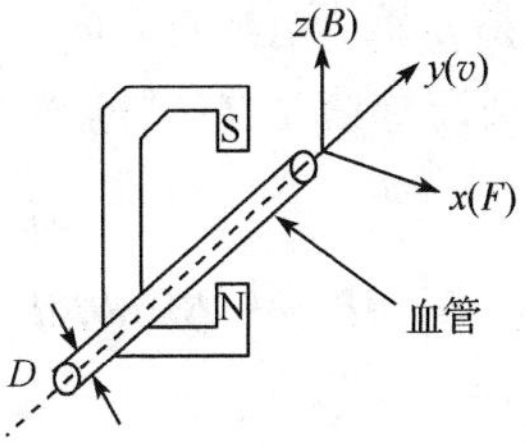

图 9-4　电磁流速计原理图

(2)电磁泵.

电磁泵是利用作用在导电液体上的磁力来运送导电液体的一种装置，其工作原理如图 9-5 所示. 当导电液体通过的电流方向与外感应强度 $\boldsymbol{B}$ 方向垂直时，导电液将受到一个沿管子方向

的推力 $\boldsymbol{F}$,使导电液沿管子的轴线方向流动. 这种装置在临床上用来输送血液和其他电解质溶液. 这种装置没有运动部件，不会使血细胞受损，且系统全封闭避免了污染. 此外，电磁泵还用于人工心肺机和人工肾.

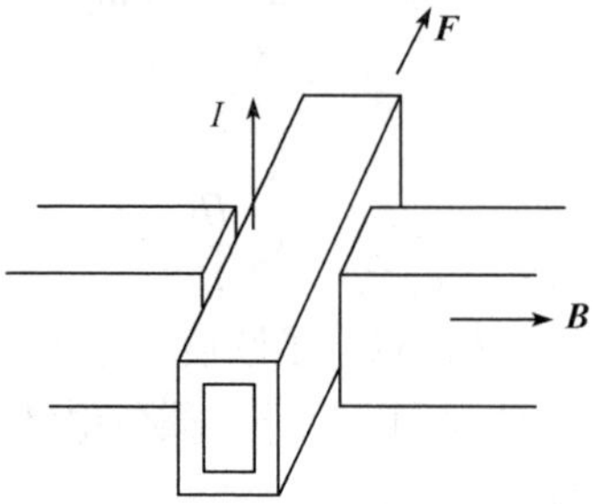

图 9-5　电磁泵原理图

三、磁场对载流导线的作用　磁矩

1. *磁场对载流直导线的作用*

导线中的电流是由大量电荷作定向运动形成的. 当载流导线处于磁场中时，每个电荷都将受到洛伦兹力的作用，作用于导线中所有电荷的洛伦兹力的总和，就是载流导线所受的磁场力，这个力称为安培力.

设任意形状的载流导线处于磁感应强度为 $\boldsymbol{B}$ 的外加磁场中，在载流导线上任取一小段线元 $\mathrm{d}\boldsymbol{l}$，通过导线的电流为 I，把 $I\mathrm{d}\boldsymbol{l}$ 叫做电流元，电流元的方向就是线元 $\mathrm{d}\boldsymbol{l}$ 上电流的方向. 设自由电子运动速度为 $\boldsymbol{v}$，$\boldsymbol{v}$ 与磁感应强度 $\boldsymbol{B}$ 之间的夹角为 θ，每个电子受到的洛伦兹力的大小为 $evB\sin\theta$. 若导线的横截面积为 S，单位体积中含自由电子数目为 n，则电流元受到的安培力 $\mathrm{d}F$ 等于电流元中所有自由电子 $nS\mathrm{d}l$ 所受的洛伦兹力的总和.

$$\mathrm{d}F = evB\sin\theta \cdot nS\mathrm{d}l = neSvB\sin\theta\mathrm{d}l$$

而 $I=neSv$, 上式可以写成

$$\mathrm{d}F = B\sin\theta I\mathrm{d}l$$

$\mathrm{d}F$ 是电流元在外磁场 $\boldsymbol{B}$ 中受到的安培力的大小，上式也叫安培公式. $\mathrm{d}\boldsymbol{F}$ 的方向垂直于 $I\mathrm{d}\boldsymbol{l}$ 和 $\boldsymbol{B}$ 所决定的平面，具体指向由右手螺旋法则确定：右手四指指向电流元 $I\mathrm{d}\boldsymbol{l}$ 的方向，并沿小于 π 的角度弯向 $\boldsymbol{B}$ 方向，此时拇指的方向就是安培力 $\mathrm{d}\boldsymbol{F}$ 的方向.

利用安培公式，可以求得有限长载流导线 L 在磁场中所受的力，它等于导线上各电流元所受安培力的矢量和，即

$$\boldsymbol{F} = \int_L \mathrm{d}\boldsymbol{F} = \int_L \boldsymbol{B}\sin\theta I\mathrm{d}\boldsymbol{l} \tag{9-8}$$

2. *磁场对载流线圈的作用　磁矩*

将一矩形线圈 $abcd$ 放入匀强磁场 $\boldsymbol{B}$ 中，已知线圈的两边长分别为 l_1 、l_2，通过线圈的电流强度为 I，线圈平面与 $\boldsymbol{B}$ 之间的夹角为 θ，如图 9-6(a)所示.

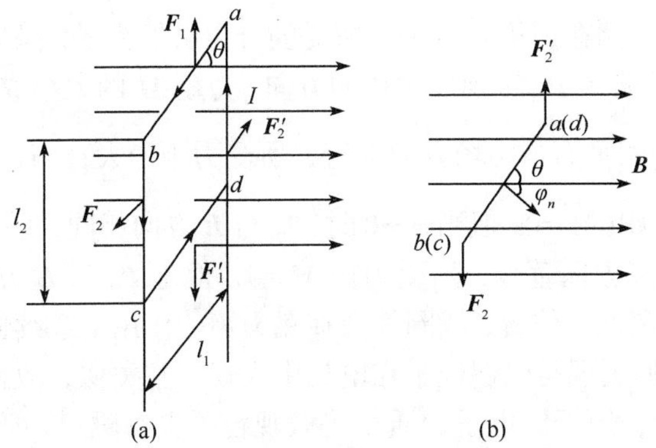

图 9-6　磁场对载流线圈的作用

作用在 ab、cd 两边上的安培力分别为

$$F_1=\int_{ab} IB\sin(\pi-\theta)\mathrm{d}l=IBl_1\sin\theta$$

$$F_1'=\int_{cd} IB\sin\theta\mathrm{d}l=IBl_1\sin\theta$$

F_1 和 F_1' 大小相等，方向相反，作用在同一直线上，所有这两个力互相抵消. 作用在 da、bc 两边上的安培力分别为

$$F_2'=IBl_2$$

$$F_2=IBl_2$$

这两力大小相等，方向相反，但两力的作用不在同一直线上，它们形成了力偶，力偶矩将使线圈转动，如图 9-6(b)所示. 其等效力臂为 $l_1\cos\theta$，磁场作用在线圈上的力矩为

$$M=IBl_1l_2\cos\theta$$

式中，M 为载流线圈的磁力矩. 因线圈面积 $S=l_1l_2$，故上式可以写成

$$M=IBS\cos\theta \tag{9-9}$$

常用线圈的法线方向 $\boldsymbol{n}$ 描述线圈的取向，它的方向与线圈的绕行方向有关，可用右手螺旋法则来确定：让弯曲的四指与线圈中电流的环绕方向一致，这时其拇指的指向即为线圈平面法线 $\boldsymbol{n}$ 的方向. 若线圈平面的法线 n 的方向与磁场 B 的方向之间的夹角为 φ，由于 $\varphi+\theta=\dfrac{\pi}{2}$，则式(9-9)可写成

$$M=IBS\sin\varphi \tag{9-10}$$

如果线圈有 N 匝，线圈的磁力矩为

$$M=NIBS\cos\theta=P_{\mathrm{m}}B\sin\varphi \tag{9-11}$$

式中，$P_{\mathrm{m}}=NIS$，称为载流线圈的**磁矩**(magnetic moment). 磁矩是矢量，它的方向就是载流线圈法线的方向，单位为安培·米^2($\mathrm{A\cdot m^2}$). 磁矩 P_{m} 仅由载流线圈本身的条件 N、I、S 决定，与外磁场和线圈的形状无关，反映了载流线圈本身的特性. 式(9-11)虽然是从矩形线圈推导出来的，但它对任意形状的载流线圈都适用.

上述讨论表明，载流线圈在一均匀磁场中所受的合力虽然为零，但是它受到一力矩 $\boldsymbol{M}$ 作用. 力矩 $\boldsymbol{M}$ 总是试图使线圈的磁矩 $\boldsymbol{P}_{\mathrm{m}}$ 转到外磁场的方向. 力矩 $\boldsymbol{M}$ 的大小取决于 $\boldsymbol{P}_{\mathrm{m}}$、$\boldsymbol{B}$ 和二者之间的夹角 φ. 当 $\varphi=\dfrac{\pi}{2}$ 时，线圈平面与磁场方向平行，所受力矩最大；当 $\varphi=0$ 或 $\varphi=\pi$ 时，线圈平面与磁场方向垂直，所受力矩 $\boldsymbol{M}=0$. 但当 $\varphi=0$ 时，$\boldsymbol{P}_{\mathrm{m}}$ 与 $\boldsymbol{B}$ 方向相同，线圈处于稳定状态；而 $\varphi=\pi$ 时，线圈平面虽然也和磁场方向垂直，所受力矩 $\boldsymbol{M}=0$，但是 $\boldsymbol{P}_{\mathrm{m}}$ 与 $\boldsymbol{B}$ 方向相反，线圈的这一位置并不稳定，只要它略偏离这一位置，线圈就会在磁力矩的作用下继续偏离，直到 $\boldsymbol{P}_{\mathrm{m}}$ 与 $\boldsymbol{B}$ 一致为止. 载流线圈在磁场中的表现与电偶极子在电场中表现非常类似，故称载流线圈为磁偶极子.

不仅载流线圈有磁矩，原子、电子、质子等微观粒子也有磁矩. 原子的核外电子绕原子核旋转，可以等效为一环形电流，因而具有电子轨道磁矩；微观粒子有自旋运动，因而具有自旋磁矩. 对微观粒子来说，磁矩是它们本身特征之一，是描述它们磁性质的重要物理量.

第三节 电流的磁场

一、毕奥-萨伐尔定律

电流的周围空间存在着磁场. 对于任意形状载流导线所激发磁场的空间分布，可由**毕奥-萨伐尔定律**(Biot-Savart's law)确定. 载流导线可被看成是由许多小的电流元(current element) $I\mathrm{d}\boldsymbol{l}$ 组成，电流元的方向与它所在位置处线元 $\mathrm{d}\boldsymbol{l}$ 中的电流方向一致. 每段电流元产生的磁感应强度为 $\mathrm{d}\boldsymbol{B}$，求出所有电流元产生的磁感应强度 $\mathrm{d}\boldsymbol{B}$ 的矢量和，就是空间某点的磁感应强度 $\boldsymbol{B}$. 毕奥-萨伐尔定律指出，电流元在空间某点 P 产生的磁感应强度 $\mathrm{d}\boldsymbol{B}$ 的大小与 $I\mathrm{d}\boldsymbol{l}$ 的大小成正比，与电流元到 P 点的距离 r 的平方成反比，与 $I\mathrm{d}\boldsymbol{l}$ 和 $\boldsymbol{r}$ 之间小于 π 的夹角 θ 的正弦成正比，即

$$\mathrm{d}\boldsymbol{B}=k\frac{I\mathrm{d}\boldsymbol{l}\sin\theta}{r^2} \tag{9-12}$$

式中，k 为比例系数，其值与介质的种类和选用的单位有关. 在真空中，若选用国际单位制，则 $k=\dfrac{\mu_0}{4\pi}$，$\mu_0=4\pi\times10^{-7}\,\mathrm{N\cdot A^{-2}}$ 为真空中的**磁导率**(permeability of vaccum)，将 k 代入上式得

$$\mathrm{d}B=\frac{\mu_0}{4\pi}\frac{I\mathrm{d}l\sin\theta}{r^2} \tag{9-13}$$

$\mathrm{d}\boldsymbol{B}$ 的方向垂直于 $I\mathrm{d}\boldsymbol{l}$ 和 $\boldsymbol{r}$ 所在的平面，由右手螺旋法则确定：右手四指指向电流元 $I\mathrm{d}\boldsymbol{l}$ 方向，并沿小于 π 的角度弯向 $\boldsymbol{r}$ 方向，此时拇指的方向就是 $\mathrm{d}\boldsymbol{B}$ 的方向，如图 9-7 所示.

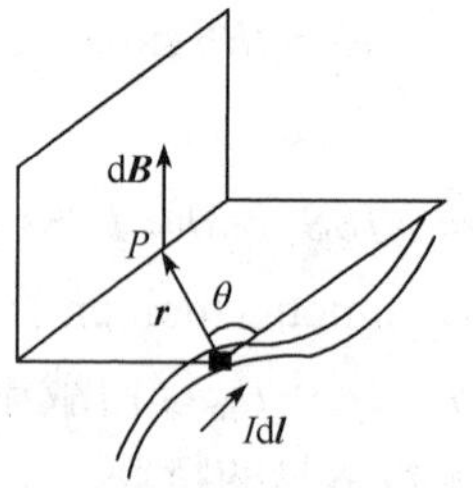

图 9-7 电流元的磁场

二、毕奥-萨伐尔定律的应用

1. 载流长直导线的磁场

设导线中通以电流 I，P 是直导线外任意一点，P 到导线的距离为 a，求 P 点的磁感应强度.

如图 9-8 所示，在长直导线 AB 上任取一电流元 $I\mathrm{d}\boldsymbol{l}$，由式(9-13)可求得电流元在 P 点所产生的磁感应强度 $\mathrm{d}\boldsymbol{B}$ 的大小为

$$\mathrm{d}B = \frac{\mu_0}{4\pi}\frac{I\mathrm{d}l\sin\theta}{r^2}$$

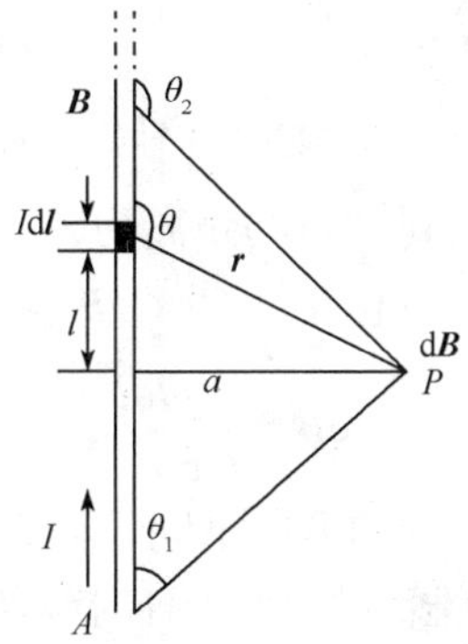

图 9-8 载流长直导线的磁场

$\mathrm{d}\boldsymbol{B}$ 的方向垂直于 $I\mathrm{d}\boldsymbol{l}$ 和 $\boldsymbol{r}$ 所在的平面，垂直于纸面指向里. 由于所有电流元在 P 点产生的磁感应强度的方向相同，故 P 点的磁感应强度 $\boldsymbol{B}$ 等于各电流元在该点所产生的磁感应强度 $\mathrm{d}\boldsymbol{B}$ 的代数和. 对上式积分得

$$B = \int_A^B \mathrm{d}B = \frac{\mu_0}{4\pi}\int_A^B \frac{I\mathrm{d}l\sin\theta}{r^2} \tag{9-14}$$

由图 9-8 可知

$$\frac{l}{a} = \cot(\pi-\theta) = -\cot\theta,\ \mathrm{d}l = -a\mathrm{d}(\cot\theta) = \frac{a}{\sin^2\theta}\mathrm{d}\theta\ ,\quad \sin^2\theta = \frac{a^2}{r^2}\ ,\quad \frac{\mathrm{d}l}{r^2} = \frac{\mathrm{d}\theta}{a}$$

代入式(9-14)得

$$B = \frac{\mu_0}{4\pi}\int_{\theta_1}^{\theta_2}\frac{I\sin\theta}{a}\mathrm{d}\theta = \frac{\mu_0 I}{4\pi a}(\cos\theta_1 - \cos\theta_2) \tag{9-15}$$

式中，θ_1、θ_2 为 A、B 端对 P 点的张角.

若导线为无限长，则 $\theta_1 = 0$，$\theta_2 = \pi$，代入上式得

$$B = \frac{\mu_0 I}{2\pi a} \tag{9-16}$$

可见，无限长载流直导线周围的磁感应强度的大小与导线中的电流成正比，与该点到直导线距离成反比. 磁感应线是一组围绕导线的同心圆，方向用右手螺旋法则判定：右手握住导线，拇指指向电流方向，弯曲四指的环绕方就是磁感应强度的方向.

2. 载流圆线圈轴线上的磁场

如图 9-9 所示，圆线圈的半径为 R，通以电流 I，圆心为 O 点，在圆线圈轴线上任取一点 P，P 到 O 点的距离为 a，求 P 点的磁感应强度 $\boldsymbol{B}$.

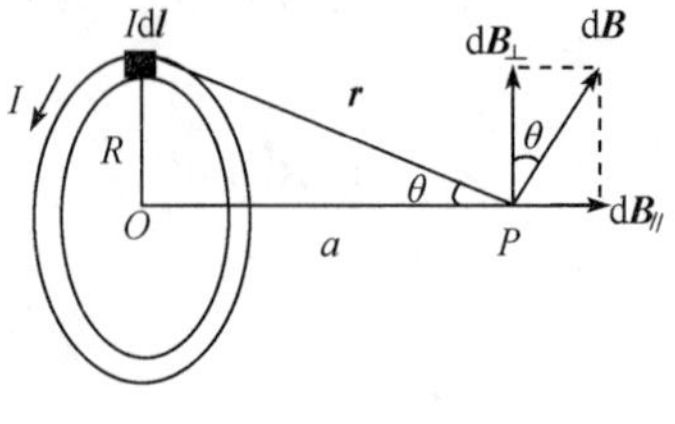

图 9-9　载流圆线圈轴线上的磁场

在载流圆线上取一电流元 $I\mathrm{d}l$，它到 P 点的距离为 r，电流元 $I\mathrm{d}l$ 与 r 相互垂直，r 与线圈轴线的夹角为 θ. 根据毕奥-萨伐尔定律，电流元 $I\mathrm{d}l$ 在 P 点处产生的磁感应强度大小为

$$\mathrm{d}B=\frac{\mu_0}{4\pi}\frac{I\mathrm{d}l}{r^2}$$

各电流元在 P 点产生的磁感应强度的方向不同，但它们与轴线 OP 的夹角相同，且在以 P 为顶点，以 OP 的延长线为轴线的圆锥面上. 由于轴对称性，与轴线垂直的分量 $\mathrm{d}B_{\perp}$ 相互抵消，故 P 点的总磁感应强度 B 的大小等于与轴线平行的各分量 $\mathrm{d}B_{//}$ 的代数和.

$$\mathrm{d}B_{//}=\mathrm{d}B\sin\theta=\frac{\mu_0}{4\pi}\frac{I\mathrm{d}l}{r^2}\frac{R}{r}$$

$$B=\int_0^{2\pi R}\mathrm{d}B_{//}=\frac{\mu_0 IR}{4\pi r^3}\int_0^{2\pi R}\mathrm{d}l=\frac{\mu_0 2\pi R^2 I}{4\pi r^3}=\frac{\mu_0 R^2 I}{2(R^2+a^2)^{\frac{3}{2}}}$$

由于圆面积 $S=\pi R^2$，故上式可以写成

$$B=\frac{\mu_0 SI}{2\pi(R^2+a^2)^{\frac{3}{2}}} \tag{9-17}$$

在圆心处，$a=0$，代入式(9-17)得

$$B=\frac{\mu_0 SI}{2\pi R^3}=\frac{\mu_0 I}{2R}$$

远离圆心处，$a\gg R$，R 可以忽略不计，则

$$B=\frac{\mu_0 SI}{2\pi a^3}$$

载流圆线圈轴线上的磁感应强度的方向可用右手螺旋法则来判定：弯曲四指与载流圆线圈电流的绕行方向一致，则拇指的指向就是轴线上 $\boldsymbol{B}$ 的方向.

3. 载流直螺线管中的磁场

螺线管是由绕在圆柱面上的螺旋形线圈组成的，如果螺线管的线圈绕得非常紧密，则直螺线管可看成由很多并排平行的圆线圈组成，线圈中某点的磁感应强度是所有线圈在该点产生的磁感应强度的矢量和. 在载流圆线圈的基础上，探讨载流直螺线管中轴线上任一点的磁感应强度.

图 9-10 是半径为 R，通以电流为 I 的密绕直螺线管的截面图. 设微元 $\mathrm{d}l$ 段在 P 点产生的磁感应强度为 $\mathrm{d}B$，微元 $\mathrm{d}l$ 到 P 点的长度为 l，螺线管单位长度上的线圈匝数为 n，则 $\mathrm{d}l$ 段相当于一个电流强度为 $nI\mathrm{d}l$ 的圆电流. 根据式(9-17)得

$$\mathrm{d}B=\frac{\mu_0}{2\pi}\frac{SnI\mathrm{d}l}{(R^2+l^2)^{\frac{3}{2}}} \tag{1}$$

从图 9-10 可以看出

$$l=R\cot\theta \tag{2}$$

微分后有

$$\mathrm{d}l=-R\frac{\mathrm{d}\theta}{\sin^2\theta} \tag{3}$$

又因

$$l^2+R^2=r^2=\frac{R^2}{\sin^2\theta} \tag{4}$$

将式(2)～(4)代入式(1)，得

$$\mathrm{d}B=-\frac{\mu_0 nI}{2}\sin\theta\mathrm{d}\theta$$

对上式积分得

$$B=-\frac{\mu_0 nI}{2}\int_{\theta_1}^{\theta_2}\sin\theta\mathrm{d}\theta=\frac{\mu_0 nI}{2}(\cos\theta_2-\cos\theta_1) \tag{9-18}$$

磁感应强度的方向沿轴线向右.

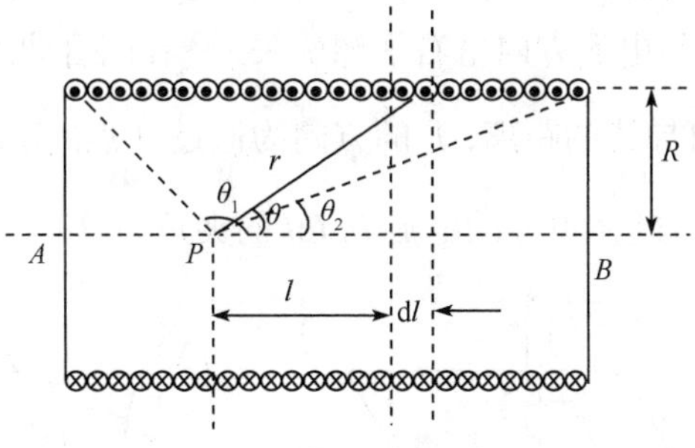

图 9-10　载流直螺线管中的磁场

下面讨论两种特殊情况：

(1)若螺线管为无限长，$\theta_1=\pi$，$\theta_2=0$，式(9-18)变为

$$B=\mu_0 nI \tag{9-19}$$

可见，无限长螺线管内部的磁感应强度 B 的大小与 P 点位置无关，由螺线管单位长度线圈匝数 n 和线圈中电流强度 I 决定. 这表明密绕的无限长直螺线管轴线上的磁场是均匀的. 理论分析指出，密绕的直螺线管中磁感应线很少泄漏，其内部任意一点的磁场都是均匀的.

(2) 在长直螺线管任一端的轴线上，如图 9-10 中的 A 点，$\theta_1=\frac{\pi}{2}$，$\theta_2=0$，代入式 (9-18) 得

$$B=\frac{\mu_0 nI}{2} \tag{9-20}$$

说明长直螺线管端点轴线上的磁感应强度为无限长管内的一半. 对于有限长的螺线管，若 $R\ll l$，式 (9-19) 和式 (9-20) 都适用.

例 9-1 在氢原子模型中，电子绕核作圆周运动，已知圆周半径 $R=0.53\times10^{-10}\,\text{m}$，电子速度为 $v=7\times10^6\,\text{m}\cdot\text{s}^{-1}$. 求电子轨道中心处的磁感应强度 B 和电子轨道磁矩 P_m.

解 电子在轨道上产生的环形电流为

$$I=\frac{\text{d}Q}{\text{d}t}=e\frac{v}{2\pi R}$$

则中心处的磁感应强度为

$$B=\frac{\mu_0 I}{2R}=\frac{\mu_0}{2R}\cdot e\frac{v}{2\pi R}=\frac{\mu_0 ev}{2\pi R^2}=\frac{10^{-7}\times1.6\times10^{-19}\times7\times10^6}{(0.53\times10^{-10})^2}\,\text{T}=39.9\,\text{T}$$

电子的轨道磁矩为

$$\begin{aligned}P_\text{m}&=IS=\frac{ev}{2\pi R}\times\pi R^2=\frac{1}{2}veR\\&=\frac{1}{2}\times7\times10^6\times0.53\times10^{-10}\times1.6\times10^{-19}=3\times10^{-23}\ (\text{A}\cdot\text{m}^2)\end{aligned}$$

三、安培环路定理

图 9-11 (a) 所示一垂直于长直导线的平面 S，与载流直导线相交于 O 点，在平面内任作一闭合曲线 L，设 L 的绕行方向与电流方向呈右手螺旋关系. 在闭合曲线上任一点 A 的磁感应强度 $B=\frac{\mu_0 I}{2\pi r}$，式中 r 为 A 点到直导线的距离，B 的方向为通过 A 点的磁感应线 (图中的虚线) 的切线方向. 磁感应强度 B 的方向与过 A 点处的电流元 $I\text{d}l$ 的夹角为 θ.

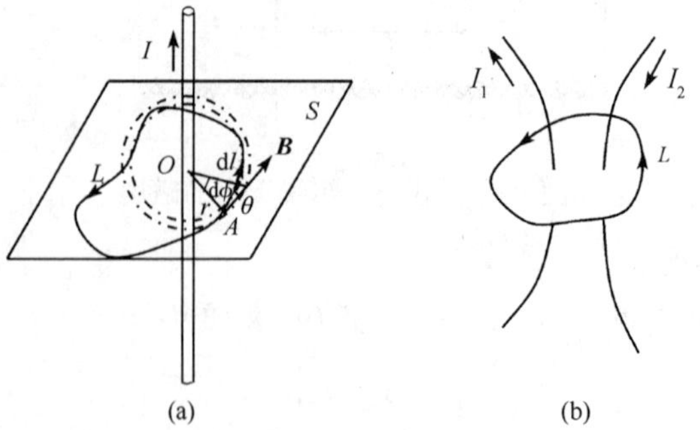

图 9-11 安培环路定理

由图 9-11 (a) 知，$\text{d}l\cos\theta=r\text{d}\phi$，所以 B 沿闭合曲线的线积分为

$$\oint B\cdot\text{d}l=\oint B\text{d}l\cos\theta=\oint\frac{\mu_0 I}{2\pi r}r\text{d}\phi=\frac{\mu_0 I}{2\pi}\int_0^{2\pi}\text{d}\phi=\mu_0 I \tag{9-21}$$

式(9-21)表明，磁感应强度沿任意闭合曲线的线积分与包围在曲线内的电流有关，而与包围曲线的形状无关. 虽然式(9-21)是从无限长直导线推导出来的，但是它对任意的载流导线产生的磁场都成立，即使选取封闭曲线不在同一平面内，上式同样适用. 如果封闭曲线内包含多个电流，式(9-21)可以写成

$$\oint B \cdot \mathrm{d}l = \mu_0 \sum I \tag{9-22}$$

式(9-22)表明，电流周围的磁场中，磁感应强度 B 沿任何封闭曲线的线积分与通过封闭曲线内的电流强度的代数和成正比. 这个结论称为真空中的**安培环路定理**(Ampere circuital law).

电流的正负可按下列方法确定，如果电流的方向与积分回路的绕行方向符合右手螺旋关系，电流为正，如图 9-11(b)中 I_1；反之为负，如图 9-11(b)中 I_2. 如果封闭曲线中的电流不含电流或者电流的代数和为零，式(9-22)中等式右边为零.

应用安培环路定理，可求出长直螺线管内的磁场. 图 9-12 是一密绕的通电螺线管，电流强度为 I. 由于螺线管很长，管内的磁场是均匀的，方向与管的轴线平行，螺线管外的磁场很弱，可以忽略不计. 在管内任选一点 P，过 P 点作矩形封闭曲线 $abcd$，对回路 $abcd$ 应用安培环路定理得

$$\oint B\mathrm{d}l\cos\theta = \int_a^b B\mathrm{d}l\cos\theta + \int_b^c B\mathrm{d}l\cos\theta + \int_c^d B\mathrm{d}l\cos\theta + \int_d^a B\mathrm{d}l\cos\theta = \mu_0 \sum I$$

由于 cd 在螺线管外，B=0，所以 $\int_c^d B\mathrm{d}l\cos\theta = 0$；$bc$ 和 da 两条直线上各对应点上 B 相同，而积分路径相反，所以 $\int_b^c B\mathrm{d}l\cos\theta + \int_d^a B\mathrm{d}l\cos\theta = 0$. ab 在螺线管内，管内为均匀磁场，且 $\boldsymbol{B}$ 的方向自 a 向 b，则

$$\oint B\mathrm{d}l\cos\theta = \int_a^b B\mathrm{d}l = B\overline{ab} = \mu_0 \sum I = \mu_0 \overline{ab} nI$$

$$B = \mu_0 nI \tag{9-23}$$

式(9-23)是从安培环路定理得出的，与毕奥-萨伐尔定律得出的结论相同，但方法更简洁. 故在有些情况下可用安培环路定律来求电流的磁场.

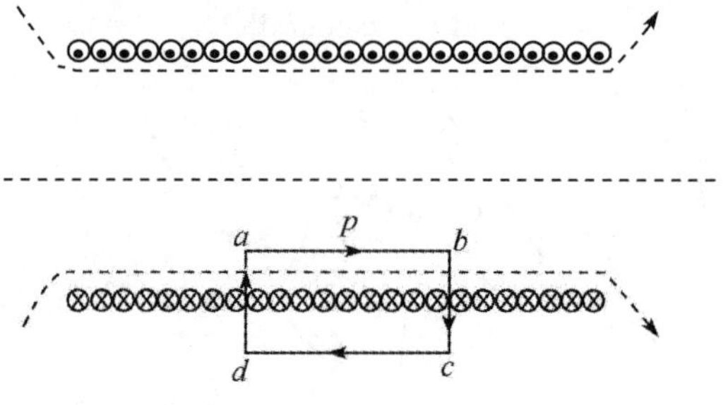

图 9-12　长直螺线管内的磁场

第四节　电 磁 感 应

案例 9-1

1820 年，奥斯特发现了电流的磁效应以后，人们开始进行磁生电的研究，但一直没有实质性进展. 当时英国《科学》杂志的混乱介绍促使《哲学》编辑菲利浦写信邀请正在忙于化学研究的法拉第加以研究和评论. 从此，法拉第走进了电磁学研究的领域. 1831 年 8 月，法拉第经过 10 年不懈的努力终于发现了电磁感应现象，实现了由磁场产生电流的愿望. 电磁感应现象的发现是一项划时代的贡献，它奠定了电力工业最重要的基础，进一步揭示了电现象和磁现象的深刻联系. 1834 年，在法拉第发现电磁感应现象后不久，楞次发现了确定感应电动势方向的楞次定律.

问题

1. 什么是电磁感应?
2. 由磁场产生感应电流分几种情况?
3. 如何确定感应电动势的方向?

一、磁通量

1. 磁感应线

为了形象地描述磁场的分布情况，类比静电场中引入电场线的方法，引入磁感应线(magnetic induction line). 磁感应线是磁场中的一些假想曲线，曲线上任何一点的切线方向与该处的磁感应强度 B 的方向相同. 为了使磁感应线既能描述磁场的空间分布，又能描述磁场的强弱，规定通过磁场中某点处垂直于磁感应强度 B 的单位面积上的磁感应线的数目等于该点磁感应强度 B 的大小. 由此可见，磁感应强度 B 大的地方，磁感应线较密集；磁感应强度 B 小的地方，磁感应线较稀疏. 应该注意的是，与静电场中电场线始于正电荷而终止于负电荷的情况不同，磁感应线是环绕电流的闭合曲线，既无起点，也无终点，因此磁场又称涡旋场.

2. 磁通量

通过磁场中一个给定曲面的磁感应线的总数称为通过该曲面的磁通量(magnetic flux)，用 Φ 表示. 如图 9-13 所示，在曲面 $\boldsymbol{S}$ 上任取一面元 $\mathrm{d}\boldsymbol{S}$，其法线方向 $\boldsymbol{n}$ 与该点磁感应强度 $\boldsymbol{B}$ 的方向夹角为 θ，则通过该面元 $\mathrm{d}S$ 的磁通量为

$$\mathrm{d}\Phi = B\cos\theta \mathrm{d}S \tag{9-24}$$

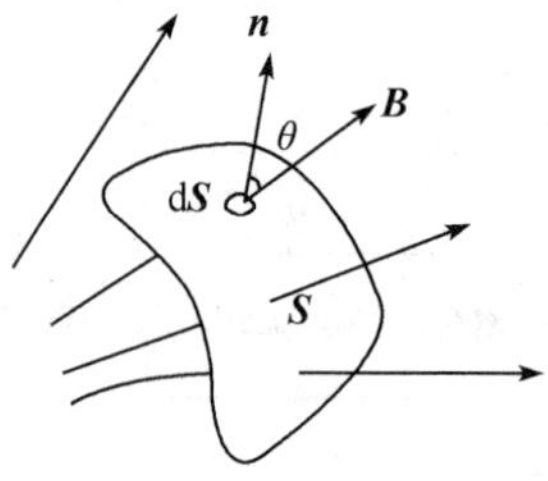

图 9-13　通过曲面 S 的磁通量

通过曲面 S 的磁通量为

$$\Phi = \int \mathrm{d}\Phi = \iint_S B\cos\theta \mathrm{d}S \tag{9-25}$$

在国际单位制中，磁通量的单位为韦伯，符号 Wb，$1\mathrm{Wb}=1\mathrm{T}\cdot\mathrm{m}^2$.

3. *磁场中的高斯定理*

在计算通过闭合曲线的磁通量时，通常取垂直曲面向外的方向为该处曲面的法线方向. 由此穿入曲面的磁通量为负；穿出曲面的磁通量为正. 由于磁场中的磁感应线是闭合的曲线，从曲面一侧穿入的磁感应线的条数必定等于从曲面另一侧穿出的条数，所以通过任意闭合曲面的磁通量恒为零，即

$$\oiint_S \boldsymbol{B}\cdot \mathrm{d}\boldsymbol{S} = \oiint_S B\cos\theta \mathrm{d}S = 0 \tag{9-26}$$

式(9-26)称为磁场中的高斯定理，它从理论上证实了磁场是涡旋场.

二、电磁感应定律

1820 年奥斯特发现电流的磁效应，第一次揭示了电和磁的联系，之后人们开始寻找电和磁的逆效应，即磁的电效应. 直到 1831 年，英国科学家迈克尔·法拉第发现了电磁感应现象，即磁场可以产生电流的现象. 法拉第的实验表明：当穿过任一闭合导体回路所包围面积的磁通量发生变化时，回路中就出现电流，这种现象称为**电磁感应**(electromagnetic induction). 回路有感应电流，说明有电动势存在，这种在电路中由磁通量变化而产生的电动势，称为**感应电动势**(induction electromotive force).

法拉第发现，在相同实验条件下，不同金属导体回路中产生的感应电流与导体的导电能力成正比. 这表明，感应电动势是电磁感应现象的实质和关键，感应电动势是磁通量变化的结果，与导体本身性质无关；而感应电流是闭合导体回路中存在感应电动势的外在表现，与导体性质有关. 即使导体没有构成回路，导体中没有感应电流，但感应电动势仍然可能存在.

法拉第电磁感应定律指出，闭合导体回路中感应电动势的大小与穿过回路的磁通量 Φ 的变化率成正比，即

$$\varepsilon = -\frac{\mathrm{d}\Phi}{\mathrm{d}t} \tag{9-27}$$

式中，负号表示感应电动势的方向总是抵抗引起电磁感应的磁通量的变化.

感应电流的方向由**楞次定律**来判定：感应电流的磁场总是阻碍原磁通的变化. 所谓阻碍原磁通的变化是指，当原磁通增加时，感应电流的磁场(或磁通)与原磁通方向相反，阻碍它的增加；当原磁通减少时，感应电流的磁场与原磁通方向相同，阻碍它的减少. 楞次定律所反映的是这样一个物理过程，原磁通变化时，回路中产生感应电流，这属于电磁感应的条件问题；感应电流一经产生就在其周围空间激发磁场，这就是电流的磁效应问题.

电磁感应现象全面揭示了电和磁的内在联系，为电与磁之间的相互转化奠定了实验基础，是电磁学领域中最伟大的成就之一，标志着一场重大的工业和技术革命的到来. 事实证明，电磁感应在电工、电子技术、电气化、自动化方面的广泛应用对推动社会生产力和科学技术的发展发挥了重要的作用.

三、动生电动势

导体在磁场中作切割磁力线运动而产生的电动势称为动生电动势(motional electromotive force). 产生动生电动势的力是洛伦兹力而非静电力.

如图 9-14 所示，设导体 ab 的长为 l，在均匀磁场 $\boldsymbol{B}$ 中以速度 $\boldsymbol{v}$ 向右匀速运动，并假设导体 ab、磁感应强度 $\boldsymbol{B}$、导体运动速度 $\boldsymbol{v}$ 三者方向相互垂直. 在 $\mathrm{d}t$ 时间内，导体向右移动 $\mathrm{d}x$ 的距离，则闭合回路面积变化为 $l\mathrm{d}x$，回路中磁通量 $\mathrm{d}\Phi$ 的变化为

$$\mathrm{d}\Phi = Bl\mathrm{d}x$$

由法拉第电磁感应定律，可得动生电动势大小为

$$\varepsilon = \left|-\frac{\mathrm{d}\Phi}{\mathrm{d}t}\right| = Bl\frac{\mathrm{d}x}{\mathrm{d}t} = Blv \tag{9-28}$$

由于导体向右移动，回路中垂直于纸面向里的磁通量增加，根据楞次定律，感应电流在回路中产生的磁通量应垂直于纸面向外，由右手定则，回路中电流的方向是逆时针方向，由此判断出 a 点的电势高于 b 点. 感应电动势在数值上等于导体在单位时间内切割磁感应线的条数.

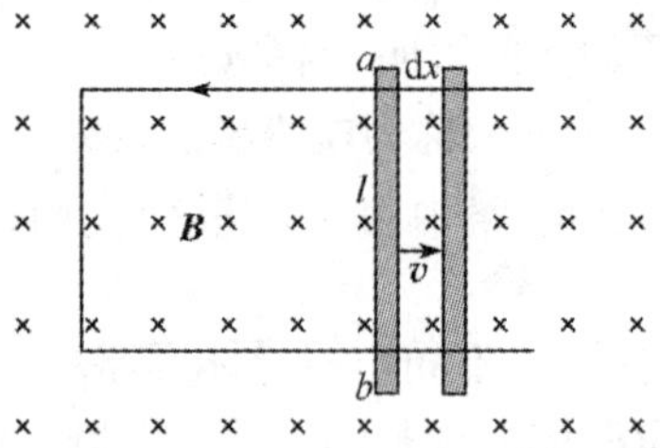

图 9-14　导体在磁场中的运动

导体在磁场运动产生的动生电动势还可以从金属电子理论这个微观角度解释. 在图 9-14 中，导体以速度 v 向右匀速运动时，导体内的自由电子将受到大小为 $F = Bev$ 的洛伦兹力作用，电子将向导体 b 端移动，结果导体 b 端出现负电荷，导体 a 端出现正电荷. 正负电荷在导体中产生一静电场，于是在磁场中运动的导体内的电子受到两个相反方向的力(洛伦兹力和静电力)的作用. 当二力平衡时，有

$$eE = Bev$$

即

$$E = Bv$$

此时，导体的电动势为

$$\varepsilon = El = Blv$$

该结果与法拉第电磁感应得出的结果完全一样.

四、感生电动势　涡旋电场

除了上述介绍的动生电动势外，还有这样的情况：线圈保持不动，而回路中的磁通量变化，在回路也会产生感应电动势，这种感应电动势称为**感生电动势**. 这种电动势不能用洛伦兹力来解

释，而需要用麦克斯韦电磁理论来解释. 麦克斯韦电磁理论认为：变化的磁场在它周围空间激发电场，只要磁场随时间变化，无论导体存在与否，这种电场始终存在. 随时间变化的磁场所产生的电场与静电场不同，它的电场线是涡旋闭合的，这种电场称为涡旋电场. 只要磁场随时间变化，无论导体存在与否，就一定存在涡旋电场. 静电场和涡旋电场的共同特点是对电荷有力的作用，不同点是涡旋电场的环流不为零，而静电场的环流为零.

五、自感现象

自感（self induction）现象是一种特殊的电磁感应现象，它是由于线圈本身电流变化而引起的. 当流过线圈的电流发生变化，导致穿过线圈的磁通量发生变化而产生的感应电动势称为自感电动势.

设有一线圈，通过的电流为 I. 根据毕奥–萨伐尔定律，在没有铁磁质存在时，此电流在空间任一点产生的磁感应强度 B 与电流 I 成正比. 因此，穿过回路本身所包围的面积的磁通量与 I 也成正比，即 $\Phi = LI$. 式中，L 为比例系数，称为自感系数，简称自感或电感. 自感系数的大小与线圈的形状、大小以及周围磁介质的磁导率有关.

将 $\Phi = LI$ 代入法拉第电磁感应定律，则自感电动势为

$$\varepsilon = -\frac{\mathrm{d}\Phi}{\mathrm{d}t} = -L\frac{\mathrm{d}I}{\mathrm{d}t} \tag{9-29}$$

自感系数可以这样理解：线圈中的自感系数在数值上等于电流随时间变化 1 个单位时，在线圈引起的自感电动势的绝对值. 因此，电流强度对时间的变化率为 1 安培·秒$^{-1}$，在线圈中产生 1 伏特的自感电动势时，则线圈的自感系数为 1 亨利（1 H），即 1 H =1 V·s·A^{-1}，常用单位还有毫亨（mH）和微亨（μH），1H=10^3 mH=10^6 μH.

例 9-2 一长直螺线管，长为 l，截面积为 S，总匝数为 N，中间介质的磁导率为 μ，求螺线管的自感系数.

解 根据式（9-19），长直螺线管内磁感应强度为

$$B = \mu nI = \frac{\mu NI}{l}$$

通过每匝线圈的磁通量为

$$\Phi_1 = BS = \frac{\mu NI}{l}S$$

穿过螺线管所有线圈的总磁通量为

$$\Phi = N\Phi_1 = \frac{\mu N^2 I}{l}S$$

由 $\Phi = LI$ 得

$$L = \frac{\Phi}{I} = \frac{\mu N^2}{l}S$$

第五节　电磁振荡和电磁波

一、电磁振荡

1. 位移电流

根据基尔霍夫定律，在一个有传导电流的回路中，流入回路任一处的电流应等于该处流出的电流，这就是说电流处处连续. 若在回路中接入平行板电容器，情况就不同了. 如图 9-15 所示，图(a)和图(b)分别表示电容器充电和放电两种情形. 不论是充电还是放电，在同一时刻，通过导体任一截面中的电流强度都相等. 但是金属导体中的传导电流不能在电容器两极板之间的真空中或均匀介质中流动. 此时电容器一极板有传导电流流入，没有电流流出；另一极板刚好相反，只有传导电流流出，没有电流流入. 对整个电路而言，传导电流是不连续的. 为了解决这个问题，麦克斯韦提出了位移电流的概念.

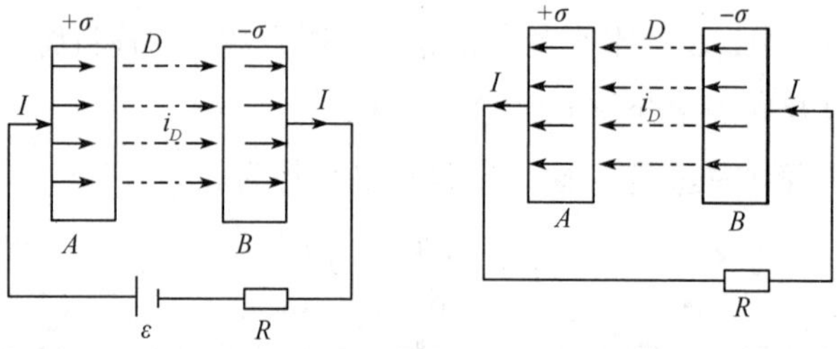

(a) 电容器充电　　(b) 电容器放电

图 9-15　位移电流

在图 9-15 中，设电容器充满各向同性的均匀介质，电容器在充电或放电时，两极板上的电量 q(自由电荷面密度为 σ)都随时间而变化. 若两极板的面积为 S，则通过回路中导体部分的传导电流强度为

$$i=\frac{\mathrm{d}q}{\mathrm{d}t}=S\frac{\mathrm{d}\sigma}{\mathrm{d}t}$$

导体部分的传导电流密度为

$$j=\frac{I}{S}=\frac{\mathrm{d}\sigma}{\mathrm{d}t}$$

虽然电容器两极板间传导电流为零，电流不连续. 但是按照麦克斯韦位移电流理论，电流的连续性仍然成立，为了说明这个问题，在两极板间的介质中引入电势移矢量 $\boldsymbol{D}$(在数值上等于 σ)，则通过电容器两极板间介质中的电通量 Φ_D 等于电势移 D 与极板面积 S 的乘积，即 $\Phi_D=DS=\sigma S=q$.

电容器充放电时，极板上的电量(或面电荷密度 σ)及 D 和 Φ_D 都随时间变化，它们对时间的变化率为

$$\frac{\mathrm{d}\Phi_D}{\mathrm{d}t}=S\frac{\mathrm{d}D}{\mathrm{d}t}=\frac{\mathrm{d}q}{\mathrm{d}t}=S\varepsilon\frac{\mathrm{d}E}{\mathrm{d}t}=i$$

$$\frac{\partial D}{\partial t}=\frac{\partial \sigma}{\partial t}=j \tag{9-30}$$

可见，虽然在电容器两极板间没有自由电荷定向移动形成传导电流，但其中却有变化的电场，其电通量Φ_D和电势移矢量$\boldsymbol{D}$对时间的导数分别等于导体中的传导电流i和电流密度j. 麦克斯韦把$\frac{\partial \Phi_D}{\partial t}$、$\frac{\partial D}{\partial t}$分别定义为位移电流$i_D$和位移电流密度$j_D$，即

$$i_D=\frac{\partial \Phi_D}{\partial t}=S\varepsilon\frac{\mathrm{d}E}{\mathrm{d}t}$$

$$j_D=\frac{\partial D}{\partial t}=\varepsilon\frac{\mathrm{d}E}{\mathrm{d}t} \tag{9-31}$$

在一般情况下，导体中传导电流密度j和位移电流密度j_D可能同时存在，它们的和称为全电流密度j_t，即

$$j_t=j+j_D \tag{9-32}$$

对应的全电流强度为

$$i_t=i+i_D=\int_S j\mathrm{d}S+\int_S j_D\mathrm{d}S \tag{9-33}$$

有了全电流的概念，就能理解电容器充放电过程中电流的连续性. 电荷以传导电流的形式从电容器一极板流入，以位移电流的形式通过两极板的介质，再以传导电流的形式从电容器另一极板流出，导体中各处的全电流强度处处相等，全电流是连续的.

最后必须指出，传导电流和位移电流都能在空间产生磁场，这是它们唯一的共同点，二者在本质上有区别. 传导电流意味着电荷的运动，通过电阻可以产生焦耳热；而位移电流没有电荷的运动，意味着电场的变化，通过介质或真空不产生焦耳热.

2. 麦克斯韦方程组

麦克斯韦在总结前人成就的基础上，引入位移电流和涡旋电场，建立了系统完整的电磁场理论，理论的核心就是电磁场的相互影响，包括两方面：一是在变化的磁场周围产生涡旋电场；二是在位移电流的周围产生磁场. 麦克斯韦认为，变化的电场和磁场不是孤立的，而是互相联系、互相激发，组成统一的电磁场理论. 麦克斯韦方程组的积分形式如下.

(1)电场的高斯定理

$$\oiint_S \boldsymbol{D}\cdot\mathrm{d}\boldsymbol{S}=\sum q \tag{9-34}$$

其中，电势移矢量$\boldsymbol{D}$由两部分组成，一是自由电荷产生的电场，它是无旋场，其电势移矢量用$\boldsymbol{D}_1$表示；二是变化磁场产生的涡旋电场，其电势移矢量用$\boldsymbol{D}_2$表示；$\boldsymbol{D}$是总的电势移矢量，是$\boldsymbol{D}_1$和$\boldsymbol{D}_2$的矢量和.

(2) 磁场的高斯定理

$$\oiint_S \boldsymbol{B} \cdot \mathrm{d}\boldsymbol{S} = 0 \tag{9-35}$$

(3) 电场的安培环路定理

$$\oint_L \boldsymbol{E} \cdot \mathrm{d}\boldsymbol{l} = -\iint_S \frac{\partial \boldsymbol{B}}{\partial t} \cdot \mathrm{d}\boldsymbol{S} \tag{9-36}$$

其中，电场强度 $\boldsymbol{E}$ 由两部分组成，一是自由电荷产生的电场，其场强用 $\boldsymbol{E}_1$ 表示；二是变化磁场产生的电场，其场强用 $\boldsymbol{E}_2$ 表示；$\boldsymbol{E}$ 是总的场强，是 $\boldsymbol{E}_1$ 和 $\boldsymbol{E}_2$ 的矢量和.

(4) 磁场的安培环路定理

$$\oint_L \boldsymbol{H} \cdot \mathrm{d}\boldsymbol{l} = \sum (i + i_D) = \iint_S \left(\boldsymbol{j} + \frac{\partial \boldsymbol{D}}{\partial t} \right) \cdot \mathrm{d}\boldsymbol{S} \tag{9-37}$$

其中，磁场强度 $\boldsymbol{H}$ 也是由两部分组成，一是传导电流产生的磁场，用 $\boldsymbol{H}_1$ 表示；二是位移电流产生的磁场，用 $\boldsymbol{H}_2$ 表示；总的磁场强度 $\boldsymbol{H}$ 等于 $\boldsymbol{H}_1$ 和 $\boldsymbol{H}_2$ 的矢量和.

上述方程组就是麦克斯韦方程组. 对于各向同性的介质，还需要补充描述其性质的方程式

$$\boldsymbol{D} = \varepsilon_0 \varepsilon_{\mathrm{r}} \boldsymbol{E}$$

$$\boldsymbol{B} = \mu_0 \mu_{\mathrm{r}} \boldsymbol{H}$$

$$\boldsymbol{j} = \gamma \boldsymbol{E}$$

利用麦克斯韦方程组，可以解决宏观电动力学的各种问题.

二、电磁波

1. 电磁振荡

一个无电阻的自感线圈 L 和一个电容量为 C 的电容器所组成的串联回路叫做 LC 振荡电路. 在 LC 振荡电路中，由于电场能量和磁场能量不断在电容和电感之间相互交换，电路中的电荷和电流随时间作周期性的变化，这种现象叫电磁振荡.

在任一时刻，线圈中自感电动势总是等于电容两极板间的电势差，即

$$-L\frac{\mathrm{d}i}{\mathrm{d}t} = \frac{q}{C}$$

由于 $i = \frac{\mathrm{d}q}{\mathrm{d}t}$，代入上式得

$$-L\frac{\mathrm{d}^2 q}{\mathrm{d}t^2} = \frac{q}{C}$$

整理后得

$$\frac{\mathrm{d}^2 q}{\mathrm{d}t^2} + \frac{q}{LC} = 0$$

令 $\omega^2 = \frac{1}{LC}$，则上式写成

$$\frac{d^2q}{dt^2}+\omega^2 q=0 \tag{9-38}$$

式(9-38)是一个微分方程，此方程的解为

$$q=Q_0\cos(\omega t+\varphi) \tag{9-39}$$

则

$$i=\frac{dq}{dt}=-Q_0\omega\sin(\omega t+\varphi)=-I_0\sin(\omega t+\varphi)$$

通过上面讨论再次证明，LC 振荡电路中的电流、电容器上的电量以及电路中的电场和磁场都作周期性的变化，形成电磁振荡，振荡的角频率、频率、周期分别为

$$\omega=\sqrt{\frac{1}{LC}}$$

$$\nu=\frac{\omega}{2\pi}=\frac{1}{2\pi\sqrt{LC}}$$

$$T=\frac{1}{\nu}=2\pi\sqrt{LC}$$

实际上，回路中的电阻不可能为零，电阻不断耗能，电路中的电流越来越小，直至为零，形成阻尼振荡. 若要使振荡持续，则需要不断补充能量.

2. 电磁波

电磁振荡产生交替变化的电场和磁场. 这种交替变化的电磁场可以由近及远地在空间传播，形成电磁波. 电磁波具有以下性质：

(1)电磁波的频率与波源的振荡频率相同.

电磁波是横波，其中电矢量和磁矢量相互垂直，且都垂直于传播方向.

(2)电磁波在真空中以光速 c 传播.

$$c=\frac{1}{\sqrt{\varepsilon_0\mu_0}}=\frac{1}{\sqrt{8.85\times10^{-12}\times4\pi\times10^{-7}}}=2.9979\times10^8\ (\text{m}\cdot\text{s}^{-1})$$

若在其他介质中传播，其速度取决于介质的磁导率 μ 和介电常量 ε.

(3)正弦电磁波的波动方程.

$$\boldsymbol{E}=\boldsymbol{E}_\text{m}\sin\omega\left(t-\frac{x}{c}\right)$$

$$\boldsymbol{B}=\boldsymbol{B}_\text{m}\sin\omega\left(t-\frac{x}{c}\right)$$

式中，$\boldsymbol{E}$ 和 $\boldsymbol{B}$ 分别是电矢量和磁矢量，$\boldsymbol{E}_\text{m}$ 和 $\boldsymbol{B}_\text{m}$ 分别是它们的幅值，x 是离电磁波源的距离.

把各种波长的电磁波，包括无线电波、微波、红外线、可见光、紫外线和射线的波长由长到短，频率由低到高排列起来，就组成了电磁波谱.

第六节　磁场的生物效应及磁效应的医学应用

案例 9-2

心磁图法是低温超导与计算机技术相结合的高科技方法，是心脏无创伤性(由于探头是一个收集装置，没有发射源，所以是无辐射和绝对无创的)检查领域的最新进展. 心磁图法的原理是通过极为敏感的超导量子介入探头对在心动周期中心电活动引起的微小磁场进行测定，从而判定心脏有无病变以及病变的位置和程度等. 我国于 2001 年在中国医学科学院阜外医院率先引进该项技术，并应用于临床检查，取得了满意的效果. 几年的临床应用发现心磁图在诊断冠心病心肌缺血、高血压左室肥厚、胎儿心律失常和心肌肥厚等方面有很广阔的应用前景，尤其是它对局部心肌血流变化高度敏感，对心电图发现不了的有冠脉病变患者，能够发现心肌缺血程度，是心磁图技术临床应用一个最大的突破.

虽然磁信号比电信号更微弱，但是更稳定，而且丝毫不受肺、胸壁、肋骨等介质的干扰，得到的结果非常可靠. 心磁图检查以它的无创伤性，对心脏信号的高度敏感性、高度准确性为我们提供了一种新的心脏病检查手段.

需要注意的是，装有心脏起搏器、金属假牙等的患者不适合做这个检查，且做心磁图检查时，患者应将身上如耳环、手表、带金属拉链的衣裤等全身所有含金属的物件全部脱下，换上病员服.

当然，心磁图尽管在发病风险分级、群体普查、介入诊治效果评估等方面有着突出优势和广泛的应用前景，但它与现有的各种心脏病检查手段仍是互为补充的，谁也不能完全替代谁.

问题

1. 为什么装有心脏起搏器、金属假牙等的患者不适合做这个检查?

2. 你如何理解“虽然磁信号比电信号更微弱，但是更稳定，而且丝毫不受肺、胸壁、肋骨等介质的干扰”这句话?

一、生物磁现象及医学应用

1. 生物磁现象

从电和磁的关系看，有电荷的运动就有磁场的存在. 人体许多生命活动都伴随电荷的运动，如心脏搏动、大脑活动、神经活动等都有电荷的运动，所以生物电的产生必然有生物磁现象的产生. 生物磁信号非常微弱，心磁场约为 10^{-11} T，脑磁场约为 10^{-12} T. 另外，有些铁磁性物质通过食物进入人体的肠胃或通过呼吸进入肺部等器官并存积在里面，当这些铁磁性物质被外界磁场和地磁场磁化后，成为小磁石残留在体内，也能在人体内产生一定的磁场，其强度可达 10^{-8} T. 这种铁磁性物质对生物机体造成污染，在从事电焊、采矿等职业的工人中存在比较普遍. 此外，在外界因素的刺激下，生物机体的某些部位可产生一定的诱发电势，同时也产生一定的诱发磁场，如 10 μV 诱发脑电势可产生 10^{-13} T 的诱发脑磁场，这也是生物磁场.

2. 磁现象的医学医用

(1) MCG(心磁图). 1963 年，Baule 等首先记录到人体心脏电流所产生的磁场，称其为心磁图. 近年来，随着对心磁图研究的不断深入，并对照研究大量心脏病患者的心磁图和心电图的资料后，发现对某些疾病的诊断，用心磁图方法的灵敏度和准确度都优于心电图. 如目前德国生产的一种心磁图仪(MCG7)，通过探测心脏的磁信号来诊断冠状动脉有无缺血及其严重程度，灵敏度高达 95%以上. 而运动心电图的灵敏度只有 50%左右. 此外，心磁图的优点还在于它能测出肌肉、神经等组织损伤时所产生的直流电磁场，所以早期心肌梗死所产生的损伤电势的直流电磁场在心磁图中有反映. 因而可对早期和小范围的心肌梗死及早做出诊断.

(2) MEG(脑磁图). 1968 年，Cohen 首次在头颅的枕部测到与脑电图相对应的自发脑磁图. 脑磁图是一种对人体完全无侵袭的脑功能图像探测技术，因而对病人没有任何危险性. 脑磁图可用于手术前的脑功能性诊断，评价病理学上的脑功能性缺陷，如对神经药理学的调查，对肿瘤的评估，脑外伤查定，对癫痫灶的定位等. 脑磁图还可用于一系列的脑神经科学、精神医学和心理学方面的研究，1992 年加拿大制造出第一台全头型脑磁图测量系统.

除了 MCG 和 MEG 外，还有对肺磁场、眼磁场、神经磁场和肌磁场的研究.

二、磁场的生物效应及磁效应的医学应用

磁场的生物效应

磁场和其他物理因子(如声、光、电等)一样，在一定条件下对生物体作用后，也能产生生物效应. 这种磁效应是由于物体内部微观的电子运动和构成生物组织的物质磁性决定的. 关于磁场的生物效应，国内外进行了大量的研究. 例如，移动手机对人体大脑的影响问题就是典型的电磁场的生物效应问题. 实验和临床表明：磁场对生物机体的活动及其生理、生化过程都有一定的影响. 这些影响与磁场类型、磁场强弱、磁场均匀性、方向和作用时间有关. 不同磁场(地磁场、恒定磁场、交变磁场等)的各种生物效应，如对细胞和血液的影响、对酶和自由基的影响、对器官和组织的影响、对心理和思维活动的影响等，日益受到重视并取得一定进展.

(1) 磁场对生物体的作用与磁场强弱有关.

磁场越强，作用效果越大. 如动物在强磁场下长期生活，会出现早衰，生长缓慢而且寿命显著缩短. 强磁场对某些生物的作用更加显著，如 0.5 T 的磁场对小鼠有致死作用.

(2) 磁场对生物体的作用与磁场类型有关.

不同类型的磁场对生物体的作用不同. 恒定磁场对组织的再生和愈合有抑制作用，而脉冲磁场却对骨的愈合有促进作用. 交变磁场对生物体的作用主要取决于频率. 如在研究磁场对血液的作用时发现，频率为 50～20000 Hz 的脉冲磁场中，只有频率在 1～2 kHz 范围内的磁场会促进血液的纤溶性，而其他频率的磁场却对血液的纤溶性有抑制作用.

(3) 磁场对生物体的作用与磁场方向有关.

通常磁场方向和生物体轴线保持某一角度时磁场对生物体的作用最大. 例如，当磁场的方向是从大鼠背部指向腹部时白细胞的数目会减少；如果磁场方向是任意的，则磁场的强度要增大两倍才能明显地看到白细胞的减少. 至于玉米种子的发芽，胚根朝向地球南磁极的要比胚根朝向地球北磁极的早发芽，并且根和茎的生长都比较粗壮.

(4) 磁场的生物效应与磁场作用的时间有关.

磁场的物理作用有积累效应，而且必须达到一定程度后，才能触发生物效应. 显然，磁场越强，达到阈值的时间越短.

研究磁场的生物效应，一方面人们可以利用电磁场对生物的有利效应，应用于生物医学，研究和探索各种新的治疗方法. 另一方面可研究对策以防止其负效应对人体的危害，包括研究和解决电磁污染问题. 因而，电磁场的生物效应研究意义十分重大.

三、磁效应的医学应用

1. 磁诊断技术

人体磁场随时间变化的关系曲线，称为人体磁圈. 与心电图相类似，通过异常和正常的磁图比较，可作为诊断疾病的一种根据. 测量人体磁图的磁探头不与生物体接触，可以避免接触干扰；人体磁图测定仪，可以测量恒定和交变磁场以及不同方向的磁场分量，还可以改变磁探头的位置，获得人体磁场的三维空间分布，从而用计算机分析得到产生这一磁场的体内生物电流源的分布.

目前，正在使用的人体磁图有心磁图、脑磁图和肺磁图. 心磁图是心电流产生的磁场随时间而变化的关系曲线. 心磁图检查是无创伤心功能检查领域的最新技术，对心肌缺血、冠心病的诊断较心电图更敏感、更准确. 心磁图可以提供心电图无法提供的信息. 例如，胎儿心脏的监测，由于胎儿的信号弱，往往被母体的信号所掩盖，心电图测定非常困难，而心磁图可以显示胎儿的心率. 同样，脑磁图较脑电图在诊断上有许多优势. 当前，随着技术的发展，肌磁图、肝磁图和眼磁图等也有了很大的发展. 总之，磁诊断技术在医学上的应用越来越广泛.

磁在医学诊断方面的另一项重要应用是核磁共振成像，又称核磁共振 CT. 这是利用核磁共振的方法和电子计算机的处理技术等来得到人体、生物体和物体内部一定剖面的一种原子核素，也即这种核素的化学元素的浓度分布图像. 目前应用的是氢元素的原子核核磁共振断层成像. 这种断层成像比目前应用的 X 射线断层成像（又称 X 射线 CT）具有更多的优点，这些内容在以后的章节中会更详细地介绍.

2. 磁治疗技术

利用磁场作用于人体一定部位治疗疾病的方法，称为磁疗. 磁疗法可分以下几种：

(1) 静磁疗法. 它是应用磁片或直流电磁铁产生的恒定磁场作用于人体穴位或病变部位进行治疗. 例如，磁片、磁针、磁电疗器、磁椅和磁床等.

(2) 动磁场疗法. 它是应用低频交变磁场、脉冲磁场以及磁片旋转产生的旋转磁场等进行疾病的治疗.

(3) 磁化水疗法. 普通的水流经磁水器时，即成磁化水. 实验表明，经磁场处理的水并不带磁性，但是它的含氧量、pH、渗透压和表面张力等与普通水不同，对结石症、高血压等疾病有一定的治疗效果.

(4) 磁流体疗法. 磁流体又称磁性液体，它既具有磁性，又具有流动性. 其主要成分为磁粉、表面活性剂与基本液体. 例如，将抗肿瘤药物混入磁流体，在体外用强磁场把药物引导到肿瘤部位，可提高药物的疗效，减少副作用.

磁疗在临床上的应用，包括止痛、消炎、消肿、降压、降血脂、镇静安眠等，具有经济、简便、无痛苦、无创伤、副作用少等优点. 目前，许多国家都在进行磁疗的研究和应用. 例如，美国利用超导磁场、高频磁场加热法治疗肿瘤等.

思考题与习题九

9-1　一根长直导线通以 10 A 的电流，离导线 5 cm 处有一电子以速率 $1.0\times10^{-7}\ m\cdot s^{-1}$ 运动，求下列情况下电子所受的洛伦兹力：

(1)电子的速度与导线平行.

(2)电子的速度垂直于导线并指向导线和电子组成的平面.

(3)电子的速度垂直于导线.

(6.4×10^{-17} N，垂直于纸面向外；0；6.4×10^{-17} N，平行于导线向上)

9-2　把一厚度为 1.0 mm 的铜片放于 B=1.5 T 的匀强磁场中，磁场垂直通过铜片. 如果通过铜片的电流强度为 200 A，铜片的电子密度为 $n=8.4\times10^{28}\ m^{-3}$. 求

(1)铜片上下两侧的霍尔电势差.

(2)铜片的霍尔系数. (2.232×10^{-11} V；$7.44\times10^{-11}\ m^3\cdot C^{-1}$)

9-3　一根长为 L 的导线，通以电流 I，把导线绕成 N 匝圆形线圈，并置于匀强磁场 B 中. 试求证：当线圈只有一匝时，线圈所受力矩最大，且等于 $\frac{IBL^2}{4\pi}$.

9-4　一根长为 15 cm 的直导线通以 3 A 的电流，放在磁感应强度为 8×10^{-2} T 的匀强磁场中，磁场方向与导线呈 30° 的夹角，求导线所受的作用力. (1.8×10^{-2} N)

9-5　一根长直导线通以 50 A 电流，把它放置在 2.5×10^{-3} T 的匀强磁场中，并使导线与磁场正交. 试求合磁场为零的点到导线的距离. (4 mm)

9-6　三根平行长直导线彼此相距 20 cm，各通以 20 A 同方向的电流，试求每根导线 1.0 cm 上所受的作用力的大小和方向. (6×10^{-6} N，垂直纸面向外；0；6×10^{-6} N，垂直纸面向内)

9-7　一个半径为 0.2 m，阻值为 50 Ω 的圆形电流回路接上 3 V 的电压，试求回路中心处的磁感应强度?

($6\pi\times10^{-6}$ T)

9-8　如图 9-16 所示，一根通以电流 I 的无限长直导线，将其中一部分弯曲成半径为 r 的半圆，试求中心 O 处的场强. $\left(B=\frac{\mu_0 I}{4r}\right)$

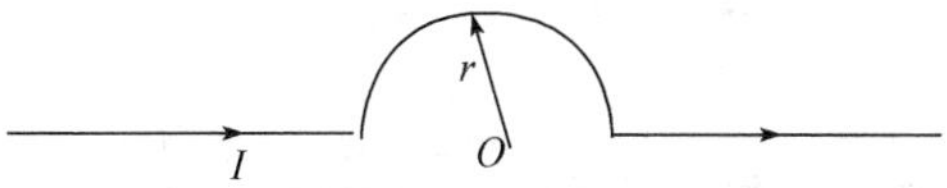

图 9-16　习题 9-8

9-9　一长直螺线管，长 L=20 cm，匝数 N=100，电流为 100 mA. 求：

(1)管内为真空时的磁感应强度.

(2)管内充满磁导率为 $\mu_r=2000$ 的介质时的磁感应强度. ($2\pi\times10^{-5}$ T；10^5 T)

9-10　一长直螺线管，长为 10 cm，直径为 1 cm，总匝数为 1000，求螺线管的自感系数. ($10^{-4}\pi^2$)

9-11　真空中有两根相互平行的无限长直导线 L_1 和 L_2，相距 5 cm，通有相反方向的电流. I_1=10 A，I_2=5 A，A、B 两点与导线在同一平面内，且两点在 L_2 的两侧，距离 L_2 为 2.5 cm. 试求 A、B 两点的磁感应强度.

(0；1.067×10^{-4} T)

阅读材料

一、磁共振成像系统的生物效应

对于CT技术，很多人并不陌生，很多医院都有CT机，但是对于MRI(磁共振成像)很多人并不了解. CT是应用X射线对人体某一层面扫描后，检测其透过层面的X射线强度的衰减成像. MRI与CT同属于计算机成像(具体见计算机成像的知识内容)，两者有很多相同点，但也有不同点. 例如，MRI没有电离辐射，对机体无不良影响；可以直接作出横断面、矢状面和各种斜面图像等，但同时MRI要比CT昂贵得多.

1980年以来MRI技术获得了突飞猛进的发展，但是进行MRI检查时，受检者暴露于静磁场、梯度磁场和射频磁场的辐射之中. 从理论上讲，上述各种场都将产生相关的生物学效应，几年来其生物效应有无临床意义，即MRI是否安全的问题一直受到人们的关注. 因此关于MRI生物效应的研究从来就没有停止过，其报告不计其数. 然而到目前为止，还不能得出MRI对机体存在潜在危害的结论，或者说还没有理由认为它是有损机体的. 显然，这方面的课题有待于更深入地研究. 此处综述MRI对人体可能产生的各种影响，即多年来人们在MRI生物学效应研究方面所取得的成果.

1. 生物效应研究的特殊性

近年来先后出现的磁共振血管成像、心脏MRI、快速与超快速成像、准实时动态MRI、功能成像和介入MRI等技术给人以日新月异之感，相比之下MRI的生物效应研究却远远滞后，其原因主要有以下几个方面.

(1) 生物效应研究的难度大. MRI的生物效应可由静磁场、梯度磁场和射频电磁场引起. 相对来说，三者单独作用时的影响还容易观察，但其复合作用是很难加以评估的.

(2) 生物效应的影响因素多. 在磁共振成像过程中，有可能导致生物效应的三种场均受多种因素影响，这也是不同研究报告中出现相反结果的原因.

(3) MRI系统千差万别. 目前全世界有MRI系统近万台，场强从0.1 T 到7 T(也可能更高).

(4) 硬件发展过快.

(5) 窗口效应的存在. 实际上目前为止，所有MRI生物效应研究实验都是在特定的窗口中进行的，亦即其实验结果不能任意推广.

2. 静磁场的生物效应

(1) 温度效应.

静磁场对哺乳动物体温的影响称为温度效应(temperature effect)，它是MRI技术出现后最早受到关注的生物效应之一. 多年来存在磁场使体温升高、磁场不影响体温甚至磁场使身体某些部位的体温下降等多种观点. 1989年，富兰克(G. S. Frank)等采用荧光温度计，在更精确的实验和环境条件下对1.5 T 磁场中人体的体温变化进行了测量. 该实验所用的测温方案比较科学，其结果很快被广泛接受，它证明静磁场不影响人的体温.

(2) 磁流体动力学效应.

磁流体动力学效应(magnetohydrodynamic effect)是指由磁场中的血流以及其他流动液体产生的生物效应. 在静磁场中，它能使红细胞的沉积速度加快、心电图发生改变，并有可能感应出生物电势.

血液中的血红蛋白是氧的载体，它的活性成分为血红素. 由于血红素含有一个铁离子(血红素铁)，它具有一定的磁性，但这种磁性与血红蛋白的氧合水平有关：氧离血红蛋白有非常大的磁矩，表现为顺磁性；氧合血红蛋白则没有磁矩或顺磁性效果. 氧离血红蛋白的顺磁特性，有可能使血液中的红细胞在强磁场(包括强梯度场)中出现一定程度的沉积，沉积的方向取决于血流在磁场中的相对位置. 由于动、静脉血含氧量不同(血红蛋白的氧合水平不同)，沉积的程度也稍有不同. 根据这一原理，人们用磁场梯度实验成功地分离了血液. 血液在磁场中的沉积现象又叫静态血磁效应.

(3) 中枢神经系统效应.

急性短期地暴露于 2.0 T 以下的静磁场，对人体不会产生明显的生物学影响. 但是 1990 年以后，全世界出现了多台 4.0 T 以上的 MRI 系统，大多数志愿者在这种超高场系统中出现眩晕、恶心、头痛、口中有异味等主观感觉. 显然，超高场磁体可导致人体某种显著的生理变化. 超高场的生理效应基础以及应采取的对策等都是需要进一步研究的课题.

3. 梯度磁场的生物效应

(1) 梯度场及其感应电流.

2.0 T 以下的静磁场不会对人体产生明显的生物效应. 但是，梯度场的情况就大不相同. 梯度磁场是一种时变场. 根据法拉第电磁感应定律：变化的磁场，将在导体中感应出电流. 人体组织作为导体，当穿过它的磁通量发生变化时，同样会产生电流. 梯度场的这种感应电流是其生物效应的主要来源. 梯度场变化引起的法拉第感应电流，在人体内部构成回路. 因此越是靠近机体外周的组织，电流密度越大(作用半径大)；而越接近身体中心的组织，电流越小. 电流通路还因组织类型的不同而异，例如，脂肪和骨等低电导的组织将改变感应电流的方向. 另外，如果组织的导电性能很好，感应电流还会进一步加大.

(2) 梯度场的心血管效应.

强电流对心血管系统的作用为直接刺激血管和心肌纤维等电敏感性细胞，使其发生去极化过程，引起心律不齐、心室或心房纤颤等. 有计算表明：当 17 mA 以上的直流电通过心脏时，就会发生心室纤颤. 一般将皮肤(感觉)神经或外周骨骼肌神经受到刺激(抽搐或收缩)看成心律不齐或心室纤颤出现的先兆.

(3) 磁致光幻视.

根据计算，当磁场变化率为 $1\ \mathrm{T\cdot s^{-1}}$ 时，每平方厘米组织范围内产生的感生电流还不足 1 μA. 而神经活动的电流密度高达 $3000\ \mathrm{\mu A\cdot cm^{-2}}$. 可见，常规 MRI 检查时，组织内产生的感应电流非常小. 但是当梯度变化率加快，并使组织电流密度达到 $300\ \mathrm{\mu A\cdot cm^{-2}}$ 左右，即达到神经活动电流密度阈值的 10%时，就有可能导致误动作. 因此组织中比较显著的感应电流对生物组织有害无益.

梯度感应电流在神经系统的主要表现是所谓的视觉磁致光幻视.

磁致光幻视(wagnetophosphene)又叫光幻视或磁幻视，是指在梯度场的作用下，受试者眼前出现闪光感或色环的现象. 这种现象目前被认为是电刺激被检者视网膜感光细胞后形成的视觉紊乱，是梯度场最敏感的生理反应之一. 光幻视与梯度场变化率和静磁场强度均有关系，且在梯度场停止后自动消失. 进行常规 MRI 检查时(1.5 T 以下)，梯度场的变化率在 $20\ \mathrm{T\cdot s^{-1}}$ 以下，产生的电流密度也不足 $3\ \mathrm{\mu A\cdot cm^{-2}}$，因而不会出现上述幻视觉. 但当双眼暴露于 4.0 T 的静磁场中时，梯度场的变化(20～40 T)便很容易使正常人产生磁幻视.

(4) 梯度场的有关安全标准.

美国 FDA 和英国 NRPB 是两家权威的梯度场安全标准发布机构. FDA 安全标准的基本内容是 MRI 扫描过程中病人所经受的梯度场变化率不能达到甚至超过使外周神经出现误刺激的阈值，另外还有一些附加标准.

二、射频场的生物效应

人体是具有一定生物电阻的导体. 因此，当人体受到电磁波照射时就有将其能量转换为欧姆热的能力. 实践表明 MRI 扫描时，RF 激励波的功率将全部或大部分被人体所吸收，其生物效应主要是体温的变化.

射频场对体温有影响，MRI 扫描中，波所传送的能量首先由组织吸收，然后以热的形式放出，使体温得以提高. 静磁场与体温无关. 因此，MRI 检查时，病人体温的变化完全是射频场作用的结果. 另外，射频场易损伤一些器官，特别是人体中散热功能不好的器官，如眼睛等，对温度的升高非常敏感. 因此这些部位是最容易受 MRI 系统射频辐射损伤的.

在生活中，利用磁场制成了各种治疗、保健器材，如各种磁枕头、磁鞋、磁按摩仪等. 利用磁场的生物效应制成的健康靠垫，集生物磁场、远红外效应、负离子效应、按摩于一体. 健康靠垫往往是按照人体穴位分布，在靠垫表层分布了一些永久磁石，能有效促进局部血液循环，改善微循环状态与营养供给速度，提高机体免疫能力，增强腰部活动力. 同时具有消炎、消肿、镇痛等功效.

（郑尚彬）

第十章 波动光学

全息显微术和X射线全息术结合能够用来研究物质的微观结构和生命现象细微过程；利用专门的设备和投影仪可在空中投影出人体的全息影像，用来研究整个人体的构造和运行机制，供医学研究之用. 这些都离不开光的波动学知识.

光是一种电磁波(横波)，用振动矢量 $\boldsymbol{E}$(电场强度)和 $\boldsymbol{H}$ (磁场强度)来描述. 光波中，产生感光作用与生理作用的是 $\boldsymbol{E}$，故常将 $\boldsymbol{E}$ 称为光矢量(light vector)，$\boldsymbol{E}$ 的振动称为光振动. 可见光是电磁波谱中能为人眼感受的部分，其光谱没有精确的范围，波长在400～760 nm. 眼睛能分辨宇宙间的五颜六色，是由不同波长的光作用于视网膜后，在脑中引起的主观感觉.

19世纪人们在实验中发现了光的干涉、衍射和偏振现象，这些现象证明光具有波动性质. 以光的波动性为基础，研究光的传播规律的学科称为波动光学(wave optics). 本章主要讨论光的干涉、衍射和偏振等现象，阐述光的波动性质和基本规律，同时简单介绍了波动光学在医学中的一些应用.

第一节 光的干涉

干涉现象是光具有波动性的基本特征之一，满足一定条件的两列光相遇时，在叠加区域呈现稳定的明暗光强分布，这种现象称为光的干涉(interference of light).

一、光的相干性

光在空间传播时，和其他波一样，遵从波的叠加原理. 若几列光波在空间某点相遇，则相遇处的光振动是各列光波单独存在时在该点所引起的光振动的矢量和，这就是光波的叠加原理.

波动理论指出，要产生干涉现象必须要有相干波(频率相同、振动方向相同、初相位相同或相位差恒定). 机械波容易形成相干波，但光波则不易. 任何两个独立的普通光源都不是相干光源，这是由物体的发光机制所决定的.

光是由物体中大量原子或分子的运动状态发生变化时辐射的一系列有限长度的波列所组成，每个原子或分子发光延续的时间都非常短. 每一列光波可看成一段有限长的、振动方向一定、振幅不变(或缓慢变化)的正弦波. 同一原子不同时刻或不同原子同一时刻发出的波列的振动方向、频率和初相位之间是相互独立且随机分布的. 所以，要使两个独立的发光体发出的光满足相干条件是不可能的. 那么，怎样才能实现光的干涉呢？若把同一发光物体的同一原子或分子发出的光波分为两列或多列，沿不同的路径传播后在空间相遇，就可以产生光的干涉，即光波干涉的实质是同一波列分离出来的几列波的干涉. 获得相干光的常用方法有两种：一种是波阵面分割法，如杨氏双缝、劳埃德镜和菲涅耳双镜等；另一种是振幅分割法，如薄膜干涉等.

二、光程和光程差

光在介质中的传播速度与介质的性质有关，但其频率不变. 光在不同介质中经过相同几何路径，所用的时间不同，其变化的相位也不相同. 相干光经不同介质传播后，要计算在相遇处的相位差很不方便，于是引入光程(optical path)的概念.

1. 光程

设一频率为ν的单色光在真空中的传播速度为 c，波长为 λ. 当它在折射率为n的介质中传播时，传播速度为$v = c/n$，波长为

$$\lambda' = \frac{v}{\nu} = \frac{c/n}{\nu} = \frac{\lambda}{n} \tag{10-1}$$

若波长为λ的光在真空中传播的几何路程为L，则其相位变化为$\Delta\phi = 2\pi\frac{L}{\lambda}$. 若同样的光在折射率为$n$的介质中传播的几何路程为$r$，其相位的变化也是$\Delta\phi$，则有

$$\Delta\phi = 2\pi\frac{r}{\lambda'}$$

于是可知光在真空中传播的几何路径L和光在介质中传播的几何路径r有以下关系：

$$L = \frac{\lambda}{\lambda'}r \tag{10-2}$$

将式(10-1)代入式(10-2)，则

$$L = nr \tag{10-3}$$

上式表明，光在折射率为n的介质中传播r的路程所引起的相位变化与在真空中传播路程nr所引起的相位变化是相同的. 因此，把光波在某一介质中所传播的几何路程r与介质折射率n的乘积nr，定义为光程.

如果一束光波依次通过折射率分别为n_1，n_1，n_3，…，n_k的k种介质，且相应的几何路程分别为r_1，r_2，r_3，…，r_k，则该光束所通过的总光程为

$$L = n_1r_1 + n_2r_2 + n_3r_3 + \cdots + n_kr_k = \sum_{i=1}^{k} n_ir_i$$

2. 光程差

如图 10-1 所示，若S_1和S_2发出相干光，S_1发出的光经过空气($n=1$)到达P点，在S_2和P点之间插入长为x、折射率为n的介质，P点到S_1和S_2的距离相等. 这两束光波传播的几何路程都为d，但光程不同.

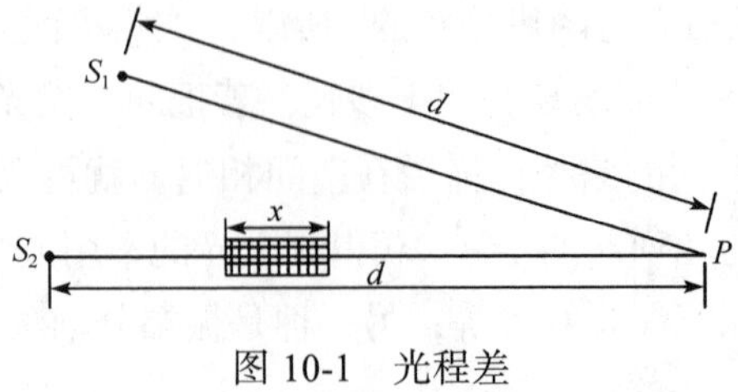

图 10-1 光程差

光波 S_1P 的光程就是几何路程 d，光波 S_2P 的光程却是 $(d-x)+nx$，两者的光程差为

$$\delta=(d-x)+nx-d=(n-1)x$$

这两束光在空间相遇产生的干涉现象与其光程差有关,而不是取决于两者的几何路程差. 光程差与相位差之间的关系为

$$\Delta\phi=\frac{2\pi}{\lambda}\delta$$

由干涉条纹的明暗条件

$$\Delta\phi=\frac{2\pi}{\lambda}\delta=\begin{cases}\pm 2k\pi, & \text{明纹}\\ \pm(2k+1)\pi, & \text{暗纹}\end{cases}\qquad k=0,1,2,\cdots \tag{10-4}$$

可知，若用光程差表示明暗条件，则有

$$\delta=\begin{cases}\pm k\lambda, & \text{明纹}\\ \pm(2k+1)\dfrac{\lambda}{2}, & \text{暗纹}\end{cases}\qquad k=0,1,2,\cdots \tag{10-5}$$

式(10-5)表明，两相干光干涉的光强分布，在波长一定的条件下，由光程差确定. 因此，从光程差出发分析干涉条纹的分布及变化规律是处理光干涉问题的基本方法，而式(10-5)是讨论光的干涉问题的基本公式.

在光学仪器中，经常要用到透镜. 从物点到像点的各条光线，具有不同的几何路程，它们在透镜玻璃(或其他透明介质)中传播的路程也不相同. 几何路程较长的光线在透镜中传播的路程较短，而透镜的折射率总是大于空气的折射率，通过薄透镜的近轴光线折算成光程以后，各条光线将具有相同的光程. 因此，薄透镜只改变光的传播方向，但不产生附加的光程差，通过薄透镜的近轴光线具有等光程性.

三、杨氏双缝干涉

1801 年，英国科学家托马斯·杨(Thomas Young，1773～1829)第一次用实验的方法研究了光的干涉现象，并从其实验数据推算出光的波长，为波动理论奠定了坚实的实验基础，这就是著名的杨氏双缝干涉实验.

杨氏双缝干涉实验装置如图 10-2(a)所示，在单色平行光前放一狭缝 S，在 S 后又放有两条平行等宽的狭缝 S_1、S_2，它们与 S 平行且等距，然后在 S_1、S_2 缝后较远处放置一观察屏. 从 S 发出的光波波阵面到达 S_1 和 S_2 处，再从 S_1、S_2 传出的光是从同一波阵面分出的两相干光，并在相遇点形成干涉，在观察屏上形成如图 10-2(b)所示的明暗相间的干涉条纹. 可见，此处的相干光是来自同一波阵面的两部分，称为波阵面分割法.

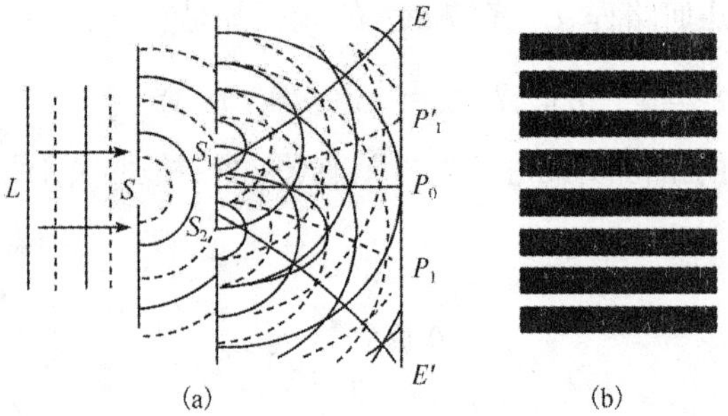

图 10-2　杨氏双缝干涉实验

下面分析双缝干涉实验中的光强分布. 如图 10-3 所示，缝 S_1 、S_2 相距为 d，M 是 S_1S_2 的中点，双缝到光屏 E 的距离为 D，O 为光屏的正中点，它到 S_1 、S_2 的距离相同. P 为光屏上任意一点，P 点到 O 点的距离为 x，S_1 和 S_2 到 P 点的距离分别为 r_1 和 r_2. 在空气中(n=1)，由 S_1 、S_2 发出的光波在 P 点相遇时，产生的光程差为 $\delta = r_2 - r_1$.

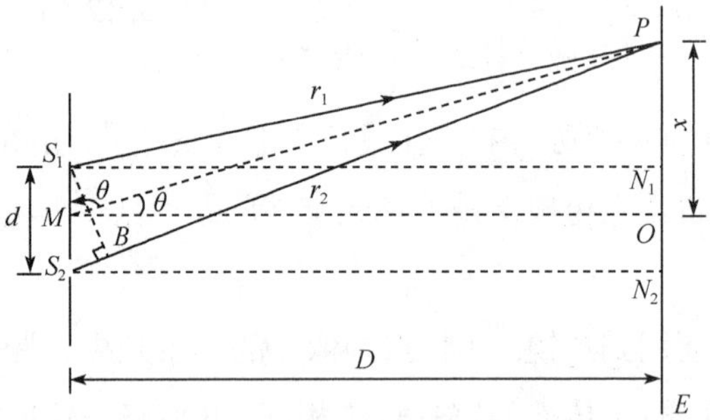

图 10-3　干涉条纹分布的推导

在图 10-3 中，作 $S_1B \perp S_2P$，由于 $D \gg d$，有 $S_1P \approx BP$，则

$$\delta = r_2 - r_1 = S_2B = d\sin\theta \approx d\tan\theta = d\frac{x}{D} \qquad (\theta\text{很小}) \tag{10-6}$$

设波长为 λ，当

$$\delta = d\frac{x}{D} = \pm k\lambda \qquad (k = 0,1,2,\ \cdots)$$

或

$$x = \pm k\frac{D\lambda}{d} \qquad (k = 0,1,2,\ \cdots) \tag{10-7}$$

时，P 点为明条纹. 对应 k=0 的称为零级明条纹，或中央明纹，对应 k=1，k=2，⋯分别称为第一级明条纹、第二级明条纹⋯⋯，各级明纹在中央明纹两侧对称分布.

当

$$\delta = d\frac{x}{D} = \pm(2k-1)\frac{\lambda}{2} \qquad (k = 1,2,3,\cdots)$$

或

$$x = \pm(2k-1)\frac{D\lambda}{2d} \qquad (k=1,2,3,\cdots) \tag{10-8}$$

时，P 点为暗条纹. 对应 k=1，k=2，…分别称为第一级暗条纹、第二级暗条纹……，各级暗纹在中央明纹两侧对称分布.

由式(10-7)或式(10-8)可以算出相邻明条纹或暗条纹中心间的距离，即条纹间距为

$$\Delta x = \frac{D\lambda}{d} \tag{10-9}$$

由上面的分析可以得到以下结论：

(1)相邻明纹间距等于相邻暗纹间距，即 $\frac{D\lambda}{d}$.

(2)各级明暗条纹对称分布在中央明纹两侧，且明暗相间.

(3)对给定装置，即当 D 和 d 不变时，条纹位置及间距将随波长而变. 用不同的单色光做实验，波长较短的单色光条纹较密，波长较长的单色光条纹较疏. 用白光照射双缝时，则中央明纹(白色)的两侧将出现各级彩色明条纹. 同一级条纹中，波长较短的离中央明纹近，波长较长的离中央明纹远.

(4)杨氏干涉属于分波阵面法干涉.

例 10-1 在杨氏双缝装置中，若在 S_2 后放一折射率为 n，厚为 l 的介质薄片. (1)求两相干光到达屏幕上任一点 P 的光程差；(2)分析加介质片前后干涉条纹的变化情况.

解 (1)设 $S_1P = r_1$，$S_2P = r_2$，在 S_2 后放厚为 l 的介质片后两光束到 P 点的光程差为

$$\delta = [(r_2 - l) + nl] - r_1 = r_2 - r_1 + (n-1)l$$

可见，两相干光到达屏上每一点的光程差都发生了变化，故干涉条纹亦将发生变化.

(2)考察第 k 级明纹的位置，由明纹条件知

$$\delta = r_2 - r_1 + (n-1)l = \pm k\lambda \qquad (k = 0,1,2,\cdots)$$

当 $D \gg d$ 时，有 $r_2 - r_1 = \frac{d}{D}x$，代入上式可得第 k 级明条纹位置为

$$x_k' = \pm k\frac{D}{d}\lambda - (n-1)l\frac{D}{d}$$

与未加介质片时的 $x_k = \pm k\frac{D}{d}\lambda$ 比较，加介质后第 k 级明纹的位移为

$$\Delta x = x_k' - x_k = -(n-1)\frac{D}{d}l$$

因 Δx 与 k 无关，说明整个干涉图样向下平移，条纹间距不变.

四、劳埃德镜实验

劳埃德(H.Lloyd)镜实验装置如图 10-4 所示，从狭缝 S_1 发出的光波，一部分直接射到观察屏 E 上，另一部分经平面镜 KL 反射后再照射到观察屏上. 这两部分光也是相干光，在屏上的重叠区域能形成干涉. 从 S_1 发出的经反射镜反射后到达观察屏上某点的光波，等同于 S_1 在平面镜

中的虚像 S_2 所发出的直接到观察屏上该点的光波，所以这是类似于杨氏双缝实验的装置.

在劳埃德镜实验中，若将观察屏逐渐靠近平面镜，屏幕上条纹位置跟着变化；当观察屏移到与平面镜一端紧靠的 $E'L$ 位置处，从两光束到达 L 的光程来看，$S_1L=S_2L$，则 L 处应该是亮条纹，但实验中观察到此处为一暗条纹，即屏与镜面接触处出现暗条纹. 这表示直接由 S_1 射到屏上的光和从镜面反射出来的光，两者之间必有其一产生了相位 π 的突变. 因为由 S_1 直接射到屏上光不可能有这个相位变化，所以一定是从镜面上反射的光发生数值为 π 的相位突变. 劳埃德镜实验表明光波从光疏介质(空气)射到光密介质(反射镜)时，反射光的相位跃变了 π，这等效于反射光与入射光之间附加了半个波长的光程差，即相当于反射光的光程在反射过程中增加(或损失)了半个波长，此现象称为半波损失(half-wave loss). 理论和实验表明：光从光密介质射向光疏介质在界面上反射时不会发生半波损失；光在两种介质界面上折射时也不会发生半波损失.

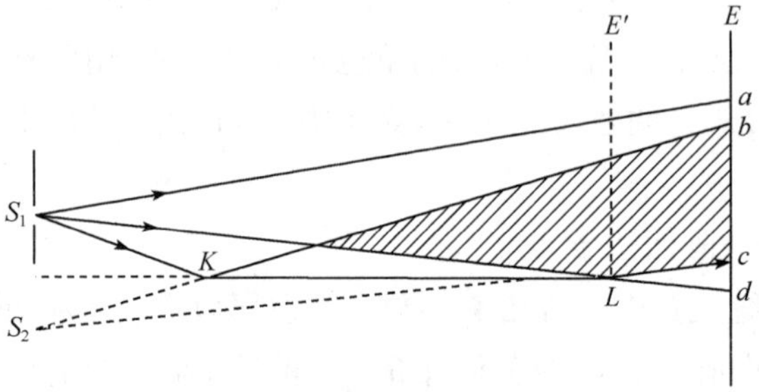

图 10-4　劳埃德镜实验

五、薄膜干涉

案例 10-1

阳光下蝴蝶翅膀上闪动的美丽花纹，肥皂泡上呈现出的变化多端的彩色图样，车窗贴膜后的半透光性，这些现象的产生都是缘于光的薄膜干涉.

问题

1. 薄膜干涉现象产生的原因是什么?
2. 干涉加强和减弱的条件是什么?

在日常生活中，常见的肥皂泡或油膜表面呈现的彩色条纹，属于干涉现象. 这些彩色条纹是自然光在透明薄膜上、下表面的反射光相互干涉形成的，称为薄膜干涉. 若薄膜厚度均匀，所产生的干涉称为等倾干涉(equal inclination interference)；厚度不均匀时产生的干涉称为等厚干涉(equal thickness interference). 等倾干涉较为简单，即薄膜的两个表面是完全平行的平面，这种薄膜称为平行平面薄膜.

1. 平行平面薄膜干涉

如图 10-5 所示，表面互相平行的平面透明薄膜置于折射率为 n_1 的介质中，薄膜的厚度为 e，折射率为 n (假设 $n>n_1$). 单色光以入射角 i 入射到薄膜的上表面，在 A 点被分成反射光束 a 和

折射光束 AC. AC 在下表面的 C 点被反射后的光束 CB 在上表面的 B 点折射出薄膜，即光束 b. 由于 a、b 来自同一光源，因此是相干光，经透镜 L 在位于透镜焦平面处的观察屏上 P 点会聚而产生干涉.

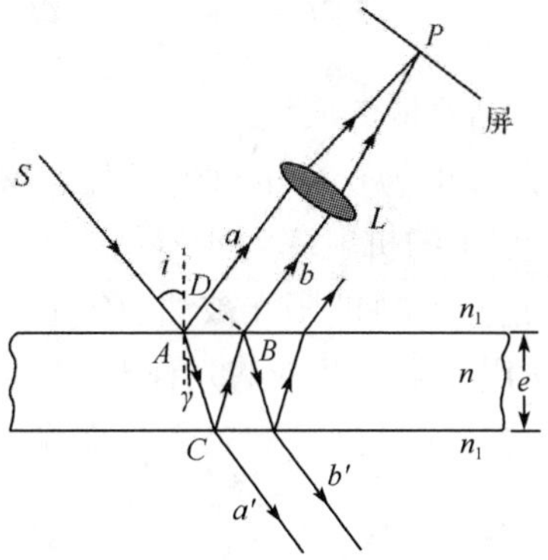

图 10-5 薄膜的等倾干涉

观察屏上 P 点的干涉情况取决于光束 a 和光束 b 到达 P 点时的光程差 δ. 过 B 点作 $BD \perp AD$，则 BP 和 DP 的光程相等，所以光束 a 和光束 b 的光程差为

$$\delta = n(\overline{AC} + \overline{CB}) - n_1 \overline{AD} + \frac{\lambda}{2}$$

式中，$\lambda/2$ 是由于反射光束 a 存在半波损失而附加的光程差.

由图 10-5 中的几何关系可知 $\overline{AC} = \overline{CB} = \dfrac{e}{\cos\gamma}$，$\overline{AD} = \overline{AB}\sin i = 2e\tan\gamma \cdot \sin i$，则

$$\delta = \frac{2ne}{\cos\gamma} - 2n_1 e\tan\gamma \cdot \sin i + \frac{\lambda}{2}$$

根据折射定律 $n_1 \sin i = n\sin\gamma$，可得光程差

$$\delta = 2e\sqrt{n^2 - n_1^2 \sin^2 i} + \frac{\lambda}{2} \tag{10-10}$$

于是，平行平面薄膜反射光产生明、暗干涉条纹的条件为

$$\delta = 2e\sqrt{n^2 - n_1^2 \sin^2 i} + \frac{\lambda}{2} = \begin{cases} k\lambda, & \text{明纹} \\ (2k-1)\dfrac{\lambda}{2}, & \text{暗纹} \end{cases} \quad (k = 1, 2, \cdots) \tag{10-11}$$

由式(10-11)可知，厚度均匀的薄膜在 n、n_1 和 e 都确定的情况下，对于某一波长而言，两反射光的光程差只取决于入射角 i. 因此，以同一倾角入射的一切光束，其反射相干光有相同的光程差，并产生同一干涉条纹. 换句话说，同一条纹都是由来自同一倾角的入射光形成的，这样的条纹称为等倾干涉条纹.

透射光由于没有半波损失，两束透射的相干光 a' 和 b' 之间的光程差为

$$\delta' = 2e\sqrt{n^2 - n_1^2 \sin^2 i} \tag{10-12}$$

比较式(10-10)和式(10-12)可知，对某一入射光而言，反射光的光程差与透射光的光程差恰好相差 $\lambda/2$，因而它们的干涉条纹明、暗恰好相反，形成互补，这正是能量守恒定律所要求的结果.

透射光a'和b'形成的等倾干涉明、暗条纹条件为

$$\delta = 2e\sqrt{n^2 - n_1^2 \sin^2 i} = \begin{cases} k\lambda, & \text{明纹} \\ (2k-1)\dfrac{\lambda}{2}, & \text{暗纹} \end{cases} \quad (k=1,2,\cdots) \tag{10-13}$$

在图 10-5 中，若$n < n_1$，上述结论依然成立.

例 10-2 在水面上漂浮着一层厚度为 0.32 μm 的油膜，其折射率为 1.4，中午的阳光垂直照射在油膜上，问油膜呈现什么颜色(水的折射率为 4/3)?

解 如图 10-6 所示，垂直入射($i=0$)的阳光被油膜的上、下两个表面反射形成光束 a 和光束 b，光束 a 产生了半波损失，所以光束 a 和 b 的光程差

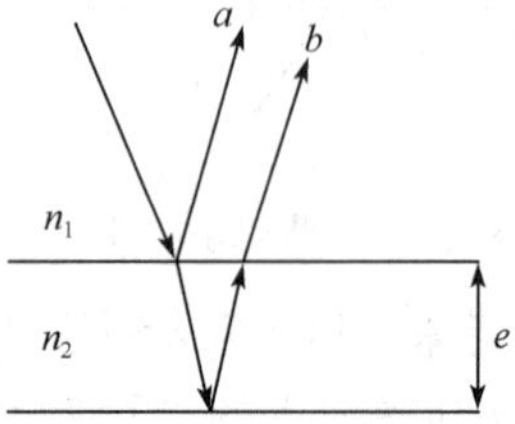

图 10-6 例 10-4

$$\delta = 2e\sqrt{n_2^2 - n_1^2 \sin^2 i} + \frac{\lambda}{2} = 2n_2 e + \frac{\lambda}{2}$$

油膜所表示的颜色，是光束 a 和光束 b 干涉加强的颜色，据干涉条件可知

$$2n_2 e + \frac{\lambda}{2} = k\lambda \qquad (k=1,2,3,\cdots)$$

即满足$\lambda = \dfrac{4n_2 e}{2k-1}(k=1,2,3,\cdots)$时干涉加强，将$n_2=1.4$，$e=0.32\ \mu\text{m}$代入上式得到干涉加强时的波长为

当$k=1$时，$\lambda = 4n_2 e = 4\times1.4\times0.32\ \mu\text{m} = 1.792\ \mu\text{m} = 179.2\ \text{nm}$

当$k=2$时，$\lambda = \dfrac{4}{3}n_2 e = \dfrac{4}{3}\times1.4\times0.32\ \mu\text{m} = 0.597\ \mu\text{m} = 597\ \text{nm}$

当$k=3$时，$\lambda = \dfrac{4}{5}n_2 e = \dfrac{4}{5}\times1.4\times0.32\ \mu\text{m} = 0.358\ \mu\text{m} = 358\ \text{nm}$

可见，只有$k=2$时干涉加强的光处在可见光范围内，而这种光的波长$\lambda = 597\ \text{nm}$，是绿光，所以油膜呈绿色.

2. 劈尖干涉

前面讨论了光波入射到平行平面薄膜上所产生的干涉现象，现讨论薄膜厚度不均匀的情况，即表面不平行的薄膜上所产生的干涉现象. 为简单起见，只讨论劈尖干涉和牛顿环.

如图 10-7(a)所示，两块平面玻璃片，一端接触，另一端垫一薄纸片或一细丝，在两玻璃片之间就形成一空气薄膜，称为空气劈尖. 两玻璃片的交线称为劈尖的棱边，在薄膜的表面上平行于棱边直线的各点上的厚度e相等. 两玻璃片的夹角称为劈尖角，一般劈尖角θ是很小的，所以

单色点光源发出的光经过透镜后形成的波长为λ的平行光垂直入射时，从劈尖上、下两表面反射的光可看作是垂直反射的. 入射光a、b和反射光a_1、b_1都垂直于劈尖的上表面，又垂直于劈尖的下表面，两反射光是相干光，于是在空气劈尖的上表面形成明暗相间的干涉条纹，如图 10-7(b)所示. 图中实线表示暗条纹，虚线表示明条纹，这些条纹都与劈尖的棱边平行，条纹间距彼此相等，劈尖边缘处形成暗条纹. 但应注意，玻璃片本身的厚度不起作用，起作用的只是夹在中间的空气膜.

在劈尖任一处，空气膜的厚度为e，光波在空气层($n_2=1$)上、下两表面反射后所引起的光程差为δ，将$i=0$，$n_2=1$代入$\delta=2e\sqrt{n_2^2-n_1^2\sin^2 i}+\dfrac{\lambda}{2}$式中得

$$\delta=2e+\frac{\lambda}{2}$$

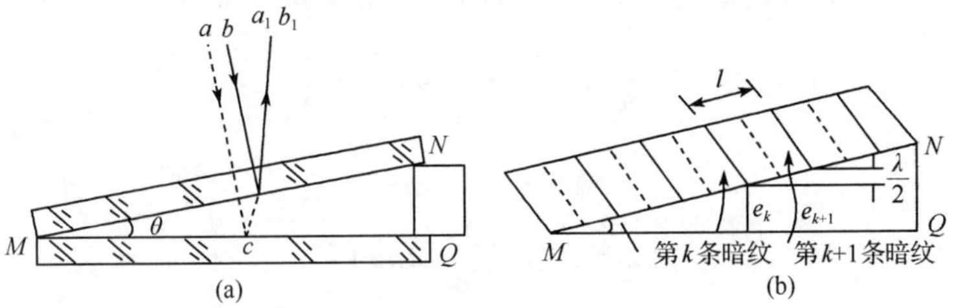

图 10-7 劈尖干涉

于是，可得反射光的干涉条件为

$$\delta=2e+\frac{\lambda}{2}=\begin{cases}k\lambda, & k=1,2,3,\cdots\text{明条纹}\\(2k+1)\dfrac{\lambda}{2}, & k=0,1,2,\cdots\text{暗条纹}\end{cases} \tag{10-14}$$

可见，在劈尖上表面所形成的每一明、暗条纹对应一定数值的k，即对应于劈尖的一定厚度e. 因此，这种干涉称为等厚干涉.

任何两相邻的明条纹或暗条纹之间的距离可由式(10-14)得到. 如图 10-7(b)所示，设相邻两暗条纹之间的距离为l，则

$$l\sin\theta=e_{k+1}-e_k \tag{10-15}$$

由暗条纹的条件可有空气层厚度e_k和e_{k+1}分别满足

$$2e_k+\frac{\lambda}{2}=(2k+1)\frac{\lambda}{2},\qquad 2e_{k+1}+\frac{\lambda}{2}=[2(k+1)+1]\frac{\lambda}{2}$$

两式相减可得相邻暗(或明)条纹之间的厚度差

$$\Delta e=e_{k+1}-e_k=\frac{1}{2}\lambda \tag{10-16}$$

将式(10-16)代入式(10-15)中，则有相邻两暗(或明)条纹之间的距离为

$$l=\frac{\lambda}{2\sin\theta} \tag{10-17}$$

若θ很小，则上式变为

$$l\approx\frac{\lambda}{2\theta} \tag{10-18}$$

可见，劈尖的夹角θ越小，干涉条纹越疏；θ越大，干涉条纹越密，若θ相当大，干涉条纹就密得难以分辨了.

利用劈尖干涉可以测量微小的角度、厚度、单色光的波长和介质的折射率等.

例 10-3 一折射率$n=1.40$的劈尖状板，在波长$\lambda=700\text{ nm}$的单色光照射下，板表面产生等厚干涉条纹. 今测得两相邻明条纹间的距离$l=0.25\text{ cm}$，求劈尖的夹角θ.

解 因为单色光垂直照射到劈尖表面，所以其折射率$n_2=n$，$i=0$，则由

$$\delta=2e\sqrt{n_2^2-n_1^2\sin^2 i}+\frac{\lambda}{2}$$

可得

$$\delta=2n_2e+\frac{\lambda}{2}=2ne+\frac{\lambda}{2}$$

由明条纹条件，第k级和第$k+1$级明条纹所处的板层厚度e_k和e_{k+1}分别满足

$$2ne_k+\frac{\lambda}{2}=k\lambda\,,\qquad 2ne_{k+1}+\frac{\lambda}{2}=(k+1)\lambda$$

两式相减得

$$e_{k+1}-e_k=\frac{\lambda}{2n}=l\sin\theta$$

则

$$\sin\theta=\frac{\lambda}{2nl}=\frac{700\times10^{-9}}{2\times1.4\times0.25\times10^{-2}}=10^{-4}$$

因$\sin\theta$很小，所以有

$$\theta\approx\sin\theta=10^{-4}\text{ rad}=20.8'$$

3. 牛顿环

如图 10-8 所示，将一曲率半径很大的平凸透镜 A 放在一块平板玻璃 B 上，则在两玻璃面 A、B 之间形成一厚度不均匀的空气薄层. 单色光源S发出的光线经过透镜 L 成为平行光束，再经倾斜 45° 的半透半反平面镜 M 反射，垂直照射到平凸透镜 A 的表面上，入射光线在空气层的上、下两表面反射后，穿过平面镜 M，进入显微镜 T. 在显微镜中，可以观察到以接触点O为中心的环形干涉条纹. 若光源发出单色光，这些条纹就是明暗相间的环形条纹；若发出白色光，则是彩色环形条纹，这些环状条纹称为牛顿环(Newton ring).

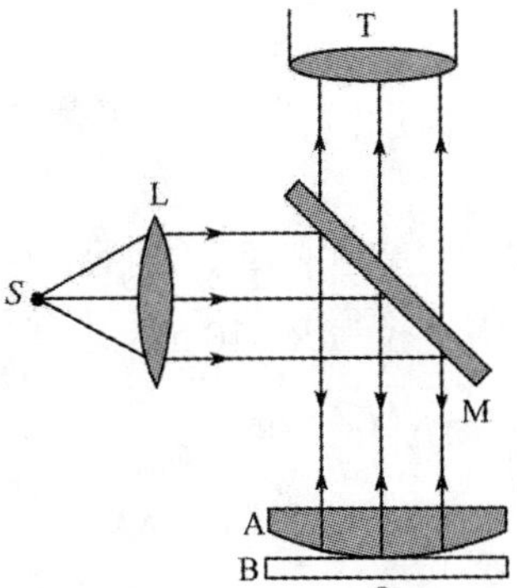

图 10-8 牛顿环

由于牛顿环是一种等厚干涉，所以有

$$\delta = 2e + \frac{\lambda}{2} = \begin{cases} k\lambda, & \text{明环}\ k = 1,2,3,\cdots \\ (2k+1)\dfrac{\lambda}{2}, & \text{暗环}\ k = 0,1,2,\cdots \end{cases} \tag{10-19}$$

空气层厚度e可用相应半径r表示. 由图 10-9 可得

$$R^2 = r^2 + (R-e)^2 = r^2 + R^2 - 2Re + e^2$$

因$R \gg e$，则e^2可略去，因此$e = \dfrac{r^2}{2R}$，代入式(10-16)可得

$$\text{明环半径：}\quad r = \sqrt{\left(\frac{2k-1}{2}\right)R\lambda}, \quad k = 1,2,3,\cdots$$
$$\text{暗环半径：}\quad r = \sqrt{kR\lambda}, \quad k = 0,1,2,\cdots \tag{10-20}$$

上式表明，k越大，环半径越大. 相邻两明环(或暗环)半径之间的距离$r_{n+1} - r_n$由式(10-20)可得

$$r_{n+1} - r_n = \frac{R\lambda}{r_{n+1} + r_n} \tag{10-21}$$

则k越大环半径之差$r_{n+1} - r_n$越小，表明随环半径的逐步增大，牛顿环变得越来越密.

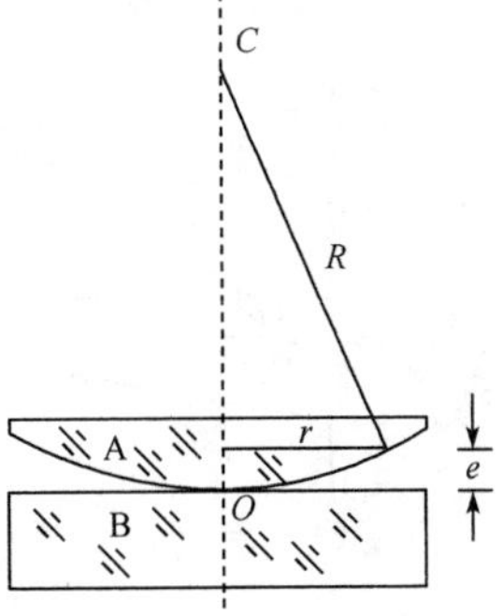

图 10-9 牛顿环半径的计算

此外，在中心O处$e = 0$，空气层的下表面反射光有半波损失，故$\delta = \lambda/2$，接触点(牛顿环中心点)O处是一个暗斑. 透射光也可以产生牛顿环，这些环的明、暗情形与反射光的明、暗情

形恰好相反，环中心点是一个亮斑.

牛顿环常在实验室里用来测定光波的波长或平凸透镜的曲率半径，以及平面玻璃是否为一光学平面等.

例 10-4 用紫光观察牛顿环现象时，看到第 k 条暗环的半径 $r_k = 4\ \text{mm}$，第 k+5 条暗环的半径 $r_{k+5} = 6\ \text{mm}$，所用平凸透镜的曲率半径为 $R = 10\ \text{m}$，求紫光的波长和环数 k.

解 根据牛顿环暗环半径公式 $r = \sqrt{kR\lambda}$，得

$$r_k = \sqrt{kR\lambda}\ , \qquad r_{k+5} = \sqrt{(k+5)R\lambda}$$

由以上两式可得环数

$$k = \frac{5r_k^2}{r_{k+5}^2 - r_k^2} = \frac{5\times(4\times10^{-3})^2}{(6\times10^{-3})^2 - (4\times10^{-3})^2} = 4$$

$$\lambda = \frac{r_k^2}{kR} = \frac{r_{k+5}^2}{(k+5)R}$$

将 $k = 4$，$R = 10\ \text{m}$，$r_k = 4\ \text{mm}$ 或 $r_{k+5} = 6\ \text{mm}$ 代入上式可得紫光波长为 $\lambda = 400\ \text{nm}$.

第二节 光的衍射

光波绕过障碍物，偏离直线传播的现象称为光的衍射(diffraction of light). 在日常生活中水波和声波的衍射现象较容易看到，但光的衍射现象却不易看到. 这是因为光波的波长较短，比衍射物线度小得多. 当障碍物尺度与光的波长可比拟时，就会看到衍射现象. 在讨论衍射现象时，通常按光源和接收屏到障碍物的距离分为两类：当障碍物与光源和接收屏的距离均为有限远时，称为菲涅耳衍射(Fresnel diffraction)，又称为近场衍射；当障碍物与光源和接收屏的距离均为无穷远时，称为夫琅禾费衍射(Fraunhofer diffraction)，又称为远场衍射. 本节只讨论夫琅禾费衍射.

一、单缝衍射

实验装置如图 10-10 所示，AB 为一单缝，缝宽度为 a，一束平行光垂直入射到单缝上，缝后放置一透镜 L，在透镜的焦平面上放置观察屏 E. 按照惠更斯-菲涅耳原理，AB 上各点都可以看成是新的波源，它们将发出球面子波，向前传播，在这些子波到达空间某处时，会叠加产生干涉.

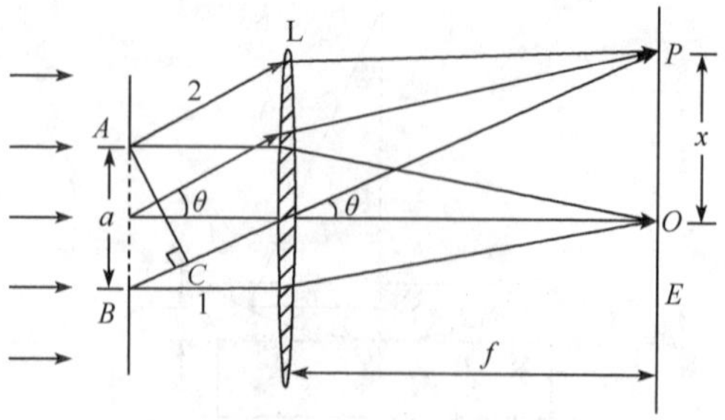

图 10-10 单缝衍射

首先研究缝 AB 上各子波源发出沿透镜光轴方向(θ=0)传播的平行光束 1，其经透镜 L 会聚于观察屏上的 O 点(O 为 L 的后焦点，正对单缝中心). 由于波阵面 AB 上所有子波相位相同，又

由于薄透镜近轴光线的等光程性，故各子波经透镜 L 会聚于 O 点时，仍保持相位相同，于是 O 点干涉加强，出现平行于单缝的明条纹，称为中央明纹.

下面讨论 AB 面上各子波源发出的与光轴成 θ 角(即衍射角)的平行光束 2 经透镜 L 会聚到 P 点的条纹情况. 凡衍射角 θ 相同的平行衍射光都会聚在同一点 P，该点的光强就由这些平行光的干涉结果决定. 从 A 点作 AC 垂直于 BC，由图可知，由 AC 上各点达到 P 点的光线光程都相等，这样从 AB 发出的光线在 P 点的相位差就等于它们在 AC 面上的相位差. 狭缝两端点 A 和 B 所发出的沿入射方向成 θ 角的子波的光程差为 $BC = a\sin\theta$，这显然是沿 θ 方向上各子波的最大光程差.

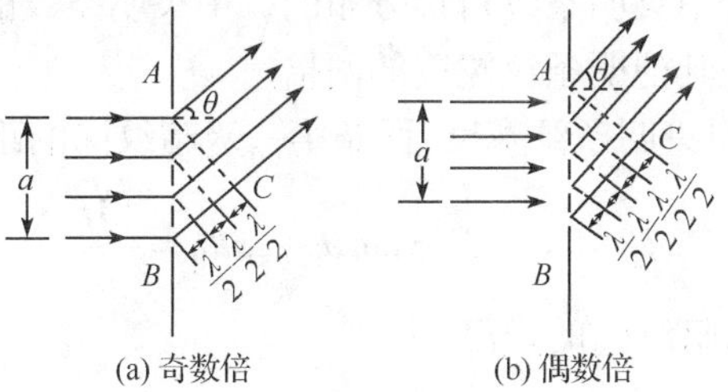

图 10-11 菲涅耳半波带

菲涅耳半波带法可确定 P 处条纹的明暗情况. 用相距为 $\lambda/2$ 的平行于 AC 的一系列平面，把 BC 划分成 n 个相等的部分，即

$$BC = a\sin\theta = n\cdot\frac{\lambda}{2} \qquad (n = 1, 2, 3, \cdots)$$

同时这些平面也把单缝上波阵面 AB 分割成 n 个面积相等的窄带，这些窄带称为菲涅耳半波带(half-wave zone). 由于这些半波带的面积相等，所以各半波带在 P 点引起的光振幅近似相等. 任何两个相邻半波带上对应的两点所发出的光到 P 点的光程差总是 $\lambda/2$，相位差总是 π，在 P 点的合成结果为相互抵消. 因此 P 点干涉条纹的最终结果，取决于 BC 能被划分的半波长的数目 n. 若 n 为奇数，即 BC 恰能被划分成奇数个半波长，单缝处波阵面也是奇数个半波带，则 n 个半波带中有 $(n-1)$ 个半波带发出的光在 P 点相互抵消，只留下一个半波带起作用，P 点出现明条纹，如图 10-11(a)所示. 若 n 为偶数，即 BC 恰能被划分成偶数个半波长，单缝处波阵面也是偶数个半波带，所有相邻半波带发出的光在 P 点互相干涉抵消，P 点出现暗条纹，如图 10-11(b)所示.

由上述分析可知，单色光垂直入射到单缝时，单缝衍射条纹的明暗条件为

$$\begin{cases} a\sin\theta = 0, & \text{中央明纹} \\ a\sin\theta = \pm(2k+1)\dfrac{\lambda}{2}, & \text{明纹} \end{cases} \qquad k = 1, 2, \cdots \tag{10-22}$$

$$a\sin\theta = \pm k\lambda, \qquad \text{暗纹} \quad k = 1, 2, \cdots \tag{10-23}$$

式中，$k=1,2,\cdots$ 分别为第一级明纹、第二级明纹(或暗纹)……中心，正负号表示条纹对称分布于中央明纹两侧. 单缝衍射光强分布如图 10-12 所示，表明单缝衍射图样中各衍射极大处的光强是不相同的. 中央明纹光强最大，其他明条纹光强迅速下降，且 $-\lambda < a\sin\theta < \lambda$ 为中央明条纹范围.

还需指出，对任意衍射角 θ 来说，AB 一般不能恰巧分成整数个半波带，衍射光在屏幕上的亮度介于最明和最暗之间，亮度分布并不是均匀的.

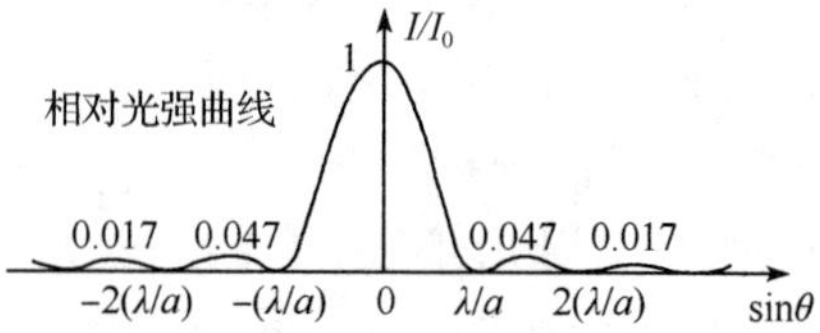

图 10-12　单缝衍射条纹的光强分布

夫琅禾费单缝衍射具有以下特点：

(1) 单缝衍射条纹是关于中央明条纹对称分布的，中央明条纹的光强最大.

(2) 中央明条纹的宽度是其他明条纹宽度的两倍.

由图 10-10 可以推导出中央明条纹宽度(两条第一级暗纹间的距离)为

$$l_0 = 2x_1 = 2f \cdot \tan\theta_1 \approx af\theta_1 = \frac{2\lambda f}{a} \tag{10-24}$$

其他各级明条纹宽度(相邻两暗纹间的距离)为

$$l = x_{k+1} - x_k = f\tan\theta_{k+1} - f\tan\theta_k \approx f\sin\theta_{k+1} - f\sin\theta_k = \frac{\lambda f}{a} \tag{10-25}$$

(3) k 越大，AB 上波阵面分成的半波带数就越多，每个半波带的面积就越小，在 P 点引起的光强就越弱. 因此，各级明纹随着级次的增加而亮度减弱.

(4) 白光做光源时，除中央明纹中心因各色光重叠在一起仍为白光外，将会出现以中央明纹为中心，各级明条纹形成由紫到红的顺序向两侧对称分布的彩色条纹，称为衍射光谱.

(5) 由式(10-22)和式(10-23)可知，λ 给定时，a 越小，则 θ 越大，即衍射就显著；a 越大，则各级次衍射角 θ 就越小，条纹都向中心靠近，衍射就越不明显. 如果 $a \gg \lambda$，各级衍射条纹全部向中央条纹靠拢而无法分辨，形成单一明条纹，看不到光的衍射现象. 这时，可以认为光是沿直线传播的.

例 10-5　一单缝用波长 λ_1、λ_2 的光照射，若 λ_1 的第一级极小与 λ_2 的第二级极小重合，问：(1) 波长关系如何？(2) 所形成的衍射图样中，是否具有其他的极小重合？

解　(1) 产生极小的条件为

$$a\sin\theta = \pm k\lambda$$

依题意有

$$\begin{cases} a\sin\theta = \lambda_1 \\ a\sin\theta = 2\lambda_2 \end{cases}$$

可得

$$\lambda_1 = 2\lambda_2$$

(2) 设衍射角为 θ' 时，λ_1 的第 k_1 级极小与 λ_2 的第 k_2 级极小重合，则有

$$\begin{cases} a\sin\theta' = k_1\lambda_1 \\ a\sin\theta' = k_2\lambda_2 \end{cases}$$

可得

$$2k_1 = k_2 \qquad (\lambda_1 = 2\lambda_2)$$

即当 $2k_1 = k_2$ 时，它们的衍射极小重合.

二、圆孔衍射

若把单缝衍射装置中的单缝换成小圆孔，就得到圆孔衍射装置，在接收屏上可以观察到圆孔衍射图样，如图 10-13 所示. 圆孔衍射图样的中央是一个圆形亮斑，称为艾里斑(Airy disk)，周围是明暗相间的圆环. 若改变小圆孔的直径，则衍射图样中的艾里斑大小也会变化. 圆孔直径越小，艾里斑越大，衍射现象越明显. 从理论计算可知，艾里斑的光强占整个入射光束光强的 84%，其半角宽度为

$$\theta \approx \sin\theta = \frac{1.22\lambda}{D} \tag{10-26}$$

式中，λ 是入射光波长，$D=2a$ 是圆孔直径. 圆孔衍射是许多光学仪器中不可避免的影响成像质量的因素，在后面显微镜的分辨本领讨论中会有所涉及.

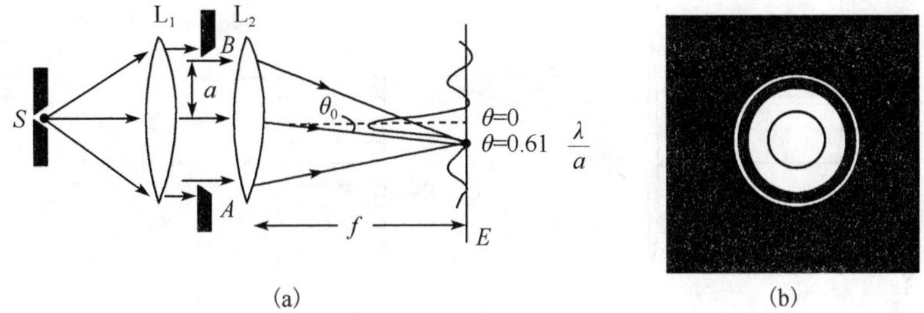

图 10-13 圆孔衍射

三、光栅衍射

由大量等宽等间距平行排列的狭缝组成的光学元件称为衍射光栅(grating). 衍射光栅被广泛应用于研究各种光谱和测定光波波长. 光栅主要分为透射光栅、反射光栅和全息光栅等. 常用的透射光栅是在一块很平的玻璃片上，用金刚石或电子束刻出一系列等宽等距的平行刻痕，刻痕处因漫反射而不透光，未刻过的地方相当于透光的狭缝. 设透光狭缝宽为 a，不透光的宽度为 b，则 $a+b$ 称为光栅常数(grating constant)，它是光栅的重要参数之一. 实际用的光栅，每毫米内有几十条至上千条刻痕.

光栅衍射实验如图 10-14 所示. S 为单色线光源，位于透镜 L_1 焦点上，G 为光栅，缝垂直于图面，E 为光屏，处于透镜 L_2 的焦平面上. 光栅衍射是单缝衍射与多缝干涉的总结果.

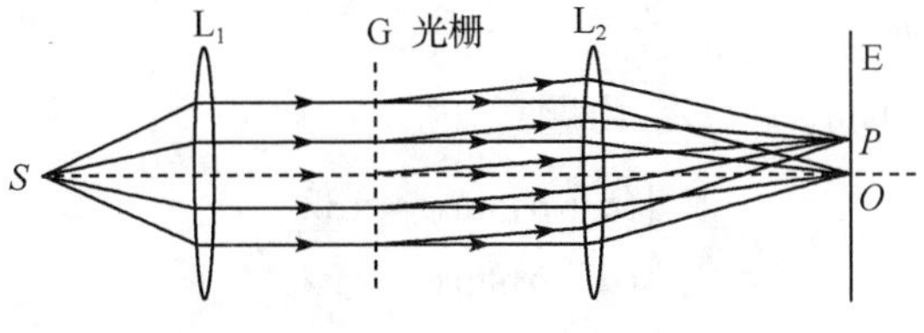

图 10-14 光栅衍射

平行光(单色光)垂直入射到光栅上，光栅位于同一波阵面上，所有缝发出的光沿与入射光方向成 φ 角(衍射角)的光束经 L_2 后聚焦于 P 处，下面讨论 P 为明纹的必要条件.

相邻两狭缝 A、B 对应点的光程差为 $\delta=(a+b)\sin\varphi$. 当相邻两缝相应点发出的光线在 E 上相遇时的光程差为 λ 的整数倍，两相邻缝干涉结果是加强的. 进而可知，所有缝发出的与入射光方向成 φ 角的光束在该处都是加强的，故 P 点出现明纹，即 P 点出现明条纹的条件为

$$\delta=(a+b)\sin\varphi=\pm k\lambda \quad (k=0,1,2,\cdots) \tag{10-27}$$

式(10-27)称为**光栅方程**(grating equation). k 表示明条纹的级数，k=0 对应零级明纹，k=1,2,…对应第 1,2,…级明纹，正负号表示各级明条纹在中央明纹两侧对称分布，如图 10-15 所示. 在满足光栅方程的特殊方向上，各缝发出的光才可能彼此加强，因此光栅各级明纹细窄而明亮. 若用白光照射时，中央明纹为白色，其他各级明纹按波长不同各自分开，形成由紫到红的光栅光谱(grating spectrum)，波长较短的紫光在内侧，波长较长的红光在外侧. 由光栅方程知，光栅常数越小，则对给定波长的各级条纹，衍射角的绝对值 $|\varphi|$ 越大，条纹间距分得越开，明纹越细窄明亮.

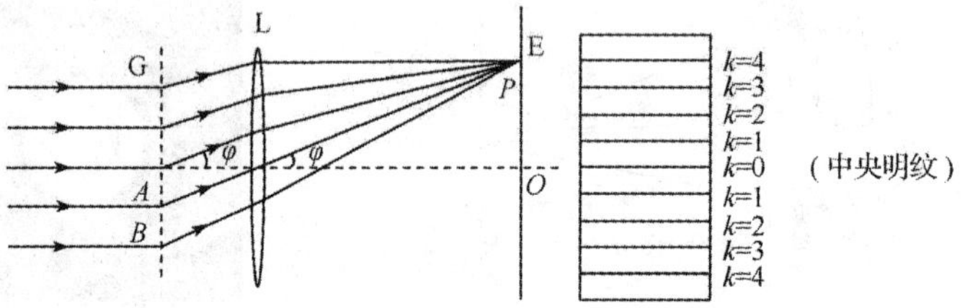

图 10-15　光栅衍射条纹分布

若满足光栅方程 $(a+b)\sin\varphi=\pm k\lambda$ 的 φ 角同时又满足单缝衍射暗纹公式 $a\sin\varphi=\pm k'\lambda(k'=1,2,\cdots)$，即 φ 角方向既是光栅衍射某级明纹出现的方向，又是单缝衍射光强为零的方向，屏上光栅衍射的某一级明纹刚好落在单缝衍射的光强为零处，则光栅衍射图样上会缺少这一级明纹，这一现象称为缺级(missing order). 缺级现象产生的原因是光栅上所有缝的衍射图样是彼此重合的，即在某一处一个缝衍射极小时，其他各缝在此处也都是衍射极小，这样就造成缺级现象. 由 $(a+b)\sin\varphi=\pm k\lambda$ 和 $a\sin\varphi=\pm k'\lambda$ 可得所缺的级数为

$$k=\frac{a+b}{a}k' \qquad (k'=1,2,\cdots) \tag{10-28}$$

当 $a+b=na$ 时,$k=n,2n,4n,\cdots$缺级. 例如，$a+b=2a$ 时，$k=2,4,6,\cdots$缺级.

例 10-6　复色光入射到光栅上，若其中一光波长的第三级极大和红光($\lambda_R=600\ \text{nm}$)的第二级极大相重合，求该光波长.

解　光栅方程为 $(a+b)\sin\varphi=\pm k\lambda$，由题意知

$$\begin{cases}(a+b)\sin\varphi=\pm 3\lambda_x \\ (a+b)\sin\varphi=\pm 2\lambda_R\end{cases}$$

可得 $3\lambda_x=2\lambda_R$，即

$$\lambda_x=\frac{2}{3}\lambda_R=\frac{2}{3}\times 600=400\,(\text{nm})$$

第三节　光 的 偏 振

案例 10-2

普通光源所发出的光为自然光. 人眼不能区分自然光和偏振光，偏振光需要特殊的装置来检验.

问题

1. 如何获得偏振光？怎样检验光的偏振性？

2. 光的偏振现象有哪些？

光的干涉和衍射现象都证实光是一种波，即光具有波动性. 但是，纵波和横波都具有干涉和衍射现象，不能由此确定光是纵波还是横波. 实践中还发现另一类光学现象，不但说明了光的波动性，而且进一步说明了光是横波，这就是“光的偏振”现象，只有横波才具有偏振现象.

一、自然光和偏振光

光波实际上是变化的电场和变化的磁场的传播过程，且为横波. 在光波中每一点都有一振动的电场强度矢量 $\boldsymbol{E}$ 和磁场强度矢量 $\boldsymbol{H}$，$\boldsymbol{E}$、$\boldsymbol{H}$ 及光波传播方向 $\boldsymbol{k}$ 是互相垂直的.

在除激光外的一般光源中，光是由构成光源的大量分子或原子发出的光波的合成. 由于发光的原子或分子很多，每个分子或原子发射的光波是独立的. 从振动方向上看，所有光矢量不可能保持一定的方向，而是无规则地沿各个可能方向取向，每个分子或原子发光是间歇的，不是连续的. 普通光源发出的光中，在一切可能的方向上，都有光振动，并且没有一个方向比另外一个方向占优势，即在一切可能方向上光矢量振动相等.

1. 自然光

自然光在所有可能的方向上都具有光振动，而各个方向的光矢量振动又相等. 如图 10-16 所示，自然光中 $\boldsymbol{E}$ 振动呈轴对称分布.

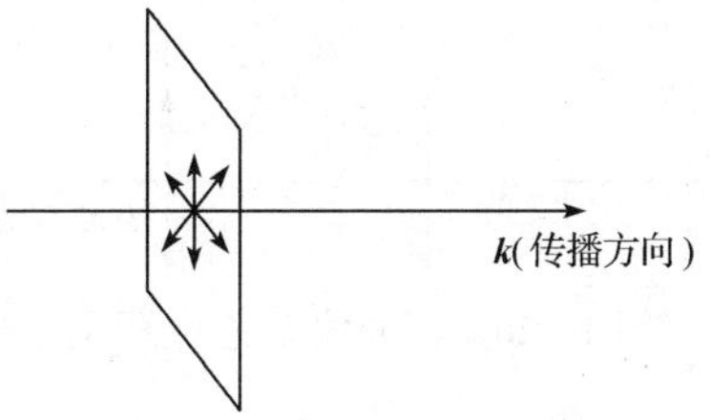

图 10-16　自然光的 $\boldsymbol{E}$ 振动

在任意时刻，可以把各个光矢量分解成两个互相垂直的光矢量，如图 10-17 所示. 为了简明表示光的传播，常用和传播方向垂直的短线表示图面内的光振动，而用点表示和图面垂直的光振动. 如图 10-18 所示，对于自然光，短线和点均等分布，以表示两者对应的振动相等和能量相等. 值得注意的是，由于自然光中光矢量振动的无规则性，所以这个互相垂直的光矢量之间没有固定的相位差.

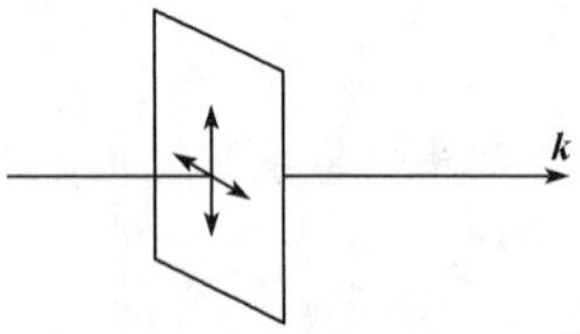

图 10-17　自然光的分解

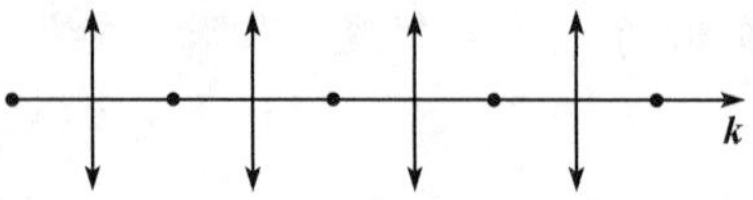

图 10-18　自然光的图示法

2. 线偏振光

由上述可知，自然光可表示成两互相垂直且独立的光振动. 实验指出，自然光经过某些物质反射、折射或吸收后，只保留沿某一方向的光振动. 若只有单一方向的光振动，则此光束称为线偏振光(完全偏振光或平面偏振光)，简称偏振光(polarized light).

偏振光的振动方向与传播方向组成的平面称为振动面. 与光矢量振动方向相垂直而包含传播方向的面叫做偏振面. 线偏振光的表示方法如图 10-19 所示. 需要说明的是：①线偏振光不只是包含一个分子或原子发出的波列. ②偏振光不一定为单色光.

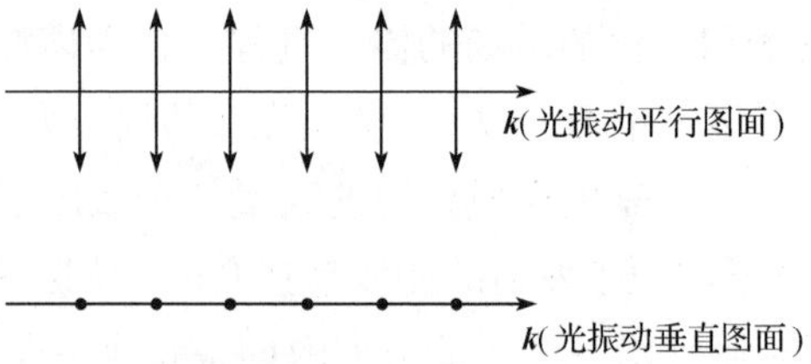

图 10-19　线偏振光的图示法

3. 部分偏振光

某一方向的光振动比与之互相垂直的方向的光振动占优势，这种光称为部分偏振光. 部分偏振光的表示方法如图 10-20 所示.

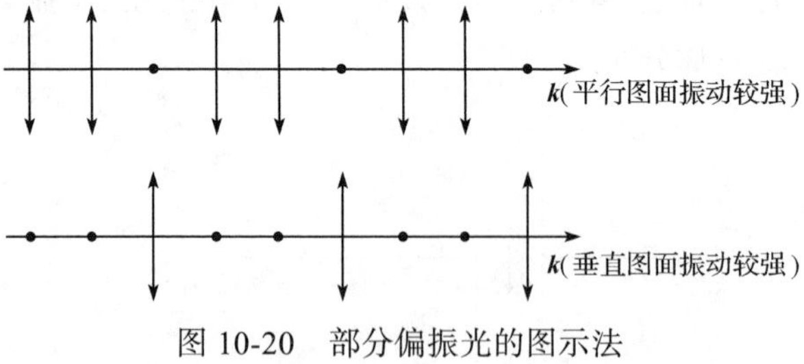

图 10-20　部分偏振光的图示法

4. 偏振片的起偏和检偏

在自然光中，由于一切可能的方向都有光振动. 为研究光振动的本性，设法从自然光中分离出沿某一特定方向的光振动，即把自然光变为线偏振光.

(1)偏振片.

在工业生产中广泛使用的是人造偏振片，它利用某种透明且具有二向色性的物质制成，能吸收某一方向的光振动，只让与这个方向互相垂直的光振动通过(实际上也有吸收，但吸收不多). 为了便于使用，在所用的偏振片上标出记号“↕”，表明该偏振片允许通过的光振动方向，称为

“偏振化方向”，也称为透光轴方向. 如图 10-21 所示，自然光经偏振片 P 变成了线偏振光.

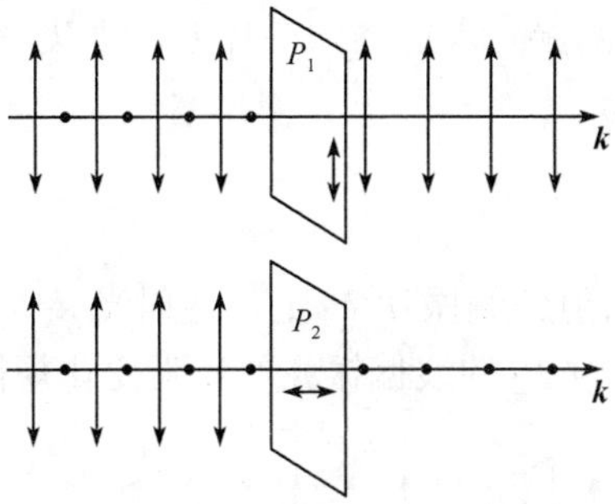

图 10-21 自然光的起偏

(2)起偏和检偏.

通常把能够使自然光成为线偏振光的装置称为起偏器. 如图 10-21 中的偏振片 P 就属于起偏器. 用来检验一束光是否为线偏振光的装置称为检偏器，偏振片 P 也可做检偏器. 如图 10-22 所示，让一束线偏振光入射到偏振片 P_2 上，当 P_2 的偏振化方向与入射线偏振光的光振动方向相同时，则该线偏振光仍可继续经过 P_2 而射出，此时观察到最明情况；若把 P_2 沿入射光线为轴转动 α 角$(0<\alpha<\pi/2)$，线偏振光的光矢量在 P_2 的偏振化方向有一分量能通过 P_2，可观测到明的情况(非最明). 当 P_2 转动 $\alpha=\pi/2$ 时，则入射 P_2 上线偏振光振动方向与 P_2 偏振化方向垂直，故无光通过 P_2，此时可观测到最暗(消光). 在 P_2 转动一周的过程中，可发现按最明 $\to$ 最暗(消光) $\to$ 最明 $\to$ 最暗(消光)规律变化.

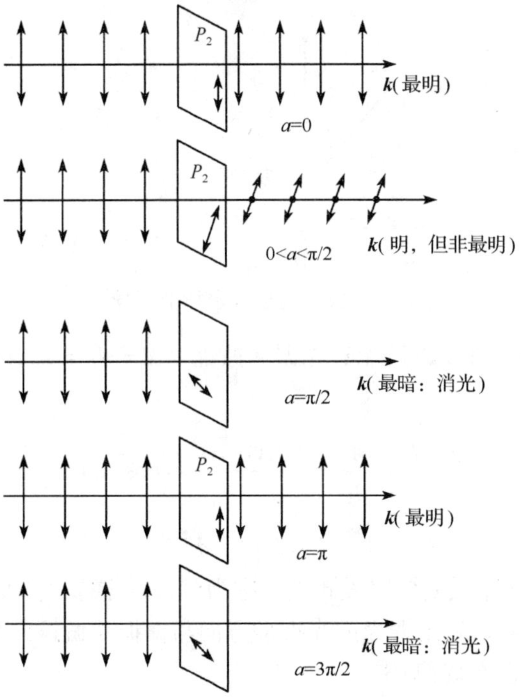

图 10-22 起偏和检偏

由此，可得结论如下：①线偏振光入射到偏振片上后，偏振片旋转一周(以入射光线为轴)

过程中，发现透射光两次最明和两次消光. ②若自然光入射到偏振片上，以入射光线为轴转动一周，透射光光强不变. ③若部分偏振光入射到偏振片上，则以入射光线为轴转动一周，透射光有两次最明和两次最暗，但不消光.

二、马吕斯定律

如图 10-23 所示，自然光入射到偏振片 P_1 上，透射光又入射到偏振片 P_2 上，这里 P_1 为起偏器，P_2 为检偏器. 下面讨论透过 P_2 的线偏振光的光强变化规律.

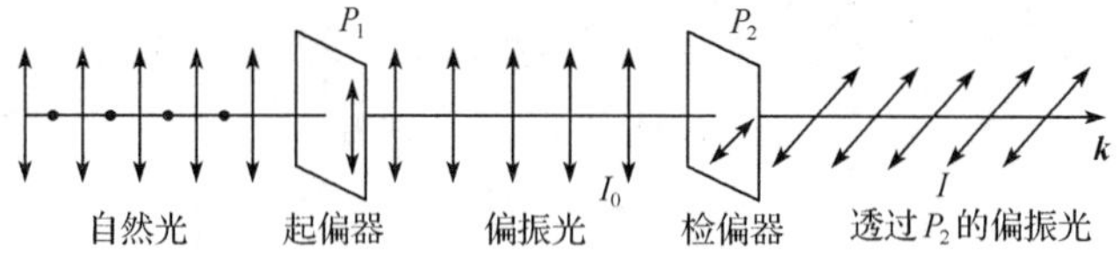

图 10-23　马吕斯定律

如图 10-24 所示，设偏振片 P_1 和 P_2 的偏振化方向分别为 P_1P_1' 和 P_2P_2'，夹角为 α，自然光经 P_1 后变成线偏振光，光强为 I_0，光矢量振幅为 A_0. 光振动 $\boldsymbol{A}_0$ 分解成与 P_2 平行及垂直的两个分矢量，标量形式表示为

$$\begin{cases} A_{//} = A_0 \cos\alpha \\ A_{\perp} = A_0 \sin\alpha \end{cases}$$

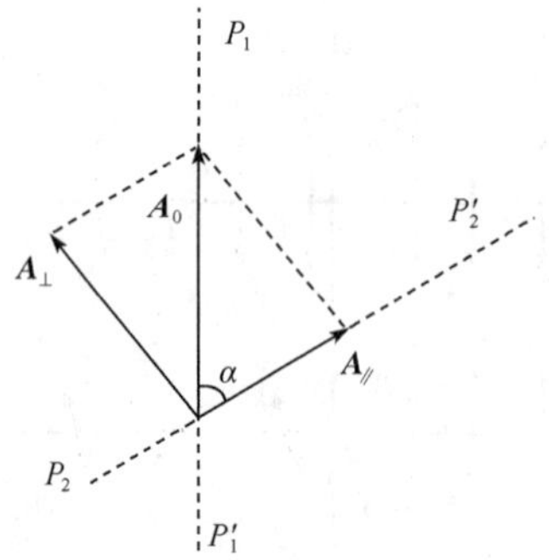

图 10-24　马吕斯定律的推导

因只有 $\boldsymbol{A}_{//}$ 能透过 P_2，所以透过光的光振动振幅为 $A = A_{//} = A_0 \cos\alpha$（不考虑吸收）. 入射光强与透射光强之比为

$$\frac{I}{I_0} = \frac{A^2}{A_0^{\ 2}} = \frac{(A_0 \cos\alpha)^2}{A_0^{\ 2}} = \cos^2\alpha$$

$$I = I_0 \cos^2\alpha \tag{10-29}$$

式(10-29)是马吕斯在 1809 年做实验时发现的，称为马吕斯定律. 它表明：透过一偏振片的光强等于入射线偏振光光强乘以入射偏振光的光振动方向与偏振片偏振化方向夹角余弦的平方.

由马吕斯定律可知有以下规律：

(1) 当 $\alpha = 0$ 时，$I = I_{\max} = I_0$（最明）；

(2) 当 $\alpha = \pi/2$ 或 $3\pi/2$ 时，$I = 0$（消光）；

(3) 当 $\alpha \neq 0$, $\alpha \neq \pi/2$, $\alpha \neq \frac{3}{2}\pi$ 时, $0 < I < I_0$.

例 10-7 偏振片 P_1、P_2 放在一起，一束自然光垂直入射到 P_1 上，试求下面情况 P_1、P_2 偏振化方向的夹角. (1) 透过 P_2 光强为最大透射光强的 $\frac{1}{3}$；(2) 透过 P_2 的光强为入射到 P_1 上光强的 $\frac{1}{3}$.

解 (1) 设自然光光强为 I_0，透过 P_1 的光强为 $I_1 = \frac{1}{2}I_0$，透过 P_2 的光强为 $I_2 = I_1\cos^2\alpha$，$I_{2\max} = I_1$，当 $I_2 = \frac{1}{3}I_{2\max} = \frac{1}{3}I_1$ 时，$\frac{1}{3} = \cos^2\alpha$，得

$$\alpha = \arccos\left(\pm\frac{\sqrt{3}}{3}\right)$$

(2) $I_2 = I_1\cos^2\alpha = \frac{1}{2}I_0\cos^2\alpha$，当 $I_2 = \frac{1}{3}I_0$ 时，$\frac{1}{3} = \frac{1}{2}\cos^2\alpha$，得

$$\alpha = \arccos\left(\pm\frac{\sqrt{6}}{3}\right)$$

三、布儒斯特定律

如图 10-25 所示，MM' 是两种折射率分别为 n_1、n_2 的介质分界面(如：空气与玻璃)，SI 表示一束自然光入射，IR 和 IR' 分别是反射光和折射光，i、γ 分别为入射角和折射角. 前面已讲，自然光可分解为两个振幅相等的垂直分振动. 设两分振动在图面内及垂直图面，前者称为平行振动，后者称为垂直振动. 在入射光中，短线与点均等分布.

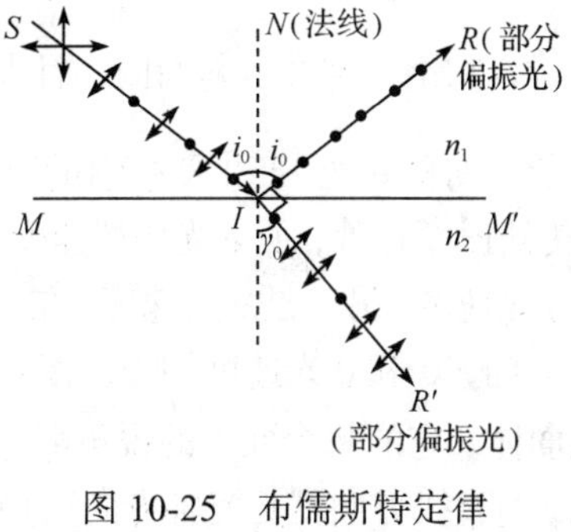

图 10-25 布儒斯特定律

实验表明：通常情况下，反射光波垂直成分较多，被折射部分含平行成分较多，即反射光和折射光均为部分偏振光. 反射光和折射光的偏振化程度与入射角 i 有关，用 $n_{21}=\frac{n_2}{n_1}$ 表示折射介质相对入射介质的折射率，实验表明，当 i 等于某一特殊值 i_0，且当入射光与折射光垂直时，反射光为垂直入射面振动的线偏振光，折射光仍为部分偏振光. 此时入射角 i_0 满足

$$\frac{\sin i_0}{\sin\gamma_0} = \frac{n_2}{n_1} \qquad \text{(折射定律)}$$

根据 $i_0 + \gamma_0 = \frac{\pi}{2}$，有 $\sin\gamma_0 = \sin\left(\frac{\pi}{2} - i_0\right) = \cos i_0$，故

$$\tan i_0 = \frac{n_2}{n_1} = n_{21} \tag{10-30}$$

即入射角 i_0 满足式(10-30)时，反射光为垂直于入射面振动的线偏振光，这一规律称为布儒斯特定律. 该定律是布儒斯特(D. Brewster)于1812年从实验中研究得出的，i_0 称为布儒斯特角或起偏角.

例 10-8 某透明介质在空气中的布儒斯特角为58.0°，求它在水中的布儒斯特角(水的折射率为1.33).

解 首先求出这种透明介质的折射率，根据 $\tan i_0 = \frac{n_2}{n_1} = \frac{n}{1}$，得

$$n = \tan i_0 = \tan 58.0^\circ = 1.60$$

所以在水中的布儒斯特角为

$$i_0' = \arctan\frac{n}{n_{水}} = \arctan\frac{1.60}{1.33} = 50.3^\circ$$

四、光的双折射

1. 双折射现象

当一束光在两种同性介质(如玻璃、水等)的分界面上折射时，折射光只有一束，且满足光的折射定律. 当一束光射入各向异性的介质，如方解石晶体(其化学成分为碳酸钙 $CaCO_3$)，折射光分为两束，此种现象称为双折射现象.

2. 寻常光和非寻常光

实验表明，当改变入射角 i 时，两束折射光之一恒满足折射定律，称为寻常光，通常用o表示，简称o光. 另一束光不遵从折射定律，它不一定在入射面内，且入射角 i 改变时，$\frac{\sin i}{\cos\gamma}$ 也不是一个常数，这束光称为非常光，用e表示，简称e光. 产生双折射的原因是：o光和e光在晶体中传播速度不同，o光在晶体中各个方向的传播速度相等，而e光传播速度却随方向而变化，即在各向异性晶体中每一方向都有两个光速，一是o光速度，另一是e光速度. 在一般情况下，这两个速度不相等. 但是，晶体中有这样一个方向，沿此方向，o和e光速度相等，该方向称为晶体的光轴. 如图10-26所示，按解理面劈裂的方解石平行六面体，它的每个面上的锐角都是78°，每个面上的钝角为102°. 当各棱边长度相等时，则 A、B 两顶点的直线方向就是光轴方向. 注意：光轴不是唯一的一条直线，是代表一个方向，与 A、B 连线平行的所有直线都可代表光轴方向. 只有一条光轴的晶体(如方解石、石英)称为单轴晶体，有些晶体(如云母、硫磺等)具有两条光轴，称为双轴晶体.

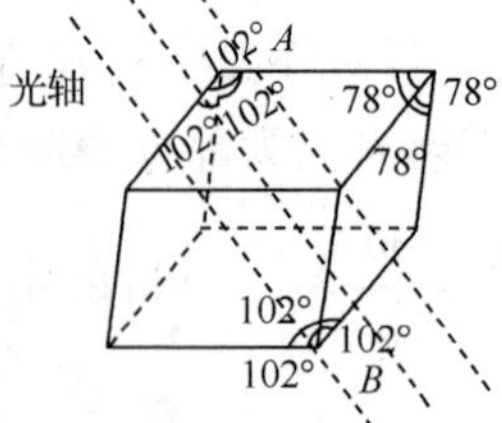

图10-26 方解石

3.主截面、主平面

主截面是指包含光轴和任一天然晶面法线的平面. 主平面则指包含光轴和晶体中任一光线(o光或e光)的平面.

寻常光和非寻常光都是线偏振光，这可用检偏器来验证. 检验结果发现，o光振动面垂直于自己的主平面，e光振动平面平行于自己的主平面. 当光轴在纸面内时，纸面为主截面，此时入射面与主截面重合，o光和e光的主平面都在主截面内，且o光和e光振动互相垂直. 注意：在一般情况下，o光和e光的主截面有一个不大的夹角，因此，o光和e光的振动不完全垂直.

第四节 旋光现象

当线偏振光通过某些透明物质(如糖溶液)后，偏振光的振动面将以光的传播方向为轴线旋转一定角度，这种现象称为旋光现象. 旋转的角度 φ 称为旋光度. 能使线偏振光振动面旋转的物质称为旋光性物质. 旋光性物质包括糖溶液、松节油等液体，也包括石英、朱砂等具有旋光性质的固体. 不同的旋光性物质可使偏振光的振动面向不同方向旋转. 若面对光源，使偏振光振动面沿顺时针旋转的物质称为右旋物质；使振动面沿逆时针旋转的物质称为左旋物质.

实验证明，对某一旋光溶液，若入射光的波长给定，旋光度 φ 与偏振光通过溶液的长度 l 和溶液的浓度 c 成正比，即

$$\varphi=\alpha cl \tag{10-31}$$

式中，旋光度 φ 的单位为(°)，偏振光通过溶液的长度 l 的单位为dm，溶液浓度的单位为 $g\cdot mL^{-1}$，α 为该物质的比旋光度，它在数值上等于偏振光通过单位长度(dm)、单位浓度($g\cdot mL^{-1}$)的溶液后引起振动面的旋转角度，其单位为(°)$\cdot mL\cdot dm^{-1}\cdot g^{-1}$. 由于测量时的温度及所用偏振光波长对物质的比旋光度都有影响，因而应当标明测量比旋光度时所用的偏振光波长及测量时的温度. 例如，$[\alpha]_{589.3\,nm}^{50°C}=66.5°$，它表明在测量温度为50 ℃，所用光源的波长为589.3 nm时，该旋光物质的比旋光度为66.5°.

若已知某溶液的比旋光度，且测出溶液试管的长度 l 和旋光度 φ，可根据式(10-31)求出待测溶液的浓度为

$$c=\frac{\varphi}{l[\alpha]_{\lambda}^{t}} \tag{10-32}$$

通常溶液的浓度用100 mL溶液中的溶质克数来表示，则上式可改写成

$$c=\frac{\varphi}{l[\alpha]_{\lambda}^{t}}\times 100$$

例如，在糖溶液浓度已知的情况下，测出溶液试管的长度 l 和旋光度 φ，就可以计算出该溶液比旋光度为

$$[\alpha]_{\lambda}^{t}=\frac{\varphi}{cl}\times 100$$

物质的旋光性在医学、化工、生物等领域有广泛的应用. 例如，可简单鉴别奶粉的优劣，碳水化合物(糖)的含量是奶粉的一个重要指标，而掺假的劣质奶粉中往往糖的含量过高，蛋白

质等营养素却很低；利用“旋光法”测出奶粉中的含糖量是鉴别奶粉优劣的一种方法. 此外，化学成分和化学性质相同的右旋物质和左旋物质，所引起的生物效应却完全不同. 例如，人体需要右旋糖，而左旋糖却是没有作用的.

第五节　波动光学的应用

一、偏振光技术的应用

1. 在摄影镜头前加上偏振镜消除反光

在拍摄表面光滑的物体，如玻璃器皿、水面、陈列橱柜、油漆表面、塑料表面等时，常常会出现耀斑或反光，这是由于光线的偏振而引起的. 在拍摄时加用偏振镜，并适当地旋转偏振镜面，能够阻挡这些偏振光，借以消除或减弱这些光滑物体表面的反光或亮斑. 要通过取景器一边观察一边转动镜面，以便观察消除偏振光的效果. 当观察到被摄物体的反光消失时，即可以停止转动镜面.

2. 使用偏振镜看立体电影

在观看立体电影时，观众要戴上一副特制的眼镜，这副眼镜就是一对透振方向互相垂直的偏振片.

立体电影是用两个镜头如人眼那样从两个不同方向同时拍摄下景物的像，制成电影胶片. 在放映时，通过两个放映机，把用两个摄影机拍下的两组胶片同步放映，使这略有差别的两幅图像重叠在银幕上. 这时若用眼睛直接观看，看到的画面是模糊不清的，要看到立体电影，就要在每架电影机前装一块偏振片，它的作用相当于起偏器. 从两架放映机射出的光，通过偏振片后，就成了偏振光. 左右两架放映机前的偏振片的偏振化方向互相垂直，因而产生的两束偏振光的偏振方向也互相垂直. 这两束偏振光投射到银幕上再反射到观众处，偏振光方向不改变. 观众用上述的偏振眼镜观看，每只眼睛只看到相应的偏振光图像，即左眼只能看到左机映出的画面，右眼只能看到右机映出的画面，这样就会像直接观看那样产生立体感觉. 这就是立体电影的原理.

3. 生物的生理机能与偏振光

人的眼睛对光的偏振状态是不能分辨的，但某些昆虫的眼睛对偏振却很敏感. 例如，蜜蜂有一对复眼和三个单眼，每个复眼包含有 6300 个小眼，这些小眼能根据太阳的偏光确定太阳的方位，然后以太阳为定向标来判断方向，所以蜜蜂可以准确无误地把它的同类引到它所找到的花丛. 再如在沙漠中，如果不带罗盘，人是会迷路的，但是沙漠中有一种蚂蚁，它能利用天空中的紫外偏光导航，因而不会迷路.

总之，利用光的偏振而应用于生活中的例子不计其数，偏振技术也正在生活中扮演着越来越重要的角色.

二、液晶的光学特性

1. 液晶的分类

液晶是液态晶体的简称，它是介于结晶态与液态之间的一种物质态. 它既具有晶体的各向异性，又具有液体的流动性. 根据形成的条件和组成，液晶可分为热致液晶和溶致液晶两大类. 热致液晶是加热液晶物质时形成的各向异性熔体,它只能在一定的温度范围内存在. 溶致液晶是由符合一定结构要求的化合物与溶剂组成的液晶体系. 根据分子排列方式的不同,热致液晶又可分为近晶相(或称层状相)、向列相(或称丝状相)和胆甾相(或称螺旋状相)三种.

2. 液晶的双折射现象

液晶具有晶体的各向异性，当光线射入液晶后也会产生双折射现象. 双折射现象实质上表示液晶中各个方向上的介电常量以及折射率是不同的. 多数液晶只有一个光轴方向,在液晶中光沿光轴方向传播时不发生双折射. 一般向列相液晶和近晶相液晶的光轴沿分子长轴方向,胆甾相液晶的光轴垂直于层面.

3. 液晶的电光效应

在电场作用下，液晶的光学特性发生变化，称为电光效应. 常见的有电控双折射和动态散射两种电光效应. 动态散射在液晶显示技术中有广泛的应用. 存在于生物体内的液晶称为生物液晶. 生物液晶就其形成方式而言，都是溶致液晶. 在人体的某些组织和器官，如神经髓鞘、肾上腺皮质、卵巢、胆汁及细胞膜中，都存在着液晶态的物质. 对生物组织中的液晶物质的研究已成为现今生物物理研究中一项引人注目的内容.

思考题与习题十

10-1 在杨氏双缝实验中，如果光源 S 到两狭缝的距离不相等，则在屏上的干涉条纹会有什么变化？(各条纹位置移动，干涉的图样、排列方式均不变)

10-2 在杨氏双缝实验中，两缝之间的距离为 0.5 mm，缝到屏幕的距离为 25 cm，若先后用 400 nm 和 600 nm 两种光入射，求：(1)两种光产生的干涉条纹间距分别是多少？(2)两种光的干涉条纹第一次重叠处距离屏幕中心距离是多少？各是第几级？ (2×10^{-4} m，3×10^{-4} m；1 mm)

10-3 波长为 500 nm 的光，从空气垂直入射到厚度为 10^{-4} cm，折射率为 1.375 的透明薄膜上，有一部分光进入薄膜并在下表面反射回去. 问：(1)沿着光路，膜中含有多少个波？(2)当它们进入和离开薄膜时，各波之间的相位差是多少？ (5.5；11π)

10-4 单缝缝宽为 0.05 mm,用波长为 600 nm 的平行光垂直入射,则一级暗纹的衍射角 φ_1 等于多少弧度？若将此装置全部浸入折射率为 1.62 的二硫化碳液体中，则一级暗纹的衍射角 φ_1' 又等于多少弧度？

(1.2×10^{-2} rad；7.4×10^{-3} rad)

10-5 在单缝衍射实验中，用波长为 692 nm 激光垂直地照射到宽为 0.01 mm 的单缝上，在其后用焦距为 0.4 m 的凸透镜将衍射光会聚于处于透镜焦平面的光屏上. 试求：(1)屏上两个第三级暗纹之间的距离为多少？(2)屏上中央明条纹的宽度为多少？(3)若换另一单色平行光垂直地照射到此狭缝上，测定两侧第二级暗纹之间的宽度为 4 cm，则该单色光的波长为多少？ (0.166 m；5.54×10^{-2} m；2.5×10^{-7} m)

10-6 波长为 400 nm 的紫光垂直地照射到每毫米有 250 个缝的光栅上，在其后用一焦距为 50 cm 的凸透镜将衍射光会聚在处于其焦平面的屏上，试求：(1)此光栅的光栅常数和最大衍射级数；(2)第 5 级衍射像的衍射角和在屏上的位置(即离中央明条纹的距离)；(3)在屏上两个第一级和第二级衍射像各自分别的距离为多少？(4)若每一狭缝的宽度为 0.8×10^{-3} mm，则哪些级出现缺级现象？在屏上最多能看见多少条明条纹？(假设屏无限大，光强足够)(5)如果在照射光中加入波长为 600 nm 的红光，则谱线重合的条数是多少？在屏上最多能看见多少条明条纹？(假设屏无限大，光强足够，提示：要考虑缺级的情况)

(4×10^{-6} m，9；30°，0.289 m；0.1 m，0.2 m；5，17；7，21)

10-7 使自然光通过两个偏振化方向为60°的偏振片，透射光的强度为I_1．今在两个偏振片之间再插入一偏振片，它与前两个偏振片均成30°角．问透射光的强度为多少？ （$\frac{9}{32}I_0$）

10-8 将蔗糖溶液装于长度为20 cm的长管中，偏振光通过后其振动面旋转了21°，已知糖的旋光率为52.5°·cm^3·g^{-1}·dm^{-1}．试求该蔗糖溶液的浓度． （0.2 g·cm^{-3}）

阅读材料

托马斯·杨和菲涅耳

光的波动理论的建立，经历了许多科学家的努力，其中特别需要纪念的是托马斯·杨和菲涅耳(图10-27)．

在17世纪下半叶，实验上已经观察到了光的干涉、衍射、偏振等光的波动现象，理论上惠更斯提出的波动理论也取得了很大成功，然而由于惠更斯的波动理论没有建立起波动过程的周期性概念，同时又认为光是纵波，所以在解释光的干涉、衍射和偏振现象时遇到了困难．

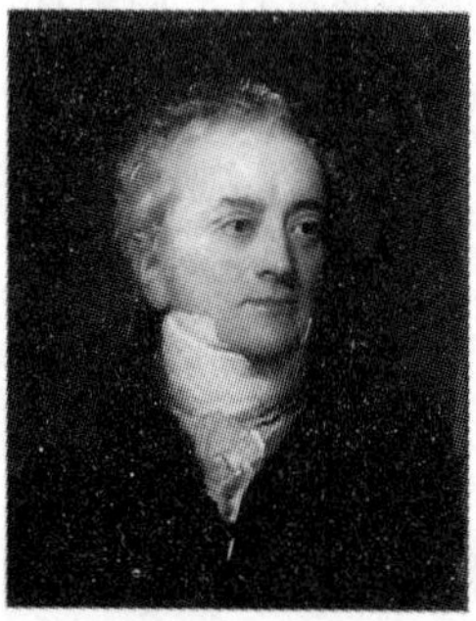
托马斯·杨(1773～1829)

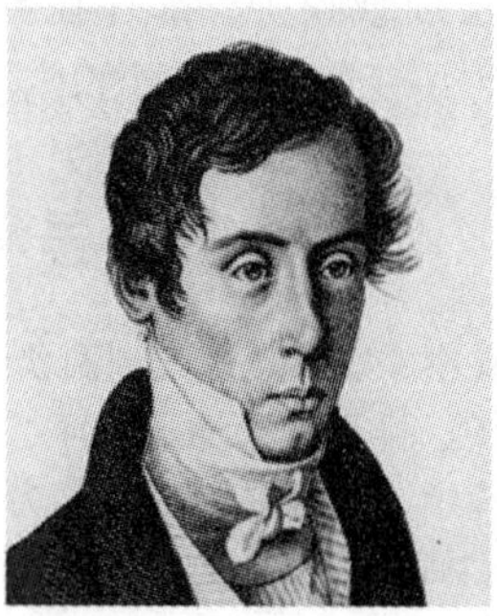
菲涅耳(1788～1827)

图10-27

牛顿在光学方面的成就也是很大的，如关于光的色散的研究、望远镜的制作等．在光的波动性方面，他发现了著名的"牛顿环"，他的精确的观测，本来是波动性的证明，但他当时没能用波动说加以正确的解释．世人都说他主张微粒说，其实他并没有明确坚持光是微粒或光是波动的观点，而且有时还似乎用周期性来解释某些光的现象．不过，或许由于他这位权威未能明确倡导波动说，更可能是由于他的质点力学理论获得了极大的成功，在整个18世纪，光的波动说处于停滞状态，光的微粒说占据统治地位．

托马斯·杨的工作，使光的波动说重新兴起．并且第一次测量了光的波长，提出了波动光学的基本原理．托马斯·杨是一位英国医生，曾获医学博士学位．他天资聪颖，有神童之称；兴趣广泛，勤奋好学，是一位多才多艺的人．

托马斯·杨在英国著名的医学院学习生理光学专业，1793年发表了《对视觉过程的观察》．他在哥廷根大学学习期间，受德国自然哲学学派的影响，开始怀疑微粒说，并钻研惠更斯的论著．学习结束后，他一边行医，一边从事光学研究，逐渐形成了他对光的本质的看法．

1801年他巧妙地进行了一次光的干涉实验，即著名的杨氏双缝干涉实验．在他发表的论文中，以干涉原理为基础，建立了新的波动理论，并成功地解释了牛顿环，精确地测定了波长．

1803年，杨把干涉原理用于解释衍射现象．1807年发表了《自然哲学与机械学讲义》

(*A Course of Lectures on Natural Philosophy and the Mechanical Arts*)，书中综合论述了他在光的实验和理论方面的研究，描述了他的著名的双缝干涉实验. 但是，他认为光是在以太介质中传播的纵波. 纵波概念和光的偏振现象相矛盾，然而，杨并未放弃光的波动说.

杨的理论，当时受到了一些人的攻击，而未能被科学界理解和承认. 在将近 20 年后，当菲涅耳用他的干涉原理发展了惠更斯原理，并取得了重大成功后，杨的理论才获得应有的地位.

菲涅耳是法国物理学家和道路工程师，他从小身体虚弱多病，但读书非常用功，学习成绩一直很好，数学尤为突出. 菲涅耳从 1814 年开始研究光学，对光的衍射现象从实验和理论上进行了研究，并于 1815 年向科学院提交了关于光的衍射的第一篇研究报告.

1818 年，巴黎科学院举行了一次以解释衍射现象为内容的科学竞赛. 年轻的菲涅耳出乎意料地取得了优胜，他以光的干涉原理补充了惠更斯原理，提出了惠更斯-菲涅耳原理，完善了光的衍射理论.

竞赛委员会的成员泊松(S. D. Poisson)是微粒说的拥护者，他运用菲涅耳的理论导出了一个奇怪的结论：光经过不透明的小圆盘衍射后，在圆盘后面的轴线上一定距离处，会出现一亮点. 泊松认为这是十分荒谬的，并宣称 bh 他驳倒了波动理论. 菲涅耳接受了这一挑战，立即用实验证实了这个理论预言. 后来人们称这一亮点为泊松亮点.

但是波动说在解释光的偏振现象时还存在着很大困难. 一直在为这一困难寻求解决办法的杨在 1817 年觉察到，如果光是横波或许问题能得到解决，他把这一想法写信告诉了阿拉果(D. F. Arago，1786～1853)，阿拉果立即转告给了菲涅耳. 菲涅耳当时已经独立地领悟到了这一思想，对杨的想法赞赏备至，并立即用这一假设解释了偏振光的干涉，证明了光的横波特性，使光的波动说进入了一个新时期.

利用光的横波特性，菲涅耳还得到了一系列重要结论. 他发现了光的圆偏振和椭圆偏振现象，提出了光的偏振面旋转的唯象理论；他确立了反射和折射的定量关系，导出了著名的菲涅耳反射、折射公式，由此解释了反射时的偏振；他还建立了双折射理论，奠定了晶体光学的基础，等等.

菲涅耳具有高超的实验技巧和才干，他长年不懈地勤奋工作，获得了许多内容深刻和数据上正确的结果，菲涅耳双镜实验和双棱镜实验就是例子.

1819～1827 年，经过 8 年的艰苦努力，菲涅耳设计出了一种特殊结构的透镜系统，大大改进了灯塔照明，为海运事业的发展做出了贡献. 正当他在科学事业上硕果累累的时候，不幸因肺病医治无效而逝世，终年仅 39 岁.

由于菲涅耳在科学事业上的重大成就，巴黎科学院授予他院士称号，英国皇家学会选他为会员，并授予他伦福德奖章，人们称他为“物理光学的缔造者”.

菲涅耳等建立的波动理论认为光是在弹性以太中传播的横波. 直到 1865 年，麦克斯韦建立了光的电磁理论，才完成了光的波动理论的最后形式.

（罗亚梅）

第十一章　几 何 光 学

在医学领域里使用的各种光学仪器(如放大镜、检眼镜、内窥镜及各种显微镜等)都是根据几何光学的基本定律设计的.

如果光在传播过程中所遇到的物体的线度 L 与光波波长 λ 相比要大得多(即 $\lambda / L \to 0$)，这时就可以忽略由于光的波动性而表现出来的衍射效应，认为光在均匀透明介质中是沿直线传播的. 由此，可引入光线的概念，并可用几何作图的方法来研究光的传播及成像等问题. 人们将物理学中光学的这部分理论称为几何光学(geometrical optics)，它是波动光学的极限情况. 几何光学的理论基础是光的直线传播定律、光的独立传播定律以及光的反射和折射定律.

由于几何光学撇开了光的波动性，所以它只能用于有限的范围和给出近似的结果. 若所研究的对象，其几何线度远远大于所用光波的波长，则用几何光学就可以获得与实际相符合的结果；若研究对象的几何线度可以与光波波长相比拟，则由几何光学所得的结果与实际情况有显著的差别，甚至相反. 后者必须用波动光学才能得到严格的解，尽管如此，由于通常遇到的情况属于前者，所以采用几何光学的方法解决日常所见的光学问题仍然是简便有效的.

本章主要介绍几何光学的基本原理和应用它们处理实际光学问题的基本方法以及眼睛和常见的医用光学仪器的光学原理.

第一节　球 面 折 射

一、单球面折射

当光线从一种均匀透明介质(n_1)进入另一种均匀透明介质(n_2)时，如果两介质的分界面是球面的一部分，则光线在界面上所产生的折射现象叫做单球面折射(refraction at a simple spherical surface). 单球面折射规律是了解各种透镜和眼睛等光学系统的基础.

1. 单球面折射公式

如图 11-1 所示，Σ 为折射面，其曲率中心为 C，曲率半径为 r，球面左右两侧透明介质的折射率分别为 n_1 和 n_2(假设 $n_1<n_2$). O 为一点光源，通过曲率中心的直线 OCI 称为主光轴(principal optical axis)，球面与主光轴的交点 P 为 Σ 的顶点. 从点光源 O 发出的任一入射线与 Σ 相交于 M，经 Σ 折射后与主光轴 OCI 相交于 I，I 即为发光物点的像. 物点 O 到折射面顶点 P 的距离 OP 称为物距(object distance)，用 u 表示；像点 I 到折射面顶点 P 的距离 PI 称为像距(image distance)，用 v 表示.

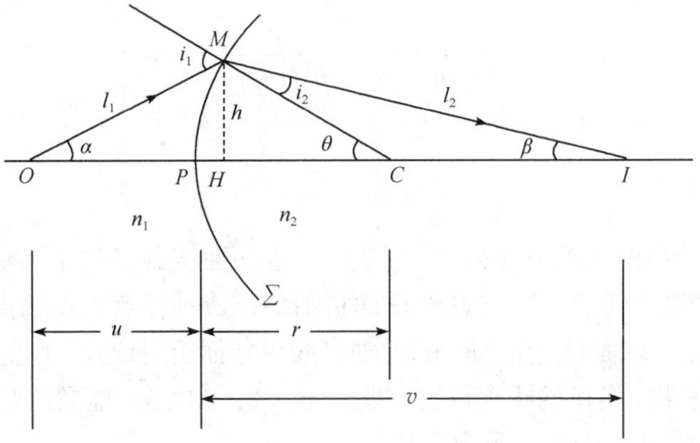

图 11-1 单球面折射

图 11-1 中 CM 为通过 M 点的法线，入射线 OM 的 入射角为 i_1，折射角为 i_2，入射线 OM 与主光轴的夹角为 α，折射线 MI 与主光轴的夹角为 β，法线 CM 与主光轴的夹角为θ. 各角度间的关系为

$$i_1 - \alpha = i_2 + \beta = \theta \tag{a}$$

根据折射定律

$$n_1 \sin i_1 = n_2 \sin i_2 \tag{b}$$

设 $OM=l_1$，$MI=l_2$，在$\triangle OMC$ 和$\triangle CMI$ 中分别利用正弦定理和余弦定理，则有

$$\frac{l_1}{\sin\theta} = \frac{u+r}{\sin i_1} = \frac{r}{\sin\alpha} \tag{c}$$

$$\frac{l_2}{\sin\theta} = \frac{v-r}{\sin i_2} = \frac{r}{\sin\beta} \tag{d}$$

$$l_1^2 = (u+r)^2 + r^2 - 2r(u+r)\cos\theta \tag{e}$$

$$l_2^2 = (v-r)^2 + r^2 + 2r(v-r)\cos\theta \tag{f}$$

联立式(a)～(f)可得如下关系：

$$\frac{u^2}{n_1^2(u+r)^2} - \frac{v^2}{n_2^2(v-r)^2} = -4r\sin^2\left(\frac{\theta}{2}\right)\left[\frac{1}{n_1^2(u+r)} + \frac{1}{n_2^2(v-r)}\right] \tag{11-1}$$

式(11-1)就是单球面折射公式的一般表达式. 由式(11-1)可知，在给定物距 u 的条件下，像距 v 是 θ 的函数. 说明同一物点 O 发出的与主光轴夹角不同的光线将成像于不同的位置，即存在像差. 为了消除像差，使物点与像点一一对应，可以把光束限制在近轴范围内来加以讨论.

2. 单球面折射的近轴成像公式

在图 11-1 中，通过 M 作 OPI 的垂线 MH，并设 $MH=h$. 若对某一入射光线，满足 $h^2 \ll u^2$、v^2、r^2 或 α^2、β^2、$\theta^2 \ll 1$（等效为 i_1^2，$i_2^2 \ll 1$），则称为近轴光线(paraxial rays). 此时，式(11-1)中含 $\sin^2\dfrac{\theta}{2}$ 的项趋近于零，于是有

$$\frac{u^2}{n_1^2(u+r)^2}=\frac{v^2}{n_2^2(v-r)^2}$$

整理后得

$$\frac{n_1}{u}+\frac{n_2}{v}=\frac{n_2-n_1}{r} \tag{11-2}$$

式(11-2)称为单球面折射的近轴成像公式. 它表明：在近轴光线条件下，任意给定的 u，v 与 θ 无关. 也就是说,主光轴上任意一物点 O 经球面折射后都成一像点 I,即物点与像点一一对应. 式(11-2)适用于一切凸、凹球面(包括平面)的近轴光线单球面折射成像. 在应用此公式时必须遵守如下的符号规定:①实物、实像的距离取正,即 u、$v>0$；②虚物、虚像的距离取负,即 u、$v<0$；③凸球面对着入射光线时，$r>0$，反之为负.

这里需要指出，物有虚实之分. 对于所研究的折射面来说，如果入射光束是发散的，则相应的发光物点称为实物；若入射光束是会聚的，其延长线的交点称为虚物.

由式(11-2)可知，对于给定的物距 u，不同的介质和折射球面(n_1、n_2 和 r 不同)将有不同的像距与之对应. 因此，可以认为式(11-2)右端的 $(n_2-n_1)/r$ 是一个表征球面折射系统屈光本领的物理量，称为该折射面的光焦度(focal power)，简称焦度，用 Φ 表示

$$\Phi=\frac{n_2-n_1}{r} \tag{11-3}$$

上式表明单球面两侧介质折射率相差越大，曲率半径越小，其折射本领就越强. 若 r 以 m 为单位，则 Φ 的单位为 m^{-1}，称为屈光度(diopter，D). 例如，$n_2=1.6$，$n_1=1.0$，$r=0.1\,m$ 的单球面，其焦度等于 6 屈光度，记为 6 D. 焦度有正负之分，若 $\Phi>0$，表示折射面具有会聚光线的能力，且 Φ 越大，会聚能力越强；若 $\Phi<0$，表示折射面具有发散光线的能力，且 Φ 的绝对值越大，发散能力越强.

当点光源位于主光轴上某点 F_1 时，如果它发出的光线经球面折射后成为平行于主光轴的平行光线，即像点在主光轴上的无穷远处($v=\infty$)，则点 F_1 叫做第一焦点(primary focal point)，从折射面顶点 P 到 F_1 的距离称为第一焦距(primary focal length)，用 f_1 表示，如图 11-2(a)所示. 位于无穷远处的物点($u=\infty$)所发出的平行于主光轴的光线，经球面折射后成像于主光轴上某一点 F_2，则点 F_2 叫做第二焦点(secondary focal point)，从折射面顶点 P 到 F_2 的距离称为第二焦距(secondary focal length)，以 f_2 表示，如图 11-2(b)所示. f_1、f_2 的大小可以分别将 $v=\infty$ 和 $u=\infty$ 代入式(11-2)求得，即

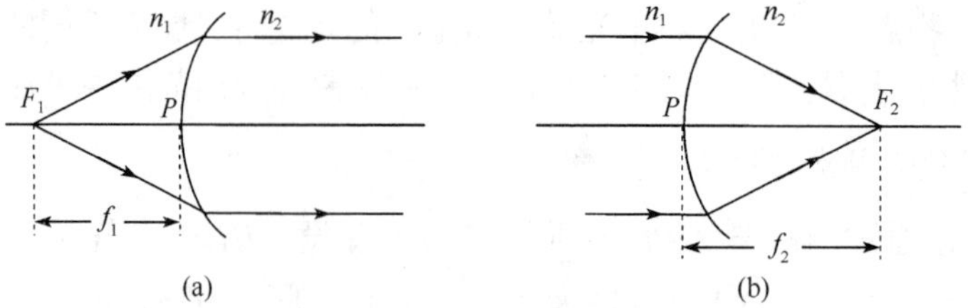

图 11-2 单球面折射的焦点和焦距

$$f_1=\frac{n_1}{n_2-n_1}r,\qquad f_2=\frac{n_2}{n_2-n_1}r \tag{11-4}$$

显然，焦距 f_1、f_2 可正可负. 当 f_1 和 f_2 为正时，焦点 F_1 和 F_2 为实焦点，折射面有会聚光线的作用；当 f_1 和 f_2 为负时，焦点 F_1 和 F_2 为虚焦点，折射面有发散光线的作用，由式(11-4)可知，同一折射面的 f_1 和 f_2 是不相等的，它们的比值等于两侧介质的折射率之比，即 $\frac{f_1}{f_2}=\frac{n_1}{n_2}$.

由式(11-3)和式(11-4)可得折射面的两个焦距与焦度之间的关系为

$$\Phi=\frac{n_1}{f_1}=\frac{n_2}{f_2} \tag{11-5}$$

式(11-5)表明，对于同一折射面，尽管其两侧的焦距不相等，但折射率 n 与焦距 f 的比值是相等的. 可见，焦距的长短也反映了折射系统的屈光本领.

如果用折射面的两焦距 f_1 和 f_2 表示近轴光线单球面折射公式，则可用 $\frac{r}{n_2-n_1}$ 乘以式(11-2)的两端，再考虑到式(11-4)，整理得

$$\frac{f_1}{u}+\frac{f_2}{v}=1 \tag{11-6}$$

此式称为近轴光线单球面折射成像的高斯公式(Gaussian formula).

例 11-1 从几何光学观点来看，人眼可简化成高尔斯特兰简化眼模型. 这种模型将人眼的成像归结为一个曲率半径为 5.7 mm、介质折射率为 1.333 的单球面折射系统. (1)试求这种简化眼的焦点位置和焦度；(2)若已知某物在角膜后 24.4 mm 处视网膜上成像，求该物应在何处.

解 (1)根据单球面折射成像规律有

$$\Phi=\frac{n_2-n_1}{r}=\frac{1.333-1.0}{5.7\times10^{-3}}=58.42\ \text{D}$$

$$f_1=\frac{n_1}{\Phi}=\frac{1.0}{58.42}\ \text{m}=17.12\ \text{mm}\quad,\quad f_2=\frac{n_2}{\Phi}=\frac{1.333}{58.42}\ \text{m}=22.82\ \text{mm}$$

(2)根据近轴成像公式有

$$\frac{n_1}{u}+\frac{n_2}{v}=\frac{n_2-n_1}{r}=\Phi,\qquad 即\ \frac{1.0}{u}+\frac{1.333}{0.0244}=58.42$$

解得 $u=0.264\ \text{m}=264\ \text{mm}$.

二、共轴球面系统

如果有多个折射球面，且这些折射面的曲率中心都在一条直线上，则它们就组成一个共轴球面系统(coaxial spherical system)，简称共轴系统. 各折射面曲率中心所在的直线称为系统的主光轴.

光通过共轴系统的成像问题，可依据单球面折射成像公式采用逐次成像法求得. 计算过程中，先求光线通过第一折射面后所成的像 I_1，然后以 I_1 作为第二折射面的物，求它通过第二折射面后所成的像 I_2，如此下去，直到求出最后一个折射面的像为止，此像即为光线通过共轴球面系统所成的像.

例 11-2 一玻璃球(n=1.5)的半径为 10 cm，一点光源放在球前 40 cm 处，求近轴光线通过玻璃球后所成的像.

解 对第一折射面来说，已知 $n_1=1$，$n_2=1.5$，$r=10$ cm，$u_1=40$ cm. 根据式(11-2)可得

$$\frac{1}{40}+\frac{1.5}{v_1}=\frac{1.5-1}{10}$$

解得 $v_1=60\,\text{cm}$.

对第二折射面来说，第一折射面的像 I_1 是第二折射面的物，由于 I_1 在第二折射面的顶点的右边，所以 I_1 叫做第二折射面的虚物.

由几何关系可知：$u_2=-(60-20)=-40$ cm，$r=-10\,\text{cm}$，$n_2=1.5$，$n_3=1.0$，代入式(11-2)得

$$\frac{1.5}{-40}+\frac{1.0}{v_2}=\frac{1.0-1.5}{-10}$$

解得 $v_2=11.4\,\text{cm}$，所以最后所成的像在玻璃球后面 11.4 cm 处. 整个成像过程如图 11-3 所示.

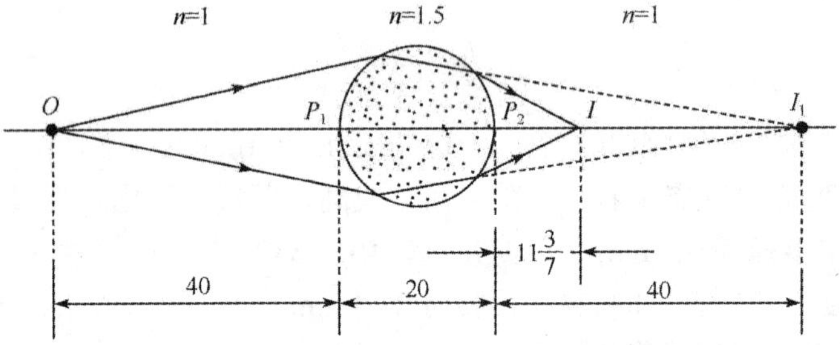

图 11-3 例 11-2 图

第二节 透 镜

透镜(lens)是放大镜、显微镜、照相机等许多光学仪器的重要组成元件，它是由两个折射球面组成的共轴系统，两球面之间是均匀的透明物质. 根据透镜对光线所起的作用，可将透镜分为会聚透镜(converging lens)和发散透镜(diverging lens)两大类. 会聚透镜可以使通过它的平行光束会聚到一点上；发散透镜则使平行光束发散. 根据透镜折射面的形状，可将透镜分为球面透镜(spherical lens)和柱面透镜(cylindrical lens)等. 根据透镜厚度，可将透镜分为薄透镜(thin lens)和厚透镜(thick lens). 透镜两折射球面在其主光轴上的间距称为透镜的厚度，若透镜厚度与其焦距相比可以忽略，这种透镜称为薄透镜；反之，称为厚透镜.

一、薄透镜

如图 11-4 所示，由主光轴上的物点 O 发出的光经透镜折射后成像于 I 处，设光线从折射率为 n_1 的介质进入折射率为 n 的透镜，穿出透镜再进入折射率为 n_2 的介质成像. 以 u_1、v_1、r_1 和 u_2、v_2、r_2 分别表示第一折射面和第二折射面的物距、像距和曲率半径，以 u 和 v 表示透镜的物距和像距. 由于薄透镜的厚度可以忽略，因此 $u_1=u$，$u_2=-v_1$，$v_2=v$. 对两折射面分别运用式(11-2)得

$$\frac{n_1}{u}+\frac{n}{v_1}=\frac{n-n_1}{r_1}$$

$$-\frac{n}{v_1}+\frac{n_2}{v}=\frac{n_2-n}{r_2}$$

两式相加得

$$\frac{n_1}{u}+\frac{n_2}{v}=\frac{n-n_1}{r_1}-\frac{n-n_2}{r_2} \tag{11-7}$$

如果透镜置于同一种介质中，即 $n_1=n_2=n_0$，则式(11-7)变为

$$\frac{1}{u}+\frac{1}{v}=\frac{n-n_0}{n_0}\left(\frac{1}{r_1}-\frac{1}{r_2}\right) \tag{11-7a}$$

实际应用透镜时，薄透镜通常是放置在空气中，这时 $n_1=n_2=n_0=1$，则式(11-7)又可简写为

$$\frac{1}{u}+\frac{1}{v}=(n-1)\left(\frac{1}{r_1}-\frac{1}{r_2}\right) \tag{11-7b}$$

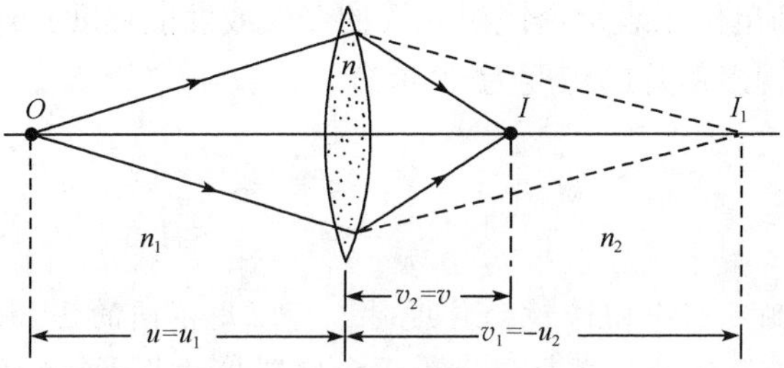

图 11-4 薄透镜成像

式(11-7)、式(11-7a)和式(11-7b)称为薄透镜成像公式. 公式中 u、v、r_1、r_2 也要遵守式(11-2)中的正负符号规定，这些公式适用于各种形状的薄透镜.

类似于单球面折射公式的讨论，对于给定的透镜和它所在的周围介质，r_1、r_2、n、n_1、n_2 为定值，因此式(11-7)等号右边的量是一常数，用 Φ 表示，即

$$\Phi=\frac{n-n_1}{r_1}-\frac{n-n_2}{r_2} \tag{11-8}$$

Φ 称为薄透镜的光焦度. 式(11-8)表明薄透镜焦度的大小取决于透镜材料和周围介质的折射率以及透镜两表面的曲率半径. 若透镜置于空气($n_0=1$)中，则光焦度为

$$\Phi=(n-1)\left(\frac{1}{r_1}-\frac{1}{r_2}\right) \tag{11-8a}$$

薄透镜也有两个焦点，当薄透镜两侧的介质折射率不同时，由式(11-5)或式(11-7)可以证明，薄透镜的两个焦距不相等. 当薄透镜两侧的介质折射率相同时，由式(11-7a)可以证明，两个焦距相等，其值为

$$f=f_1=f_2=\left[\frac{n-n_0}{n_0}\left(\frac{1}{r_1}-\frac{1}{r_2}\right)\right]^{-1} \tag{11-9}$$

若薄透镜处在空气中，则式(11-9)可简写成

$$f = f_1 = f_2 = \left[(n-1)\left(\frac{1}{r_1} - \frac{1}{r_2}\right)\right]^{-1} \tag{11-9a}$$

将式(11-9)代入式(11-7a)，可得

$$\frac{1}{u} + \frac{1}{v} = \frac{1}{f} \tag{11-10}$$

式(11-10)称为薄透镜成像公式的高斯形式.

对于放置在空气中的薄透镜，比较式(11-8a)和式(11-9a)可得薄透镜的焦距与焦度的关系为

$$\Phi = \frac{1}{f} \tag{11-11}$$

上式表明，透镜的焦度越大，则它的焦距越短，即透镜对光线会聚或发散的本领越强. 若Φ为正，则是会聚透镜；若Φ为负，则是发散透镜. 当焦距以 m 为单位时，焦度的单位为屈光度(D). 在配眼镜时常以“度”为单位来表示透镜对光线的会聚或发散程度，它们之间的关系是 1D=100 度，例如，−350 度的近视眼镜片的焦度为−3.50 D.

二、薄透镜组合

案例 11-1

在眼镜行业中，要测定一个凹透镜的焦度时，可以用不同的已知焦度的凸透镜和它密接，当等效焦度为零时，凹透镜的焦度在数值上等于和它密接的凸透镜的焦度.

问题

1. 薄透镜组的成像公式是怎样的？
2. 薄透镜组成像公式的适用条件是什么？

为了获得清晰而完整的像，实际光学仪器都含有多个薄透镜. 由两个或两个以上的薄透镜组成的共轴系统称为薄透镜组合或复合透镜，简称薄透镜组. 例如，显微镜的目镜和物镜都是复合透镜. 薄透镜组的成像可用薄透镜成像公式采用逐次成像法求得，即先求第一薄透镜所成的像，将此像作为第二透镜的物(实物或虚物)，再求出第二透镜所成的像，依此类推，直至求出最后一个透镜所成的像，便是物体经过透镜组后所成的像. 在薄透镜组合中，最简单的是将两个薄透镜紧密接触在一起形成的复合透镜，简称为密接复合透镜，如图 11-5 所示.

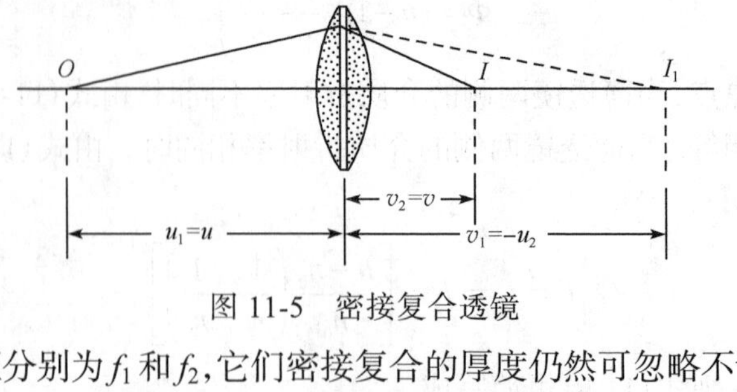

图 11-5　密接复合透镜

设两薄透镜的焦距分别为f_1和f_2，它们密接复合的厚度仍然可忽略不计. 透镜组的物距为u，像距为v，物体O通过第一透镜成像于I_1，相应的物距和像距为u_1与v_1，并且$u_1=u$. 由薄透镜公式(11-10)得

$$\frac{1}{u}+\frac{1}{v_1}=\frac{1}{f_1}$$

对第二个透镜，I_1 为虚物，$u_2=-v_1$，并且 $v_2=v$，故有

$$\frac{1}{-v_1}+\frac{1}{v}=\frac{1}{f_2}$$

两式相加得

$$\frac{1}{u}+\frac{1}{v}=\frac{1}{f_1}+\frac{1}{f_2} \tag{11-12}$$

若用 f 表示透镜组的等效焦距，则有

$$\frac{1}{f}=\frac{1}{f_1}+\frac{1}{f_2} \tag{11-13}$$

即密接复合透镜的等效焦距的倒数等于组成它的各透镜焦距的倒数和. 密接薄透镜组的物距和像距公式为

$$\frac{1}{u}+\frac{1}{v}=\frac{1}{f} \tag{11-14}$$

如果用 Φ_1 、Φ_2 和 Φ 分别表示第一透镜、第二透镜和透镜组的焦度，则由式(11-13)可得

$$\Phi=\Phi_1+\Phi_2 \tag{11-15}$$

上式表明密接复合薄透镜的焦度等于各薄透镜焦度的代数和. 式(11-15)常用来测定透镜的焦度. 例如，要测定一个近视镜片(凹透镜)的焦度 Φ_2，可以用已知焦度 Φ_1 的凸透镜与它紧密接触，使其合成的复合透镜焦度 Φ 为零，即光线通过透镜组后既不发散也不会聚，此时

$$\Phi_1+\Phi_2=0 \quad 或 \quad \Phi_2=-\Phi_1$$

表明凹透镜的焦度在数值上等于凸透镜的焦度，符号相反.

三、厚透镜

厚透镜和薄透镜一样，也是由两个折射球面组成的共轴系统，但厚透镜两折射球面顶点之间的距离不能忽略. 物体通过厚透镜所成的像，可以采用逐次成像法，也可以利用三对基点(cardinal points)求出. 研究表明，任何共轴球面系统都存在三对基点，利用三对基点可以简化厚透镜和任何共轴系统复杂的多次折射成像过程，并有助于了解整个共轴系统的特点.

1. 三对基点

(1)两焦点. 任何共轴球面系统的作用都是会聚或发散光束，因此存在着两个等效的主焦点. 将点光源放在主光轴上的某一点 F_1，若发出的光线经整个折射系统折射后成为平行于主光轴的平行光线，如图 11-6(a)中的光线①，则 F_1 点称为折射系统的第一主焦点(primary principal focus). 若平行于主光轴的光线经整个折射系统折射后会聚于主光轴上的某一点 F_2，则 F_2 点称为折射系统的第二主焦点(secondary principal focus)，如图 11-6(a)中的光线②.

(2)两主点. 图 11-6(a)中，通过 F_1 的入射光线①的延长线与经过整个系统折射后的出射光线的反向延长线相交于 B_1 点，过 B_1 点作一与主光轴垂直的平面且交于主光轴 H_1 点，H_1 点称为折射系统的第一主点(primary principal point)，平面 $B_1H_1A_1$ 称为第一主平面(primary principal plane). 同样，平行于主光轴的入射光线②的延长线与经过整个系统折射后的出射光线的反向延长线相交于 A_2 点，过 A_2 点作一与主光轴垂直的平面且交于主光轴 H_2 点，H_2 点称为第二主点(secondary principal point)，平面 $B_2H_2A_2$ 称为第二主平面(secondary principal plane).

在图 11-6(a)中，一条光线在折射系统内部的真实路径是经过了多次的偏折，但从系统整体效果来看只相当于同一光线在相应的主平面上发生了一次折射，这就使系统内部的复杂光路得到简化. 进入一个主平面的任何一点的光线，都将从另一个主平面的对应点(如 A_1 点与 A_2 点，B_1 点与 B_2 点等)射出. 因此，把第一主焦点 F_1 到第一主点 H_1 的距离称为第一焦距 f_1，物点到第一主平面的距离称为物距 u；第二主焦点 F_2 到第二主点 H_2 的距离称为第二焦距 f_2，像到第二主平面的距离称为像距 v.

(3)两节点. 在图 11-6(b)中，在厚透镜的主光轴上还可以找到两点 N_1 和 N_2，以任何角度射向 N_1 点入射的光线都以同一角度从 N_2 点射出，光线不改变方向，只发生平移，如图 11-6(b)中的光线③，N_1 点和 N_2 点分别称为系统的第一节点(primary nodal point)和第二节点(secondary nodal point).

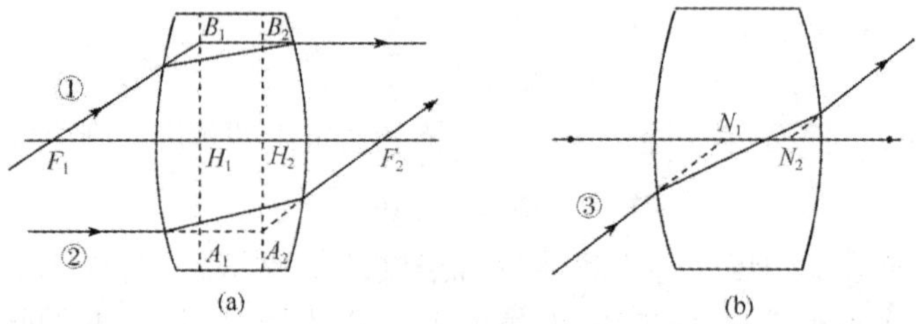

图 11-6　厚透镜的三对基点

2. 作图法求像

根据三对基点的特性，当三对基点在共轴系统主光轴上的位置已知时，便可利用下列三条光线中的任意两条，采用作图法求出物体通过折射系统后所成的像，如图 11-7 所示.

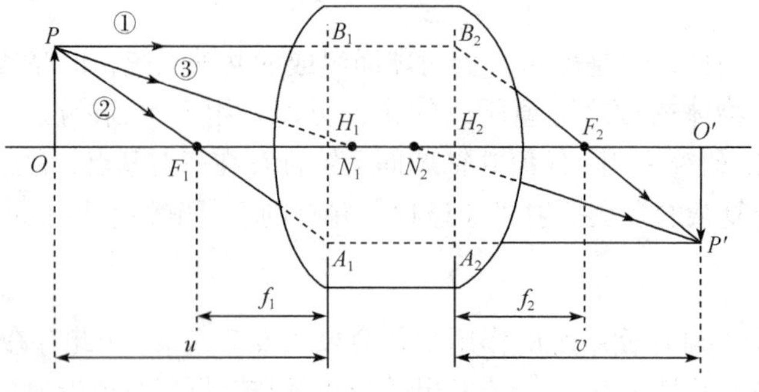

图 11-7　作图法求像

(1)平行于主光轴的光线①在第二主平面折射后通过第二主焦点 F_2；

(2)通过第一主焦点 F_1 的光线②在第一主平面折射后平行于主光轴射出；

(3)通过第一节点 N_1 的光线③从第二节点 N_2 平行于入射光线的方向射出.

各基点的位置取决于折射系统的具体条件(各折射面的曲率半径、折射面的间距以及各部分介质的折射率). 值得指出的是，对于单球面折射系统，两主点重合在单球面顶点 P 上，两节点重合在单球面的曲率中心 C 点上；对于薄透镜而言，两主点和两节点都重合在薄透镜的光心上；在厚透镜情况下，如果厚透镜两侧介质的折射率相同(如同为空气)，则 $f_1=f_2=f$，且 N_1 与 H_1 重合，N_2 与 H_2 重合. 在这种情况下，物距 u、像距 v 和焦距 f 之间的关系与薄透镜成像公式的高斯形式相同，即

$$\frac{1}{u}+\frac{1}{v}=\frac{1}{f}$$

式中，u、v、f 都应从相应的主平面算起.

四、柱面透镜

如果构成透镜的两个折射面不是球面，而是圆柱面的一部分，这种透镜称为柱面透镜(cylindrical lens). 柱面透镜的两个折射面可以都是圆柱面，也可以是一个折射面为圆柱面，另一个折射面为平面，和球面透镜一样，柱面透镜也有凸柱面透镜和凹柱面透镜两种，如图 11-8 所示.

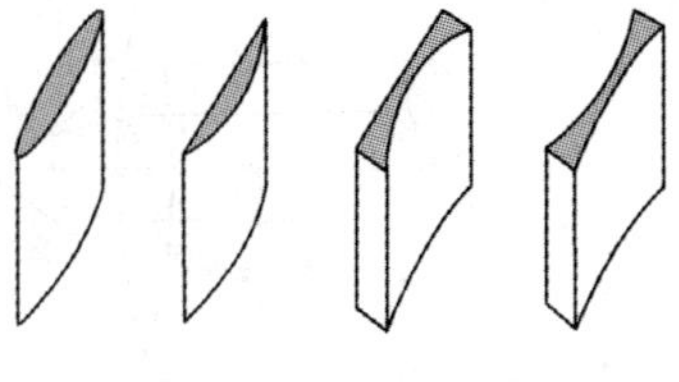

图 11-8 柱面透镜

将包含主光轴的平面称为子午面(meridian plane)，子午面与折射面之间的交线称为子午线(meridian). 如果折射面在各个方向子午面上的子午线曲率半径不相同，这种折射面称为非对称折射面，由这种折射面组成的共轴系统称为非对称折射系统，非对称折射系统对通过各个子午面光线的折射本领不同.

圆柱面透镜是非对称折射系统中最简单的一种，它在水平方向的截面和球面透镜相同，在此方向子午面焦度的绝对值最大，对同一水平面上入射的光线有会聚和发散作用，如图 11-9(a)所示. 但在竖直方向的截面就像是一块平板玻璃，在此方向子午面的焦度为零，对同一竖直面上入射的光线通过它时不改变行进方向，如图 11-9(b)所示. 因此，一个点光源发出的光线经柱面透镜折射后所成的像不是一个清晰的点像，而是一条平行于柱面透镜纵轴的直线，如图 11-9(c)所示.

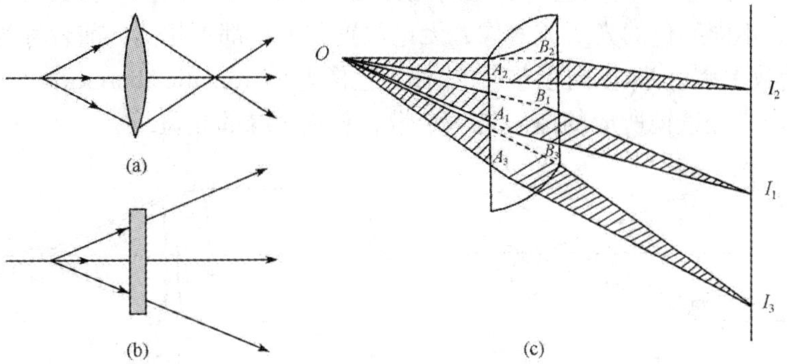

图 11-9 柱面透镜成像

五、透镜的像差

使用透镜观察物体的目的是希望得到与物体几何形状相似、色彩一致且清晰的像. 但是，由于各种原因，点光源或物体通过单一透镜后所成的像与理想的像有一定的偏差，这种偏差叫做像差(aberration). 像差有多种，在此仅介绍透镜成像时的球面像差和色像差.

1. 球面像差

如图 11-10(a)所示，平行于主光轴的单色光束射到透镜上，近轴光束通过透镜后相交于 F_B，远轴光束由于受到较大的偏折相交于 F_A，其他光束则分别交于 F_A 和 F_B 之间的各点. 因此，当射向透镜的单色平行光束较宽时，通过球面折射后出射光束不能会聚在同一点上，这种现象主要是由于透镜表面为球面所造成的，所以称为球面像差(spherical aberration)，简称球差. 产生球差的原因是通过透镜边缘部分的远轴光线比通过透镜中央部分的近轴光线偏折多一些，于是，通过透镜的远轴光线与近轴光线不能会聚于同一点. 因此，若在主光轴上放置一单色点光源，则它发出的光束经透镜折射后不能生成点像，而是生成一圆斑.

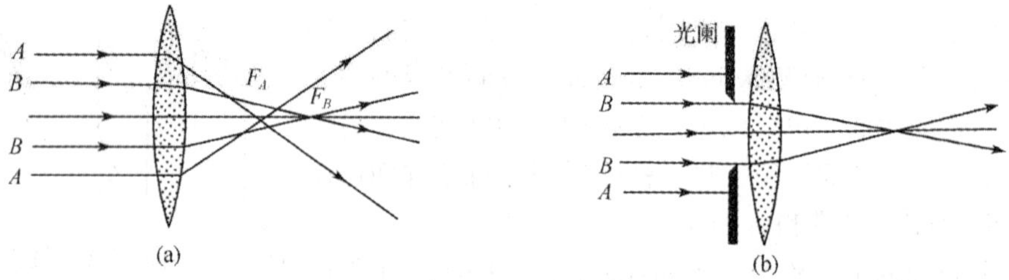

图 11-10　球面像差

减小球差的方法是在透镜前加一个光阑，如图 11-10(b)所示，限制远轴光线进入透镜，从而得到一个较清晰的像，但这种方法由于遮去了部分光线，将使像的亮度降低. 另一种方法是利用透镜组合，在会聚透镜后放置一适当的发散透镜. 发散透镜对远轴光线的发散作用大于对近轴光线的发散作用. 利用这一性质，在强会聚透镜后加一弱发散透镜，虽然透镜组焦度降低了，却减小了球差. 实际上，一般精密光学仪器在制镜时，常将强会聚透镜和弱发散透镜的组合磨成一块镜，以减小球面像差.

2. 色像差

如图 11-11(a)所示，不同颜色(波长)的光在同种介质中的折射率不同，物体发出的非单色光经透镜折射后，不同颜色的光所成的像，无论位置和大小都不相同，前者称为位置色差(轴向色差)，后者称为放大率色差(横向色差)，统称为色像差(chromatic aberration). 由于色像差的原因，物体发出的白光经透镜所成的像，是一个带有彩色边缘的光斑.

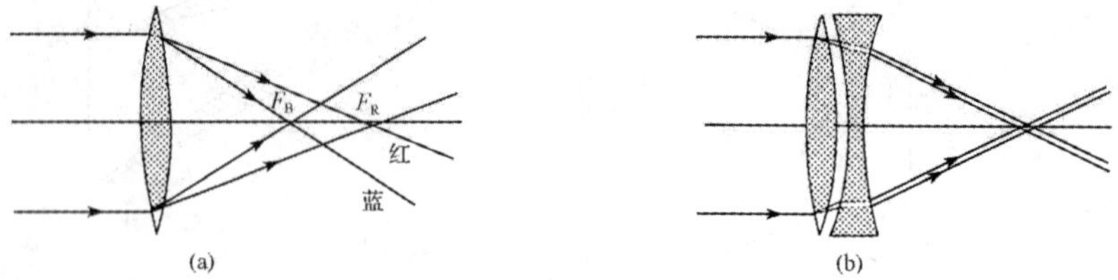

图 11-11　色像差

纠正色像差常用的方法是采用单色光源，或使用消色像差透镜. 如图 11-11(b)所示，把具有不同折射率的凸透镜和凹透镜适当黏合起来，使得一个透镜的色像差被另一透镜所抵消. 例如，冕牌玻璃的色散能力较火石玻璃弱，如果在冕牌玻璃的凸透镜上胶黏一块适当的火石玻璃凹透镜，使得通过凸透镜所产生的色散大部分被凹透镜所抵消，白光通过消色差透镜后可成像于一点，不再有色像差现象.

消除像差是光学仪器中一个很重要的问题. 通常利用透镜的形状、折射率、透镜的组合及光阑等互相配合来减小各种像差. 当然，要把所有像差同时消除是不可能的，也没有必要. 各种光学仪器都有特定的用途，根据需要重点消除某几种像差即可. 此外，接收仪器有一定分辨能力，只要把像差减小到仪器不能分辨的程度就可以了.

第三节　眼睛的光学系统

案例 11-2

正常人在水中看不清水中物体，但配戴潜水镜后却能看清楚.

问题

1. 人眼的光学性质是怎样的?
2. 为什么配戴潜水镜后能看清楚水中物体?

一、眼睛的光学结构

眼睛(eye)是人体的主要感觉器官之一，是一个相当复杂、精密、完美的天然光学系统. 对于各种目视光学仪器来说，眼睛又可看成是光路系统的最后一个组成部分，所有目视光学仪器的设计都要考虑眼睛的光学特点.

图 11-12 是人眼的水平剖面图. 眼睛的主体是眼球，其外形呈球状，直径约为 2.5 cm，眼球前表面是一层凸出透明的膜称为角膜(cornea)，其折射率为 1.376，其余部分是白色的不透明膜叫巩膜(sclera)，外界光线由角膜进入眼内. 角膜后边是虹膜(iris)，虹膜中间有一圆孔，称为瞳孔(pupil)，瞳孔的大小可以通过肌肉收缩而改变，从而控制进入眼内的光通量. 同时，瞳孔还具有光阑的作用，用以减小像差，以便在视网膜上得到清晰的像. 虹膜之后是晶状体(crystalline lens)，是一种透明而富有弹性的组织，折射率为 1.406，形如双凸透镜，其表面的曲率半径随睫状肌的收缩而变化，有调节焦度的作用. 眼球的内层叫做视网膜(retina)，上面布满了视觉神经，是光线成像的地方. 紧贴着视网膜的外层是脉络膜，上面含有血管和黑色素，其目的是吸收光线，不使光线在眼内反射，引起视觉不明. 视网膜上正对瞳孔处的小块黄色区域称为黄斑(yellow spot)，黄斑中央的凹陷称为中央凹，它对光线最敏感. 在角膜、虹膜与晶状体之间充满了透明的房水(aqueous humor). 晶状体与视网膜之间充满了另一种透明胶体，称为玻璃体(vitreous humor).

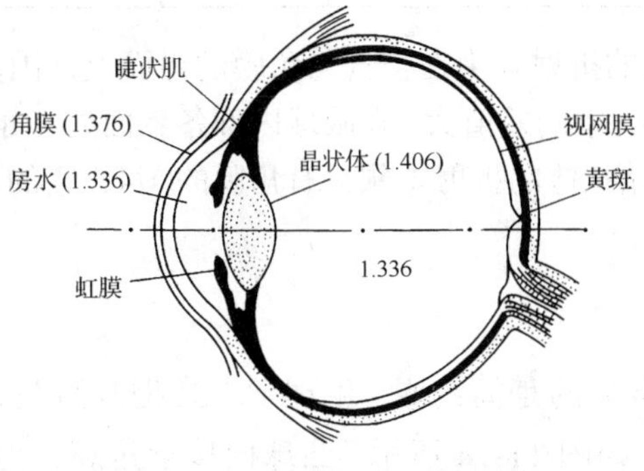

图 11-12　眼球的水平剖面图

外界物体发出的光线经角膜、房水、晶状体和玻璃体等多次折射成像于视网膜上，刺激视神经细胞，从而产生视觉；在视网膜上所成的像为倒立的像，经神经系统调整后，感觉到的仍为正立像.

二、眼睛的光学系统

从几何光学的观点来看，眼睛就是一个由多种介质组成的共轴球面折射系统. 不同的人，眼睛的光学系统有一些差异. 在临床上，为了更好地研究眼睛的光学性质，常用临床测量的眼睛各种生理参数的平均值来建立人眼的屈光研究模型，这类屈光模型称为模型眼(schematic eye).

1. 厚透镜模型眼

厚透镜模型眼中最常见的是古氏平均眼. 根据古氏(Gullstrand)的计算，表征该系统光学性质常数的量见表 11-1 所列的平均值. 具有表中所列常数的厚透镜模型眼称为古氏平均眼模型，简称为古氏平均眼，如图 11-13 所示.

表 11-1　古氏平均眼模型

			折射率	在光轴上的位置/mm	曲率半径/mm
角膜	前　面		1.376	0	7.7
	后　面			0.5	6.8
房水			1.336		
玻璃体			1.336		
晶状体	皮　质	前面	1.386	3.6	10.0
		后面		7.2	−6.0
	体　核	前面	1.406	4.15	7.9
		后面		6.57	−5.8
三对基点	第一主点(H_1)			1.348	
	第二主点(H_2)			1.602	
	第一节点(N_1)			7.08	
	第二节点(N_2)			7.33	
	第一焦点(F_1)			15.70	
	第二焦点(F_2)			24.38	

光线进入眼球时，最大的折射发生在空气与角膜的界面上，因为这两种介质折射率的差值较眼内任何相邻两种介质折射率的差值大. 在眼球内部各界面处，由于介质折射率相差微小，所以折射也比较轻微. 例如，晶状体的折射本领只有角膜的 1/4，它的作用是对眼前不同距离上的物体聚焦时作细微的调节.

2. 单球面折射模型眼

单球面折射模型中最常见的是简约眼. 生理学上常把眼睛简化为一个单球面折射系统，称为简约眼(reduced eye)，如图 11-14 所示. 凸球面接近角膜，但不是角膜，在眼睛处于完全放松状态时，凸球面的曲率半径为 5 mm，介质折射率取相同的值 1.33，由此可以算出焦距为 f_1=15 mm，f_2=20 mm.

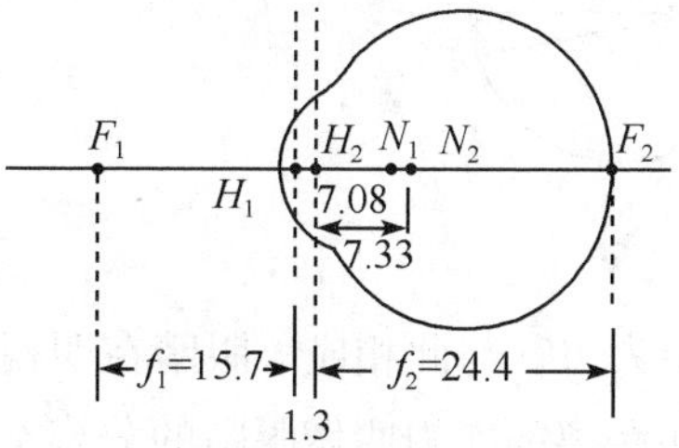

图 11-13 古氏平均眼

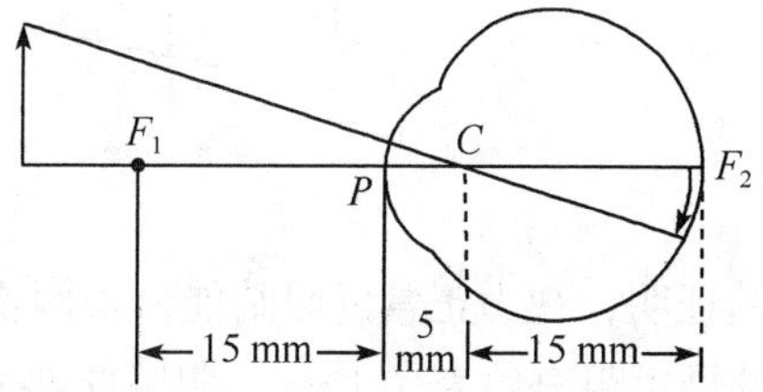

图 11-14 简约眼

三、眼睛的调节

由于从角膜到视网膜的距离是不变的，而眼睛确能使远近不同的物体都能在视网膜上成像，这是因为人眼的焦度可以在一定范围内发生改变. 眼睛这种改变焦度的本领称为眼的调节(accommodation). 眼的调节是通过睫状肌的收缩与松弛来改变晶状体两凸面的曲率而实现的.

眼的调节是有一定限度的，看远处物体时眼睛处于松弛状态，眼不调节时能看清物体的最远位置称为远点(far point). 正常视力的人眼，其远点在无穷远处，即平行光进入眼睛后刚好会聚于视网膜上. 看近处物体时睫状肌处于收缩状态，晶状体变凸，其曲率半径减小，眼睛的焦度增大，眼睛处于最大限度调节(晶状体曲率半径最小)时能看清物体的最近位置称为近点(near point). 正常视力的人眼，其近点为眼前 10～12 cm 处. 近视眼的远点比正常视力的人眼要近些，远视眼的近点比正常视力的人眼要远些. 在人的一生中，眼的调节范围并不是一成不变的，一般情况下，随着年龄的增长，近点逐渐变远，远点逐渐变近，调节能力变弱. 例如，儿童期近点在眼前 7～8 cm 处，远点在无穷远处，此时眼的调节范围最大；到了中年期，近点约在眼前 25 cm 处；到了老年，近点移至眼前 1～2 m 处，远点则近移至眼前几米处，此时眼的调节范围就很小了.

观察近距离物体时，眼睛需要高度调节而容易产生疲劳. 在适当照明条件下，正常人的眼睛连续工作不易过度疲劳的最适宜距离约在眼前 25 cm 处，这个距离称为视力正常人的明视距离(visual distance).

四、眼睛的分辨本领及视力

从物体两端射到眼睛节点的光线所夹的角度称为视角(visual angle)，用 α 表示. 视角决定物体在视网膜上所成像的大小，视角愈大，所成的像就愈大，眼睛就愈能看清物体的细节. 视角的大小与物体两端间的距离和物体到眼睛间的距离大小有关，如图 11-15 所示，有两个大小不同的物体 A_1B_1 和 A_2B_2，它们到眼睛的距离不同，但它们对眼睛所张的视角相同，因此，物体 A_1B_1 和 A_2B_2 在视网膜上所成的像一样大，均为 $A'B'$.

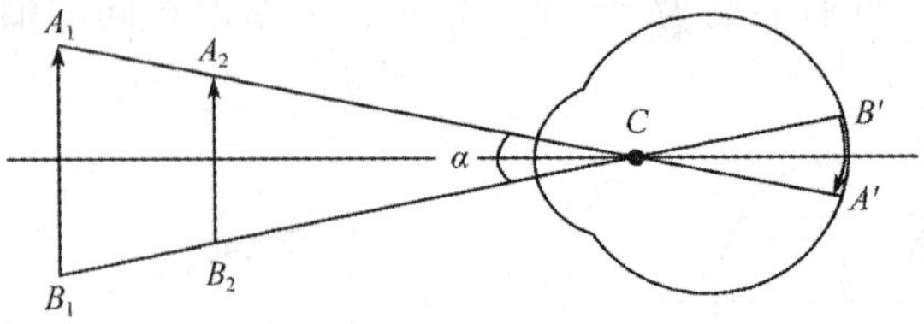

图 11-15 视角

实验证明，视力正常的眼睛能分辨两物点的最小视角为 1′. 与此相应，眼睛在明视距离处能分辨的最短距离约为 0.1 mm. 眼睛能够分辨两物点最短距离的能力叫做眼睛的分辨本领，其大小与能分辨的最小视角有关，能分辨的最小视角越小，眼睛的分辨本领越大. 因此，通常用眼睛分辨的最小视角 α 的倒数表示眼睛的分辨本领，也称为视力(vision)，用 V 表示，即

$$\text{视力}(V)=\frac{1}{\text{能分辨的最小视角}}=\frac{1}{\alpha}$$

式中，最小视角 α 以分(′)为单位. 医学中用的视力表就是根据这个原理制成的. 例如，最小视角为 2′，相应的视力为 0.5. 由这种视力记录法所绘的视力表称为国际标准视力表. 另一种常用的视力表是我国 1990 年 5 月 1 日起实施的国家标准对数视力表，即采用五分法记录视力，用 L 表示标准对数视力，视力 L 与最小视角 α 的关系为

$$L=5-\lg\alpha$$

例如，若眼睛分辨的最小视角为 10′，则相应的标准对数视力为 4.0，和国际标准视力 0.1 相对应；若眼睛分辨的最小视角为 5′，则相应的标准对数视力为 4.3，和国际标准视力 0.2 相对应.

图 11-16 为视力表，由 14 行“E”字形视标组成，各行“E”字大小不同，而同一行的“E”字大小相同，但“E”字的开口方向不同. 受检者站在距离视力表 5 m 处，各行“E”字开口处的相邻两笔对眼睛的视角各不相同. 从上到下最小视角与视力的对应关系见表 11-2. 检查时，受检者自上而下说出“E”字开口方向，直到无误地说出最后一行为止，该行所表示的视力就是受检者的视力.

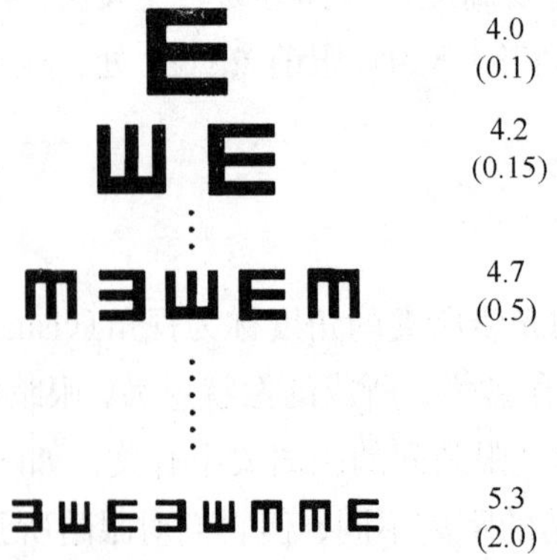

图 11-16 视力表

表 11-2 视角与视力的对应关系

最小视角 α	视力		最小视角 α	视力	
	L	V		L	V
10′	4.0	0.1	1.995′	4.7	0.5
7.493′	4.1	0.12	1.585′	4.8	0.6
6.310′	4.2	0.15	1.259′	4.9	0.8
5.012′	4.3	0.2	1′	5.0	1.0
3.981′	4.4	0.25	0.794′	5.1	1.2
3.162′	4.5	0.3	0.631′	5.2	1.5
2.512′	4.6	0.4	0.501′	5.3	2.0

五、眼睛的屈光不正及其矫正

案例 11-3

患者，女性，13 岁，双眼视力渐进性下降，诉看不清黑板上的小字并觉得有重影，但能看清楚书本上的字. 查双眼远视力 4.5，近视力 5.2. 眼睑结膜正常，角膜透明，晶状体透明，玻璃体清晰，眼底未见异常.

问题

1. 患者是哪种屈光不正？
2. 形成屈光不正的原因是什么？

眼睛在不调节时，若平行光进入眼内经折射后恰好在视网膜上形成一清晰的像，如图 11-17 所示，这种屈光正常的眼睛称为正视眼(emmetropia)，否则，称为非正视眼或屈光不正. 正视眼的第二焦点正好在视网膜上. 屈光不正主要包括近视眼(myopia)、远视眼(hypermetropia)和散光眼(astigmatism)三种.

1. 近视眼及其矫正

近视眼是指放松的眼睛对无穷远处物体射来的平行光束经折射后会聚于视网膜前面，从而使视网膜上所成的像模糊不清，如图 11-18(a)所示. 近视眼看不清远物，但若将物体移近到眼前某处时，虽不矫正也能看清物体. 所以，近视眼的远点不是无穷远而是在较近的地方，其近点较正视眼也要近些.

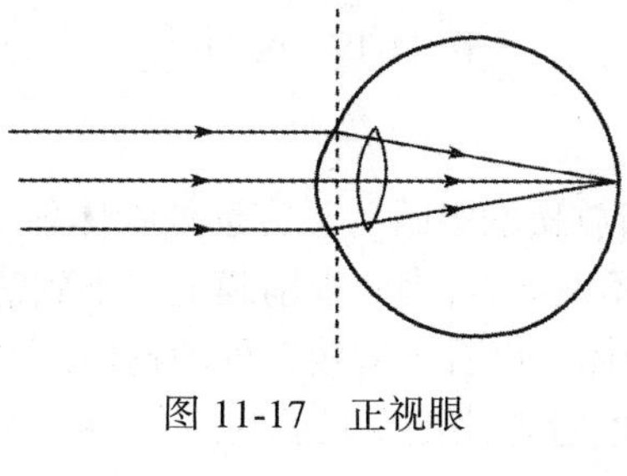

图 11-17 正视眼

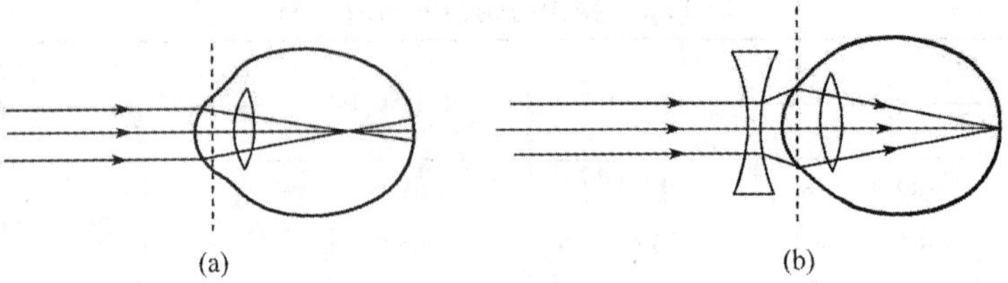

图 11-18　近视眼及其矫正

就光学系统来看，近视眼通常分为两种：①轴性近视，是指眼轴较正视眼长，而眼的屈光力正常，往往可以看到明显的眼球突出，此种近视常与发育和遗传有关，不良的视力卫生习惯会加速其发展. ②屈光性近视，是指眼轴正常，而眼的屈光力较正视眼强，即眼的焦度过大，主要是由于角膜膨隆、晶状体异常、睫状肌痉挛等引起人眼过度调节所致，因此，此种近视又常称为假性近视.

近视眼的矫正方法是配戴一副适当焦度的凹透镜，使光线在进入眼睛前经凹透镜适当发散，再经眼睛折射后恰好在视网膜上成清晰的像，如图 11-18(b)所示. 具体地说，近视眼所配戴的凹透镜应使来自无穷远的平行光线能成虚像于该眼睛的远点处，这样近视眼就能在不调节时也能看清远物.

例 11-3　某近视眼患者的远点在眼前 50 cm 处，今欲使其能看清无穷远的物体，问应配戴多少度的眼镜?

解　配戴的眼镜必须使无穷远处的物体在眼前 50 cm 处成一虚像，如图 11-19 所示. 设眼镜的焦距为 f，$u=\infty$，$v=-0.5$ m，代入薄透镜公式(11-10)得

$$\frac{1}{\infty}+\frac{1}{-0.5}=\frac{1}{f}$$

解得

$$\Phi=\frac{1}{f}=\frac{1}{-0.5\ \text{m}}=-2\ \text{D}=-200\ 度$$

所以，此近视眼患者应配戴 200 度的凹透镜.

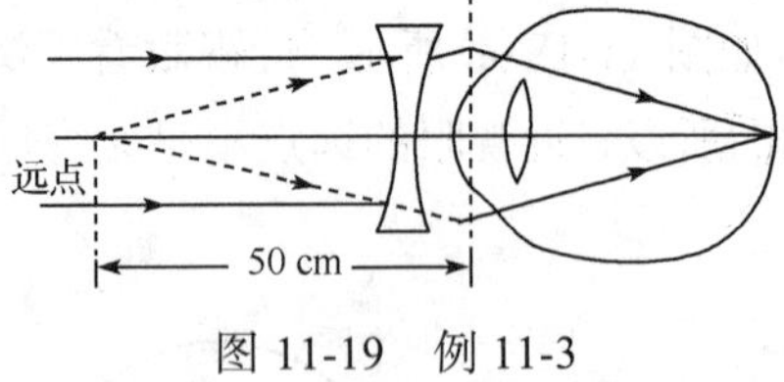

图 11-19　例 11-3

2. 远视眼及其矫正

远视眼与近视眼相反，是指放松的眼睛对无穷远处物体射来的平行光束经折射后会聚于视网膜后面，光束在抵达视网膜时还没会聚，因此视网膜上得不到清晰的像，如图 11-20(a)所示. 远视眼在不调节时既看不清远处物体，也看不清较近处的物体. 调节后，虽然可以看清远处物体，但近处物体仍然看不清. 远视眼的近点比正视眼远些.

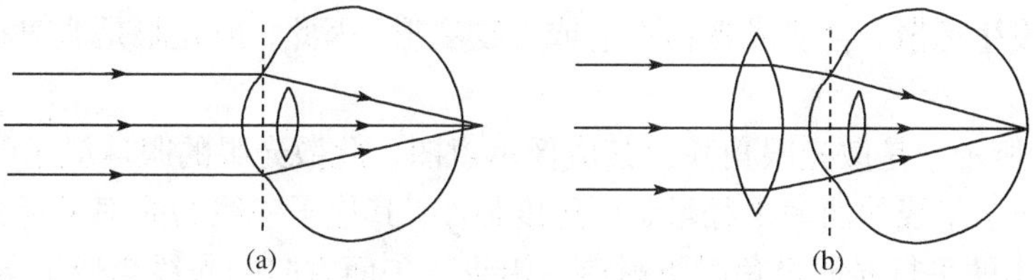

图 11-20 远视眼及其矫正

远视产生的原因是由于角膜或晶状体的折射面的曲率半径太大，焦度过小；或者是眼球前后距离太短；远视也与遗传因素有关. 此外，婴儿由于晶状体发育不全多为远视，如到幼儿期仍为远视，就应加以矫正以免变成斜视.

远视眼的矫正方法是配戴一副适当焦度的凸透镜，以增补眼睛焦度的不足. 如图 11-20(b) 所示，让来自无穷远的平行光线先经凸透镜会聚，再经眼睛折射后会聚于视网膜上，成一清晰的像. 由于远视眼的近点较正视眼远一些，因此，远视眼要看清眼前较近的物体，所选择的凸透镜应使此物体经透镜折射后，在远视眼的近点处成一虚像.

例 11-4 某远视眼患者的近点在 1.2 m 处，要看清眼前 12 cm 处的物体，试问应配戴怎样的眼镜?

解 所配戴的眼镜应使 12 cm 处的物体成虚像于眼前 1.2 m 处，如图 11-21 所示. 对于所选透镜 u=0.12 m，v=−1.2 m，代入薄透镜公式(11-10)得

$$\frac{1}{0.12}+\frac{1}{-1.2}=\frac{1}{f}$$

解得

$$\Phi=\frac{1}{f}=\frac{1}{0.12\ \text{m}}+\frac{1}{-1.2\ \text{m}}=7.5\ \text{D}=750\text{度}$$

即此远视眼患者应配戴 750 度的凸透镜.

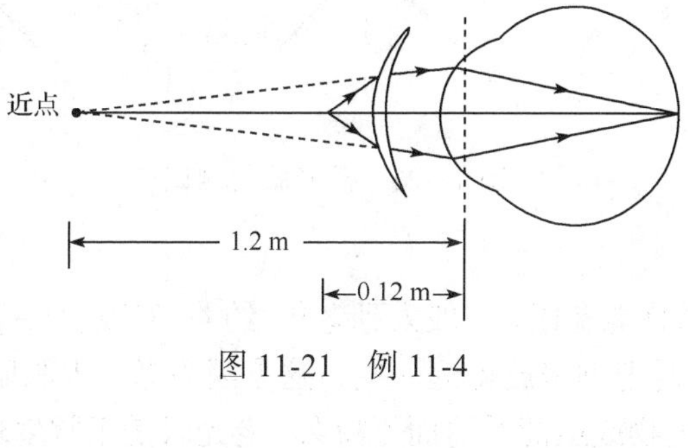

图 11-21 例 11-4

3. 散光眼及其矫正

近视眼和远视眼均属于球面性屈光不正，即眼睛的折射面角膜是球面，在各个方向子午线的曲率半径都相等，这种折射面称为对称折射面. 对称折射面所组成的共轴折射系统也是对称的，在对称共轴折射系统中，主光轴上点光源发出的光束，在任意子午面上折射情况完全相同，经折射后的光束将在主光轴相交于一点形成清晰的点像. 近视眼和远视眼成像的位置不在视网膜上，可用球面透镜进行矫正. 然而，散光眼则不同，其角膜是一个非对称折射面，即在角膜上各个方向子午线的曲率半径不相等，由点物发出的入射到角膜不同方向的光线在视网膜上不能

会聚成点像，即发生像散，会造成视物不清或视物变形. 因此，散光眼是非对称折射面系统，角膜不再是球面.

如图 11-22 所示，是散光眼角膜及其成像示意图，此散光眼的眼球纵子午线的曲率半径最短，焦度最大；横子午线的曲率半径最长，焦度最小. 其他子午线的曲率半径介于二者之间，从无穷远处物体发出的平行光线经角膜折射后，沿纵子午面方向的光线会聚于 I_V 处，得到一条水平线条的像；沿横子午面方向的光线会聚于 I_H 处，得到一条竖直线条的像；沿其他子午面方向的光线会聚于 I_V 与 I_H 之间，在这之间的不同位置处得到大小不等的椭圆或圆形像. 由此可见，散光眼对任何位置的点物均不能生成点像. 因此，散光眼常把一点物看成一条短线条，看物体时会感到模糊不清.

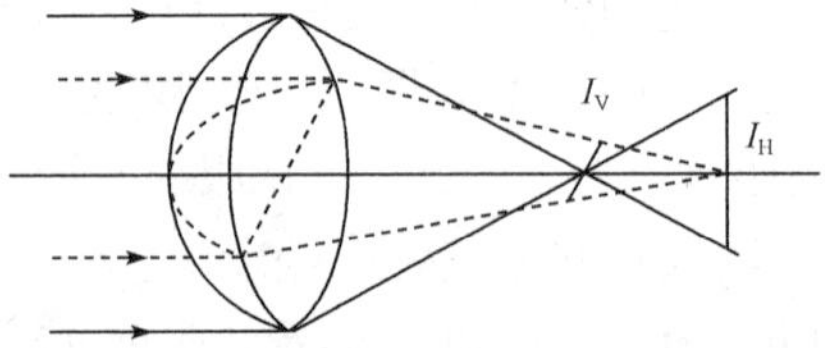

图 11-22　散光眼成像

散光眼可用图 11-23(a)所示的测试图进行测试. 散光眼只能看清图中的一条线，而其他三条则模糊不清. 如果某散光眼看到的像如图 11-23(b)所示，则该散光眼属远视散光；如果其所看到的像如图 11-23(c)所示，则属近视散光. 对图 11-23(a)中的哪一条看得最清楚，就是哪一个方向上的子午面屈光不正.

散光眼的矫正方法是配戴适当焦度的圆柱形透镜，以矫正屈光不正常子午面的焦度.

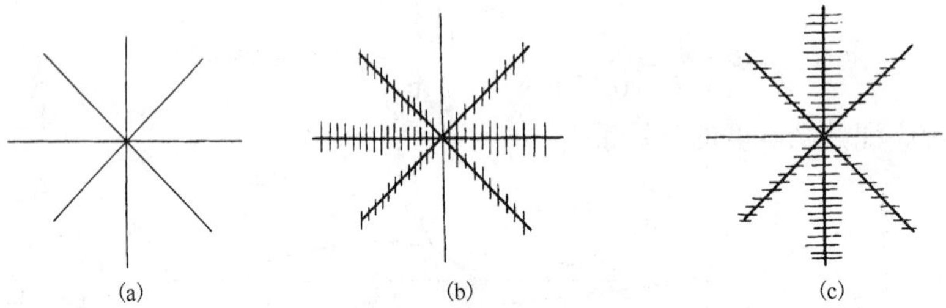

图 11-23　散光眼的测试

4. 老光眼及其矫正

老光眼(presbyopia)俗称老花眼. 一般人到老年(约 40 岁以后)，看远物基本正常，而看近物时，如看书、读报，往往需把书报放得远一些，这是因为老年人眼睛的晶状体调节能力减退，近点远移，因此，看不清近物或虽能看清而不持久. 老光眼是正常生理现象而不是眼病，矫正的方法是在看近物时配戴适当焦度的老花镜(凸透镜).

第四节　几种医用光学仪器的原理及应用

一、放大镜

眼的分辨本领受到物体对人眼所张视角的制约，当人们观看微小物体或物体的细节时，常把物体移近眼睛，以增大物体对人眼的视角，使物体在视网膜上成一较大的像. 但眼睛的调节能力有限，物体离眼睛太近（近点以内）就不能清晰成像于视网膜上. 这时为了增大物体对人眼的视角，就要借助光学仪器.

放大镜（magnifier）就是一种帮助人眼观察清楚微小物体或物体细节的光学仪器，其作用是增大物体对人眼的视角，单片会聚透镜就是一个简单的放大镜. 使用放大镜时，通常将物体放在凸透镜焦点以内，并靠近透镜焦点处，使光线经放大镜折射后变成平行光线进入眼内，这样眼睛不需要调节便能在视网膜上得到清晰的像，眼睛通过透镜看到的是与物体位于透镜同侧正立放大的虚像.

利用光学仪器观察物体时，若光线通过仪器后对眼睛所张开的视角为γ，物体不通过仪器直接放在明视距离处对眼睛所张开的视角为β，如图 11-24 所示. 通常用二者的比值$\frac{\gamma}{\beta}$来衡量光学仪器的放大能力，称为角放大率（angular magnification），用α表示，即

$$\alpha=\frac{\gamma}{\beta} \tag{11-16}$$

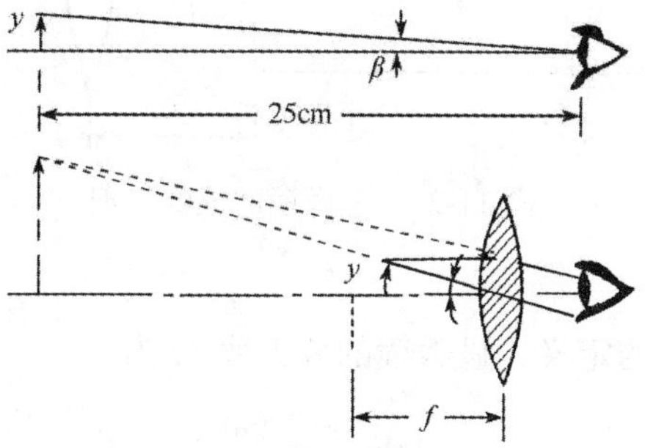

图 11-24 放大镜的角放大率

一般利用放大镜观察的物体都很小，因此γ、β均很小，则可用对应的正切值之比代替放大镜的角放大率，即

$$\alpha=\frac{\tan\gamma}{\tan\beta}=\frac{y/f}{y/25}=\frac{25}{f} \tag{11-17}$$

式中，f为放大镜的焦距（以 cm 为单位）. 此式表明，放大镜的角放大率与它的焦距成反比，放大镜的焦距越短，角放大率就越大. 但实际的放大镜考虑到像差的影响，其角放大率不可能无限度地提高，因为随着焦距的缩短，像差会越来越大. 通常使用的单一凸透镜放大镜的放大倍数一般不超过 3 倍，由透镜组构成的放大镜，其角放大率也只有几十倍.

二、光学显微镜

放大镜的放大倍数是有限的，要观察清楚十分微小的物体（如细菌、血球）等，就必须借助显微镜（microscope）. 显微镜是 1610 年伽利略发明的，其放大倍数为 10^2～10^3 倍，是生物学和医学中使用最广泛的目视仪器之一.

1. 显微镜的成像原理

光学显微镜一般由目镜、物镜、调焦机构、聚光照明系统和载物台组成，其光学系统如图 11-25 所示. 转动反光镜使来自光源的光线经过聚光镜会聚于标本上，把标本照亮，再由放大系统把标本放大. 显微镜的放大系统主要由两组透镜组成，每组透镜相当于一个凸透镜的作用，靠近物体的一组透镜 L_1 称为物镜(objective)；靠近眼睛的一组透镜 L_2 称为目镜(eyepiece). 利用显微镜观察物体时，将物体 AB 放在物镜第一焦点(焦距 f_1)外侧，经物镜放大成倒立的实像 A_1B_1，该实像正好落在目镜第一焦点(焦距 f_2)以内，靠近焦点的位置上，再经目镜进一步把 A_1B_1 放大成正立的虚像 A_2B_2(相对于物倒立). 目镜的作用和放大镜相同，是使眼睛可以更靠近 A_1B_1，以增大视角.

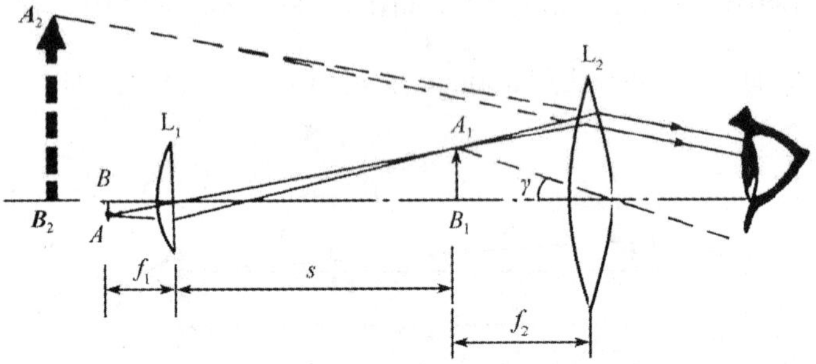

图 11-25　显微镜的成像原理

2. 显微镜的角放大率

根据光学仪器角放大率的定义，显微镜的放大率 M 为

$$M=\frac{\gamma}{\beta}=\frac{\tan\gamma}{\tan\beta}$$

由图 11-25 可知，$\tan\gamma=\dfrac{A_1B_1}{f_2}$，$f_2$ 是目镜的焦距，$\tan\beta=\dfrac{AB}{25}$，代入上式得

$$M=\frac{\tan\gamma}{\tan\beta}=\frac{A_1B_1/f_2}{AB/25}=\frac{A_1B_1}{AB}\times\frac{25}{f_2}$$

式中，$\dfrac{A_1B_1}{AB}$ 称为物镜的线放大率，用 m 表示；$\dfrac{25}{f_2}$ 是目镜的角放大率，用 α 表示，则有

$$M=m\times\alpha \tag{11-18}$$

即显微镜的放大率等于物镜的线放大率和目镜的角放大率的乘积. 实际上，显微镜配有放大倍数不同的物镜(如 10×、40×、100×等)和目镜(7×、10×、15×等)，适当配合使用就可以得到不同的放大率. 由于被观察物体放在靠近物镜的第一焦点，所以物镜的线放大率 m 可近似地等于 $\dfrac{s}{f_1}$，s 是像 A_1B_1 到物镜的像距离，即物镜的像距. 因此显微镜的放大率又可写成

$$M=\frac{s}{f_1}\times\frac{25}{f_2}=\frac{25s}{f_1f_2} \tag{11-19}$$

通常显微镜的物镜和目镜的焦距与物镜的像距 s 相比小得多，式中 s 可以近似看成是显微

镜镜筒的长度. 因此显微镜的镜筒越长、物镜和目镜焦距越短，则显微镜的放大率就越大. 为了使用方便，镜筒的一般长度为 20 cm 左右.

3. 显微镜的分辨本领

使用显微镜的目的是为了清楚地观察物体的细节. 如果只提高显微镜的放大率而不能相应地看到清楚的细节，那么这种放大率的提高就像一张模糊的照片过分放大一样毫无意义. 由于光的波动性，显微镜所能分辨的细节尺度受到限制，如果物体的细节间的距离小于某一极限值，显微镜则无法分辨. 因此，可以用被观察物体上能分辨的两点间的最短距离来衡量显微镜的分辨本领或分辨能力(resolving power)，该距离称为分辨距离，用 Z 表示.

被观察的物体可以看成是由许多物点组成的，每个物点发出的光波进入显微镜时，只有部分波阵面进入镜筒，因此，要产生圆孔衍射，各物点在物镜的像平面上所成的像不再是理想的点像，而是有一定大小的亮斑，物镜的像就是由这些亮斑构成的. 从目镜中看到的细节来自物镜的像，只有物镜能分辨的细节，经目镜放大视角后，人眼才能分辨.

由瑞利判据(Rayleigh criterion)可知，当一物点的衍射亮斑的中心恰好与另一物点的衍射图样中第一极小值重合时，则两物点间的距离恰好是可以分辨的极限距离. 如图 11-26 所示，P_1、P_2 两点就是刚好满足瑞利判据的两个物点.

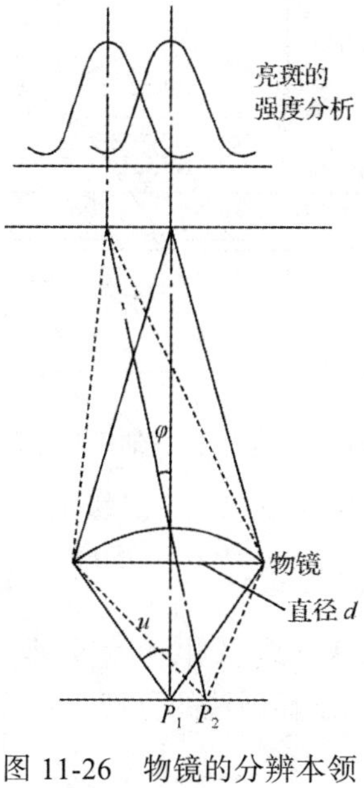

图 11-26 物镜的分辨本领

根据显微镜使用的具体情况，阿贝(E. Abbe)研究出显微镜物镜能分辨的两点之间的最短距离为

$$Z = \frac{1.22}{2n\sin u}\lambda \tag{11-20}$$

式中，λ 是所用光波波长，n 是物体与物镜之间介质的折射率，u 是物点发出的通过透镜边缘的光线与主光轴的夹角. 式(11-20)中的 $n\sin u$ 称为物镜的孔径数(numerical aperture)，简写为 N·A 并标志在物镜上，它是反映物镜特性的重要参数. 因此，上式可以写成

$$Z = \frac{0.61}{\mathrm{N \cdot A}}\lambda \tag{11-21}$$

由此可见，照射光波长愈短，物镜的孔径数愈大，显微镜能分辨的最短距离愈小，愈能看清物体的细节，显微镜的分辨本领就愈强. 因此，常用显微镜能分辨的最短距离的倒数 $1/Z$ 来表示它的分辨本领的大小.

4. 提高显微镜分辨本领的方法

阿贝公式揭示出提高显微镜分辨本领的途径有两条.

(1) 增加物镜的孔径数. 利用油浸物镜增大 n 和 u 的值. 在通常情况下，显微镜的物镜与标本之间的介质为空气，这种物镜称为干物镜. 如图 11-27 左半部分所示，它的孔径数 $n\sin u$ 值最高只能达到 0.95 左右，这是因为自光源发出的光束达到盖玻片与空气界面时，入射角大于 42° 的光线都被全反射而不能进入物镜，进入物镜的光束锥角较小，从而影响其分辨本领和亮度. 如果在物镜和盖玻片之间滴入折射率较大的香柏油 (n=1.52)，物镜的孔径数可以增大到 1.5 左右，这就是油浸物镜 (oil immersion objective)，如图 11-27 右半部分所示. 油浸物镜避免了全反射，使得进入物镜的光束的锥角增大，同时也增强了像的亮度.

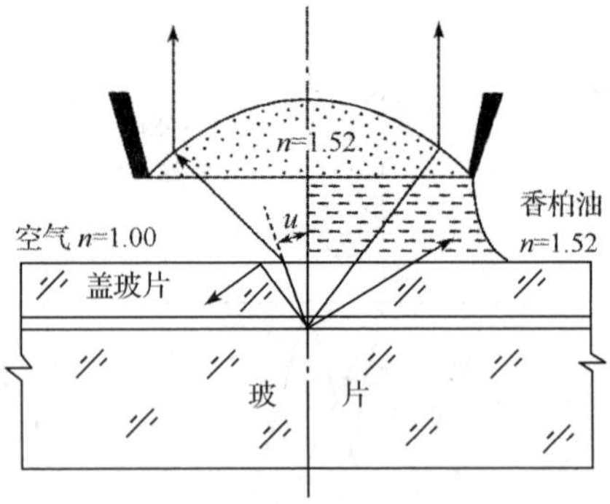

图 11-27　干物镜与油浸物镜的比较

(2) 减小照射光波长. 例如，用 N·A 为 1.5 的高级油浸物镜，照射光为平均波长等于 550 nm 的可见光，显微镜能分辨的最短距离为 $Z = \frac{0.61 \times 550}{1.5} = 223.7\ \mathrm{nm}$，比 223.7 nm 再小的细节就看不清了. 如果改用波长为 275 nm 的紫外线照明，可使分辨本领提高一倍，即可看清 112 nm 的细节. 由于电子波的波长更短，因此电子显微镜的分辨本领可以达到 0.1 nm 以下.

5. 有效放大率

显微镜的放大率是物镜的线放大率和目镜的角放大率的乘积，而分辨本领只取决于物镜. 目镜只能放大物镜所能分辨的细节，而不能提高显微镜的分辨本领. 例如，用一个 40×(N·A 0.65) 的物镜配上 20× 的目镜和用一个 100×(N·A 1.30) 的物镜配上 8× 的目镜，两者的放大倍数虽然都是 800×，但后者分辨本领却比前者高一倍，因而可以看到更多更清楚的物体细节.

对于大小确定的细节，应根据照射光的波长，选用恰当孔径数的物镜和具有恰当放大率的显微镜才能看清物体的细节，此时显微镜的放大率称为有效放大率. 下面讨论有效放大率与物镜的孔径数之间的关系.

若物体中两细节间的距离为 Z'，要能分辨物体的两细节，显微镜能分辨的最短距离不能大于 Z'，即

$$Z=\frac{0.61\lambda}{\mathrm{N\cdot A}}\leqslant Z'$$

则所选用的物镜孔径数应满足 $\mathrm{N\cdot A}\geqslant\dfrac{0.61\lambda}{Z'}$，才能保证相距 Z' 的两细节经物镜所成的两个像点满足瑞利判据的要求. 此外，显微镜还必须确保最后成像（MZ'）对人眼所张的视角大于或等于 $1'$ (2.9×10^{-4} rad)，这样眼睛才能分辨出两细节. 设虚像成在明视距离处，则有

$$2.9\times10^{-4}\leqslant\frac{MZ'}{25}=M\frac{0.61\lambda}{25\,\mathrm{N\cdot A}}$$

整理得

$$M\geqslant2.9\times10^{-4}\times\frac{25\,\mathrm{N\cdot A}}{0.61\lambda}$$

若照射光为平均波长 λ=550 nm 的可见光，代入上式得

$$M\geqslant216\,\mathrm{N\cdot A}$$

可见，有效放大率至少要有 216 N·A 时，才能保证看清物镜所能分辨的细节. 通常使视角在 $2'$～$4'$，眼睛观察时不吃力，这时有效放大率在 500 N·A～1000 N·A .

综上所述，要通过显微镜看清物体的细节，一是显微镜要有适当的分辨本领，以保证物镜能够分辨物体的细节；二是显微镜要有足够的放大率，确保显微镜最后所成的虚像对眼睛的视角在 $1'$ 以上. 二者缺一不可，否则就看不清所观察的细节. 但是，过大的分辨本领和放大率会导致看不到被观察细节的全貌，失去显微镜应有的作用.

三、检眼镜与纤镜

1. 检眼镜

检眼镜（ophthalmoscope）又称为眼底镜，是用来检查分析眼底病变（如眼内肿瘤、视网膜脱落、凹陷以及水肿的程度等）的一种光学仪器. 利用它可以对晶状体、玻璃体、视网膜、脉络膜、黄斑和视乳头进行活体检查，同时也可以检查曲光介质的混浊情况和大致估计曲光的不正常情况.

检眼镜的工作原理如图 11-28 所示，从光源发出的光经反射镜反射进入受检者的眼内，将眼底照亮. 如果受检者的眼睛正常，并且对远处物体聚焦，使眼睛的焦点正好位于视网膜上，则由视网膜反射的光线在通过角膜射出时将变为平行光线进入检查者眼内，在检查者的视网膜上形成受检者视网膜的清晰像. 在这里受检者的眼睛的折射系统起到放大镜的作用，使检查者可以看到视网膜的放大像. 如果受检者的眼睛屈光不正（有近视或远视），则可以在光路中插入适当的会聚或发散透镜，直到得到清晰的视网膜像为止. 如果将检眼镜透镜盘拨到“0”处，逐渐移近被检眼，以不触及睫毛为度，调整透镜转盘，直至眼底清晰可见，从而可对被检眼作眼底检查. 如果将检眼镜透镜盘拨到“+8 D～+10 D”，距被检眼 10～30 cm，与视线呈15°夹角，用彻照法可以检查眼的曲光介质的混浊情况.

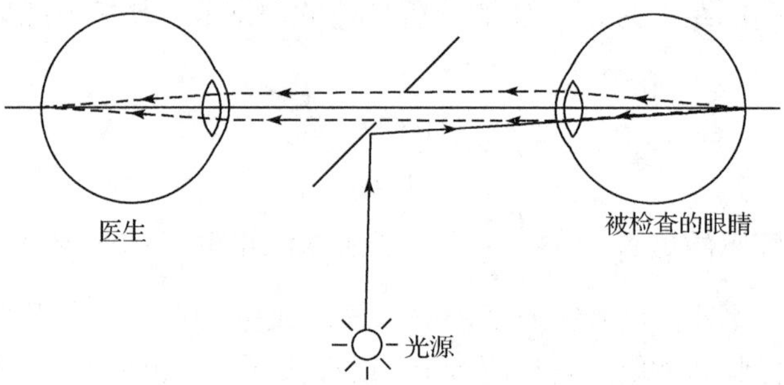

图 11-28　检眼镜原理

2. 纤镜

纤维光学(fiber optics)是目前迅速发展的一个光学分支,其基本原理是利用了光的全反射现象，目前它已在医疗和通信技术中得到广泛的应用.

(1)光学纤维的导光原理. 当光线由光密介质 n_1 入射到光疏介质 n_2 的交界面时,若入射角 i 大于临界角 i_0 $(i_0=\sin^{-1}\frac{n_2}{n_1}, n_1>n_2)$，则入射光线在界面上全部被反射回来，这种现象就是全反射.

导光纤维是用透明度高的材料(如玻璃)拉制而成，它有内外两层(芯线和包膜)，芯线的折射率 n_1 比包膜的折射率 n_2 大，纤维外介质折射率为 n_0. 让光束从纤维外以不很大的角度 φ 向纤维端面投射,若进入芯部的光线射到侧壁包膜界面处的入射角 i 大于临界角 i_0,就会发生全反射,光线不会向纤维侧壁泄漏. 尽管纤维是弯曲的,但光线仍然可以沿着芯线不断地被全反射而传导前进，如图 11-29 所示.

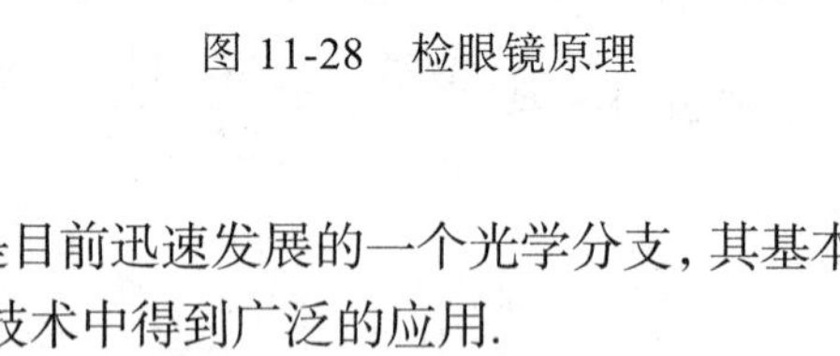

图 11-29　光纤的导光原理

为了保证光线在芯线内全反射而不外漏，侧壁处必须使 $i\geqslant i_0$，而 $i=\frac{\pi}{2}-\theta$，也就是说，只有 θ 或相应的 φ 小于某一角度 φ_0 时才发生全反射，端面投射角 φ 的最大值 φ_0 可由折射定律求得. 根据折射定律，有

$$n_0\sin\varphi_0=n_1\sin\theta \tag{a}$$

$$n_1\sin i_0=n_2\sin\frac{\pi}{2} \tag{b}$$

由于 $i_0=\frac{\pi}{2}-\theta$，代入式(b)得

$$n_1\sin i_0=n_1\cos\theta=n_2 \tag{c}$$

联立式(a)和式(c)可得

$$n_0 \sin\varphi_0 = \sqrt{n_1^2 - n_2^2} \tag{11-22}$$

即

$$\varphi_0 = \sin^{-1}\frac{\sqrt{n_1^2 - n_2^2}}{n_0} \tag{11-22a}$$

如果光纤外面是空气，n_0=1，则

$$\varphi_0 = \sin^{-1}\sqrt{n_1^2 - n_2^2} \tag{11-22b}$$

凡是光纤端面投射角 φ 小于 φ_0 的光线，都将通过芯线连续不断地全反射，从光纤一端传导到另一端；投射角大于 φ_0 的光线，将有部分透过侧壁而泄漏到外面，不能继续传导. 式(11-22)中的 $n_0 \sin\varphi_0$ 称为光学纤维的数值孔径（N·A），其值只取决于 n_0、n_1 和 n_2.

(2)纤镜及其医疗应用. 由于玻璃纤维拉得很细，光纤变得柔软可弯并有一定的机械强度. 纤镜就是由数以万计的光学纤维制成的易于弯曲，又能导光和传像的内窥镜. 医学所用纤镜的作用是将外部强光导入人体器官内和把器官内壁图像导出体外. 为了保证传送图像真实、清晰而不错乱，制作时纤维束的两端必须黏结牢固，并且所有的纤维丝在两端的排列位置应有严格的几何对应，如图 11-30 所示. 两端黏结牢固后，中间部分并不黏结，这样整个纤维束很柔软，可弯曲，同时具有一定的机械强度，使用时非常方便.

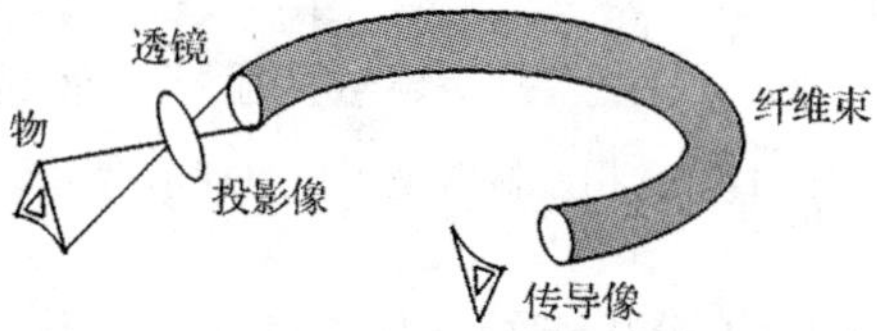

图 11-30 纤镜导像示意图

现代纤镜配有强的外部冷光源提供照明，纤镜细而柔软，其“头部”可以控制弯曲方向，与刚性内窥镜相比，它很容易插入人体内腔，使患者的痛苦大为减少，基本上消除了观察盲点，图像清晰真实并可配用摄影和录像装置，大大提高了确诊率. 纤镜已在临床消化系统、呼吸系统、泌尿系统、耳鼻喉科、妇产科等领域得到广泛应用.

四、几种特殊的显微镜

显微镜按显微原理可分为光学显微镜与电子显微镜两大类. 光学显微镜的种类很多，除了前面介绍的普通光学显微镜(明视野显微镜)外，主要还有相差显微镜、偏光显微镜、荧光显微镜、暗视野显微镜、激光扫描共聚焦显微镜、微分干涉差显微镜、倒置显微镜等. 下面简单介绍几种特殊的光学显微镜和电子显微镜.

1. 相差显微镜

普通光学显微镜采用的是透射式照明，光通过标本时，标本上各物点对光吸收程度不同，使得在视场中得到灰度等级(明暗程度)不同的像点组成的标本图像，这种像是由于物光的振幅不同所致. 如果标本(未染色的组织、细胞和细菌、病毒等活机体)对照明光源是完全透明的，这时在视场中就得不到有明显灰度差别的像. 由于标本上各物点的折射率不同，光线经过各物点的光程有明显的变化，即有明显的相位差. 因为人眼对光波的相位差没有分辨能力，因此，需要设法把这种相位差转换成振幅差，使人眼能够辨别. 将光线通过透明标本细节时所产生的光程差(即相位差)转换成振幅差的显微镜称为相差显微镜(phase contrast microscope)，又称为相位显微镜或相衬显微镜.

相差显微镜的工作原理如图 11-31 所示，用波长为 λ 的平行光照射(采用透射式照明)到标本上，标本上线度与光波长 λ 接近的物点处的光波将发生明显衍射，衍射光经物镜后在像平面上形成亮斑；通过标本时没有被衍射的光直接经物镜聚焦于焦平面后重新均匀分布在像平面上形成明亮背景，衍射光和直射光之间满足干涉条件，在像平面产生干涉图样. 若标本上某处物点的折射率为 n，厚度为 L，则衍射光和直射光之间的光程差为 $\delta = nL - L = (n-1)L$，δ 一般约为 $\lambda/4$，干涉效果不明显. 为了加强干涉效果，在物镜和目镜之间加一个 $\lambda/4$ 的相位板(phase plate)，使衍射光与直射光之间的光程差增大到 $\lambda/2$，即使它们的相位差增大到 π；同时，在直射光经过的区域镀上一层金属膜，使直射光强度减至与衍射光强度相近. 这样，衍射光与直射光的干涉效果就相当明显，在视场中便可看到清晰的干涉像.

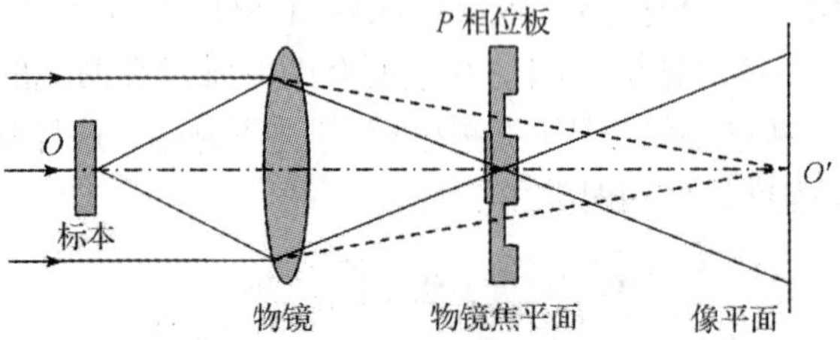

图 11-31　相差显微镜工作原理示意图

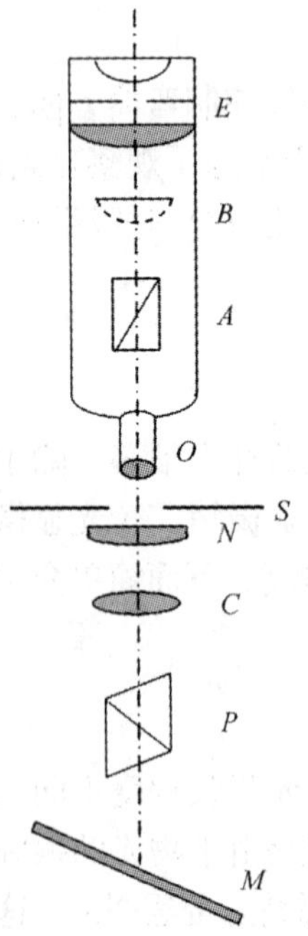

图 11-32　偏光显微镜

通过以上分析可知，相差显微镜是由于标本中物点的折射率不同或物点的厚度不等，利用相位板使衍射光与直射光之间产生 π 的相位差；新鲜标本不必染色就可以看到，而且能够观察到活细胞内线粒体及染色体等精细结构，还可以应用于霉菌、细菌、病毒等更微小活体的研究，进行标本形态、数量、活动及分裂、繁殖等生物学行为观察，并可进行量度与比较.

2. 偏振光显微镜

在普通光学显微镜的光学系统中插入起偏器和检偏器，用来观察某些具有双折射现象的物质和旋光物质的显微镜，称为偏振光显微镜(polarization microscope). 起偏器和检偏器都是由偏光棱镜或偏光板的尼科耳(Nicol)棱镜制成，起偏器 P 安放在光源与物镜之间，检偏器 A 安放在物镜与目镜之间，其结构如图 11-32 所示. 由平面镜 M 反射的光线，经起偏器 P 后变为偏振光，P 可以绕显微镜轴线转动，其上附有旋转角的刻度，当 P 在零位置时，与检偏器 A 的振动面相互垂直. C 为聚光器，其作用是使光线会聚于载物台 S 处的标本上，聚光器上可加一个平凸会聚透镜 N 以增大光锥，O 是物镜，E 是目镜，O、E 之间有一个用来放大物镜所成像的伯特兰氏透镜 B.

在载物台 S 处未放标本之前使起偏器 P 与检偏器 A 的透射轴正交，则来自起偏器 P 的偏振光不能透过检偏器 A，此时显微镜中的视野完全黑暗. 若将具双折射现象或旋光性的透明标本置于载物台 S 的圆孔处，标本上的各物点将使偏振光的振动面发生不同程度的偏转，视场变亮；若使载物台上的标本绕显微镜轴线转动一周，标本的像将由最暗变成最亮或由最亮变成最暗交替变化四次，从而可以在暗视场中观察到灰度不同的像点构成的明亮标本像. 如果在聚光器 C 上加一个平凸会聚透镜 N，使光线会聚地通过标本，则可以看到干涉图样，可显示标本沿其他方向的光学特性. 在生物样品中，骨骼、牙齿、胆固醇、神经纤维、肿瘤细胞、横纹肌和毛发等具有各向异性，淀粉粒、染色体和纺锤体等具有双折射性，因此偏振光显微镜常被用于组织细胞的化学研究，同时也可用偏振光显微镜来检测生物体内某些有序结构和检测某些组织中的化学成分.

3. 荧光显微镜

有些物质在不可见的紫外线照射下，会发荧光而显示不同的亮度. 例如，维生素、弹性组织、毛发和血红质等在紫外线照射下均发白光. 有些物质如细菌本身不发荧光，但可以用荧光素染色，使其发荧光. 荧光显微镜(fluorescent microscope)就是将普通光学显微镜光源换成紫外线光源，同时增加用来吸收红外线的滤光水槽以及滤去可见光的滤光片，并在目镜上面放置用于滤去紫外线以保护眼睛的黄色或淡蓝色的滤光片. 荧光显微镜常用的光源是由水银灯发射的 365.0 nm 的紫外线，若用更短波长的紫外线取代普通光源，则整个显微镜及附件需采用石英玻璃制造.

荧光显微镜就其光路而言可分为透射式荧光显微镜和落射式荧光显微镜两种. 透射式荧光显微镜紫外线光源是通过聚光镜穿过标本材料来激发荧光. 常用暗视野聚光器，也可用普通聚光器，调节反光镜使紫外线转射和旁射到标本上. 其优点是低倍镜时荧光强，而缺点是随放大倍数增加其荧光减弱，所以对观察大的标本材料较好. 落射式荧光显微镜是近代发展起来的新式荧光显微镜，紫外线从物镜向下落射到标本表面，即用同一物镜作为照明聚光器和收集荧光的物镜. 光路中需加上一个双色束分离器，它与光轴呈 45° 角，紫外线被反射到聚光镜中，并聚集在标本上，标本所产生的荧光以及物镜表面、盖玻片表面反射的紫外线同时进入物镜，返回到双色束分离器，使紫外线和荧光分开，残余紫外线再被滤片吸收. 此种荧光显微镜的优点是视野照明均匀，成像清晰，荧光图像的亮度随着放大倍数增大而提高. 它更适用于不透明及半透明标本(如厚片、滤膜、菌落、组织培养标本等)的直接观察.

为了避免反射镜以外的照射，通常在暗室使用荧光显微镜. 荧光显微镜的最大特点是灵敏度高，用很低浓度的荧光物质对标本染色就能发出明亮的荧光，其对比度是可见光显微镜的 100 倍. 因此，可观察到用普通显微镜看不到的结构和细节，标本的像在暗视野中呈现出标本的彩色图案，易于鉴别，可减轻眼睛的疲劳. 借助荧光显微镜可以研究功能器官的变化过程和细微结构，某些代谢过程的变化等；同时还有助于揭示物质的化学成分. 例如，组织中有些重要成分能与药物起作用而发生荧光，据此可鉴定它们的存在或定位. 此外，荧光显微镜还可以直接用于观察植物叶片气孔的形态、密度、开闭程度等方面.

4. 电子显微镜

提高显微镜分辨本领的一个重要途径是减小照射光波长，照射光波长越短，显微镜的分辨本领越高. 因此，光学显微镜的分辨本领受到照射光波长的限制. 在光学显微镜下无法看清小于 0.2 μm 的细微结构，这些结构称为亚显微结构(submicroscopic structures)或超微结构(ultramicroscopic structures；ultrastructures). 要想看清这些结构，就必须选择波长更短的光源，以提高显微镜的分辨率. 1932 年 Ruska 发明了以电子束为光源的显微镜，称为电子显微镜(electron microscope)，简称电镜.

根据德布罗意公式 $\lambda=\dfrac{h}{mv}$，当电子经 10 kV 电压加速以后，运动电子的物质波波长约为 0.12 nm，要比可见光和紫外线短得多，并且电子束的波长与发射电子束的电压平方根成反比，也就是说电压越高波长越短. 尽管电子显微镜的数值孔径数只有 0.02，但实际分辨距离仍可达到 0.2 nm 以下，其放大倍数可以达到 150 万倍以上.

电子显微镜可分为透射式电子显微镜和扫描式电子显微镜. 透射式电子显微镜常用于观察那些用普通显微镜所不能分辨的细微物质结构；扫描式电子显微镜主要用于观察固体表面的形貌，也能与 X 射线衍射仪或电子能谱仪相结合，构成电子微探针，用于物质成分分析. 此外，还有发射式电子显微镜、扫描隧道电子显微镜、原子力电子显微镜等.

电子显微镜和普通光学显微镜类似，也有会聚镜、物镜和目镜，但它们不是用透明材料制成的光学透镜，而是用电场或磁场来偏转电子行径的静电透镜和电磁透镜.

静电透镜是利用静电场来偏转电子的行径，其原理与电子示波管中的静电透镜类似，如图 11-33 所示. 两个同轴空心圆筒形电极，因极间有电势差，而形成不均匀的电场，其电场线分布如图中虚线所示. 当电子源 S 发出的电子束通过静电透镜的左半部分时，电场对它有会聚作用，而通过右半部分时，电场对它有发散作用. 由于第二圆筒半径较大使电场减弱，所以发散作用比会聚作用弱，最终使电子束聚焦于轴上一点. 改变两极间的电势差，即可调节静电透镜的焦距.

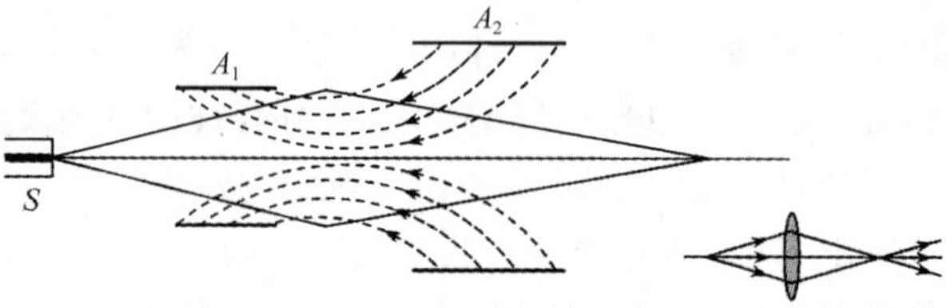

图 11-33　静电透镜

电磁透镜是利用磁场来偏转电子的行径，如图 11-34 所示. 电子源 S 发出的电子束通过不均匀磁场时，因受洛伦兹力而发生偏转，其轨迹为一螺旋线，并会聚于轴上 I 处，改变电磁线圈中的电流强度，即是改变磁场强度，从而可以调节电磁透镜的焦距. 图 11-34 中 B 表示电磁铁.

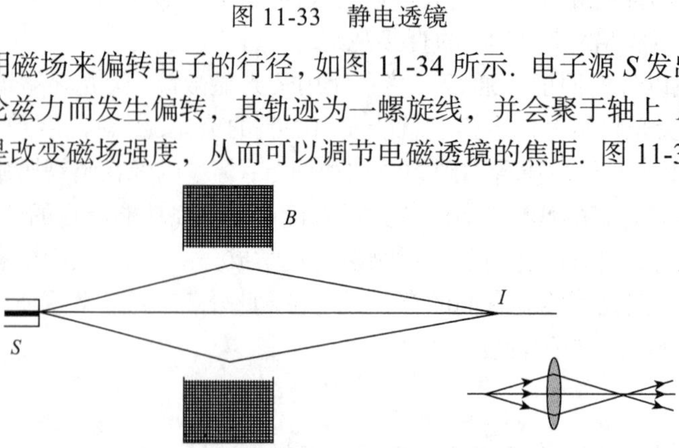

图 11-34　电磁透镜

现以透射式电子显微镜(TEM)为例来说明电子显微镜的结构与原理，透射式电子显微镜与投射式光学显微镜的原理很相近，虽然它们的光源、透镜不相同，但放大和成像的方式却完全一致. 如图 11-35 所示，是光学显微镜与透射式电子显微镜结构的对照示意图，由阴极灯丝(1)和阳极(2)组成电子枪，相当于光学显微镜的光源. 炽热的阴极灯丝发射的电子经阴极与阳极之间30～100 kV 电压加速，成为高速电子射线束. 电子会聚透镜(3)相当于光学显微镜的聚光镜，由电子枪发射出来的电子束，在真空通道中沿着镜体光轴穿越聚光镜，通过聚光镜将之会聚成一束尖细、明亮而又均匀的光斑，照射在标本(4)上. 透过标本后的电子束携带有标本内部的结构信息，标本内致密处透过的电子数量少，稀疏处透过的电子数量多，疏密不同的电子束经过电子物镜(5)的会聚调焦和初级放大后，投射在荧光屏(6)上形成标本的中间像. 荧光屏(6)中央有孔，通过它的电子束(相当于中间像的一部分)再经电子投射镜(7)的放大后，在荧光屏(8)上形成标本的最后像. 若用照相底片代替荧光屏(8)，则可以把最后的像记录下来. 在靠近荧光屏(6)和荧光屏(8)的侧旁设有观察窗，以便观察荧光屏(6)和荧光屏(8)上的中间像和最后像.

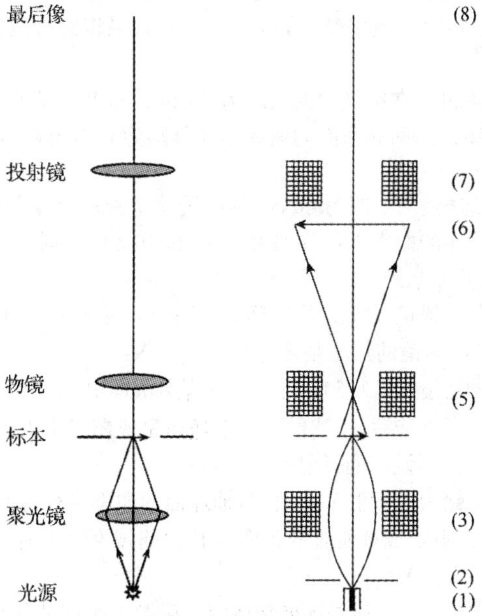

图 11-35 光学显微镜与透射式电子显微镜

电子显微镜在科学技术方面有着广泛的应用，作为观察微观世界的“科学之眼”——电子显微镜所具有的高分辨率、直观性的特点是任何其他科学仪器无法代替的，电子显微镜对医学、生物学、物理学、化学、冶金学以及材料学学科的发展起到巨大的作用，电子显微镜在许多学科的研究工作中已成为不可缺少的常规仪器. 尤其是对医学，电镜技术使基础医学研究从细胞水平进入分子水平，利用电镜可以直接看到病毒，而且还可以观察脱氧核糖核酸(DNA)的详细结构、细菌内部结构等.

自第一台显微镜问世以来，三百多年间，显微镜作为应用广泛的目视仪器得到了迅猛发展. 现有用于一般教学和观察用的普通显微镜，也有用于特殊目的的专用显微镜和多功能组合的高级显微镜. 把显微镜用于临床形成的显微外科技术大大提高了外科手术的水平.

思考题与习题十一

11-1 把平凸透镜翻转过来成为凸平透镜，像的位置是否改变？

11-2 一薄凸透镜的焦距为 f_1，一薄凹透镜的焦距为 f_2，两者怎样放置才能使平行光通过它们后仍然是平行光？f_1 和 f_2 必须满足什么条件？

11-3 判断下列说法是否正确：(1) 虚物只能成虚像；(2) 空气中的凸透镜对一切实物均成一倒立实像；(3) 空气中的凹透镜对一切实物均成一正立虚像；(4) 游泳池的实际水深将比池岸某人所感觉的水深要深；(5) 二氧化碳 (n=1.63) 中的薄凸透镜 (n=1.50) 将具有会聚性质.

11-4 一只坛子装了 100.0 cm 深的甘油，观察者观察坛底好像提高了 32.5 cm，求甘油的折射率. (1.48)

11-5 直径为 8 cm 的玻璃棒 (n=1.5)，长 20 cm，两端是半径为 4 cm 的半球面，若一束近轴平行光线沿棒轴方向入射，求像的位置. (16 cm)

11-6 一圆球形透明体能将无穷远处射来的近轴平行光线会聚于第二折射面的顶点，求此透明体的折射率. (2)

11-7 折射率为 1.5 的月牙形透镜，凸面的曲率半径为 15 cm，凹面的曲率半径为 30 cm，如果用平行光束沿光轴对着凹面入射. (1) 求空气中的折射光线的相交点；(2) 如果将此透镜放在水中，问折射的交点又在何处？ (60 cm；240 cm)

11-8 折射率为 1.5 的平凸透镜，在空气中的焦距为 50 cm，求凸面的曲率半径. (25 cm)

11-9 折射率为 1.6 的薄透镜，凸面和凹面的曲率半径分别为 0.5 cm 和 0.7 cm，求在空气中的焦距. (−2.92 cm)

11-10 把焦距为 20 cm 的凸透镜与焦距为 40 cm 的凹透镜紧密贴合，求贴合后的焦度. (2.5D)

11-11 一弯月形薄透镜两表面的曲率半径分别为 5 cm 和 10 cm，其折射率为 1.5，若将透镜的凹面朝上且盛满水，求水与透镜组合后的等效焦距. (12 cm)

11-12 一透镜将一物成像在离透镜 12 cm 的屏幕上，当把此透镜背离物体移远 2 cm 时，屏幕必须向物移近 2 cm，以便重新对它聚焦，此透镜的焦距是多少？ (4 cm)

11-13 折射率为 1.5 的玻璃薄透镜焦度为 5 D，将它浸入某种液体中焦度变为 −1 D，求此液体的折射率. (1.6)

11-14 一极地探险者在用完了火柴后，用冰做了一个透镜聚焦阳光来点火，若他做的是曲率半径为 25 cm 的平凸透镜，此透镜应离火绒多远？(设冰的折射率为 1.31) (81 cm)

11-15 眼睛的光学结构可简化为一折射单球面，共轴球面的曲率半径为 5.55 mm，内部平均折射率为 4/3，试计算两个焦距为多少. 若月球在眼睛节点所张的角度为 1°，问视网膜上月球的像有多大？眼节点到视网膜的距离取 15 mm. (0.26 mm)

11-16 一近视眼患者的远点为 2 m，他看远处物体时应配戴多少度的何种眼镜？ (− 50°)

11-17 远视眼戴 2 D 的眼镜看书时须把书拿到眼前 40 cm 处，此人应配戴何种眼镜才适合？ (350°)

11-18 显微镜目镜的焦距为 2.5 cm，物镜的焦距为 1.6 cm，物镜和目镜相距 22.1 cm，最后成像于无穷远处，问：(1) 标本应放在物镜前什么地方？(2) 物镜的线放大率是多少？(3) 显微镜的总放大倍数是多少 (1.74 cm；11 倍；110 倍)

11-19 用孔径数为 0.75 的显微镜去观察 0.3 μm 的细节能否看清？若改用孔径数为 1.2 的物镜去观察又如何？设所用光波波长为 600 nm. (Z_1=0.488 μm；Z_2=0.3 μm)

阅读材料

电子显微镜的开拓者之一——鲁斯卡

恩斯特·奥古斯特·弗里德里希·鲁斯卡(Ernst August Friedrich Ruska)是电子显微镜的开

拓者之一，1906年12月25日生于德国海德堡，是德国东方学家、科学历史学家和教育家尤利乌斯·鲁斯卡(Julius Ruska)的儿子. 他的弟弟赫尔穆特·鲁斯卡(Helmut Ruska)是医生，也是电子显微镜的先驱之一. 鲁斯卡在海德堡读完中学后，1925年起在慕尼黑工业大学学习电子学，1927年转到柏林工业大学，1933年完成论文《关于电子显微镜的磁性镜头》(Über ein magnetisches objektiv für das elektronenmikroskop)并获得博士学位. 1944年鲁斯卡在柏林工业大学获得大学任教资格，1949年成为柏林自由大学的教授，1959年起也开始在柏林工业大学任教，直至1971年，教授电子光学基础和电子显微镜技术，发表科学文章超过100篇. 1970年被授予"保罗·埃尔利希和路德维希·达姆施泰特奖"(Paul-Ehrlich-und-Ludwig-Darmstaedter-Preis). 1986年与扫描隧道显微镜的发明者格尔德·宾宁和海因里希·罗雷尔一同获得了诺贝尔物理学奖.

1928～1929年期间，鲁斯卡在参与示波管技术研究工作的基础上，进行了利用磁透镜和静电透镜使电子束聚焦成像的实验研究，证实在电子束照射下直径为0.3 mm的光阑可以成低倍(1.3倍)的像，并验证了透镜成像公式，为创制电子显微镜奠定了基础. 1931年马克斯·克诺尔(Max Knoll)和鲁斯卡开始研制电子显微镜，并成功用磁性透镜制成了第一台二级电子光学放大镜，实现了电子显微镜的技术原理. 该原理是基于磁场会因电子带电而偏移的现象，使得通过镜头的电子射线能够像光线一样被聚焦，当时被称为"超显微镜". 因为电子的波长远小于光波的波长，因此电子显微镜的分辨率明显优于光学显微镜.

1928～1929年期间，鲁斯卡和博多·冯·博里斯(Bodo von Borries)开始试探性地开发高分辨率的电子显微镜. 1933年，鲁斯卡在75 kV加速电压下，运用焦距为3 mm的磁透镜获得了12000倍放大率的图像，同时还安装了聚光镜，可以在高放大率下调节电子束亮度. 1934～1936年，鲁斯卡继续进行改进电子显微镜的实验研究. 1937年初西门子-哈斯克公司出资建立了电子光学和电子显微镜实验室，电子显微镜实验室设在柏林. 1938年，鲁斯卡及合作者在西门子公司制成第二台电子显微镜，获得30000倍放大率的图像. 鲁斯卡的弟弟赫尔穆特·鲁斯卡(Helmut Ruska)和其他医学家立刻用来研究噬菌体等，获得很大成功. 1939年西门子公司研制出了第一台能够批量生产的商用"西门子-电子显微镜". 1940年，在鲁斯卡的提议下，西门子-哈斯克公司将上述实验室发展为第一个电子显微镜开放实验室，由赫尔穆特·鲁斯卡任主任. 实验室装备了四台电子显微镜，接纳各国学者前来做研究工作，推动了电子显微镜在金属、生物、医学等各个领域的应用与发展. 在鲁斯卡工作的影响下，欧洲各国科学家先后也开始了电子显微镜的研究和制造工作.

恩斯特·鲁斯卡及合作者几十年来孜孜不倦地为改进电子显微镜辛勤工作，为现代科学的发展作出了重要贡献. 电子显微镜为人们观察微观物质世界开辟了新的途径. 在20世纪50年代中期制成的中、高分辨率电子显微镜，能够观察晶体缺陷，促进了固体物理、金属物理和材料科学的发展. 而超高分辨率电子显微镜的出现使人们能够直接观察原子，这对于固体物理、固体化学、固体电子学、材料科学、地质矿物学和分子生物学的发展起到了巨大的推动作用.

恩斯特·鲁斯卡因此杰出贡献，获得了1986年的诺贝尔物理学奖. 1988年5月27日，恩斯特·鲁斯卡在柏林逝世，他的一生完全奉献给了电子显微镜事业.

(姜云海)

第十二章 量子力学基础

量子力学能够将微观状态的疾病表现前瞻性测探到，使得疾病的预防与检测变得如此的细致和精确. 它将医学从细胞层次推进到了构成人体的基本微粒子——量子态层次，为治愈当今世界众多“不治之症”开辟了新途径.

1900 年，普朗克(M. Planck)为了解释黑体辐射而提出的量子假设，开创了量子物理的新纪元. 此后的二十多年间，众多的理论和实验成果推动了量子概念的发展，在普朗克假设的启发下，1905 年爱因斯坦(A. Einstein)提出光子假设，揭示了光的波粒二象性. 1913 年玻尔(N. Bohr)把量子概念引入原子领域，提出量子态的概念，并得到实验的有力支持，但玻尔理论仍有不可克服的困难. 1924 年德布罗意(L.V. de Broglie)提出实物粒子也有波粒二象性的假设，并很快被实验证实. 在此后的两三年间，薛定谔(E. Schrödinger)、海森伯(W. K. Heisenberg)、玻恩(M. Born)、狄拉克(P.A.M. Dirac)等建立起了量子力学的理论体系，这是人类对微观世界认识上的重大突破，为人类提供了对物质世界的新的思维方式和表达方式.

几十年来，量子理论不断丰富，并且得到广泛应用，如晶体管、集成电路、激光、超导等. 同时它深入到其他学科，形成了很多交叉学科，如量子化学、分子生物学，量子生物学等，因此量子理论不仅使人们对物质的认识产生从宏观到微观的飞跃，还大大推动了新技术的发明，促进了社会进步. 本章将初步介绍量子理论的实验基础、基本概念和方法.

第一节 热 辐 射

一、基尔霍夫辐射定律

1. 热辐射

(1)热辐射.

物体内部的分子和原子都在永不停息地作无规则的热运动. 在碰撞中，不断有原子吸收能量进入激发态，然后以电磁波的形式向外辐射能量，此能量称为辐射能(radiation energy). 这种由于物体内部的分子、原子受到热激发而发射电磁辐射的现象，称为热辐射(thermal radiation). 实验表明，所有物体在任何温度下(绝对零度除外)都存在热辐射，其辐射能量按波长的分布随温度发生变化. 物体在向外辐射能量的同时，也要吸收照射到它表面上的辐射能. 如果在单位时间内物体从外界所吸收的能量恰好等于物体因辐射而减小的能量，物体的温度保持不变而处于热平衡状态，这种辐射称为平衡热辐射.

(2)辐出度.

物体辐射的能量与温度 T 和波长 λ 有关. 设物体温度为 T 时，物体从单位表面积上发射的波长在 $\lambda\sim\lambda+d\lambda$ 间隔内的辐射功率为 $dE(\lambda, T)$，则 $dE(\lambda, T)$与 $d\lambda$ 之比称为物体的单色辐射出射度(monochromatic radiant exitance)，简称单色辐出度，用 $e(\lambda, T)$表示，即

$$e(\lambda, T)=\frac{\mathrm{d}E(\lambda, T)}{\mathrm{d}\lambda} \tag{12-1}$$

单色辐出度 $e(\lambda, T)$ 反映了一定温度下物体热辐射随波长的分布，由物体本身的性质和表面情况决定. 物体从单位表面积上发射的所有各种波长的辐射的总功率称为物体的辐射出射度(radiant exitance)，简称**辐出度**. 对于给定的一个物体，辐出度只是温度的函数，用 $E(T)$ 表示，单位为 $\mathrm{W \cdot m^2}$. 在一定温度下，物体的辐出度 $E(T)$ 与单色辐出度 $e(\lambda, T)$ 的关系为

$$E(T)=\int_0^{\infty} e(\lambda, T)\,\mathrm{d}\lambda \tag{12-2}$$

(3) 吸收系数、反射系数.

入射到物体表面上的辐射能，只有一部分能量被物体吸收，另一部分能量被物体反射(如果物体是透明的，则还有一部分能量被透射). 物体吸收、反射和透射的能量与入射总能量的比值，分别称为该物体的吸收系数(absorption coefficient)、反射系数(reflection coefficient)和透射系数(transmission coefficient). 这三个系数是温度和波长的函数，其大小是由物体性质和表面的具体情况决定. 物体对某一特定波长 λ 的吸收系数、反射系数和透射系数，称为单色吸收系数、单色反射系数和单色透射系数，分别用 $\alpha(\lambda, T)$、$\gamma(\lambda, T)$ 和 $\tau(\lambda, T)$ 来表示，根据能量守恒定律，对于任一物体，有

$$\alpha(\lambda, T)+\gamma(\lambda, T)+\tau(\lambda, T)=1$$

对于不透明物体，有

$$\alpha(\lambda, T)+\gamma(\lambda, T)=1$$

(4) 黑体.

由于一般的物体对入射能量都只能部分吸收，故物体的吸收系数 $\alpha(\lambda, T)$ 都小于 1. 如果一个物体在任何温度下都能够完全吸收投射到其表面的任何波长的辐射能，即该物体的吸收系数 $\alpha(\lambda, T)$ 与波长 λ 和温度 T 无关，恒等于 1，这种物体称为绝对黑体，简称**黑体**(black body). 黑体作为一种理想化的模型，在自然界中并不存在.

为了研究黑体的辐射规律，在实验室中用不透明材料制成开有小孔的空腔，作为在任何温度下都能 100%吸收辐射能的黑体模型，如图 12-1 所示. 因为由小孔穿进的光线将在空腔内发生多次反射和吸收，射线的能量几乎全部被吸收，由小孔逸出的辐射能几乎为零，所以开有小孔的空腔就可以看作是黑体. 若均匀地对黑体内腔加热，腔壁将向腔内发射热辐射，其中一部分从小孔射出，因为小孔像一个黑体的表面，所以从小孔发出的热辐射就是黑体的热辐射.

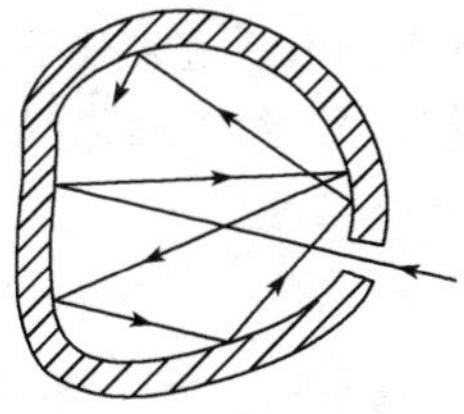

图 12-1　黑体模型

2. 基尔霍夫辐射定律

物体的单色辐出度 $e(\lambda, T)$ 和单色吸收系数 $\alpha(\lambda, T)$ 之间存在着一定的关系，假设将几个不

同的物体 A_0，A_1，A_2，…放在一个温度维持一定的真空容器 D 内，其中 A_0 为绝对黑体，如图 12-2 所示. 由于容器内部为真空，各物体相互间以及物体与容器壁之间，只能通过辐射能的发射与吸收来交换能量. 实验指出，不管开始时各个物体温度如何，经过一段时间以后，这个系统就会达到热平衡，即各物体和容器达到相同的温度 T 且保持不变. 此时，每个物体仍然不断地发出辐射，同时也吸收辐射，但因温度不改变，所以各物体在单位时间内从单位表面积上辐射的能量必等于其吸收的能量，说明单色辐出度较大的物体其单色吸收系数一定也较大，两者成正比，即

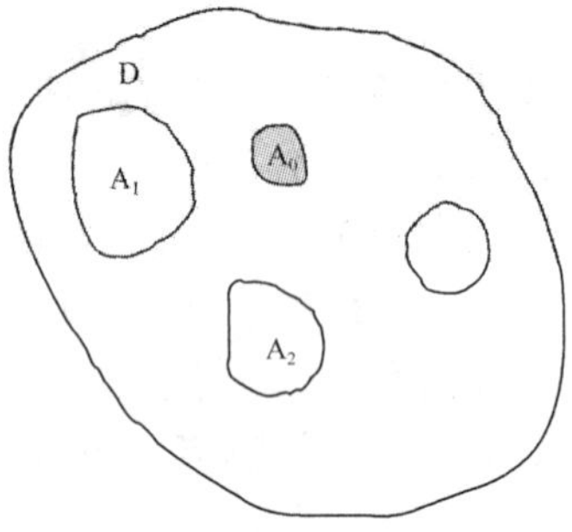

图 12-2　恒温容器内的物体

$$\frac{e_1(\lambda, T)}{\alpha_1(\lambda, T)}=\frac{e_2(\lambda, T)}{\alpha_2(\lambda, T)}=\cdots=\frac{e_0(\lambda, T)}{\alpha_0(\lambda, T)}$$

由于黑体的吸收系数 $\alpha_0(\lambda, T)=1$，故有

$$\frac{e_1(\lambda, T)}{\alpha_1(\lambda, T)}=\frac{e_2(\lambda, T)}{\alpha_2(\lambda, T)}=\cdots=\frac{e_0(\lambda, T)}{\alpha_0(\lambda, T)}=e_0(\lambda, T) \tag{12-3}$$

式中，$e_0(\lambda, T)$ 为黑体的单色辐出度，其值只与波长 λ 和温度 T 有关，而与物体的性质无关. 式(12-3)表明在同一温度下，各物体对同一波长的辐出度与吸收系数的比值是相同的，并且等于黑体在同一温度下对同一波长的辐出度. 这就是德国物理学家基尔霍夫于 1859 年得到的基尔霍夫热辐射定律(Kirchhoff law of radiation)，它揭示了物体热辐射的普遍规律.

二、黑体辐射

案例 12-1

热辐射规律在现代科学技术上的应用极其广泛，它是遥感、红外跟踪、红外热像等技术的物理基础. 在医学上，当人体某些部位患病时，通常伴随温度的变化，如炎症、肿瘤等致使温度升高，而脉管炎、动脉硬化等导致温度降低. 红外热像仪借助红外成像技术可以清晰、准确、及时地发现人体由于不同原因而引起的微小温度变化.

问题

1. 红外热像仪的基本原理是什么？
2. 红外热像仪的优点以及临床上的应用情况如何？

利用黑体模型，用实验方法对黑体辐射的光谱进行测定，并测出不同波长的功率，得出黑体辐射在各种温度时单色辐出度按波长的分布曲线，如图 12-3 所示.

根据实验曲线，可以得到下述两条黑体的辐射定律.

1. 斯特藩-玻尔兹曼定律

在图 12-3 中，每一条曲线反映了在一定温度下，黑体的单色辐出度 $e_B(\lambda,\ T)$随波长 λ 分布的情况. 每一条曲线下的面积等于黑体在一定温度下的总辐出度，即

$$E_B(T)=\int_0^{\infty}e_B(\lambda,T)\mathrm{d}\lambda$$

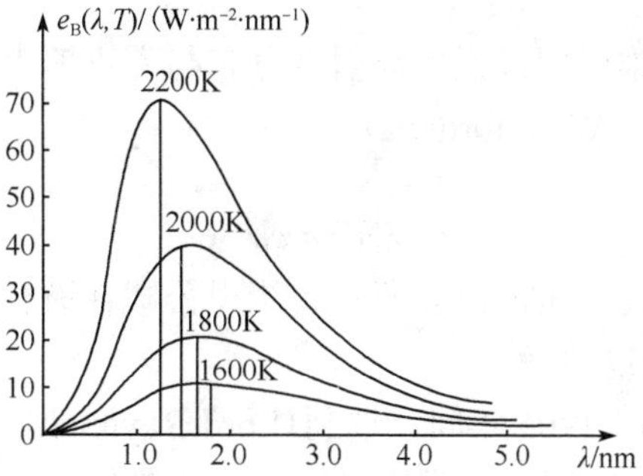

图 12-3　黑体辐射的能量分布曲线

由图 12-3 可见，$e_B(\lambda,\ T)$ 随温度升高而迅速地增大. 奥地利物理学家斯特藩根据实验求得黑体的辐出度与它的绝对温度四次方成正比，即

$$E_B(T)=\sigma T^4 \tag{12-4}$$

式中，$\sigma=5.67\times10^{-8}\ \mathrm{W\cdot m^{-2}\cdot K^{-4}}$，称为斯特藩恒量(Stefan constent)，这一结果后来又被玻尔兹曼用热力学理论加以证明，故称为斯特藩-玻尔兹曼定律(Stefan-Boltzmann law).

2. 维恩位移定律

从图 12-3 可以看出，在任一温度的辐射光谱中，$e_B(\lambda,\ T)$都有一最大值，相应的波长称为峰值波长 λ_m，随着温度升高，λ_m 向短波方向移动. 1894 年，维恩(W. Wien)在实验中发现，能量分布曲线的峰值波长 λ_m 与物体的绝对温度的乘积为一常数，即

$$\lambda_m T=b \tag{12-5}$$

式中，$b=2.898\times10^{-3}\ \mathrm{m\cdot K}$，称为维恩常量(Wien constent). 式(12-5)称为维恩位移定律(Wien displacement law).

上述两定律只适用于绝对黑体. 虽然实际物体都不是真正的黑体，但变化的趋势类似，利用这两个定律可以测定物体的温度.

例 12-1　假定恒星表面的行为和黑体表面一样，并测得太阳辐射波谱的峰值波长为 $\lambda_m=5.1\times10^{-7}$ m，试估算太阳的表面温度及单位表面积上所发射出的功率.

解　根据维恩位移定律 $\lambda_m T=b$，得太阳表面温度为

$$T=\frac{b}{\lambda_m}=\frac{2.898\times10^{-3}}{5.1\times10^{-7}}=5700(\mathrm{K})$$

再根据斯特藩-玻尔兹曼定律，可求出太阳的单位表面积上所发射出的功率为

$$E_B(T)=\sigma T^4=5.67\times10^{-8}\times5700^4=6.0\times10^7\ (\mathrm{W\cdot m^{-2}})$$

三、普朗克能量子假设

1. 经典物理的困难

19 世纪末，已经从实验上测定了黑体辐出度 $e_0(\lambda, T)$ 与 λ、T 的关系曲线. 如何从理论上导出函数 $e_0(\lambda, T)$ 的具体形式，就成为当时物理学中引人注目的问题之一. 许多物理学家进行了多种尝试，但根据经典物理学原理得出的理论公式都与实验结果不相符合，其中最为典型的就是维恩公式和瑞利-金斯公式.

(1) 维恩公式. 1896 年，维恩假设黑体辐射谱分布与麦克斯韦分子速率分布相类似，导出了关于黑体能谱分布的维恩公式 (Wien formula)

$$e_0(\lambda,T) = c_1\lambda^{-5}e^{-\frac{c_2}{\lambda T}} \tag{12-6}$$

式中，c_1 和 c_2 为两个经验参数. 如图 12-4 所示，维恩公式在波长较短处与实验符合得很好，而在波长很长处，与实验结果相差很大.

(2) 瑞利-金斯公式. 1900～1905 年间，瑞利 (Lord Rayleigh) 和金斯 (J. H. Jeans) 把统计物理学中的能量按自由度均分定理应用于电磁辐射情况，把单色辐出度与振子的平均能量相联系，得到了关于黑体能谱分布的瑞利-金斯公式 (Rayleigh-Jeans formula)，即

$$e_0(\lambda,T) = c_3\lambda^{-4}T = 2\pi c\lambda^{-4}kT \tag{12-7}$$

式中，$c_3=2\pi ck$，c 为真空中光速，k 为玻尔兹曼常量. 如图 12-4 所示，瑞利-金斯公式在长波区域与实验结果相符，而在短波区域与实验结果有很大的差异，尤其是 e_0 随 λ 趋向零而趋向无穷大，这一结果完全违背实验事实，故当时被称为“紫外灾难”.

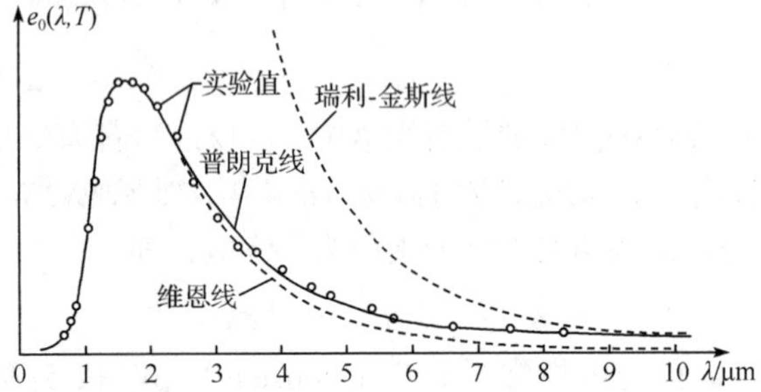

图 12-4　黑体辐射公式与实验的比较

2. 普朗克能量子假设

在上述理论与实验矛盾的基础上，1900 年德国物理学家普朗克 (M. Planck) 利用内插法将维恩公式和瑞利-金斯公式衔接起来得到普朗克公式 (Planck formula)，即

$$e_0(\lambda,T) = 2\pi hc^2\lambda^{-5}\Big/\left(e^{\frac{hc}{k\lambda T}}-1\right) \tag{12-8}$$

式中，c 是光速，k 是玻耳兹曼常量，h 是普朗克常量 (Planck constant)，其值为 6.626×10^{-34} J·s. 与实验结果比较发现，在所有波段里，普朗克公式与实验结果符合得非常好 (图 12-4 中的实线).

为了从理论上导出式 (12-8)，普朗克冲破经典物理学的传统观念，提出了一个与经典物理学格格不入的大胆设想，称为普朗克的能量子假设. 普朗克假设如下：

(1) 谐振子所具有的能量并不像经典物理学中所说的可以具有任意的量值，振子只能处于某些特定的状态. 在这些状态中，它们的能量是某一最小能量 $h\nu$ 的整数倍，即

$$E = nh\nu, \quad n=1,2,3,\cdots \tag{12-9}$$

式中，ν 是振子的频率，h 称为普朗克常量，其值为 $h=6.63\times10^{-34}\ \mathrm{J\cdot s}$，$n$ 为正整数，称为量子数. 对于频率为 ν 的谐振子来说，最小能量单元为 $\varepsilon=h\nu$ 称为量子(quantum). 它与振子的频率 ν 成正比.

(2) 振子从这些状态之一跃迁到其他一个状态时，才辐射或吸收能量. 其辐射或吸收的能量只能是这个最小能量单元的整数倍，而且是一份一份地按不连续的方式进行的.

普朗克的量子假设提出了谐振子的能量是量子化的，振子辐射和吸收能量也是量子化的，根据量子假设，普朗克推导出了与实验结果完全相符合的黑体辐射公式(12-8).

普朗克的能量子假设不仅成功地解释了热辐射现象，而且为近代物理学中的量子理论奠定了基础. 1905 年，爱因斯坦在普朗克能量子假设的基础上提出了光量子的概念，量子力学体系逐渐开始建立. 由于能量子的发现对建立量子理论的卓越贡献，普朗克被授予 1918 年诺贝尔物理学奖.

四、人与热辐射环境

热辐射的规律在现代科学技术上有极为广泛的应用，它是红外测温、红外遥感、红外跟踪、红外热像、光谱分析等技术的物理基础. 例如，通过测量星体的谱线分布来确定其热力学温度；还可以通过物体表面不同区域的颜色变化情况的比较，确定物体表面的温度分布. 红外测温技术已发展到可对有热变化表面进行扫描测温，确定其温度分布图像，迅速检测出隐藏的温差，这就是**热像仪**(thermograph).

热像仪在医学上得到广泛应用. 由于人体不断向周围空间辐射红外能量，当人体患病或某些生理状态发生变化时，这种全身或局部的热平衡受到破坏或影响，在临床上就表现为组织的温度升高或降低. 由于人体的总辐出度与温度 T 的四次方成正比，人体温度的微小变化，可以引起总辐出度的很大变化. 热像仪利用红外线照相原理，进行温差摄影，可以在空间和时间上连续地测定和观察体表面积的温度变化，无创伤地通过探查人体辐射的变化研究疾病的规律，现已成为一种新的科学诊断方法. 利用红外探测器、光学成像目镜和光机扫描系统接收人体的红外辐射能量分布图，由探测器将人体辐射能量信号转换成电信号，经过放大、转换等处理将电信号转换成图像信号通过监测器显示出来，即为**红外热像图**，简称**热图**. 利用热像图可以诊断肿瘤、血管疾病和炎症病变，目前已经应用于乳腺癌和脉管炎的诊断、判断断肢再植的功能恢复情况以及相关科学研究中.

第二节　光的量子性

一、光电效应

用适当频率的光照射金属，可使金属中的自由电子吸收光能而逸出金属表面，这种现象就是光电效应(photoelectric effect). 研究光电效应的实验装置如图 12-5 所示.

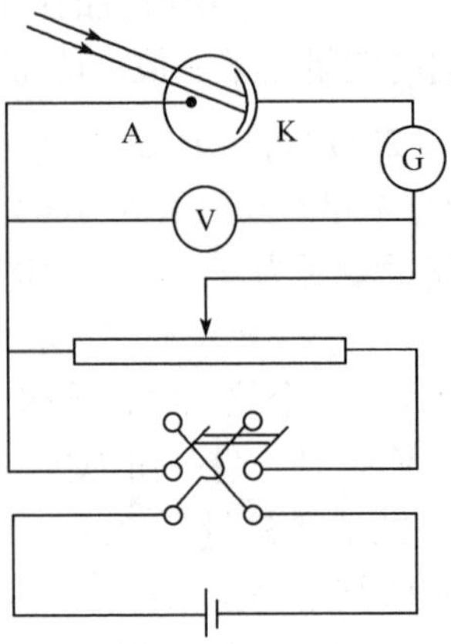

图 12-5　光电效应的实验装置

在真空玻璃管中封进两个金属电极，阴极 K 和阳极 A. 在两极加上一定的电压时，可以观察到如下的现象：当阴极 K 未受光照时，电流计指针不偏转，电路中没有电流. 如果用紫外线或频率较高的光线通过石英窗口照射到阴极上，则电流计指针发生偏转，表示电路中有电流通过，光照持续多久，电流就维持多久，光越强电流越大. 由于光照而逸出的电子叫做**光电子**(photo-electron)，由于光电子的定向运动所形成的电流叫做**光电流**. 实验结果指出，光电效应应有下列基本规律：

(1)饱和电流与入射光强度成正比. 如果两极间所加的电压足够大，在单位时间内逸出的光电子能全部达到阳极，此时的光电流达到最大值，称为饱和电流. 实验研究结果表明，当入射光频率不变时，饱和电流的大小与入射光的强度成正比，光电效应的伏安特性曲线如图 12-6 所示.

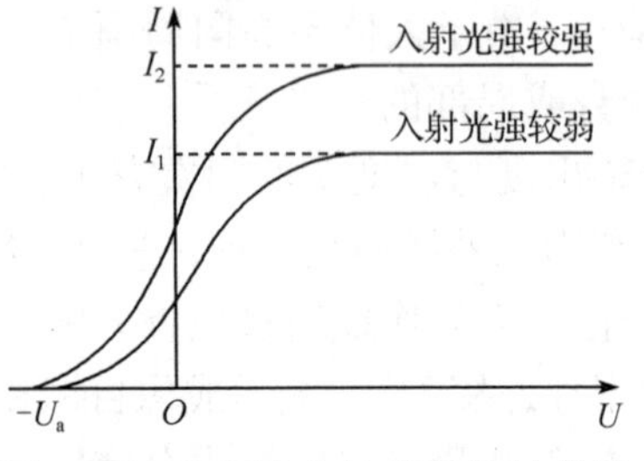

图 12-6　光电效应的伏安特性曲线

(2)光电子从金属表面逸出时的最大初动能与入射光的频率呈线性关系，与入射光的强度无关. 实验表明当加速电压减小到零并反向增加到 U_a 时，光电流才减小到零(图 12-6)，U_a 叫做**截止电压**. 这表明从阴极逸出的光电子有最大初动能. 最大初动能满足 $\frac{1}{2}mv_{max}^2 = eU_a$. 由于截止电压与入射光强无关，表明光电子的最大初动能与入射光强无关. 光强度只影响到光电流的强度，即单位时间从金属电极单位面积上逸出的光电子的数目.

(3)光电效应有一定的**截止频率**. 实验结果表明对特定的金属阴极材料，入射光的频率必须大于或等于某一频率 ν_0，才能产生光电流，ν_0 称为**截止频率**，或**红限**，不同的金属有不同的红限. 如果光的频率 ν 小于**截止频率** ν_0，则不论光的强度多大，照射的时间多长，都不会产生光电效应.

(4)光电效应的**瞬时性**. 实验表明，无论光的强度如何，只要光的频率ν 大于截止频率ν_0，则在光照射到金属表面后，几乎立即就有光电子逸出，其时间间隔不超过 10^{-9} s 数量级. 这就是光电效应的“**瞬时性**”.

光电效应的实验结果在原则上无法用经典物理学来解释. 按照经典电磁理论，光电效应的产生是由于金属中的自由电子在入射光波的作用下作受迫振动. 当其振动能量达到一定数值时，就可以克服金属对它的束缚而逸出金属表面成为光电子. 入射光波的振幅由入射光的强度所决定，而与光的频率无关，因此逸出的光电子的初动能应随入射光强度的增大而增大，和光的频率无关；而且只要入射光的强度足够大，任何频率的光照射到金属上都可以产生光电效应. 如果入射光的强度很弱，电子能量的积累需要一定时间，因此从光照射到金属表面到产生光电子逸出，应有一定的时间间隔. 由经典电磁理论得出的这些结论都和光电效应的实验规律相矛盾，表明用经典电磁理论无法解释光电效应的实验结果.

二、爱因斯坦光电效应方程

尽管普朗克的量子化假设可以解释在黑体辐射中与实验符合得很好的公式，但由于他所提出的吸收或发射电磁辐射能量的不连续概念，在经典力学中是无法理解的，因此普朗克的假设并未引起很多人的注意.

爱因斯坦首先注意到量子假设有可能解决经典物理学所碰到的其他困难. 他在 1905 年用普朗克的能量子假设去解决光电效应问题，进一步提出了光量子概念.

爱因斯坦认为，不仅光的辐射和吸收是以量子的形式进行的，而且光在传播过程中也是量子化的，即光是以光速 c 运动的粒子流，这些粒子称为光量子(light quantum)或光子(photon). 每一个光子都具有一定的能量，频率为ν的光子所具有的能量为

$$E=h\nu \tag{12-10}$$

式中，h 为普朗克常量. 爱因斯坦把光子说应用于光电效应，得出方程

$$h\nu = A+\frac{1}{2}mv^2 \tag{12-11}$$

称为爱因斯坦光电效应方程(Einstein photoelectric equation). 式中，$h\nu$ 是一个光子的能量，$\frac{1}{2}mv^2$ 是电子的初动能，A 为金属的逸出功. 其物理意义是，当一个能量为 $h\nu$ 的光子照射到金属表面时，在与电子的一次作用中将它的能量全部传递给电子，电子把这能量的一部分用来克服金属的逸出功 A，其余的能量则转化为电子的初动能$\frac{1}{2}mv^2$.

应用光子说和上述方程，可以圆满地解释光电效应的实验现象：

(1)当入射光的强度增加时，光子的数目也增多，在单位时间内逸出的电子数目也增加，因此饱和电流与入射光强度成正比.

(2)由式(12-11)可知，光电子的初动能$\frac{1}{2}mv^2$与入射光的频率ν呈线性关系. 由于同一种金属的逸出功 A 为常数，所以光的频率ν越高，光电子的初动能$\frac{1}{2}mv^2$也越大.

(3)只有当入射光的频率$\nu \geqslant \nu_0 = A/h$时，才有可能产生光电效应. 由式(12-11)可知，如果

光子的能量 $h\nu$ 小于逸出功 A，或者入射光频率小于 ν_0，电子就不可能从金属表面逸出. 这就说明了为什么会存在截止频率 ν_0.

(4) 在电子与光子的一次作用中，只要照射光的频率大于截止频率，一个光子的全部能量立即被一个电子所吸收而产生光电效应. 这说明了光电效应的瞬时性，即它并不需要积累能量的时间.

爱因斯坦因由于提出光电效应方程和光量子的概念获得了 1921 年诺贝尔物理学奖；1916 年，密立根(R. A. Millikan)通过实验方法证明了爱因斯坦光子假设的正确性，获得了 1923 年的诺贝尔物理学奖.

三、光的波粒二象性

光子不仅有能量，它还具有质量和动量. 因为光子以光速运动着. 爱因斯坦在其光子理论中指出：按照狭义相对论的质能关系 $E=mc^2$，光子既然具有能量 $h\nu$，它也必具有一定的质量，设光子具有的质量为 m_P，则

$$m_P = \frac{E}{c^2} = \frac{h\nu}{c^2} \tag{12-12}$$

光子既有质量又有速度，因此它具有动量. 光子的动量 p 等于光子的质量 m_P 和光速 c 的乘积

$$p = m_P c = \frac{h\nu}{c^2}c = \frac{h\nu}{c} = \frac{h}{\lambda} \tag{12-13}$$

光子具有一定的质量、能量和动量，说明光子具有物质粒子的特征；光子也是一种特殊形式的物质，它和电子、原子等实物粒子的不同处在于光子永远以光速运动，因此没有静止质量，而电子和原子等的质量则是随着速度的增加而增加的. 光子具有质量、能量和动量的事实已为 X 射线的康普顿散射、原子核发射光子时的反冲、光压实验等成功证实. 通过光的干涉、衍射、偏振现象已经证明了光的波动性，所以光具有波粒二象性. 一般来说，在光的传播过程中，光的波动性表现明显，在和物质相互作用时，粒子性比较显著.

四、康普顿效应

X 射线通过物质散射后波长变长的现象，称为康普顿效应(Compton effect)，是康普顿(A.H.Compton)于 1922～1923 年间发现的. 康普顿效应的理论解释进一步证实了爱因斯坦的光子说.

1. 康普顿效应的实验规律

图 12-7 是康普顿实验装置的示意图. 从 X 射线源发射一束波长为 λ_0 的 X 射线投射到一块石墨上，经石墨散射后穿过光阑，散射光的波长及相对强度可由晶体和探测器所组成的摄谱仪来测定，改变散射角，进行同样的测量. 康普顿在实验中发现：

(1) 在散射光中，除有入射波长 λ_0 的射线外，还有波长 $\lambda>\lambda_0$ 的射线.

(2) 波长改变量 $\Delta\lambda = \lambda - \lambda_0$ 随散射角 ϕ(散射线与入射线之间的夹角)的增大而增大，与散射物质的性质无关.

(3) 散射光强度与散射物质的性质有关，原子质量小的物质康普顿散射较强，原子质量大的

物质康普顿散射较弱.

2. 康普顿效应的光子理论解释

按经典电磁波理论，当一定频率电磁波照射物质时，物质中带电粒子将从入射电磁波中吸收能量，作同频率的受迫振动. 振动的带电粒子又向各方向发射同一频率的电磁波，这就是散射线. 显然，经典电磁波理论只能说明波长不变的散射现象(通常称为瑞利散射)，而不能说明康普顿散射.

康普顿根据光的量子理论成功地说明了康普顿效应，他将光与物质的相互作用视作光子与物质中电子的碰撞. 当光子与散射体中束缚微弱的电子或静止的自由电子作弹性碰撞时，入射光子的一部分能量转化为电子的动能，使得散射光子的能量小于入射光子的能量，因而波长变大. 当光子与原子中束缚紧密的电子作弹性碰撞时，光子实际上是与整个原子作弹性碰撞，散射光子的能量不会减少，因而频率不变，波长也不变. 轻原子中电子束缚较弱，重原子中内层电子束缚很紧，因此原子质量小的物质康普顿效应的散射强度大. 康普顿根据弹性碰撞中能量和动量守恒的原理计算出散射线的波长变化与散射方向的关系，所得结果和实测的数值是十分符合的.

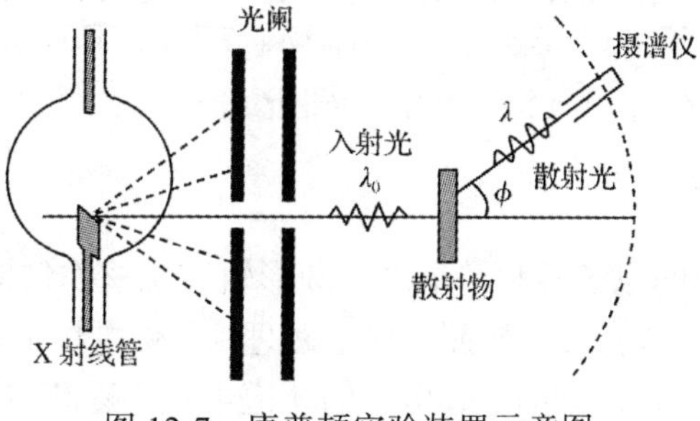

图 12-7 康普顿实验装置示意图

康普顿效应首次从实验上证明了光子假说的正确性：光子不但有质量，还有动量. 在讨论光的现象时，如果内容只涉及光的传播过程(如干涉和衍射)，用波动理论就可以完全解释；如果涉及光和物质之间的相互作用，如光电效应或康普顿效应，则必须把光看作是粒子流. 因此，光具有二象性——波动性和微粒性. 康普顿效应同时还证明了光子在与电子的相互作用过程中，即在微观领域动量守恒和能量守恒定律依然成立. 由于发现康普顿效应，并对其做出了正确解释，康普顿获得了 1927 年的诺贝尔物理学奖.

第三节 氢原子光谱 玻尔的氢原子理论

一、氢原子光谱的规律

在 19 世纪末期，光谱学有较大的发展. 光谱是光的频率(波长)成分和强度分布的关系图，它能够提供发光物质内部的很多信息. 而原子光谱就成为研究原子内部结构的一种重要途径.

1889 年，瑞典物理学家里德伯(J. R. Rydberg)在巴耳末工作的基础上提出一个描述氢原子光谱规律的普遍公式

$$\sigma = R\left(\frac{1}{m^2}-\frac{1}{n^2}\right),\ m=1,\ 2,\ 3,\ \cdots;\ n=m+1,\ m+2,\ m+3\cdots \tag{12-14}$$

这就是里德伯方程，式中 $R=\frac{4}{B}$，称为里德伯常量(Rydberg constant)，是一个经验数值，一般取为 $R=1.097\times10^7\ \mathrm{m}^{-1}$. 不同的 m 值对应氢原子光谱中不同的谱线系. 在同一谱线系中，不同的 n 对应不同的谱线. 如：

$m=1$ 时，$n=2$，3，4，…，谱线处于紫外波段，称为莱曼(Lyman)系；

$m=2$ 时，$n=3$，4，5，…，谱线处于可见光波段，称为巴耳末(Balmer)系；

$m=3$ 时，$n=4$，5，6，…，谱线处于红外波段，称为帕邢(F. Paschen)系；

$m=4$ 时，$n=5$，6，7，…，谱线处于红外波段，称为布拉开(F. Brackett)系；

$m=5$ 时，$n=6$，7，8，…，谱线处于红外波段，称为普丰德(H. A. Pfund)系.

图 12-8 所示为氢原子光谱中上述 5 个主要的谱线系.

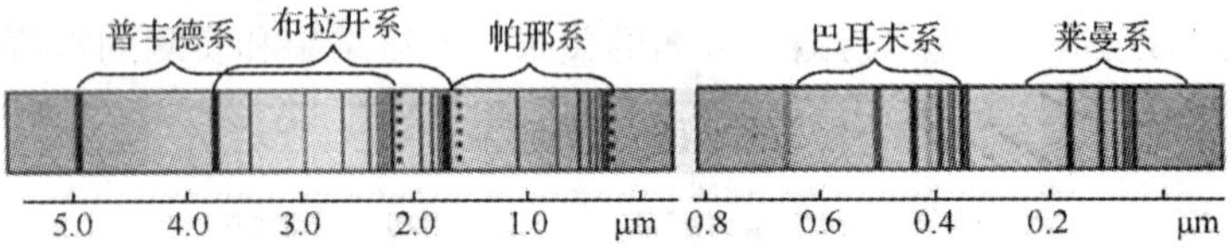

图 12-8　氢原子光谱谱线示意图

二、玻尔的氢原子理论

氢原子由一个带正电荷的原子核和一个沿着圆形轨道绕核作匀速运动的带负电荷的电子所组成. 电子作圆周运动时具有加速度，按照经典电磁理论，带电粒子作加速运动时，不断向外发射电磁波. 因此，原子的能量将逐渐减少，电子的轨道半径将逐渐缩小，最终落入原子核中. 电子发射电磁波的频率应等于其圆周运动的频率，电子轨道半径逐渐缩小，频率应逐渐增加，电子发射电磁波形成的光谱应该是连续的. 但实验证明，氢原子是一个稳定的系统，氢原子光谱是由一些频率确定的分立谱线所组成. 氢原子光谱的实验结果无法用经典电磁理论解释. 为了解决这些矛盾，1913 年，丹麦物理学家玻尔在普朗克的量子概念基础上，提出了氢原子结构三个基本假设：

(1)定态假设. 原子只能处在一系列具有不连续能量的稳定状态，简称定态. 相应于定态，核外电子在一系列不连续的稳定圆轨道上运动，并不辐射电磁波.

(2)跃迁假设. 当原子从一个能量为 E_n 的定态跃迁到另一个能量为 E_m 的定态时，会发射或吸收一个光子，光子的频率 ν 满足

$$h\nu = |E_n - E_m| \tag{12-15}$$

式中，h 为普朗克常量. 当 $E_n > E_m$ 时发射光子，$E_n < E_m$ 时吸收光子. 式(12-15)称为频率条件(frequency condition).

(3)量子化条件. 电子在稳定圆轨道上运动时，其轨道角动量 $L=mvr$ 必须等于 $h/2\pi$ 的整数倍，即

$$L = m_e v r_n = n\frac{h}{2\pi},\qquad n=1,2,3,\cdots \tag{12-16}$$

式中，m_e是电子的质量，r_n对应电子的第 n 个可能的轨道，n 称为轨道量子数. 式(12-16)这就是角动量量子化条件.

玻尔根据上述假设计算了氢原子在稳定态中的轨道半径和能量. 他认为电子在半径为 r 的定态圆轨道上以速率 v 绕核作圆周运动时，向心力就是库仑力，因而有

$$\frac{e^2}{4\pi\varepsilon_0 r^2}=\frac{m_e v^2}{r}$$

由角动量量子化条件，即由式(12-16)和上式消去 v，即可得原子处于第 n 个定态时电子轨道半径为

$$r_n = n^2\frac{\varepsilon_0 h^2}{\pi m_e e^2},\qquad n=1,2,3,\cdots \tag{12-17}$$

如图 12-9 所示，质量为 m_e 的电子沿半径为 r_n 的轨道绕核作圆周运动，其最小轨道半径为 $r_1=\dfrac{\varepsilon_0 h^2}{\pi m_e e^2}\approx 0.529\times10^{-10}\ \text{m}$，称为玻尔半径(Bohr radius)，常用 a_0 表示.

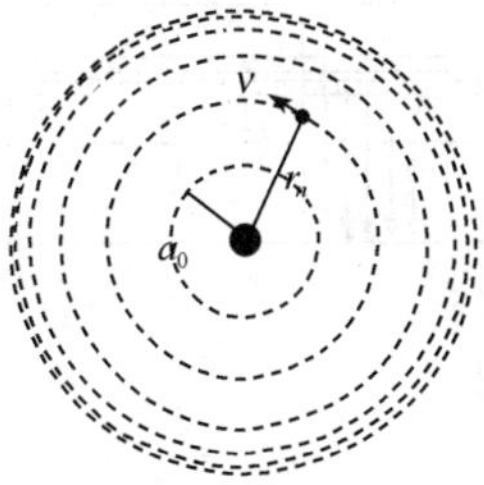

图 12-9　氢原子中电子的轨道运动

在每个定态轨道上，电子的总能量等于其动能和电势能的总和，为

$$E_n=-\frac{e^4 m_e}{8\varepsilon_0{}^2 h^2}\cdot\frac{1}{n^2},\qquad n=1,2,3,\cdots \tag{12-18}$$

表明氢原子的定态能量是量子化的，称为**能级**. 当 n=1 时得氢原子的最低能量为 $E_1=-\dfrac{e^4 m_e}{8\varepsilon_0{}^2 h^2}=-2.17\times10^{-18}\ \text{J}=-13.6\ \text{eV}$，即为使氢原子电离所需的最小能量——电离能. 将 E_1 代入式(12-18)可得

$$E_n=\frac{E_1}{n^2},\qquad n=1,\ 2,\ 3,\ \cdots \tag{12-19}$$

原子处于能量最低能级的状态称为**基态**(ground state)，能量高于基态的状态都称为**激发态**(excited state).

根据玻尔的频率条件，从能量较高的激发态跃迁到能量较低的激发态或基态，辐射出光子，频率满足 $\nu=\dfrac{E_n-E_m}{h}$，写成波数形式为

$$\frac{1}{\lambda}=\frac{E_n-E_m}{hc}=\frac{e^4 m_e}{8\varepsilon_0{}^2 h^3 c}\left(\frac{1}{m^2}-\frac{1}{n^2}\right) \tag{12-20}$$

其中，m 和 n 分别为低能级和高能级的量子数. 上式与里德伯方程的形式完全相同，比较可知

$R=\dfrac{e^4 m_e}{8\varepsilon_0^{\ 2}h^3c}$，$R$=1.097 373 153 4 × 10^7 m^{-1}，与经验符合得相当好.

根据玻尔理论，氢原子的发射光谱是氢原子从能级较高的激发态跃迁到能级较低的激发态或基态时产生的谱线. 莱曼系对应电子从各高能态向基态跃迁时产生的谱线；巴耳末系对应电子从各高能态向第一激发态(n=2)跃迁时产生的谱线；其他各线系的形成可依次类推. 图 12-10 为根据玻尔理论画出的氢原子的能级与谱线系的关系图.

玻尔理论在氢原子及类氢离子上获得了很大的成功，但是在其他原子上并没有得到令人满意的结果. 此外，玻尔理论把遵循牛顿力学的经典粒子人为地赋予了量子化的特征，使得整个理论存在逻辑上的缺陷. 因此，玻尔理论只是经典物理向量子物理发展的一个过渡理论.

应该明确，玻尔理论中那些看起来很直观的电子轨道并不真实存在. 由于微观粒子坐标与动量的不确定性，电子轨道的概念在提出几年后就被放弃了. 依据量子力学的观点，电子在原子中以"电子云"形态绕核运动，没有确定的轨道，但是有一系列由主量子数表征的稳定状态.

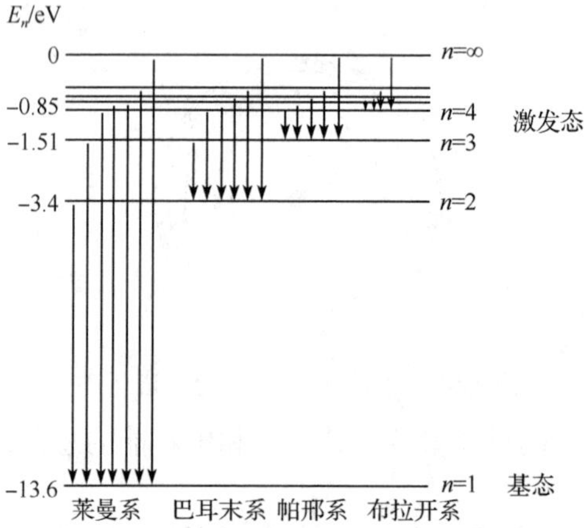

图 12-10　氢原子能级分布和光谱分布示意图

第四节　物质的波动性质

案例 12-2

1924 年，德布罗意提出了物质波理论. 物质粒子的波动性得到了实验验证，获得了广泛应用.

问题

1. 为什么日常生活中观察不到宏观物体的波动性？
2. 对于微观粒子，为什么必须考虑其波动特性？

一、德布罗意波

通过对光学现象的研究，人们发现了光的波粒二象性. 光既然具有二象性，那么一些在通常的概念中认为是"物质微粒"的东西，如高速运动着的电子、质子、中子、原子等会不会也有二象性呢?

1. 德布罗意波

1924 年法国物理学家路易·德布罗意提出了一个大胆的设想：他认为过去在对于光的研究上太偏重于光的波动性，而忽略了它的粒子性；相反，对于电子一类实物粒子的研究上，又过分重视实物的粒子性而忽略了它们的波动性. 基于这种思想，德布罗意把爱因斯坦的光量子理论推广到一切实物粒子，特别是电子，从而提出了物质波理论. 他指出，爱因斯坦的光量子理论，不仅适用于光，也适用于像电子这样的实物粒子，这些实物粒子和光一样，同样具有波粒二象性. 一个能量为 E、动量为 p 的实物粒子，其波动频率 ν 由能量 E 确定，波长 λ 则由动量 p 确定，其关系为

$$\nu=\frac{E}{h} \tag{12-21}$$

$$\lambda=\frac{h}{p} \tag{12-22}$$

这种与运动的实物粒子相联系的波称为德布罗意波(de Broglie wave)或物质波(matter wave).

例 12-2　子弹的质量为 20 g，飞行速度为 300 m·s^{-1}，试求其德布罗意波长.

解　$\lambda=\dfrac{h}{mv}=1.1\times10^{-34}$ m

由此可见对于宏观物体，其德布罗意波长极小，波动特性很难显示出来，但电子、中子等微观粒子的物质波长可以与 X 射线波长、原子大小相比拟，因此在原子范围内其波动特性将非常明显. 德布罗意波揭示了实物粒子的波粒二象性. 一般来说，当实物粒子是宏观粒子时，与其动量对应的波长很短，波动性可以忽略，其行为主要表现为粒子性，它们的运动规律可以用经典物理学理论描述. 当实物粒子是微观粒子时，与其动量对应的波长较长，不能忽略其波动性，因此许多与微观粒子波动性相关的物理现象，明显地表现出与经典力学所预期的结果不同.

2. 德布罗意波的实验验证

德布罗意提出物质波的假设和公式，还预言电子能像光一样产生衍射现象. 1927 年，戴维逊(C. Davison) 和革末(L.H. Germer) 通过实验观测到了电子的衍射现象，证实了德布罗意波的正确性. 他们将一束电子投射到晶体上，在晶体取向一定时观察到电子朝各个方向散射. 从晶格上反射的电子所形成的图案与用 X 射线产生的衍射图案非常相似. 与 X 射线衍射一样，电子束衍射极大值由布拉格公式 $2d\sin\theta=k\lambda$ 确定，戴维逊和革末用这个公式计算电子的德布罗意波长时，得到了与 $\lambda=\dfrac{h}{p}$ 符合得很好的结果. 同年汤姆逊(G.P. Thomson)做了高速电子束穿过多晶薄膜的衍射实验，得到了和 X 射线通过多晶薄膜后产生的衍射图样非常相似的电子衍射图样，实验结果也证实电子衍射的波长完全符合德布罗意公式. 1928 年后，实验还证实了质子、中子、分子等也同样具有波动特性，并且其波长满足德布罗意公式.

以上实验事实表明，微观粒子具有波粒二象性，反映其波动性的波长和反映其粒子性的动量之间存在着内在联系，而德布罗意公式就是对这种内在联系的客观描述. 德布罗意物质波假设及其实验验证，为量子力学的建立奠定了基础.

物质粒子的波动性在现代科学试验与生产技术中获得了广泛应用，如电子显微镜、慢中子散射技术等.

二、电子显微镜

电子显微镜(electron microscope, EM)是用波长比可见光的波长短得多的电子束代替可见光做成的显微镜，简称电镜. 电镜比光学显微镜分辨本领更高、放大倍数更大. 给电子束施加100 kV 的加速电压时，其物质波长为 0.0039 nm，这一波长仅为可见光波长的十万分之一. 目前我国制成的电子显微镜能分辨的最小距离在 0.1 nm 左右，放大倍数可达 80 万～100 万倍.

在电镜中用来实现对电子束进行折射和聚焦作用的是电子透镜，分为静电透镜和电磁透镜. 静电透镜是利用静电场对电荷的作用力使电子束会聚或发散；电磁透镜是利用磁场对运动电子的洛伦兹力使得电子束会聚或发散. 电子透镜对电子束的作用与光学透镜对光线的作用结果是一致的. 常用的电子显微镜有两种，一种是透射式电子显微镜(transmission electron microscope，TEM)，其结构与光学显微镜相似，主要用来观察用超薄切片机切制的很薄的标本，可以看到标本样品内部超微细结构的图像. 另一种是扫描式电子显微镜(scanning electron microscope，SEM)，是利用二次电子信号成像来观察样品的表面形态，用来观察不能切得很薄的标本，它能显示标本样品表面的微观形貌特征，且富于立体感.

电镜可以研究光学显微镜下所不能分辨的微小细节，如确定生物分子及脱氧核糖核酸(DNA)的详细结构，也可以观察病毒和细菌的内部结构等，电镜技术促使基础医学研究从细胞水平进入到了分子水平，对医学、生物学及现代科学技术的发展起着巨大的推动作用.

三、不确定关系

1. 坐标和动量的不确定关系

在经典物理学中，可以同时精确测定一个粒子的位置和动量，因此粒子的运动可以用确定的轨道来描述. 对于微观粒子，情况则完全不同.

设一束具有确定动量的微观粒子沿平行于 y 轴的方向运动，它在 x 轴方向上的动量分量 p_x 等于零. 如果在其运动方向上垂直放置一个缝宽为 d 的狭缝，如图 12-11 所示，则微观粒子通过狭缝时，其 x 坐标的不确定范围是

$$\Delta x = d \tag{12-23}$$

由于粒子穿过狭缝时所产生的衍射现象，x 和 p_x 不可能同时具有确定的值. 在缝宽为 d 的狭缝中，位置的不确定量 $\Delta x = d$，根据衍射公式可以估算出动量的不确定量值. 用 θ 表示衍射角，以 λ 表示粒子的德布罗意波长，则 θ、λ 和 d 之间满足 $\sin\theta = \frac{k\lambda}{d}$，可以求出 p_x 的不确定范围是

$$\Delta p_x = p\sin\theta = p\frac{k\lambda}{d} \tag{12-24}$$

由德布罗意公式有 $\lambda = \frac{h}{p}$，同时 $\Delta x = d$，则

$$\Delta p_x \cdot \Delta x = kh \tag{12-25}$$

由于$k \geqslant 1$，所以上式可写成

$$\Delta p_x \cdot \Delta x \geqslant h \tag{12-26}$$

在三维空间，海森伯根据数学方法得出

$$\begin{cases} \Delta p_x \cdot \Delta x \geqslant \dfrac{\hbar}{2} \\ \Delta p_y \cdot \Delta y \geqslant \dfrac{\hbar}{2} \\ \Delta p_z \cdot \Delta z \geqslant \dfrac{\hbar}{2} \end{cases} \tag{12-27}$$

式(12-27)就是著名的海森伯不确定关系的数学表达式. 它清楚地表明，坐标与动量这一对物理量中，一个量的确定度只能靠牺牲另一个量的确定度来获得，坐标和动量不可能同时具有确定值.

2. 能量和时间的不确定关系

不确定关系不仅存在于坐标和动量之间，也存在于能量和时间之间，如果微观体系处于某一状态的时间为Δt，则其能量必有一个不确定量ΔE，用公式表示为

$$\Delta E \Delta t \geqslant \frac{\hbar}{2} \tag{12-28}$$

式(12-28) 称为能量和时间的不确定关系，利用上式可以解释原子各激发态的能级宽度ΔE和它在该激发态的平均寿命Δt之间的关系. 原子在激发态的平均寿命$\Delta t \approx 10^{-8}$ s. 根据式(12-28)可以求出原子激发态的能量值的不确定量$\Delta E \geqslant \dfrac{\hbar}{2\Delta t} \approx 10^{-8}$ eV，这就是激发态的能级宽度. 因此，原子的激发态平均寿命越长，能级宽度越小.

不确定关系是微观物体具有波粒二象性的反映，是物理学中一个重要的基本规律. 由于提出了不确定关系、创立了量子力学，海森伯获得了 1932 年的诺贝尔物理学奖.

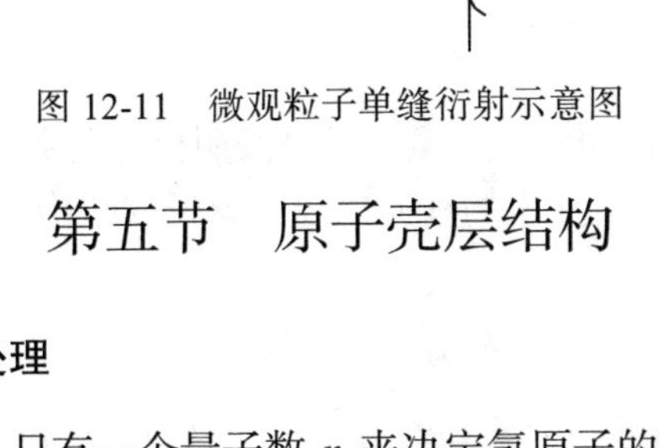

图 12-11　微观粒子单缝衍射示意图

第五节　原子壳层结构

一、多电子原子的近似处理

在玻尔的氢原子理论中，只有一个量子数 n 来决定氢原子的状态. 它既决定原子的能级，

又决定原子中电子的轨道半径，所以只有一个量子化条件.

把量子力学应用于类氢原子，可以自然地得出结果：原子中电子的运动状态可用四个量子数来描述，与此相应地要有四个量子化条件，现对四个量子数简介如下：

(1) 主量子数（或能量量子数），n=1,2,3,…. 原子中电子的能量主要由 n 决定，并代表电子运动区域的大小.

(2) 角量子数（或副量子数），l=0,1,2,…,(n−1). 它决定电子绕核运动的轨道动量矩 p 的大小和轨道的形状，即

$$p = \sqrt{l(l+1)}\frac{h}{2\pi} \tag{12-29}$$

由此可知，电子的动量矩也是量子化的，而且量子化条件受主量子数 n 的限制，即 l 只能取自 0 到(n−1)的正整数. 副量子数 l=0,1,2,…的不同运动状态，通常用符号 s,p,d,f,g,h,…来表示. 例如，一个 n=2, l=0 的原子态可以表示为 2 s.

(3) 磁量子数 m_l=0,±1,…,±l. 由量子力学可知，不但电子绕核运动的动量矩的大小是量子化的，而且动量矩的方向也是量子化的，动量矩在空间任一给定方向上（如外磁场方向）的投影 p_m，由磁量子数 m_l 决定

$$p_m = m_l\frac{h}{2\pi} \tag{12-30}$$

由 m_l 的取值可知，p_m 只能取一些特定的值，也就是说，动量矩在任一给定方向上的分量也是量子化的. 对于一个确定的 l 值，m_l 有($2l$+1)个值，p_m 也可能有($2l$+1)个不同的值.

(4) 自旋磁量子数 m_s=±1/2，电子除了绕核运动外，还会绕自己的轴旋转，因此也有自旋动量矩. 与轨道动量矩一样，自旋动量矩是量子化的；自旋动量矩的方向也是量子化的，它在空间任一给定方向上的投影值 p_s 由 m_s 决定

$$p_s = m_s\frac{h}{2\pi} \tag{12-31}$$

可见，自旋动量矩在空间某一给定方向上（如外磁场方向）的投影只能取两个数值，一个值表示 p_s 与给定方向相同，另一个值与给定方向相反.

综上所述可知，在量子力学中，描述原子中的电子运动状态，要用四个量子数 n，l，m_l，m_s. 主量子数 n 决定电子的能量；副量子数 l 决定电子的轨道动量矩的大小，它对电子的能量也稍有影响；磁量子数 m_l 决定轨道动量矩在给定方向上的分量；自旋磁量子数 m_s 决定自旋动量矩在空间给定方向上的分量. 当 n 确定后，l，m_l 的可能值也就确定了.

二、原子的电子壳层结构

元素周期表中的元素并非按照原子质量，而是按照核电荷数 Z 进行排列，这种元素性质的周期性规律有其深刻的理论背景. 元素的性质决定于原子的结构，原子结构可用下述两个原理来确定.

1. 泡利不相容原理

1925 年，瑞士籍奥地利物理学家泡利在分析了大量原子能级数据的基础上，为解释元素的

周期性提出：在一个原子中，不可能有四个量子数都相同的两个或两个以上的电子存在，亦即不存在量子态完全相同的两个电子. 这就是**泡利不相容原理**，它是理解原子结构和元素周期表的理论基础，是量子力学的一条基本规律.

原子的核外电子是按壳层结构来排列的. 在同一个壳层中，所有电子的主量子数都是相同的，习惯上把 n=1, 2, 3, …的壳层分别用字母 K，L，M，N，O，P，…来表示. 对主量子数为 n 的同一壳层，所有电子的副量子数只能取 l=0,1,2,⋯,(n−1). 在该壳层中，所有副量子数 l 相同的电子构成了支壳层. 通常，把 l=0,1,2,⋯,n−1 的支壳层用字母 s，p，d，f，g，h，…表示. 根据泡利不相容原理，可以计算出原子中每个壳层内所能容纳的最多电子数. 在给定的壳层中，n 是一定的，l 的取值为 0,1,2,⋯,(n−1)，共 n 个. 对任一个给定的 l 来说，m_l 的可能取值为 $-l,-l+1,\cdots,0,1,2,\cdots$，$l$，共 $2l+1$ 个值. 当 n，l，m_l 都给定时，m_s 可取±1/2 两个可能值. 这样，在给定壳层中，可容纳的最多电子数为

$$Z_n = \sum_{l=0}^{n-1}(2l+1)\cdot 2 = 2n^2 \qquad (12\text{-}32)$$

2. 能量最小原理

所谓能量最小原理就是指原子处于正常稳定状态时，每个电子都趋向于占有最低的能级. 当原子中电子的能量最小时，整个原子的能量最低，这时原子处于稳定状态，即基态. 由于电子能级基本上决定于主量子数 n，n 越小能级越低，故离核较近的壳层（n 小的壳层）一般先被电子填充. 但是，由于能级也和副量子数 l 有关，因而在某些情况下，要出现能级交错情况. n 大而 l 小的电子能量比 n 小而 l 大的能量反而要低些，所以按能量最小原理排列时，电子不完全是按照 K，L，M，…等主壳层次序来排列的. 我国著名化学家徐光宪根据大量实验事实得出了壳层电子的排布规律：对于原子的外层电子，能量的高低可以用 $n+0.7l$ 来衡量，该值越大，则能量越高. 于是可以将各个支壳层按照能量从小到大的顺序进行排列如下：

1s 2s 2p 3s 3p 4s 3d 4p 5s 4d 5p 6s 4f 5d 6p 7s 5f…

原子处于正常状态时，能量最低的能级首先被电子填满，然后电子依次向未被占据的较低能级填充，直到所有核外电子分别填入可能占据的最低能级为止.

第六节 原子光谱与分子光谱

一、原子光谱

原子光谱（atomic spectrum）为线状光谱，是由原子能量状态的改变而产生的，可以分为发射光谱和吸收光谱两大类.

1. 原子发射光谱

原子的价电子由能级较高的激发态向能级较低的激发态或基态跃迁时发出的谱线构成原子发射光谱（atomic emission spectrum）. 原子发射光谱通常由在黑暗背景中的若干条明亮的谱线组成，故又称为明线光谱（bright line spectrum）. 基态与激发态之间的能量差值一般在几电子伏特至几十电子伏特之间，价电子跃迁时相应的能量变化较小，光谱线频率较低，一般在可见光区或

其附近.

一价元素(氢除外)的价电子由于较内层的电子的屏蔽作用，其基本上只受到核中等效的正电荷$+e$ 的作用，其能级与氢原子能级的数量级相似，光谱线分布和氢原子光谱相似. 价电子较多或内层电子未填满的元素的光谱线结构则要比氢原子光谱复杂得多.

重元素的原子受到激发时，可能会出现内层电子脱离基态，例如，当 K 层电子被激发到外层空能级或脱离原子，各外层上的电子，甚至原子之外的自由电子都可能跃迁到内层的空能级上而发射出光子. 由于使 K 层失去一个电子所需的激发能量约为几千电子伏特甚至几万电子伏特，因此，在这样能量差很大的能级间跃迁，所发出的光子的频率很高，多在 X 射线范围内，呈分立的线状分布，形成线状 X 射线光谱. 由于内层电子离原子核较近，受原子核的作用很大，受外层电子的影响很小,所以这种光谱和原子核的电荷数(或原子序数)密切相关. 由于每种元素的 X 射线都有自己的特征性频谱，又称这种线状 X 射线为标识 X 射线.

2. 原子吸收光谱

当具有连续光谱的白光通过某种气体或蒸汽时，在光子被吸收的波长处即形成一系列相应的暗线，这种在连续光谱的背景上出现的暗线，就是原子吸收光谱(atomic absorption spectrum). 原子吸收光谱是由于价电子吸收光子能量后,被激发到高能级时形成的. 太阳发出的光具有连续光谱，当太阳光通过外层温度较低的大气时，可以观测到在连续光谱的背景上出现一系列吸收暗线产生吸收光谱. 由于同一元素的发射光谱与吸收光谱的对应谱线波长相同,根据太阳光通过大气时的吸收光谱就能够分析大气中的所含的元素成分.

一般情况下，同一元素的吸收光谱中的谱线远少于发射光谱中的谱线. 原因在于产生吸收光谱的元素本身温度通常较低或处于常温，原子通常是在基态，吸收光谱中的谱线只有从基态跃迁到激发态的谱线，而没有在各激发态之间跃迁的谱线.

二、分子光谱

虽然分子由原子结合而构成，但分子光谱(molecular spectrum)与组成该分子的原子光谱完全不同. 其原因在于形成分子时，各原子的最外层电子按一定方式键合，通过相互作用，使得分子内部存在着复杂的运动状态. 因此分子光谱，特别是多原子分子光谱远比原子光谱复杂得多.

分子光谱的复杂性取决于分子内部存在着复杂的运动状态. 为简单起见，以双原子分子为例讨论.

1. 分子能级

分子内部的运动包括三个方面：分子绕某一轴的转动；组成分子的原子间的振动；电子在各个定态能级间的运动. 像原子运动一样，分子中的每一种运动都遵循一定的量子条件，它们的能量都是量子化的，相对于每一种运动的量子状态，都有相应的分子能级，这些能级反映每一种分子的特征. 分子在能级之间的跃迁，产生特征性的分子光谱.

(1)分子的电子运动状态和电子能级. 双原子分子中有两个原子核，电子在这样的电场中运动可以形成不同的状态，每一状态具有一定的能量 E_e，形成分子的电子能级. 分子的电子能级之差与原子能级之差相近，为 1～20 eV.

(2)构成分子的原子的振动和振动能级. 构成分子的原子可以在其平衡位置附近振动. 对于

双原子分子，量子力学的计算结果表明其振动能量 E_v 不能连续变化，只能取某些特定的分立值，形成分子的振动能级，并且振动能级之间的间隔并不是等间距的，而是随着能级的增加而变小. 振动能级的间隔一般在 0.05～1 eV.

(3) 分子的转动和转动能级. 分子作为一个整体绕着特定的转轴转动，使得分子具有转动能量 E_r. 分子的转动能量也只能取一些不连续的分立值，形成分子的转动能级，转动能级之间的能量差通常远小于 0.05 eV.

综上所述，分子内部存在三种运动状态，因此，分子的总能量为

$$E = E_e + E_v + E_r \tag{12-33}$$

三种运动状态对应的能量都是量子化的，可以形成相应的能级. 各态能级之间的能量差相差很大，并且有

$$\Delta E_r < \Delta E_v < \Delta E_e \tag{12-34}$$

因此，在电子能级之上可以有较小间隔的振动能级. 在振动能级之上又可以有间隔更小的转动能级. 双原子分子的能级分布如图 12-12 所示. 振动能级的间隔随能级的升高而减小，转动能级的间隔随能级的升高而增大.

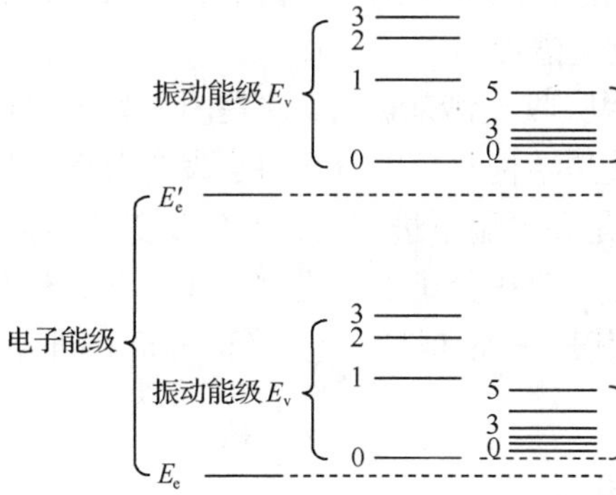

图 12-12　双原子分子的能级分布示意图

2. 分子光谱

实验结果表明，分子光谱具有三个特征：①波长(或频率)很近的光谱线形成光谱带. ②光谱带结合成光谱组(带组). ③可以有多个带组. 分子光谱的上述特征由其能级结构和不同能级之间的跃迁决定.

当分子在转动能级之间跃迁时，发射或吸收一个光子，其能量等于两个转动能级之间的能量差，形成分子的纯转动吸收光谱. 分子在振动能级之间跃迁时，发射或吸收的光子的能量亦为两个振动能级之间的能量差.

通常一对振动能级之间的跃迁，还伴有很多可能的转动能级之间的跃迁，形成一个光谱带，因此光谱带实际上是由分子的振转光谱形成，不同的振动能级之间的跃迁形成的振转光谱使得几个邻近的光谱带形成光谱带组. 分子在不同的电子能级之间的跃迁使得分子光谱呈现出多个带组.

图 12-13 是分子光谱的示意图. 图中Ⅰ表示由分开的各光谱线构成光谱带，Ⅱ表示由若干个光谱带构成光谱带组，Ⅲ表示由若干个光谱带组构成分子光谱. 每一个带组中的所有谱线都是由

一个共同的电子能级跃迁到另一个共同的电子能级时发生的. 但初态和末态的振动、转动能级却不相同. 对于同一光谱带，跃迁初态和末态的振动能级都是共同的，但由于转动能级不同，因而形成许多谱线.

分子在两个电子能级之间跃迁时，发射或吸收光子的能量为

$$h\nu = \Delta E_{\mathrm{e}} + \Delta E_{\mathrm{v}} + \Delta E_{\mathrm{r}} \tag{12-35}$$

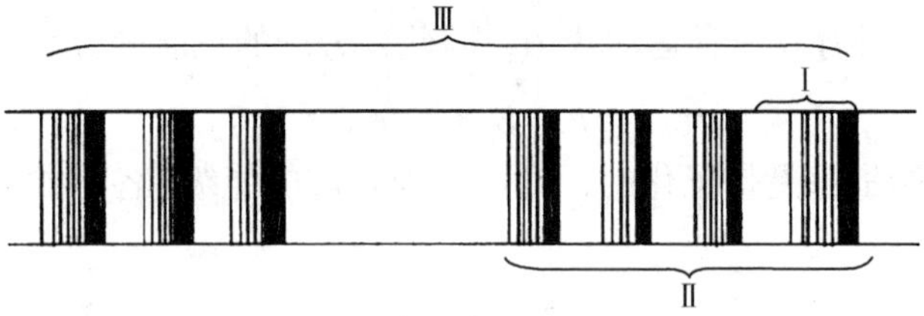

图 12-13　分子光谱示意图

其中，电子定态能量的改变量 ΔE_{e} 最大，它决定了光谱带组所在区域，一般落在可见光或紫外区. 振动能量的改变量 ΔE_{v} 远小于 ΔE_{e}，它的变化仅能引起谱带组中各谱带位置的改变. 转动能量的改变量 ΔE_{r} 最小，它决定了光谱带的精细结构，即谱带中各谱线的位置. 由于 ΔE_{r} 很小，形成的光谱线非常密集，因此就连成光谱带.

在分子光谱分析中，通常采用吸收光谱来进行. 这是因为如果采用发射光谱的方法，在加热或放电的过程中，好多分子尤其是结构复杂的分子将会发生分解，因而得不到相应的真实光谱. 然而，吸收光谱分析的全过程是在常温下进行的，不会改变待测物质的分子结构. 与原子的吸收光谱一样，分子吸收光谱的谱带要比分子发射光谱的少一些，这是因为在常温下分子多数处于基态. 分子吸收光谱分析，尤其是紫外和红外吸收光谱分析和研究，在中草药有效成分的分析等相关科研中有着广泛的应用.

三、光谱分析在医学上的应用

各种不同的元素都有其特定的发射和吸收光谱，对光谱线的波长和强度进行分析可以确定物质中所含的元素成分及含量，这就是光谱分析(spectrum analysis)的原理. 光谱分析法的灵敏度很高，可以鉴定 10^{-9} g 的痕量元素. 光谱分析对临床医学应用和医学科学研究等都具有十分重要的意义.

1. 发射光谱分析

发射光谱分析就是利用原子发射光谱对样品进行定性、定量分析. 例如，将金属盐溶液雾化后喷入火焰，由于热离解，金属元素从分子中分离呈原子状态，这样得到的原子具有最稳定的电子排列，处于基态. 当这些原子吸收火焰的热能或适当波长的辐射后处于激发态，激发态原子又很快跃迁到较低能态，直至基态，多余的能量以光子的形式辐射出来. 通过分光装置就能观测到发射光谱，在实际工作中要鉴定某种元素的存在，只要找出几条代表性的谱线，并不需要发现该元素的所有谱线后才能确定. 要进行定量分析，还必须进一步测定谱线的强度.

人体中含有三十余种金属元素，其中大部分为痕量. 有的金属元素在生理机能上起着重要作用，痕量元素的不足和过剩都可能是某些疾病(如地方病)产生的原因. 无论从诊断还是从治疗的角度来看，都需要对人体的排泄物或体液进行测定. 为了不妨碍生物体，应尽可能少量地采取

体液，并且要求迅速、准确地给出定量结果. 利用发射光谱分析能够很好地满足这些要求.

利用发射光谱分析还可以测定溶解在水中的各种元素并进行水质分析；对空气进行监测，以确定有害物质及其含量；对食品或饲料进行分析，以便从营养学角度改进原料配比.

2. 吸收光谱分析

具有连续谱的红外线、可见光、紫外线通过一层蒸汽或液态、固态物质层后再经过分光装置，在连续谱的背景上出现若干暗线或暗带，相当于被物质吸收掉一部分光线，由此产生的吸收光谱的结构取决于吸收体的性质. 吸收光谱分析就是根据吸收光谱的结构和吸收曲线对样品进行定性、定量分析. 由于吸收体可处于较低温度或常温下，因此吸收光谱分析具有干扰少、背景影响小的特点.

许多构型复杂的分子和有机分子，在加热或放电过程中会发生分解，因而得不到它的发射光谱，而吸收光谱分析可在较低温度或常温下进行，并不破坏分子结构. 因此，在医学上多采用吸收光谱分析. 根据分子的吸收光谱，可以确定样品中某种化合物的存在，获得更多的有关分子的结构的信息.

根据对大量有机化合物红外吸收光谱的研究得出，在近红外区，对有机化合物分子结构的分析来说，最重要的部分是波长 2.63 μm 到 16.67 μm. 其中一部分是波长 7.40 μm 到 16.67 μm，在这个区域内的许多谱带可以用来鉴别各种化合物，正如由指纹可以识别人一样，所以称为指纹区；另一部分是波长 2.63 μm 到 7.40 μm，这个区域中的吸收谱带主要是由分子中的原子团所引起的，根据这部分吸收光谱的特征，可以鉴定化合物中所含的原子团以及研究这些原子团受各种影响时发生的改变.

红外吸收光谱在药物分析、药材的成分、分子的结构、纯度的检验以及新药合成等方面也是一种很重要的工具. 新型品种抗生素的迅速发展与红外光谱的研究密不可分. 因为在这些物质中确定原子团的构型时，红外吸收光谱分析是很有效的方法，可以达到很高的精确度，而且能对数种物质的混合物进行定量分析.

第七节　扫描隧道显微镜

直接观察材料中单个原子的图像是科学家一直在追求的目标. 在 20 世纪 70 年代，人们用透射电子显微镜（TEM）观察到铀、钍原子的像. 但是用透射电镜测量时，试样必须放在高真空中，这将引起生物组织脱水而造成假象. 另外，试样也可能因高能电子束的辐照而遭受损伤. 1981 年在瑞士苏黎世的 IBM 公司实验室中工作的两位科学家宾尼（G. Binning）和罗雷尔（H. Rohrer）利用隧道效应研制成第一台能直接观测到物质表面的单个原子立体形貌的扫描隧穿显微镜（scanning tunneling microscope，STM）. 利用 STM 可以分辨表面离散的原子，揭示出表面原子的台阶、平台和原子阵列，利用其绘制的样品表面的三维图像，其横向和纵向的分辨率分别可以达到 0.1 nm 和 0.01 nm. 不仅如此，STM 还可以完成原子的操纵及单个原子的拾取和填充，实现了按人类意愿重新排布单个原子的梦想. 宾尼和罗雷尔因此与电子显微镜的发明人鲁斯卡分享了 1986 年诺贝尔物理学奖.

1. STM 的组成结构

扫描隧道电子显微镜是一种利用量子理论中的隧道效应探测物质表面结构的仪器，利用电子在原子间的量子隧穿效应,将物质表面原子的排列状态转换为图像信息. 扫描隧穿显微镜由四个部分组成，它们是 STM 主体、电子反馈系统、计算机控制系统及高分辨图像显示终端，其核心部件——STM 的探针装在主体箱内. 电子反馈系统主要用于产生隧道电流及维持隧道电流的恒定，并控制针尖在样品表面进行扫描，而计算机控制系统则发出控制全部系统的运转所有指令，并收集和存储所获得的图像，高分辨率图像终端主要用于显示所获取的显微图像.

2. STM 的工作原理

隧道显微镜的原理是巧妙地利用了物理学上的隧道效应及隧道电流. 金属体内存在大量的能量分布集中于费米能级附近的“自由”电子，而在金属边界上则存在一个能量比费米能级高的势垒. 经典物理学认为只有能量高于边界势垒的那些“自由”电子才有可能从金属内部逸出到外部. 但根据量子力学原理，金属中的“自由”电子还具有波动性，这种电子波在向金属边界传播而遇到表面势垒时，会有一部分透射. 也就是说，会有部分能量低于表面势垒的电子能够穿透金属表面势垒，形成金属表面上的“电子云”，这种效应称为**隧道效应**(tunnel effect). 所以，当两种金属靠得很近时(几纳米以下)，两种金属的电子云将互相渗透. 当加上适当的电压时，即使两种金属并未真正接触，也会有电流由一种金属流向另一种金属，这种电流称为**隧道电流**(tunnel current). 隧道电流和隧道电阻对隧道间隙的变化非常敏感，隧道间隙即使只发生 0.01 nm 的变化，也能引起隧道电流的显著变化.

STM 是用一非常细小的针尖和被研究物质的表面作为两个导体，形成两个电极，当针尖与样品表面间的距离小于 1 nm 时，在针尖与样品间加一小电压(1～2 V)后，电子即会穿过两个电极之间的绝缘层形成隧道电流，由隧道效应知隧道电流的大小强烈地依赖于针尖到样品表面的距离，测量时针尖在样品表面做二维扫描，控制隧道电流不变. 即使针尖与样品之间的距离保持不变，这时针尖运动的轨迹就描绘出样品表面的形貌. 根据针尖的三维运动可通过计算机获得样品表面的三维立体信息，这种恒流扫描模式是 STM 广泛应用的模式.

3. STM 的独特优点

(1)分辨率高. STM 的横向分辨率为 0.1 nm，因此它可以清晰地分辨出单个原子的台阶. 图 12-14 给出了用 STM 观察到的石墨表面碳原子分布的显微照片，可以看到碳原子像一个个“小草莓” 一样整齐地排列着. 有人曾作出过推算，假如可以用 STM 来观察一个足球，则被“放大”了的足球将像地球一样庞大.

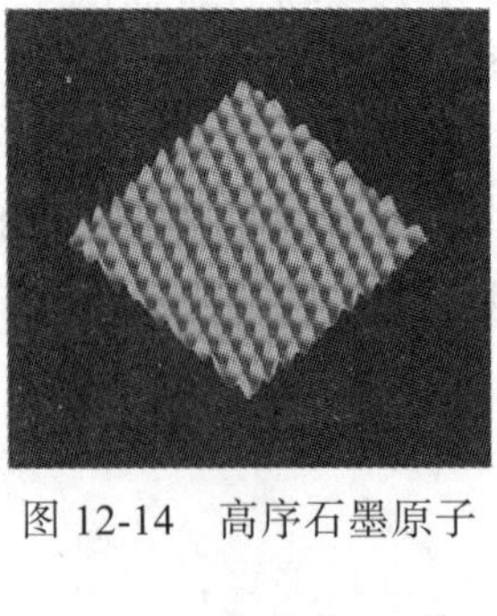

图 12-14　高序石墨原子

(2)可以直接获得实空间中物质表面的三维立体图像，同时也获得物质表面的原子位置和电子态的丰富信息.

(3)工作范围广.

可以在真空、大气甚至液体(如水、电解质、油氮等)中工作，工作环境可为常温，也可为低温. 它不需要特别的制样技术，并且探测过程中对样品无损伤，特别适合于生物、化学等学科研究的需要. 一些只能在溶液中保持活性的生物样品，采用 STM 就能进行最接近自然状态的观察.

(4)利用 STM 针尖可以移动和操纵单个的原子与分子.

4. STM 的应用

由于 STM 的独特优点，其必然获得广泛的应用. 自它发明以来的近二十年中，不仅在物理学领域，而且在表面科学、材料科学、生命科学及微电子技术等领域的研究都取得许多令人瞩目的成就. 它已成为观察微观世界的重要工具甚至成为改造微观世界的手段.

第八节　量子生物学概述

1930 年物理学家约尔丹提出 “突变是一种量子过程”，这一观点在 1944 年薛定谔的《生命是什么》一书中得到了详尽的阐述. 他还提出了遗传物质是一种有机分子，遗传性状以“密码”形式通过染色体而传递等设想. 这些设想由于沃森与克里克提出脱氧核糖核酸双螺旋结构模型而得到极大的发展，从而奠定了分子生物学的基础. 分子的相互作用必然涉及其外围电子的行为，而能够精确描述电子行为的手段就是量子力学. 因此量子生物学是分子生物学深入发展的必然趋势，是量子力学与分子生物学发展到一定阶段之后相互结合的产物.

一、量子生物学的研究方法

量子生物学以量子力学效应为根据，借助数学计算，对生物学相互作用进行模拟. 因此量子生物学的研究方法基本上就是用量子力学的方法来处理一个微观体系的全部计算过程，并利用由此得出的各种参量，说明所研究对象的结构、能量状态及变化，进而解释其生物学活性及生命过程. 量子力学把分子中的原子核看成是一个骨架，外围电子则在这一骨架附近运动. 电子不仅具有粒子性，同时还具有波动性. 因此对电子的运动可以用一个波函数来描述，并且这个波函数应满足量子力学中的基本方程——薛定谔方程.

在量子生物学中所处理的系统一般都比较复杂，但重要的生物分子常具有由 π 电子所组成的双键，这种 π 电子的活动性较大，实际上并不定位在特定的一个原子核附近，这类系统称为共轭系统. 核酸中的嘌呤与嘧啶碱基、蛋白质中的芳香氨基酸、高能磷酸物、喋呤、卟啉、醌、类胡萝卜素、各种辅酶、胆固醇以及许多药物无不具有共轭系统. 各种生命现象都和共轭系统的存在及其 π 电子的非定域化密切相关，因此量子生物学首先考虑了这类电子的运动. 目前最广泛应用的量子化学计算方法称为分子轨道法(简称 MO)，即认为每个电子的运动可扩及整个分子范围内. 虽然每个电子的轨道是一种分子轨道，但它毕竟和原子轨道有关. 认为分子轨道由原子轨道线性组合而成的方法就称为原子轨道的线性组合法，简写为 LCAO-MO 法. 此外，基于密度泛函理论(DFT)的第一性原理计算方法近年来也逐渐应用于生物体系相关问题研究.

因此，对一个具有生物学意义的体系的量子力学计算过程，包括下列步骤：根据欲研究分子的结构，选定合适的波函数，代入波动方程，并求其解；然后将所得结果和欲研究的生物学活性相联系. 由于精确求解常有困难，因此在计算中经常应用各种近似方法. 这种近似性是否适用，还要和实验结果相印证. 从计算结果可以得到两类不同性质的指数：能量指数与结构指数. 能量指数说明体系的能量状态，如总能量、跃迁能(不同状态之间的能量差)，最高填满分子轨道(即电离势，简写为 HOMO)与最低空分子轨道(即电子亲合势，简写为 LEMO)等. 结构指数说明分子的结构特征，如键级(双键性的大小)、自由价(通过某一原子参与化学反应的能力)、电子电荷等.

二、量子生物学研究内容

量子生物学是运用量子力学的理论、概念和方法研究生命物质和生命过程的一门学科，包含利用量子力学研究生物过程和分子动态结构，又称量子生物物理学. 量子力学的创立和发展，吸引着物理学家和化学家，促使他们用以分析具有生物学意义的分子之电子结构，并把结果和生物学活性联系起来.

量子生物学的主要研究内容包括生物分子间的相互作用力和作用方式、生物分子的电子结构与反应活性、生物大分子的空间结构与功能等. 生物学现象相关量子过程的研究主要包括对辐射的频率特异性吸收(出现在光合作用和视觉系统等内)、化学能到机械能的转化、动物的磁感受及许多细胞过程中的布朗马达. 该领域还在积极地研究磁场及鸟类导航的量子分析并可能为许多生物体的昼夜节律(生理节律)的研究提供线索. 例如，早在 1938 年施密特就已开始对致癌芳香烃类化合物进行研究，试图说明致癌活性与分子的电子结构之间的关系，以后经过普尔曼等的工作，现已成为量子生物学的一个重要组成部分.

三、量子生物学的发展

量子生物学还是一门十分年轻的学科，国际量子生物学会(ISQB)于 1970 年成立. 它的发展不仅需要电子计算机的协助和计算方法的改进，还需要与实验结果密切配合. 到目前为止，量子生物学还只限于对较小分子的研究，特别是药物的作用. 对于复杂生物学问题的探讨，还有待深入.

思考题与习题十二

12-1 设黑体的温度分别为(1) 500K，(2) 5000K，求辐射光谱最大能量的波长. (5.80×10^{-6} m，5.80×10^{-7} m)

12-2 如果测得太阳和北极星的辐射峰值波长 λ_m 分别为 0.55 μm 和 0.35 μm，试估算它们的表面温度. (5.3×10^3 K，8.3×10^3 K)

12-3 在加热黑体过程中，若其单色辐出度的峰值波长由 0.8 μm 变化到 0.4 μm，则总辐出度增加了多少倍? (16)

12-4 已知铯的逸出功为 3.04×10^{-19} J，问入射光的波长为多大时，才能使铯产生光电效应? ($\leqslant 6.539\times10^{-7}$ m)

12-5 已知光子的波长为 $\lambda=5.89\times10^{-7}$ m，试求此光子的能量、质量和动量. (3.37×10^{-19} J；3.75×10^{-36} kg；1.12×10^{-27} kg·m·s^{-1})

12-6　一个光子从氢原子的第二层轨道打出一个电子，使其脱离原子并具有 5 eV 的动能，问该光子具有的能量是多少？相应的光波波长是多少？ (8.4 eV，148 nm)

12-7　铝的逸出功为 4.2 eV，今用波长为 200 nm 的紫外线照射到铝表面上，求：(1)发射的光电子的最大动能；(2)遏制电势差；(3)铝的红线波长. (2.0 eV，2.0 V，2.96×10^{-19} m)

12-8　如果一个光子等于一个电子的静止质量，试求该电子的频率、波长和动量各是多少？

(1.24×10^{20} Hz，2.24×10^{-3} nm，2.74×10^{-22} $kg\cdot m\cdot s^{-1}$)

12-9　若 X 射线光子的能量为 0.66 MeV，在康普顿散射后波长变化了 10%，求反冲电子的能量.

(0.06 MeV)

12-10　计算氢原子光谱中莱曼系的最长波长和最短波长. (121.6 nm，91.2 nm)

12-11　在确定一个直线运动的粒子位置时，如果其不确定量等于该离子的德布罗意波长则该粒子的速度 v 的不确定量如何？ ($\Delta v\geqslant\dfrac{v}{4\pi}$)

12-12　电视显像管中的加速电压为 9 kV，设电子枪的枪口直径为 0.01 cm，试求电子射出电子枪时横向速度的不确定量. 能否将这些电子视为经典电子？ ($0.58\,m\cdot s^{-1}$，能)

12-13　氢原子的电子处于 n=5，l=4 的状态，问：(1)该电子角动量 L 的值为多少？(2)角动量 L 在磁场方向的分量有哪些可能的值？ ($2\sqrt{5}\hbar$，0，$\pm\hbar$，$\pm2\hbar$，$\pm3\hbar$，$\pm4\hbar$)

12-14　试根据泡利不相容原理与最小能量原理，推算出 Ge(Z=32)和 Gu(Z=39)两种原子中各电子层和电子支层中的电子数. ($1s^2$，$2s^2$，$2p^6$，$3s^2$，$3p^6$，$4s^2$，$3d^{10}$，$4p^2$；$1s^2$，$2s^2$，$2p^6$，$3s^2$，$3p^6$，$4s^1$，$3d^{10}$)

12-15　试说明原子光谱的特点.

12-16　试说明分子能级和分子光谱的一般规律.

阅读材料

爱因斯坦简介

阿尔伯特·爱因斯坦(Albert Einstein，1879～1955)，20 世纪最伟大的物理学家，现代物理学的开创者和奠基人，著名的思想家和哲学家(图 12-15).

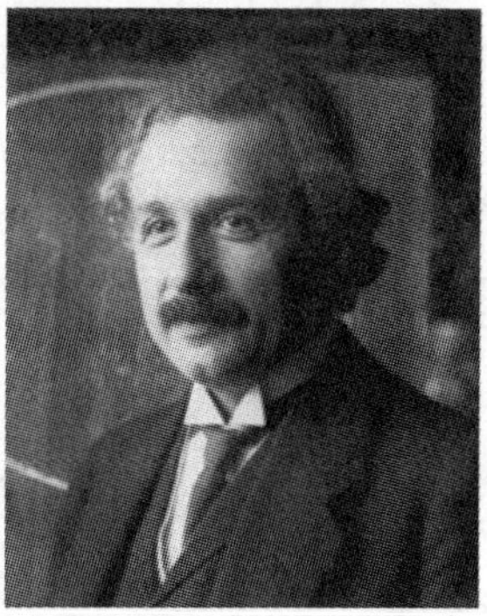

图 12-15　阿尔伯特·爱因斯坦

爱因斯坦1900年毕业于苏黎世联邦理工学院，入瑞士国籍. 1905年获苏黎世大学哲学博士学位，曾在伯尔尼专利局任职. 在苏黎世工业大学、布拉格德意志担任大学教授. 1913 年返德国，任柏林威廉皇帝物理研究所所长和柏林洪堡大学教授，并当选为普鲁士科学院院士. 1933 年因受纳粹政权迫害，迁居美国，任普林斯顿高级研究所教授，从事理论物理研究，1940 年入美国国籍.

在爱因斯坦小的时候，有一天德皇军队通过慕尼黑的市街，好奇的人们都涌向窗前喝彩助兴，小孩子们则向往士兵发亮的头盔和整齐的脚步，但爱因斯坦却恐惧得躲了起来，他既瞧不起又害怕这些“打仗的妖怪”，并要求他的母亲把他带到自己永远也不会变成这种妖怪的国土去．中学时，母亲满足了爱因斯坦的请求，把他带到意大利．爱因斯坦放弃了德国国籍，可他并不申请加入意大利国籍，他要做一个不要任何依附的世界公民……大战过后，爱因斯坦试图在现实的基础上建立他的世界和平的梦想，并且在“敌国”里作了一连串“和平”演说．他的思想和行动，使他险遭杀身之祸：一个抱有帝国主义野心的俄国贵族女刺客把枪口偷偷对准了他；德国右翼刺客们的黑名单上也出现了阿尔伯特·爱因斯坦的名字；希特勒悬赏两万马克要他的人头．为了使自己与这个世界保持“和谐”，爱因斯坦不得不从意大利迁到荷兰，又从荷兰迁居美国，而且加入了美国国籍．他认为，在美国这个国度里，各阶级的人们都能在勉强过得去的友谊中共存下去．

19 世纪末期是物理学的大变革时期，爱因斯坦从实验事实出发，重新考查了物理学的基本概念，在理论上作出了根本性的突破．

爱因斯坦的狭义相对论成功地揭示了能量与质量之间的关系，坚守着“上帝不掷骰子”的量子论诠释(微粒子振动与平动的矢量和)的决定论阵地，解决了长期存在的恒星能源来源的难题．近年来发现越来越多的高能物理现象，狭义相对论已成为解释这种现象的一种最基本的理论工具．

他的广义相对论也解决了一个天文学上多年的不解之谜，并推断出后来被验证了的光线弯曲现象，还成为后来许多天文概念的理论基础．他的一些成就大大推动了天文学的发展．他的量子理论对天体物理学，特别是理论天体物理学都有很大的影响．理论天体物理学的第一个成熟的方面——恒星大气理论，就是在量子理论和辐射理论的基础上建立起来的．

2009 年 10 月 4 日，诺贝尔基金会评选“1921 年物理学奖得主爱因斯坦”为诺贝尔奖百余年历史上最受尊崇的 3 位获奖者之一(其他两位是 1964 年和平奖得主马丁路德金、1979 年和平奖得主德兰修女)．

（许　标）

第十三章　X 射线

X 射线透视和摄影技术是医学影像诊断最普遍的检查手段；利用数字减影血管造影进行血管疾病的诊断和治疗；X-CT、螺旋 CT 显著提高了临床诊断的正确性和效率；DNA 双螺旋结构的发现等. 所有这些治疗和诊断手段都与 X 射线有必然的联系.

1895 年，德国著名物理学家伦琴(W. C. Roentgen)在用克鲁克斯管做阴极射线研究过程中，发现了一种可使某些物质发出荧光、穿透力很强、人眼却看不见的射线. 由于伦琴当时对这种射线的本质和属性还不完全了解，所以称它为 X 射线(X-ray)，为此，伦琴于 1901 年荣获了首届诺贝尔物理学奖. 一百多年以来，X 射线在医学诊断和治疗中得到广泛的应用，尤其是随着数字技术的发展，X 射线在医学领域将发挥更加巨大的作用.

第一节　X 射线的产生

案例 13-1

某小孩，放学回家，途中摔了一跤，小腿痛，但仍能勉强行走. 父母担心小孩是否骨裂，于是送医.

问题

1. 需要怎样的诊断手段来判断小孩小腿是否骨裂?
2. 这种诊断手段是怎样达到诊断目的，依靠的是什么原理?

一、X 射线的产生装置

产生 X 射线的方法有多种. 常用的方法是：让高速运动的电子轰击在障碍物上，电子与障碍物之间发生相互作用从而发射出 X 射线. 现在用于医学成像的 X 射线源就是利用高速运动的电子撞击障碍物——靶(target)物质而产生的. 此方法产生 X 射线的基本条件是：①有高速运动的电子流；②有适当的障碍物来阻止电子的运动，把电子的动能转变为 X 射线的能量. 常用的 X 射线发生装置主要包括 X 射线管、低压电源和高压电源三个部分. 基本线路如图 13-1 所示.

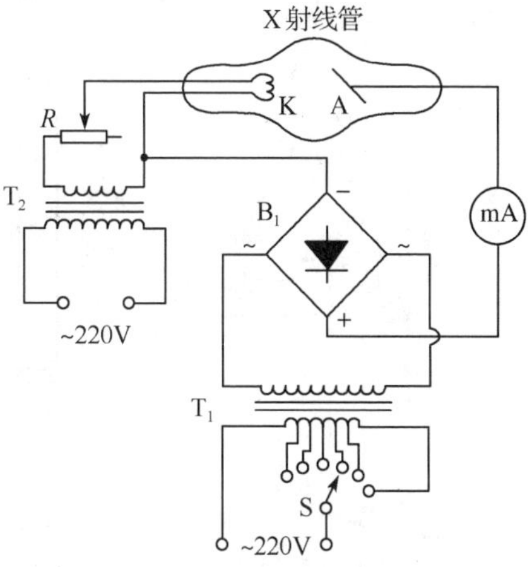

图 13-1　X 射线机的基本线路

X 射线管为真空硬质玻璃管，管内封装有阴极 K 和阳极 A. 阴极为钨丝绕成的螺旋状灯丝，由低压电源(5～10 V)供电，通电的灯丝加热到炽热后开始发出电子. 阳极通常为一铜制的圆柱体，柱端斜面上镶嵌一块钨或钼金属板作为阳极靶；降压变压器 T_2 和可变电阻 R 组成低压电源，220 V 的交流经 T_2 降压后给灯丝供电；升压变压器 T_1 和整流桥 B_1 组成直流高压电源. 220 V 的交流经 T_1 升压，再经整流桥 B_1 整流变为几十到几百千伏的直流高压，加到 X 射线管的阳极 A 与阴极 K 之间. X 射线管的阳极与阴极之间所加的直流高压称为管电压(tube voltage)，调节转换开关 S 的位置，可改变 T_1 初级与次级的匝数比，调节管电压的大小. 管电压在 K、A 之间形成一个很强的电场，从阴极灯丝上发出的电子在此电场的作用下高速运动到达阳极形成管电流(tube current). 这些高速运动的电子被阳极靶阻止时，就会有 X 射线从阳极靶上辐射出来. 可变电阻 R 用于调节灯丝的电流以改变发出的热电子数目，从而控制管电流.

高速电子轰击阳极时，电子动能转变为 X 射线的能量不到 1%，99%以上的能量都转变为热量，使阳极温度升高. 因此，阳极上直接受到电子轰击的靶应当用熔点高的物质. 此外，理论和实验都表明，在同样速度和同样多的电子轰击下，原子序数 Z 不同的各种物质做成的靶所发出的 X 射线的光子总数和光子总能量近似地与 Z^2 成正比，所以 Z 愈大则发生 X 射线的效率愈高. 因此，在兼顾熔点高、原子序数大和其他一些技术要求时，钨(Z=74)和它的合金是最适当的材料. 在需要波长较大的 X 射线的情况下，如乳房透视，采用的管电压较低，这时用钼(Z=42)作为靶更好一些. 由于靶的发热量很大，所以阳极整体的材料用导热系数较大的铜制成，以便更好地导出和散发热量. 按照 X 射线管的功率大小，采用不同的散热方法以降低阳极的温度.

二、实际焦点和有效焦点

电子束在靶面上撞击的面积称为实际焦点(actual focus). 实际焦点在垂直于 X 射线管的轴线方向上的投影面积，称为有效焦点(effective focus). 两个焦点及其关系如图 13-2(a)所示. 靶表面与 X 射线输出方向的夹角称为靶倾角 θ. 设实际焦点的长度为 A，宽度为 B. 经过投影后，有效焦点的宽度 b 仍等于实际焦点的宽度，而有效焦点的长度 a 则变成 $A\sin\theta$，比实际焦点的长度短. 可见靶倾角越小，有效焦点的长度越小，即有效焦点的面积越小. 实际焦点的大小与灯丝的尺寸、靶面的倾角等因素有关，其形状一般为长方形. 有效焦点一般近似于正方形，面积为实际焦点的 1/2～1/4.

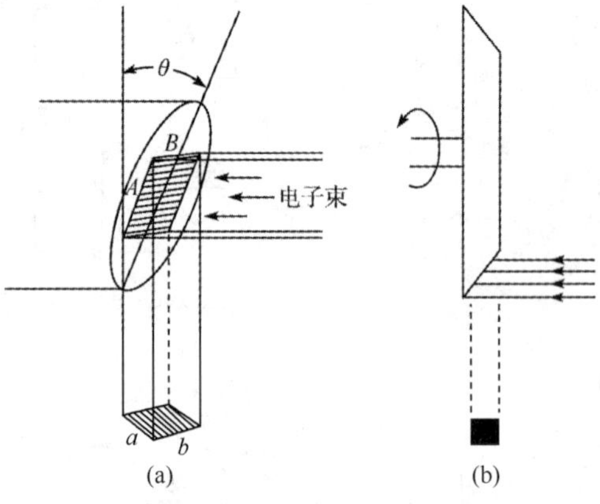

图 13-2　有效焦点与旋转阳极

实际焦点的大小直接影响 X 射线管的散热和影像的清晰度. 面积越大，对散热越有利. 但实际焦点越大，有效焦点的面积也增大，必然影响在胶片上所形成的影像的清晰度. 若用缩短灯丝长度或减小靶倾角来缩小有效焦点，必然使单位面积上的电子密度增加，实际焦点的温度快速上升，阳极将不能承受较大的功率. 因此，两方面的情况都要考虑. 一般诊断用的 X 射线管采用小焦点，而治疗用 X 射线管则采用大焦点. 为了降低阳极靶面的温度，大功率的 X 射线管多采用旋转阳极，使受撞击面不断改变，将热量分散到较大的面积上，如图 13-2(b)所示.

三、X 射线的强度和硬度

1. X 射线的强度

X 射线的强度 I 是指单位时间内通过与射线方向垂直的单位面积的辐射能量，单位为 $W \cdot m^{-2}$.

$$I = \sum_{i=1}^{n} N_i h\nu_i = N_1 h\nu_1 + N_2 h\nu_2 + \cdots + N_n h\nu_n \tag{13-1}$$

式中，N_1，N_2，…，N_n 分别表示单位时间内通过单位面积（垂直于射线方向）的能量分别为 $h\nu_1$，$h\nu_2$，…，$h\nu_n$ 的光子数. 由式(13-1)可知，有两种办法可使 X 射线强度增加：①增加管电流，使单位时间内轰击靶的高速电子数目增多，从而增加所产生的光子数目 N；②增加管电压，提高每个电子轰击靶时的动能，使发射出的每个光子的能量 $h\nu$ 增加. 由于光子数目不易测定，故通常采用管电流的毫安数(mA)来间接表示 X 射线的强度大小，称为毫安率.

在管电压一定的情况下，X 射线管灯丝电流越大，灯丝温度越高，则单位时间内发射出的热电子数目越多，管电流就越大，因此常用调节灯丝电流的方法改变管电流，以达到控制 X 射线强度的目的.

由于 X 射线通过任一截面积的总辐射能量不仅与管电流成正比，而且还与照射时间成正比，因此采用管电流的毫安数(mA)与辐射时间(s)的乘积表示 X 射线的总辐射能量，其单位为 mA·s.

2. X 射线的硬度

X 射线的硬度是指 X 射线穿透物质的本领，它只取决于 X 射线的波长（即单个光子的能量），而与光子数目无关. X 射线的管电压越高，轰击靶面的电子动能就越大，发射出的光子的能量也越大，而光子能量越大越不易被物质吸收，即管电压越高产生的 X 射线越硬. 因此，通过调节管电压便可以控制 X 射线的硬度. 同样，由于单个 X 射线光子的能量不易测出，所以，通常用管电压的千伏数(kV)来表示 X 射线的硬度，称为千伏率. 在医学上，常根据用途把 X 射线按硬度分为极软、软、硬和极硬四类，它们的管电压、最短波长值和用途见表 13-1.

表 13-1　X 射线按硬度的分类

名称	管电压/kV	最短波长/nm	主要用途
极软 X 射线	5～20	0.25～0.062	软组织摄影，表皮治疗
软 X 射线	20～100	0.062～0.012	透视和摄影
硬 X 射线	100～250	0.012～0.005	较深组织治疗
极硬 X 射线	250 以上	0.005 以下	深部组织治疗

第二节　X 射线的性质和 X 射线衍射

一、X 射线的性质

X 射线是波长很短的电磁波，也是能量很大的光子流，所以，X 射线除了具有电磁波的性质外，还有如下特性.

(1) **电离作用**. 物质受 X 射线照射时，可使核外电子脱离原子轨道产生电离. 利用电离电荷的多少可测定 X 射线的照射量，根据这个原理可制作测量 X 射线强度的仪器，常用于辐射剂量的检测.

(2) **荧光作用**. X 射线波长很短不可见，但它照射到某些化合物如磷、铂氰化钡、硫化锌镉、钨酸钙等时，能使它们的原子或分子处于激发态，当它们回到基态时会发出荧光(可见光或紫外线)，荧光的强弱与 X 射线量成正比. 这种作用是 X 射线应用于透视的基础，利用这种荧光作用可制成荧光屏，用作透视时观察 X 射线通过人体组织的影像.

(3) **感光作用.** X 射线同可见光一样能使胶片感光. 胶片感光的强弱与 X 射线量成正比，当 X 射线通过人体时，因人体各组织的密度不同，对 X 射线量的吸收不同，胶片上所获得的感光度不同，从而获得 X 射线的影像. 医学上利用这一特性来进行 X 射线摄影.

(4) **生物效应.** X 射线照射到生物机体时，可使生物细胞受到抑制、破坏甚至坏死，致使机体发生不同程度的生理、病理和生化等方面的改变. 不同的生物细胞，对 X 射线有不同的敏感度，可用于治疗人体的某些疾病，特别是肿瘤的治疗. 另外，X 射线也可以使正常细胞发生癌变，所以放射工作者要特别注意防护.

(5) **穿透作用**. X 射线因其波长短，能量大，照在物质上时，仅一部分被物质所吸收，大部分经由原子间隙而透过，表现出很强的穿透能力. 其穿透能力与 X 射线光子的能量有关，X 射线的波长越短，光子的能量越大，穿透力越强. X 射线的穿透力也与物质密度有关，利用差别吸收这种性质可以把密度不同的物质区分开来. 医学上利用 X 射线的这种性质进行 X 射线透视、摄影和防护.

二、X 射线的衍射

普通 X 射线的波长范围为 0.001～10 nm，晶体中相邻微粒(原子、分子、离子)间距的数量级与此相仿，所以晶体微粒有规则排列起来的结构是三维衍射光栅. 1912 年劳厄(M. von Laue)用晶体衍射方法证明 X 射线具有波动性，从而揭示了 X 射线的本质，并因此荣获 1914 年的诺贝尔物理学奖. 英国的物理学家亨利 · 布拉格(W.H. Bragg)和劳伦斯 · 布拉格(W.L. Bragg)父子利用原子面反射的概念成功地解释了劳厄的实验事实，并提出了著名的布拉格方程.

当 X 射线照射晶体时，组成晶体的每一个微粒，都相当于子波波源，并向各个方向发出子波，称为散射. 经晶体微粒散射的 X 射线会叠加干涉而使得某些方向的光束加强. 图 13-3 表示了 X 射线在晶体上的衍射，图中黑点代表晶体中的微粒，它们按等间距 d 整齐地排列着. X 射线以 θ 角掠射到晶体的某一晶面族上时，由于 X 射线能穿过许多微粒层，并在每一层发生散射，虽然散射线强度很弱，但当这些散射线满足相干条件时，将互相加强而形成干涉图样. 由图可见，上下两层微粒发出的反射线①和②的光程差是

$$AM + BM = 2AM = 2d\sin\theta$$

因此反射线相干加强的条件是

$$2d\sin\theta = k\lambda, \quad k=1,2,3,\cdots \tag{13-2}$$

式(13-2)称为布拉格定律(Bragg law)，式中 d 是晶体中微粒层间的距离.

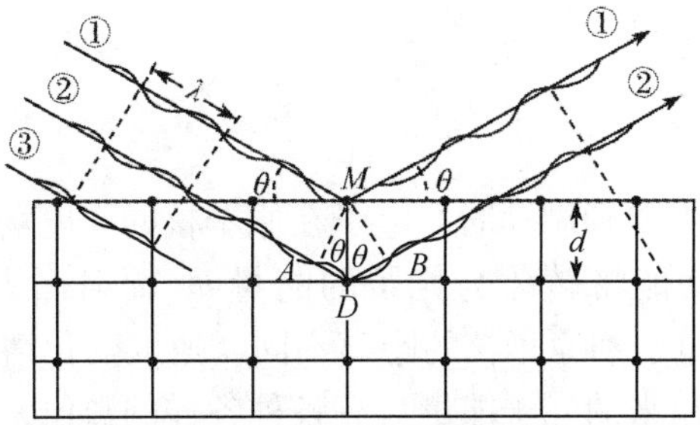

图 13-3 X 射线的衍射原理

如果入射的是单色 X 射线束，以任意掠射角 θ 投射到晶体面上，一般不能满足式(13-2)的条件. 但由于通常入射 X 射线的波长是连续的，则对于波长值满足式(13-2)的入射 X 射线束就可以产生加强反射.

由上述可知，用结构已知的晶体作为光栅，式中 d 为已知，利用式(13-2)可以计算出入射 X 射线的波长 λ. 反之，利用已知波长的 X 射线照射晶体，则可测出晶体点阵上微粒的位置和间隔.

根据上述基本原理，布拉格父子设计出了 X 射线摄谱仪. X 射线摄谱仪既能用于观察 X 射线衍射仪，又可用于拍摄 X 射线谱. 其装置原理如图 13-4 所示，包含不同波长成分的 X 射线束通过两个铅屏上的狭缝射到晶体光栅上，当入射 X 射线与晶体表面的夹角为某一角度时，入射 X 射线中某一波长刚好满足式(13-2)，此波长的 X 射线将被增强反射到放置在其附近的圆弧形胶片上. 往复转动晶体，反射 X 射线束就在胶片上从一端到另一端对不同波长的 X 射线反复感光. 胶片经冲洗后就得到 X 射线谱. 现在这种研究已经发展成一门独立学科，叫做 X 射线结构分析. DNA 的双螺旋结构就是用 X 射线衍射发现的.

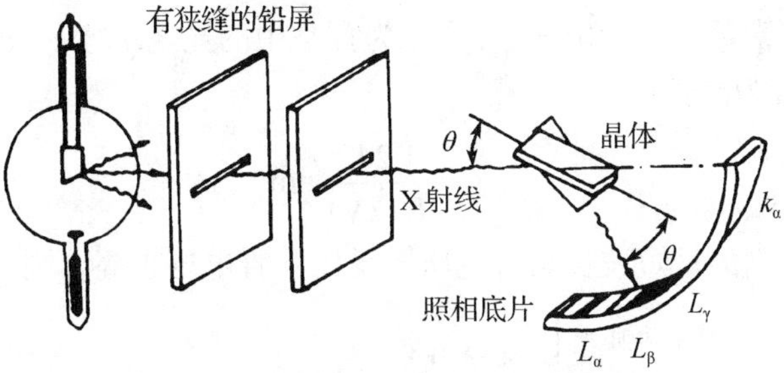

图 13-4 X 射线摄谱仪的原理图

第三节 X 射 线 谱

由 X 射线管产生的 X 射线，通常包含各种不同的波长成分，将其强度按照波长的顺序排列开来的图谱称为 X 射线谱(X-ray spectrum). X 射线谱包含两个部分：连续 X 射线谱(continuous X-rays)和标识 X 射线谱(characteristic X-rays). 连续谱与靶物质无关，但不同的靶物质有不同的标识谱.

一、连续 X 射线谱

1. 产生机制

当高速电子流撞击在靶上受到制动时，电子在原子核的强电场作用下，速度的量值和方向都发生急剧变化，一部分动能将转化为光子的能量 $h\nu$ 辐射出去，这种辐射称为韧致辐射(bremsstrahlung). 由于各个电子到原子核的距离不同，速度变化情况也各不一样，所以每个电子损失的动能将不同，辐射出来的光子能量具有各种各样的数值，从而形成具有各种频率的连续X射线谱.

2. 连续谱特性

实验指出，当X射线管在管电压较低时只出现连续X射线谱. 图 13-5 是钨靶X射线管在四种较低管电压下的X射线谱. 由图可见，在每一管电压条件下，谱线的强度从长波开始逐渐上升，达到最大值后很快下降为零. 强度为零时所对应的波长是连续谱中的最短波长，称为短波极限. 随着管电压的升高各波长的强度都增大，而且强度最大的波长和短波极限都向短波方向移动.

设管电压为 U，电子电量为 e，则电子到达靶时的动能为 eU，电子轰击靶时发出的光子能量是电子动能的一部分，所以 eU 也是光子可能具有的最大能量 $h\nu_{\max}$，$\nu_{\max}$ 是与短波极限 $\lambda_{\min}$ 对应的最高频率，由此得到

$$h\nu_{\max} = h\frac{c}{\lambda_{\min}} = eU$$

即

$$\lambda_{\min} = \frac{hc}{e}\cdot\frac{1}{U} \tag{13-3}$$

式(13-3)中 h 为普朗克常量，e 为电子电量，c 为真空中的光速. 把 h、c、e 的值代入上式，并取 kV 为电压单位，nm 为波长单位，可得

$$\lambda_{\min} = \frac{1.242}{U(\mathrm{kV})}\,\mathrm{nm} \tag{13-4}$$

上式表明，连续X射线谱的最短波长与管电压成反比，管电压越高，则 $\lambda_{\min}$ 越短.

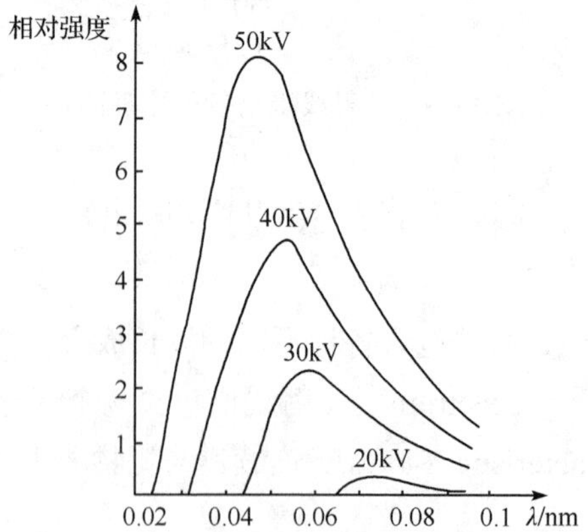

图 13-5　钨的连续 X 射线谱

连续 X 射线的强度同时受到靶原子序数、管电流及管电压的影响. 在管电流、管电压一定的情况下，靶原子序数愈高，连续谱强度愈大，这是因为靶原子核的核电荷数等于它的原子序数，原子序数大的原子核电场对电子作用强，电子损失能量多，辐射出来的光子能量大，因此，X 射线的强度就大.

二、标识 X 射线谱

以上讨论的是钨靶 X 射线管在管电压为 50 kV 以下时的工作情况，此时波长在 0.025 nm 以上，只出现连续 X 射线. 当管电压升高到 70 kV 以上时，在连续谱波长为 0.02 nm 附近叠加了 4 条尖锐的谱线，即相对强度曲线上出现了 4 个尖峰. 当电压继续升高时，连续谱发生很大改变，但每条曲线上的 4 个尖峰的位置却固定不变，这就是钨的标识 X 射线谱，如图 13-6 所示.

1. 产生机制

在较高的管电压下，轰击阳极靶的高速电子具有较大的动能. 当高速电子进入靶内时，如果它与某个原子的内层电子发生强烈相互作用，就有可能将一部分动能传递给这个电子，使它从原子中脱出，从而使原子的内电子层中出现一个空位，原子处于激发态. 这样外层具有较高能级的电子将会跃迁到这个空位而辐射出标识 X 射线，其射线的能量等于相应跃迁的两层轨道能级差. 由于两层轨道间的能量差是固定的，因此，跃迁时发出的射线能量也是固定的，这就是标识 X 射线的产生过程.

如果被轰出的是 K 层电子，则空出来的位置就会被 L 、M 壳层或更外层的电子跃迁填充，这样发出的几条谱线就构成了 K 线系，通常以符号 K_α，K_β，K_γ，…表示. 同理，如果空位出现在 L 层(这个空位可能是由于高速电子直接把一个 L 层电子轰击出去形成的，也可能是由于 L 层跃迁到 K 层形成的)，那么该空位就可能由 M、N、O 层的电子来填充，就形成 L 线系. 由于壳层离原子核越远，轨道能级差越小，所以 L 线系各谱线的波长都比 K 线系的大些. 同理，M 线系的波长又比 L 线系的更大些. 图 13-7 给出了标识 X 射线产生的原理示意图，当然这些跃迁并不是同时发生在同一个原子中.

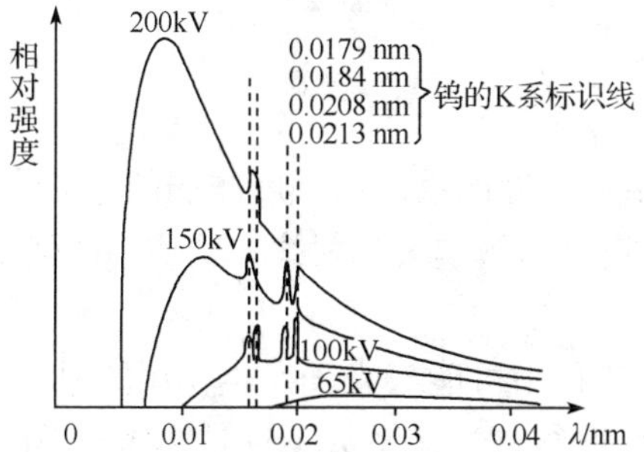

图 13-6　钨在较高管电压下的 X 射线

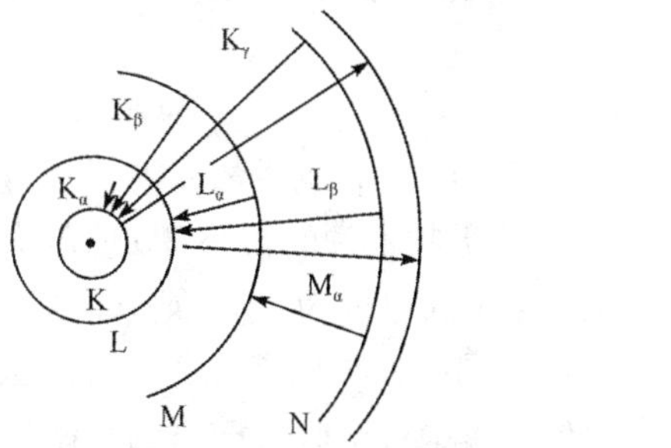

图 13-7　标识 X 射线发生的原理示意图

2. 标识谱特性

标识 X 射线谱是原子较外层电子向内壳层跃迁所发出的，因此各元素的标识谱有相似的结构. 在标识 X 射线谱中，电子由不同能级达到同一壳层的空位时发生的谱线组成一个线系，每个线系都有一个最短波长边界，这就是一个自由电子(或近似地认为是最外层价电子)进入这个空位时发出的光子的波长. 由于原子中各个内层轨道的能量相对于真空能量的差值是随着原子序数增加的, 因此, 原子序数越高的元素, 它的各个标识 X 射线系的波长也越短. 标识 X 射线谱的波长取决于阳极靶的材料, 不同元素制成的靶具有不同的线状X射线谱, 并可以作为这些元素的标识, 这就是“标识X射线”名称的由来.

医用X射线管发出的X射线, 主要是连续X射线, 标识X射线在全部X射线中所占的分量很少. 但是, 标识X射线对于研究原子的结构、物质的性质和化学元素的分析是非常有用的. X射线微区分析技术就是利用很细的电子束打在样品上, 通过样品发出的标识 X 射线来鉴定微区中的元素成分, 此技术在医学研究中已得到应用.

第四节　物质对 X 射线的吸收规律

当X射线通过物质时, X光子能与物质中的原子发生多种相互作用. 在相互作用过程中, 一部分X光子被吸收转化为其他形式的能量, 一部分X光子被物质散射而改变行进方向, 因此在X射线原来方向上的强度衰减了. 这种现象称为物质对X射线的吸收.

一、单色 X 射线的吸收规律

1. 吸收规律

实验指出, 单色平行X射线束通过物质时, 沿入射方向 X 射线强度的变化服从如下的指数衰减规律:

$$I = I_0 e^{-\mu x} \tag{13-5}$$

式中, I_0是入射 X 射线的强度, I是通过厚度为 x 的物质层后的射线强度, μ 称为线性衰减系数(linear attenuation coefficient), 负号表示 X 射线在吸收物质中的强度总是减弱的.

2. 线性衰减系数 μ

将式(13-5)两端对 x 求导, 整理可得

$$\mu = -\frac{1}{I}\frac{dI}{dx} \tag{13-6}$$

由此可见, 线性衰减系数 μ 等于 X 射线通过单位厚度的物质后强度减弱的分数值. 它表示物质对 X 射线吸收本领的大小. μ 值越大, 物质的吸收本领越大, 射线在物质中的强度减弱得越快. 如果厚度 x 的单位为 cm, 则 μ 的单位为 cm^{-1}.

对于同一种物质来说, 密度越大, 则单位体积中可能与光子发生作用的原子就越多, 光子在单位路程中被吸收或散射的概率也就越大. 说明线性衰减系数不仅是物质种类的特征量, 而且还和物质的密度有关.

3. 质量衰减系数

由于线性衰减系数 μ 不便于比较不同种物质或同种物质的不同状态对射线的吸收本领, 为此引入质量衰减系数(mass-attenuation coefficient), 记作 μ_m. μ_m 是线性衰减系数 μ 与密度 ρ 的比值, 即

$$\mu_m = \frac{\mu}{\rho} \tag{13-7}$$

质量衰减系数 μ_m 用来比较各种物质对 X 射线的吸收本领. 一种物质由液态或固态转变为气态时，密度变化很大，但 μ_m 值是相同的. 引入质量衰减系数后，式(13-5)改写成

$$I = I_0 e^{-\mu_m x_m} \tag{13-8}$$

式中，$x_m = x\rho$ 为质量厚度(mass thickness)，它等于单位面积厚度为 x 的吸收层的质量. x_m 的常用单位为 $g \cdot cm^{-2}$，μ_m 的相应单位为 $cm^2 \cdot g^{-1}$.

4. 半价层

由于 X 射线的强度随进入物质厚度的增加而按指数规律衰减，为了计算方便，特引入另一物理量——半价层(half value layer). X 射线在物质中强度被衰减一半时的厚度(或质量厚度)，称为该物质的半价层. 常用 $x_{\frac{1}{2}}$ 或 $x_{m\frac{1}{2}}$ 来表示. 由式(13-5)和式(13-8)可以得到半价层和衰减系数之间的关系式

$$x_{\frac{1}{2}} = \frac{\ln 2}{\mu} = \frac{0.693}{\mu} \tag{13-9}$$

$$x_{m\frac{1}{2}} = \frac{\ln 2}{\mu_m} = \frac{0.693}{\mu_m} \tag{13-10}$$

式(13-5)和式(13-8)可写成

$$I = I_0\left(\frac{1}{2}\right)^{\frac{x}{x_{\frac{1}{2}}}} \quad 或 \quad I = I_0\left(\frac{1}{2}\right)^{\frac{x_m}{x_{m\frac{1}{2}}}}$$

5. 质量衰减系数与波长、原子序数的关系

对于医学上常用的低能 X 射线，光子能量在几十 keV 到数百 keV 之间，各种元素的质量衰减系数近似地适合下式：

$$\mu_m = kZ^{\alpha}\lambda^3 \tag{13-11}$$

式(13-11)中 k 近似为一个常量，Z 是吸收物质元素的原子序数，λ 是入射 X 射线的波长. 指数 α 与入射 X 射线的波长、吸收物质元素的原子序数有关，其值为 3～4. 若吸收物质为水、空气和人体组织，对于医学上常用的 X 射线，α 可取 3.5. 如果吸收物质中含有多种元素，它的质量衰减系数 μ_m 与第 i 个元素的质量衰减系数 μ_{mi} 的关系为

$$\mu_m = \sum_i \mu_{mi} \cdot P_i \tag{13-12}$$

式中，P_i 为第 i 种元素的质量占吸收物质总质量的百分数. 从式(13-11)中，可得出两个有实际意义的结论.

(1)原子序数越大的物质，吸收本领越大. 人体肌肉组织的主要成分是 C、H、O 等，而骨骼的主要成分是 $Ca(PO_4)_2$，其中 Ca 和 P 的原子序数比肌肉组织中任何主要成分的原子序数都高，因此骨骼的质量衰减系数比肌肉组织的大，在 X 射线照片或透视荧光屏上显示出明显的骨骼阴影. 在肠胃透视时服食钡盐也是因为钡的原子序数较高(Z=56)，吸收本领较大，可以显示出胃肠的阴影. 铅的原子序数很高(Z=82)，因此铅板和铅制品是应用最广泛的 X 射线防护用品.

(2)波长越长的 X 射线，越容易被吸收. 也就是说，X 射线的波长越短，贯穿本领越强，硬度越大. 因此，在浅部治疗时应用较低的管电压，在深部治疗时则使用较高的管电压.

由上述结论可知，当 X 射线管所发出的含有各种波长的射线进入吸收体后，长波成分比短波成分衰减得快，短波成分所占的比例越来越大，平均衰减系数则越来越小，X 射线会越来越硬，这一过程称为 X 射线的硬化. 利用这一原理，常常让 X 射线通过铜板或铝板，使软线成分被吸收，这样得到的 X 射线不仅硬度较高，而且射线谱的范围也较窄，这种装置称为滤线板.

二、连续 X 射线的吸收规律

由于各种物质的衰减系数都与射线波长有关，因此物质对连续 X 射线的衰减规律比单色 X 射线的衰减复杂得多,所以射线的总强度并不是严格按照指数规律衰减的. 但对于医学上常用的低能 X 射线，经常近似地运用指数衰减规律，这时式中的衰减系数应当用各种波长的衰减系数的平均值来代替.

第五节　X 射线的医学应用

X 射线在医学上的广泛应用，给人类带来了巨大的医疗利益，同时也伴随着一定的危害. 了解 X 射线在医学上的应用原理及其发展，对于实践中正确认识 X 射线危害及贯彻应用与防护兼顾的原则具有重要意义. X 射线在医疗上的应用主要有治疗和诊断两个方面.

案例 13-2

某男性，六十七岁，肺部肿瘤，医生建议使用放疗.

问题

1. 放疗是什么治疗方法？其原理是什么？
2. 放疗过程中有哪些注意事项？

一、治疗方面的应用

X 射线主要用于癌症的治疗. 它的机制是 X 射线对人体组织的电离作用，然后由此可诱发出一系列生物效应，阻止细胞内的代谢，对生物组织有破坏作用，尤其是对于分裂活动旺盛或正在分裂的细胞,其破坏力更强. 目前,X 射线对一些皮肤病和某些类型的癌症有一定的疗效. 20 世纪 80 年代研制成的 X 射线立体定向放射治疗系统，高剂量定点照射，在病灶边缘有类似于刀切的效果，被形象地称为 X 刀. 它是以患者肿瘤为圆心的弧线上旋转，再加上病床的旋转或平移，构成了 X 射线立体定向的效果. 一般说来，对于癌细胞，X 射线的破坏作用特别强. 不过不同癌细胞对 X 射线的敏感度是不同的，对于不敏感的肿瘤，一般不宜采用 X 射线治疗. 在治疗过程中,X 射线的硬度和强度要根据患病部位的深浅程度以及其他因素来决定. 特别是照射量要恰当，过少则达不到治疗目的，过多会使正常组织受到不可恢复的损害，引起严重的并发症. X 射线对正常人体组织也有破坏作用，甚至有诱发癌症的可能性. 因此，要注意防护，避免一切不必要的照射.

二、药物分析方面的应用

中草药研究工作中，利用 X 射线衍射来分析中草药的有效成分的结构，寻求代用品，在保护自然环境方面，发挥了重大作用，其中有如下两个很重要的方法.

(1) X 射线衍射分析法(XRD). 它是研究物质的物相和晶体结构的主要方法. 当对某一物质进行衍射分析时，该物质被 X 射线照射而产生不同程度的衍射现象，物质的组成、晶型、分子内成键方式、分子的构型、构象等将决定物质产生特有的衍射光谱，如果该物质是一混合物，则所得衍射图是各组成成分衍射效应的叠加. 由于衍射法获得的图谱信息量大,稳定可靠且可以记录，因此我们便可以此作为该物质定性鉴别的可靠依据，用此法对天麻及其伪品、何首乌及其易混品、巴戟天及其易混品以及部分中成药进行了分析，获得较好的鉴别效果.

(2) X 射线荧光光谱法(XRF). 它是经 X 射线荧光光谱仪定性扫描，对样品进行无损伤性分析. 方法是将样品放入 X 射线荧光光谱仪中，作定性扫描常规测试，从定性扫描图上可观察到含有元素的种类，然后根据元素含量和定性扫描图所示各种元素分析线的强度，作定性、定量分析. 用本法可对龙骨、石膏、牡蛎、芒硝、滑石等矿物性中药进行元素分析研究.

三、诊断方面的应用

1. 常规 X 射线透视和摄影

由于人体各组织的原子序数、密度和厚度各不相同，吸收 X 射线的能力也就不同，若一束强度均匀的 X 射线照射在人体上，则透射的 X 射线强度的差异就反映出被照部位组织的信息，利用 X 射线的荧光作用，将此空间分布的 X 射线的强弱用荧光屏接收，转换为与被照组织对应的明暗对比影像，称为常规 X 射线透视(X-ray fluoroscopy). 若利用 X 射线的光化学作用，用医用胶片接收，转换为与被照组织对应的黑白对比影像，称为常规 X 射线摄影(roentgenography).

常规 X 射线透视和摄影是临床 X 射线诊断中的常用方法，它可以清楚地显示出被照组织的位置、形状和大小等，作为临床诊断的依据. 若延长透视时间，还可以观察脏器的运动情况，但 X 射线透视给患者带来的照射剂量比 X 射线摄影的大.

在 X 射线摄影时，由于 X 射线的贯穿本领强，大部分 X 射线将穿过胶片而不能引起胶片感光. 在实际使用中，常在胶片的前后各放置一个荧光屏，将大大提高胶片的感光量，这个屏称为增感屏(intensifying screen). 增感屏的使用，可以减少摄影时间或降低 X 射线强度，从而大幅降低受检者的照射剂量. 需要指出,X 射线透视和摄影的影像是相反的. 如果同一束 X 射线照射在骨骼和肌肉上，骨骼比肌肉吸收 X 射线的能力强，透过骨骼的 X 射线比透过肌肉的少，在荧光屏上，骨骼的影像比肌肉的暗；而在胶片上，骨骼的影像比肌肉的白.

2. 特殊 X 射线摄影

如果患者受检部位与相邻组织的原子序数、密度或厚度相差不大，利用常规 X 射线摄影，将得不到具有足够对比度的影像，必须利用特殊的装置和方法来获得，这称为特殊 X 射线摄影.

(1) 软 X 射线摄影. 普通 X 射线照射在软组织上，由于其吸收射线的能力很低，绝大部分射线将穿过软组织，得不到对比度良好的影像，常用波长较长的软 X 射线来代替，称为软 X 射线摄影. 由于表征物质吸收 X 射线能力的质量吸收系数与射线波长的三次方成正比，软组织对软 X 射线的吸收量随着波长的增加而显著增大，从而得到对比度明显的影像. 目前临床用软 X 射线是由管电压低于 25 kV 的钼靶 X 射线管提供的. 软 X 射线摄影在软组织摄影，特别是在乳腺摄影中，发挥了较好的作用，使之成为乳腺癌早期诊断和普查的有力工具.

(2) 人工造影. 如果人体某些脏器或病灶与其周围组织对 X 射线的吸收能力相差无几，用常规 X 射线透视和摄影将得不到易分辨的影像，这时可以向这些脏器或周围组织中引入较大或较小的物质，使脏器与周围组织对 X 射线的吸收能力差别增大，从而获得对比度明显的影像，这称为 X 射线人工造影 (artificial contrast)，引入的物质称为造影剂 (contrast medium). 如胃肠检查时，患者服用的“钡餐”（即硫酸钡）；关节检查时，向关节腔内注入的空气等都是造影剂. X 射线人工造影的使用，提高了 X 射线诊断效果，扩大了 X 射线的诊断范围.

3. 数字 X 射线摄影

以上讨论的成像方法所获得的影像都是模拟图像，即影像上的灰度是空间位置的连续函数，它将图像采集、显示、存储和传递功能集为一体，因而限制其中某单一功能的改进. 随着数字技术的发展和应用，许多数字化的 X 射线成像技术被广泛地应用于临床.

(1) 数字减影血管造影 (digital subtraction angiography，DSA). DSA 是影像增强技术、电视技术和计算机技术等的综合应用，它可以获得清晰的血管影像. 基本原理是，在造影剂注入血管前、后，分别利用影像增强器将透过人体的 X 射线影像转化为高亮度的荧光影像，然后经过摄像管变成电视信号，再经过放大和模数转换，获得相应的数字图像，存入图像存储器，这两个数字影像分别称为原像和造影像. 通过计算机将代表原像和造影像的数字量相减 (减影技术)，这样，在所得到的减影图像中消除了骨骼和软组织的影像，使低浓度造影剂充盈的血管影像清晰地显示出来. 最后，将此血管的数字影像进行数模转换，得到高对比度的模拟电视信号，利用显示器，就可以最终获得实时的血管影像. DSA 技术已广泛应用于临床，在血管疾病诊断中发挥了重要的作用. 同时在血管内插管导向和介入放射领域的应用也有了长足的发展.

(2) X 射线计算机断层成像 (X-ray computed tomography，X-CT). 常规 X 射线成像是将三维立体的器官或组织投照在一个二维平面上，存在影像重叠问题，尤其相邻组织的吸收系数差别不大时，读片很困难，而基于衰减系数成像的 X-CT 技术可以解决这一难题. 由式 (13-5) 可知，单色平行 X 射线束通过线性衰减系数为 μ 的单一物质时，其强度变化服从指数衰减规律. 当 X 射线束所经过由衰减系数不同的物质所构成的人体组织时，只要将每种物质分割为等厚的、足够薄的薄层，则可以认为每层物质的衰减系数 μ_i 为常数. 设薄层的厚度为 L，共有 n 层，则透过人体的射线量为

$$I = I_0 e^{-(\mu_1+\mu_2+\cdots+\mu_n)L}$$

将上式两端取自然对数，整理变形为

$$\mu_1+\mu_2+\cdots+\mu_n=\sum_i^n \mu_i=\frac{1}{L}\ln\frac{I_0}{I} \tag{13-13}$$

式中，L、I_0 为已知，将探测到的 I 值代入，即可得到沿某 X 射线投照方向上各物质层的吸收系数之和. 用 X 射线沿不同方向对受检层面进行扫描，利用探测器探测出射的射线强度，通过数学方法 (如联立方程法、反投影法等) 和计算机处理，可以得到受检层面吸收系数的二维分布图. X-CT 能鉴别出受检组织密度的微小差异，解决图像重叠问题，成为放射诊断中的重要检查手段.

(3) 计算机 X 射线摄影 (CR). 与常规 X 射线摄影不同，CR 系统的影像记录和显示不在同一

介质上完成. CR 的成像板上涂有光激励发光物质，它能够将照射在其上的 X 射线(一次激发光)影像信息储存起来，记录的潜影是模拟信息，当它再次受到光(二次激发光)的照射时，将发射出荧光,荧光的强度与一次激发光的强度相对应. 利用集光器和光电倍增管收集该荧光影像并转换为电信号，然后经过放大器和模数转换器，变为数字影像，再送入计算机进行图像处理，得到最终的 CR 数字影像. CR 技术可以降低患者的 X 射线受照剂量，将吸收系数的微弱差异明显地显示出来，提高诊断水平，同时，成像板还可以重复使用.

(4) 直接数字化 X 射线摄影(DR). CR 系统的 X 射线影像信息储存和读出是分步实现的，它的时间分辨力较低，无法进行动态器官的显示. DR 在这方面有明显的优势，它是利用直接 X 射线摄影探测器或平板探测器，直接将 X 射线所携带的影像信息转换为数字图像信息. 直接 X 射线摄影探测器是把涂在薄膜晶体管阵列上的非晶态硒作为接收器，接收入射的 X 射线并在硒层中产生电子空穴对，储存于薄膜晶体管中，其量的大小与入射的 X 射线强度成正比，再在扫描控制电路的触发下将储存的电荷读出. 将输出的模拟电信号经过放大、模数转换，送给计算机处理与储存,并在影像监视器上显示. 平板探测器是由覆盖着一层闪烁发光晶体的光电二极管接收器阵列组成，闪烁发光晶体接收入射的 X 射线并转换为可见光发射出来，光强与入射的 X 射线强度成正比，光电二极管将该可见光转换为电流，并以电荷的形式储存在电容上，再在扫描控制电路的触发下将储存的电荷读出. 再经过与直接 X 射线摄影探测器类似的放大、模数转换、计算机处理和显示. 从外部看，类似于常规 X 射线摄影胶片暗盒的直接 X 射线摄影探测器和平板探测器，实现了将接收的 X 射线直接输出数字化影像信息的功能. 由于 DR 成像环节少，图像信息丢失的少；降低患者的 X 射线受照剂量；曝光宽容度大，曝光条件易掌握；为细节观察、定量诊断等提供技术支持，在临床诊断中发挥了重要作用.

思考题与习题十三

13-1 韧致辐射与标识辐射有什么不同?

13-2 医学上做胃透视时，为什么要先让病人吞服钡盐?

13-3 X 射线在医学上有哪些应用? 各是根据 X 射线的哪种性质?

13-4 每种元素都有它完全确定的 X 射线标识谱,它与该元素是处在自由状态还是包含在化合物中无关，如何解释这个事实?

13-5 连续 X 射线的最短波长与什么因素有关? 改变管电压的大小能否影响标识谱波长?

(管电压；不影响)

13-6 若已知 X 射线管上的电压增加了 1 倍后，连续 X 射线谱的最短波长变化了 0.05 nm. 试求未增加管电压前 X 射线波长的最小值. (0.05 nm)

13-7 若连续 X 射线谱的最短波长 λ_{min}=0.0157 nm，试计算阴极飞出的电子的速度. ($1.5\times10^8\ m\cdot s^{-1}$)

13-8 某些电视显像管注明阳极加 2.2×10^4 V 的电压以加速阴极发射的电子，它停止在附有很薄的铝套和磷酸盐的屏上，问这种管子可以产生 X 射线吗？ （能）

13-9 如果要想得到最短波长为 0.05 nm 的 X 射线，至少要加多大的电压于 X 射线管？在此情况下，电子到达阳极时，具有多大的动能？ （24.84 kV；3.97×10^{-15} J）

13-10 对波长为 0.154 nm 的 X 射线，铝、镍和铅的线性吸收系数分别为 132 cm^{-1}、427 cm^{-1}和 2610 cm^{-1}. 求它们作为吸收体，使出射射线强度减为原来的 20%的厚度分别为多大？

（$x_{铝}=1.22\times10^{-2}$ cm，$x_{镍}=3.77\times10^{-3}$ cm，$x_{铅}=6.17\times10^{-4}$ cm）

阅读材料

伦　琴

威廉·康拉德·伦琴(德语：Wilhelm Conrad Röntgen，1845 年 3 月 27 日～1923 年 2 月 10 日)，德国物理学家.

伦琴一生在物理学许多领域中进行过实验研究工作，并都作出了一定的贡献. 由于他对 X 射线的发现获得了巨大的荣誉，以致于他的其他贡献大多不为人所注意. 1895 年 1 月 5 日，伦琴发现了 X 射线，他因此于 1901 年获得第一届诺贝尔物理学奖. 这一发现宣布了现代物理学时代的到来，也带来了医学的革命.

1895 年间伦琴使用他的同行赫兹、希托夫、克鲁克斯、特斯拉和莱纳德设计的设备研究真空管中的高压放电效应. 11 月初，伦琴重复着莱纳德管实验，这个莱纳德管加入了一个很窄的金属铝做的窗口，允许阴极射线从管子射出来，另外有块纸板覆盖住铝窗口保护它不被产生阴极射线的强电场区破坏. 他知道纸屏能够防止光线逃逸，但是当他用涂了氰亚铂酸钡的小纸屏靠近铝窗，看不到的阴极射线能够在纸屏上产生荧光效应. 这让伦琴想到，比莱纳德管的管壁更厚的克鲁克斯管可能也会导致荧光效应.

1895 年 11 月 8 日下午晚些时候，他决定试验他的想法. 他仔细地做了一个跟莱纳德管实验类似的黑纸屏，并用这块板覆盖住克鲁克斯管并把电极放到一个感应线圈中来产生静电电荷. 在用氰亚铂酸钡屏验证他的想法之前，伦琴把房间弄暗以检测是不是他的纸板漏光. 当他把线圈穿过管子的时候，确定板子确实不透光，并着手进行下一步实验. 就在这时，他从距离实验管几米远的地方注意到微弱的光. 为了确定他的发现，他试着重复上面的操作，每次都能看到同样的微光. 擦燃一根火柴，他才发现是他放在工作台上准备下一步使用的氰亚铂酸钡发光.

接下来的几个小时伦琴一遍一遍地重复着实验. 他很快确定出一根管子特定的距离，从这里能够观察到比前面的实验更强的荧光. 他推测可能发现了一种新的射线. 11 月 8 日是一个星期五，伦琴利用这个周末重复实验并做了第一次记录. 在接下来的几个星期他在实验室内吃住，研究了他暂时命名为 X 射线的新射线的差不多所有性质，并对未知的部分给出数学表示. 尽管最终新的射线用他的名字来命名为伦琴射线，但是他总是首选最初的术语 X 射线.

伦琴发现 X 射线并非偶然，他也不是独自工作. 据调查，当时多个国家不少人都在进行这方面的研究，而且，发现时间也很接近. 事实上，在伦琴发现 X 射线之前宾夕法尼亚大学就已经制造出 X 射线和它的影像记录. 然而，那里的研究人员没有意识到这一发现的重要性，只是把它们归档了事，因此也就失去了获得最伟大物理发现赞誉的机会. 他碰巧在屏上发现的东西把他的注意力从原来的研究中引开了. 他当时已经计划在下一步的实验中用那个屏，那之前很短时间他就取得了这一发现.

之后，他开始研究不同材料对这种射线的阻挡能力，就把一小片阻挡材料放到射线产生的地方. 可以想象当看到第一张呈现在他制作的屏幕上的 X 射线影像上闪烁的骨架的时候，伦琴是多么的惊讶. 据说他后来在实验室秘密地进行这项实验，因为他害怕如果这个发现是个错误会影响他的教授声誉.

伦琴的原始论文《一种新的 X 射线》在 50 天后也就是 1895 年 12 月 28 日被出版. 1896 年 1 月 5 日，奥地利一家报纸报道了伦琴的发现. 伦琴发现 X 射线以后，维尔兹堡大学授予他荣誉医学博士学位. 在 1895 年到 1897 年间他一共出版了总计 3 篇关于 X 射线的论文. 伦琴治学十分严谨，还没有发现他的学术论文里面存在错误.

伦琴的发现不仅对医学诊断有重大影响，同时也促进了 20 世纪许多重大科学成就的出现.

受伦琴的影响，1896 年亨利·贝克勒在发光材料的试验中偶然发现了一种新射线的穿透性，这样伦琴的发现间接地影响了放射性的发现. 因为该发现 1903 年贝克勒和居里夫人被共同授予诺贝尔奖.

伦琴射线直到今天最重要的应用领域仍然是医学诊断. 用于诊断的射线强度已被大大降低，同时诊断结果可以显示更清晰的细节. 在现代数字技术的帮助下，伦琴射线诊断已经可以提供人体内部的三维图像. 除了在医学上，伦琴射线还应用在微观世界的观察和对太空的研究. 另外一个伦琴射线的重大应用领域是材料无损探伤，使用伦琴射线可以检测出金属材料和焊接部位的内部缺陷.

为了纪念伦琴的成就，X 射线在许多国家被称为伦琴射线. 另外第 111 号化学元素錀(Roentgenium (Rg))也以伦琴命名. 在伦琴的祖国，德国有许多以伦琴命名的学校、街道和广场. 由于伦琴在物理学的杰出成就，在德国的吉森市、柏林市和伦琴的出生地伦内普都建有伦琴纪念碑.

（朱　渊）

第十四章　原子核和放射性

质子治疗眼黑色素瘤已在临床得到广泛应用；核医学影像是医学影像诊断的重要技术，可以显示脏器功能，观察代谢情况，对病人可进行定性和定量的诊断；γ刀可切除颅内直径小于3 cm的病灶等. 所有这些诊断、治疗技术与原子核和放射性有哪些关系呢？

原子核物理学是研究原子核的性质、结构和相互转化规律的科学. 它的应用涉及工业、农业、医药等众多领域. 尤其是放射性同位素、医用粒子加速器、磁共振为基础医学的研究，为临床医学的诊断和治疗开辟了新途径，提供了新手段. 本章主要讨论原子核的基本性质，放射性核素的衰变规律，射线与物质的相互作用，电离辐射与防护以及放射性核素的医学应用.

第一节　原子核的基本性质

一、原子核的组成

1911年卢瑟福(E. Rutherford)通过α粒子散射实验，提出了原子核式结构模型，即原子是由原子核和核外电子组成的. 虽然原子核的体积只有原子体积的$1/10^{15}$，但却集中了原子的全部正电荷和几乎全部质量. 原子核带正电荷，数量是氢核正电荷的整数倍，故一般认为氢核是各种核的组分之一，又称为质子(proton). 1932年查德威克(J. Chadwick)在实验中发现核内有一种质量和质子相近且不带电的粒子，后称为中子(neutron). 之后不久，海森伯(W. Heisenberg)等提出原子核是由质子和中子组成，并得到了一系列实验的验证. 质子和中子统称为核子(nucleon). 中子不带电，质子带正电，其电量与核外电子(electron)所带电量相等，但符号相反，因此原子整体呈电中性.

不同元素原子核的质子数和中子数不同. 核内的质子数称为原子序数，用Z表示；中子数用N表示. 核内质子数和中子数之和称为质量数(mass number)，用A表示，即$A=Z+N$. 质子数和中子数均相同，且能量状态也相同的一类原子称为一种核素(nuclide). 核素可用符号${}_Z^A\mathrm{X}$表示，其中X为元素符号，A为原子质量数，即核子数. 由于各元素的原子序数Z是一定的，X已经反映了质子数，所以通常简写为${}^A\mathrm{X}$就足以代表一个特定的核素. 质子数相同(在元素周期表中处于同一位置)而中子数不同的一类核素互称为同位素(isotope)，如氢的三个同位素${}^1\mathrm{H}$(氕)、${}^2\mathrm{H}$(氘)、${}^3\mathrm{H}$(氚). 同位素的化学性质基本相同，但物理性质可能有很大不同. 质子数不同而质量数相同的一类核素称为同量异位素(isobar)，如${}_{19}^{40}\mathrm{K}$和${}_{20}^{40}\mathrm{Ca}$. 中子数相同而质子数不同的一类核素称为同中子异位素(isotone)，如${}_{16}^{36}\mathrm{S}$和${}_{18}^{38}\mathrm{Ar}$. 原子核与原子一样具有分立的能级，原子核可以处在不同的能量状态，在一定条件下，可以在不同能级之间跃迁．质子数和中子数都相同，但能量状态不同的一类核素称为同核异能素(isomer)，如处于激发态的核素 $^{131m}_{54}I$ (左上标 m 表示处于激发态)和处于基态的核素 $^{131}_{54}I$.

二、原子核的质量和大小

原子核的质量常用原子质量单位(atomic mass unit) u 来表示．国际上以自然界中碳最丰富的同位素 $^{12}_{6}C$ 原子质量的 1/12 为原子质量单位 u，即

$$1\,u = \frac{1}{12}m(^{12}_{6}C) = 1.6605402 \times 10^{-27}\ kg$$

质子和中子的质量相差很小，它们分别是 m_p=1.007276 u，m_n=1.008665 u．用原子质量单位来量度原子核时，其质量的数值都接近于原子核的质量数 A，在一些近似计算中可以用 A u 代替原子核的质量．

原子核接近于球形(略呈旋转椭球状)，其大小通常用核半径(nuclear radius)来表示．核半径可通过原子核与电子、中子或质子等粒子的散射实验来进行测量．实验发现原子核的半径 R 大约是原子半径的 $\left(\frac{1}{2}\sim\frac{1}{20}\right)\times 10^{-4}$，它与核子数 A 有如下近似关系：

$$R = R_0 A^{1/3} \tag{14-1}$$

式中，R_0 为常量，其值约等于 1.20×10^{-15} m.

如果把原子核看成球体，其质量为 m，体积 $V = \frac{4}{3}\pi R^3$，则原子核的平均密度 ρ 为

$$\rho = \frac{m}{V} = \frac{m}{\frac{4}{3}\pi R^3} = \frac{m}{\frac{4}{3}\pi R_0^3 A} \tag{14-2}$$

设每个核子的质量近似为 1u，则 $m \approx A$ u，所以

$$\rho = \frac{m}{\frac{4}{3}\pi R_0^3 A} \approx \frac{3}{4\pi R_0^3}\,u \approx 2.3\times 10^{17}\ kg\cdot m^{-3}$$

由上式可知，各种原子核的密度是相同的，其数值极其巨大，1 cm^3 的质量可达 2.3 亿吨.

三、原子核的自旋和磁矩

实验表明，组成原子核的质子和中子都存在自旋运动，同时原子核内的质子和中子又有复杂的相对运动．核子的自旋运动产生自旋角动量，相对运动产生轨道角动量．组成原子核的所有核子的自旋角动量和轨道角动量的矢量和称为原子核的角动量，习惯上称为核自旋(nuclear spin)．根据量子理论，原子核角动量大小为

$$L_I = \sqrt{I(I+1)}\cdot\hbar \tag{14-3}$$

式中，$\hbar = h/2\pi$（h 为普朗克常量），I 为整数或半整数，称为核自旋量子数. I 的取值由原子核的特性决定. 实验发现处于基态时，对于偶偶核（质子数和中子数都是偶数），I 为零；对于奇奇核（质子数和中子数都是奇数），I 为整数；对于奇偶核（质子数和中子数一个是奇数，另一个是偶数），I 为半整数.

原子核角动量在空间某一方向（如 z 轴方向）的投影为

$$L_{Iz} = m_I \hbar \tag{14-4}$$

m_I 为核自旋量子数. 对于某一确定的 I 值，m_I 可以取 I，$I-1$，$I-2$，…，$-I+2$，$-I+1$，$-I$，共 $2I+1$ 个值.

原子核是一个带电体系，同时具有角动量，因而原子核也具有磁矩. 组成原子核的所有核子的各种运动相应磁矩的矢量和称为原子核的核磁矩（nuclear magnetic moment）. 类似于原子磁矩，核磁矩 $\boldsymbol{\mu}_I$ 与核角动量 $\boldsymbol{L}_I$ 成正比，即

$$\boldsymbol{\mu}_I = g\frac{e}{2m_{\text{p}}}\boldsymbol{L}_I = \gamma_I \boldsymbol{L}_I \tag{14-5}$$

式中，m_{p} 为质子质量，g 是由原子核性质决定的常数，称为原子核的朗德 g 因子（Landé g-factor），$\gamma_I = \dfrac{\mu_I}{L_I}$ 是原子核的磁旋比（gyromagnetic ratio）. 核磁矩 $\boldsymbol{\mu}_I$ 的方向与核角动量 $\boldsymbol{L}_I$ 的方向平行. 核磁矩在 z 轴方向上的投影为

$$\mu_{Iz} = g\frac{e}{2m_{\text{p}}}L_{Iz} = g\frac{e}{2m_{\text{p}}}m_I\hbar = gm_I\mu_{\text{N}} \tag{14-6}$$

式中，$\mu_{\text{N}} = \dfrac{e\hbar}{2m_{\text{p}}} = 5.0508\times10^{-27}\ \text{J}\cdot\text{T}^{-1}$，称为核磁子（nuclear magneton），是核磁矩的最小值. 由于核自旋是量子化的，因此 μ_{Iz} 也是量子化的，共有 $2I+1$ 个可能取值.

四、原子核的质量亏损及结合能

1. 原子核的质量亏损

原子核是由核子组成的，原子核的质量应等于全部核子质量之和. 但实验发现原子核的质量 m_{X} 总是比构成这一原子核的核子质量之和要小，它们的差值

$$\Delta m = \left[Zm_{\text{p}} + (A-Z)m_{\text{n}}\right] - m_{\text{X}} \tag{14-7}$$

称为**质量亏损**（mass defect），式中 Z 和 A 分别表示质子数和质量数，m_{p}、m_{n} 和 m_{X} 分别表示质子、中子和 ${}_{Z}^{A}\text{X}$ 原子核的质量.

例如，氢的同位素氘 ${}_{1}^{2}\text{H}$ 由 1 个质子和 1 个中子组成，质子和中子的质量和为 $m_{\text{p}} + m_{\text{n}} = 1.007276\ \text{u} + 1.008665\ \text{u} = 2.015941\ \text{u}$. 而实验测得核 ${}_{1}^{2}\text{H}$ 的质量为 2.013552 u，则质量亏损为 $\Delta m = 2.015941\ \text{u} - 2.013552\ \text{u} = 0.002389\ \text{u}$.

2. 原子核的结合能

实验表明，当 1 个中子与 1 个质子结合成氘核时，将释放能量为 $\Delta E = 2.225\ \text{MeV}$ 的光子，根据相对论的质能关系，所释放光子的质量为

$$\Delta m = \frac{\Delta E}{c^2} = \frac{2.225\times10^6\times1.6022\times10^{-19}}{(2.9979\times10^8)^2} = 3.9665\times10^{-30}\,(\text{kg}) = 0.002389\,(\text{u})$$

恰好等于质量亏损. 说明质量亏损是由于在质子和中子结合成氘核时，以释放光子的形式带走了相应的能量. 实际上，质子和中子在结合成其他原子核时也要释放能量. 处于自由状态的核子结合成原子核时放出的能量称为原子核的结合能(nuclear binding energy). 若将原子核分解成自由核子，必须吸收与结合能同样大小的能量，以克服核子之间的作用力.

任意一个核素 ${}_Z^AX$ 的结合能 ΔE 定义为

$$\Delta E = \left[Zm_p + (A-Z)m_n - m_X\right]c^2 \tag{14-8}$$

由于一般数据表中给出的都是原子的质量 M，因此式(14-8)可改写成

$$\Delta E = \left[ZM_H + (A-Z)m_n - M_X\right]c^2 \tag{14-8a}$$

式中，M_H、m_n 和 M_X 分别表示氢原子、中子和 ${}_Z^AX$ 原子的质量. 虽然用氢原子质量代替质子质量，多了 Z 个电子质量，但 M_X 也是原子的质量，其中也包含了 Z 个电子质量，其差值正好消去了电子的质量. 在式(14-8)和式(14-8a)中，等式右端方括号内的量就是 Z 个质子和 $(A-Z)$ 个中子结合成 ${}_Z^AX$ 核的质量亏损 Δm，此部分质量以光子的形式释放而离开原子核. 结合能 ΔE 愈大，核子结合成原子核时放出的能量就愈多. 原子核结合能的常用单位是兆电子伏特(MeV). 与 1 u 的质量相当的能量为 $E = 931.5\ \text{MeV}$.

五、原子核的稳定性

1. 比结合能

依据原子核的结合能大小，并不能判定原子核的稳定性. 核子数越多的原子核结合能越大，但并不是越稳定. 原子核的稳定性通常可用每个核子的平均结合能来表示，称之为**比结合能**(specific binding energy)，用 ε 表示.

$$\varepsilon = \frac{\Delta E}{A} \tag{14-9}$$

式中，ΔE 和 A 分别为原子核结合能和核子数. 比结合能 ε 越大，核子间结合越紧密，原子核越稳定.

图 14-1 给出了不同原子核的比结合能曲线. 从图中可见，比结合能曲线两头低，中间高；轻核(A< 30)的比结合能还随着核子数有周期性变化，凡核子数为 4 的倍数时，比结合能有极大值；中等质量的核(A=40～100)，比结合能较大，约为 8.6 MeV；重核(A>120)的比结合能随核子数

增加而明显减小. 当比结合能 ε 较小的原子核变成比结合能 ε 较大的原子核时,就会释放能量. 这是采用重核裂变(heavy nucleus fission)和轻核聚变(light nucleus fusion)获得原子能的依据.

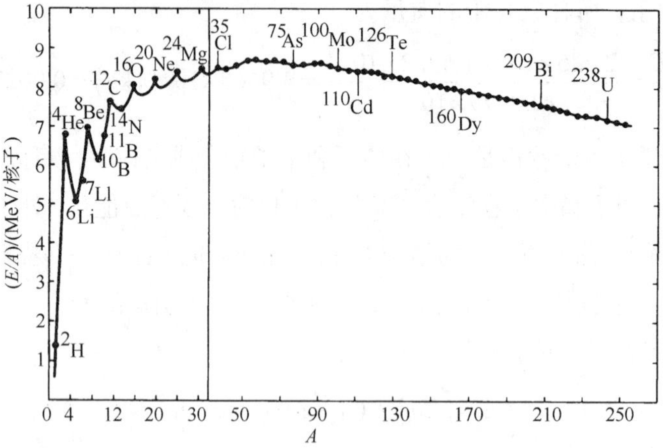

图 14-1　比结合能曲线

2. 核力

通过结合能的讨论可知,由质子和中子组成的原子核的能量比它们各自独立时的总能量要低,从能量的观点上说明原子核是一个较稳定的系统. 由于原子核中质子间的距离非常小，它们之间的库仑斥力很大. 如果仅仅是电磁作用(万有引力作用比电磁作用小 10^{39} 倍，在原子核内完全可以忽略)，质子和中子是不可能聚集在一起构成原子核的. 因此，将质子和中子紧密结合在一起，形成原子核的力是一种新的作用力. 这种原子核内核子之间的作用力称为核力(nuclear force).

实验表明核力具有下列重要特征：

(1)核力是强相互作用，它的相互作用强度是电磁相互作用的 100 倍.

(2)核力是一种短程力，它的作用距离为 10^{-15} m 数量级；当力程大于 8×10^{-16} m 时表现为吸引力，当力程小于 8×10^{-16} m 时表现为很强的排斥力，因此核子不会融合在一起.

(3)核力与电荷无关，任何两个核子之间的作用力都是一样的，与它们是质子或中子无关.

(4)核力具有饱和性，每个核子只能与有限个数的相邻核子相互作用.

六、原子核的宇称

宇称(parity)是用于描述微观粒子空间对称性的量子数，是表征微观粒子运动特性的一个物理量. 通常用波函数在空间坐标反演(改变坐标值符号)下的变换性质来表示. 如果用波函数 $\psi(\boldsymbol{r})$ 描述一个微观粒子(或其体系)的运动状态,则在空间反演 $\boldsymbol{r}\to-\boldsymbol{r}$ 或 $(x,y,z)\to(-x,-y,\ -z)$ 作用下，波函数 $\psi(\boldsymbol{r})$ 有两种情况：①当 $\psi(\boldsymbol{r})=\psi(-\boldsymbol{r})$ 时，称粒子的运动状态具有偶宇称(或称其宇称为正)；②当 $\psi(\boldsymbol{r})=-\psi(-\boldsymbol{r})$ 时，则称粒子的运动状态具有奇宇称(或称其宇称为负).

宇称是原子核的一个重要特征，在一定状态下，原子核有确定不变的宇称. 只有在核状态发生变化时，核的宇称才会发生改变. 通常原子核的宇称是用加在自旋数值右上角的“+”(偶宇称)或“−”(奇宇称)号来表示. 例如，^{57}Fe 基态自旋为 1/2，宇称为负，记为 $(1/2)^-$；^{4}He 基态的自旋为 0，宇称为正，记为 0^+.

第二节 原子核的衰变

案例 14-1

1896 年法国物理学家贝可勒尔(Henry. Becquerel)在研究铀矿时，发现铀矿能使包在黑纸内的感光胶片感光，这是人类第一次认识到放射现象. 1898 年玛丽·居里夫妇(Pierre Curie and Marie Sklodowska Curie)发现了镭(Ra)和钋(Po)天然放射性元素，居里夫人将这种化合物放出的辐射现象取名为“放射性”，称铀的射线为贝可勒尔射线. 1903 年居里和贝可勒尔共获诺贝尔物理学奖，1911 年居里夫人又获得诺贝尔化学奖. 在此后 100 年内，有近 20 位科学家在与核医学有关的领域研究中获得诺贝尔奖. 20 世纪 70 年代核医学发生了根本变化：一是电子计算机广泛应用于核医学领域，使得核医学成像由定性分析进入定量分析，由平面影像进入断层影像阶段；二是发射型计算机断层显像(ECT)的发展与应用；三是以 ^{99m}Tc 为代表的短半衰期核素广泛应用；四是放射免疫分析技术得到普及，促进了医学科学的发展.

问题

1. 何为放射性?
2. 放射性核素在医学中有哪些应用?

核素按照原子核的稳定性程度分为**稳定性核素**(stable nuclide)和**放射性核素**(radioactive nuclide). 自然界中天然存在的核素有 300 多种，其中 280 多种是稳定性核素，60 多种是放射性核素. 稳定性核素在没有外来因素影响(如高能粒子的轰击)时，不发生核内结构或能级的变化，或者说虽有可能发生变化，但概率极小，其半衰期可达 10 亿年. 放射性核素是不稳定的核素，容易发生核结构或能级的变化,能自发地放出某种射线而转变为别的核素. 放射性核素发出某种射线而转变为另一种核素的现象称为**原子核的衰变**(nuclear decay). 除天然放射性核素外，通过人工方法又制造了 1600 多种放射性核素. 放射性衰变是在 1896 年由法国物理学家贝克勒尔(H. Becquerel)首先发现的，他当时观察到铀(U)盐发射出的射线能通过不透明的纸，并使照相底片感光. 放射性现象是研究原子核内部性质和结构的重要途径之一，它在工业、农业、医学、科学研究等各方面有着广泛的应用.

根据放射性核素放出射线的种类，核衰变主要分为 α **衰变**(α-decay)、β **衰变**(β-decay)(包括 β^+衰变、β^-衰变和电子俘获)和 γ **衰变**(γ-decay). 在核衰变过程中，质量、能量、动量、电荷和核子数等物理量守恒.

一、α 衰变

放射性核素放射出 α 射线而变为另一种核素的现象称为 α 衰变. α 射线就是高速运动的氦核 ${}_{2}^{4}\mathrm{He}$，也称 α 粒子，它是由 2 个质子和 2 个中子组成. α 衰变过程可写为

$${}_{Z}^{A}\mathrm{X} \longrightarrow {}_{Z-2}^{A-4}\mathrm{Y} + {}_{2}^{4}\mathrm{He} + Q \tag{14-10}$$

式中，${}_{Z}^{A}\mathrm{X}$ 是衰变前的原子核，称为**母核**(parent nucleus)；${}_{Z-2}^{A-4}\mathrm{Y}$ 是衰变后的核称为**子核**(daughter nucleus)；Q 为衰变过程中释放出的能量称为衰变能(decay energy)，衰变能在数值上等于 α 粒子动能和子核反冲动能之和. α 衰变形成的子核较母核原子序数少 2，子核在元素周期表中的位

置将向前移 2 位，而质量数较母核减少 4. 例如，镭 $^{226}_{88}Ra$ 的 α 衰变过程为

$$^{226}_{88}\mathrm{Ra} \longrightarrow ^{222}_{86}\mathrm{Rn} + ^{4}_{2}\mathrm{He} + Q$$

实验表明，大部分核素放出的 α 粒子能量并不是单一的，而是有几组不同的分立值. 说明原子核内也存在能级，且能量也是量子化的. 处于基态的母核发生 α 衰变时可以直接衰变到子核的基态，也可以先衰变到子核的激发态，放出能量较低的 α 粒子，处于激发态的子核再向基态跃迁，放出γ射线. 表示衰变过程的衰变能级图，称为衰变图(decay scheme). 图 14-2 给出了 $^{226}_{88}Ra$ 的 α 衰变图，其衰变过程中放出 3 种不同能量的 α 粒子，同时伴随有γ射线放出.

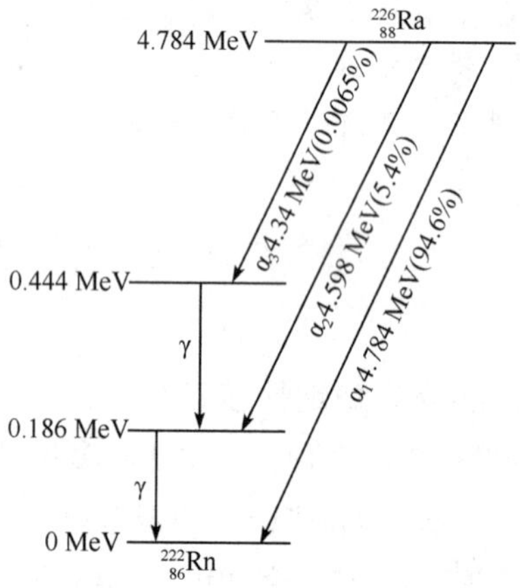

图 14-2　$^{226}_{88}Ra$ 的衰变图

二、β 衰变

放射性核素放射出 β 射线而变成另一种核素的现象称为 β 衰变. β 衰变是核素质子数改变而质量数不变的核衰变，主要包括 β^- 衰变、β^+ 衰变和电子俘获(electron capture，EC)三种类型.

1. β^- 衰变

母核放射出一个 β^- 粒子和一个反中微子 $\bar{\nu}_e$，而变成原子序数增加 1，质量数不变的子核. β^- 粒子即是普通电子 $^{0}_{-1}e$，反中微子 $\bar{\nu}_e$ 是中微子 ν_e 的反粒子，不带电，静止质量几乎为零. β^- 衰变过程可表示为

$$^{A}_{Z}\mathrm{X} \longrightarrow ^{A}_{Z+1}\mathrm{Y} + ^{0}_{-1}\mathrm{e} + \bar{\nu}_e + Q \tag{14-11}$$

例如，$^{32}_{15}P$ 的 β^- 衰变过程为

$$^{32}_{15}\mathrm{P} \longrightarrow ^{32}_{16}\mathrm{S} + ^{0}_{-1}\mathrm{e} + \bar{\nu}_e + Q$$

β^- 衰变可以看作是母核中的一个中子转变为一个质子发射出一个负电子和反中微子而形成的.

$$^{1}_{0}\mathrm{n} \longrightarrow ^{1}_{1}\mathrm{p} + ^{0}_{-1}\mathrm{e} + \bar{\nu}_e + Q$$

图 14-3 为 3 种放射性核素的 β^- 衰变，可见发生 β^- 衰变的核素，有的只放射 β^- 粒子；有的放射 β^- 粒子的同时，还伴随有γ射线；有的放射两种或多种能量的 β^- 粒子.

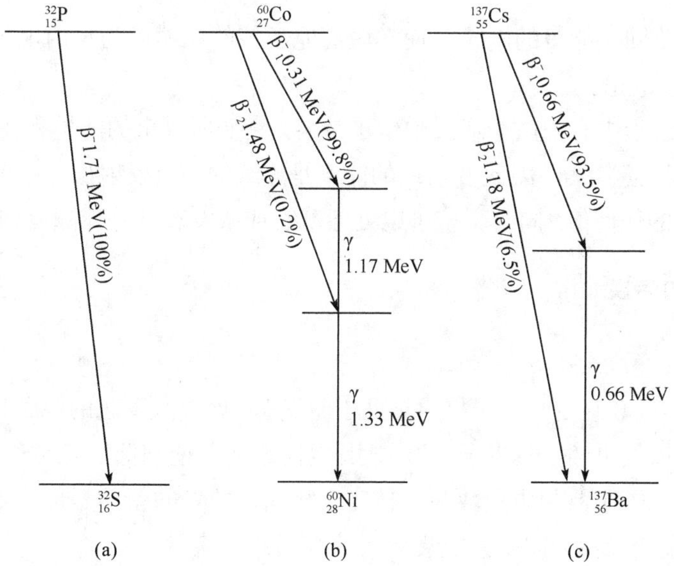

图 14-3　β^-的衰变图

2. β^+衰变

母核放射出一个 β^+粒子和一个中微子 ν_e，而变成原子序数减少 1，质量数不变的子核. β^+粒子是正电子 ${}^{0}_{+1}e$，ν_e是中微子，不带电，静止质量几乎为零. β^+的衰变过程可表示为

$$ {}^{A}_{Z}X \longrightarrow {}^{A}_{Z-1}Y + {}^{0}_{+1}e + \nu_e + Q \tag{14-12}$$

例如，${}^{13}_{7}N$ 的 β^+衰变过程为

$$ {}^{13}_{7}N \longrightarrow {}^{13}_{6}C + {}^{0}_{+1}e + \nu_e + Q $$

β^+衰变可以看作是母核中的一个质子转变为一个中子发射出一个正电子和中微子而形成的，即

$$ {}^{1}_{1}p \longrightarrow {}^{1}_{0}n + {}^{0}_{+1}e + \nu_e + Q $$

3. 电子俘获

母核俘获一个核外轨道电子而变成原子序数减少 1，质量数不变的子核，同时放出一个中微子 ν_e. 电子俘获过程可表示为

$$ {}^{A}_{Z}X + {}^{0}_{-1}e \longrightarrow {}^{A}_{Z-1}Y + \nu_e + Q \tag{14-13}$$

例如，${}^{55}_{26}Fe$ 的电子俘获衰变式为

$$ {}^{55}_{26}Fe + {}^{0}_{-1}e \longrightarrow {}^{55}_{25}Mn + \nu_e + Q $$

电子俘获可以看作是母核中的一个质子俘获一个轨道电子后转变为一个中子发射出一个中微子的过程，即

$$ {}^{1}_{1}p + {}^{0}_{-1}e \longrightarrow {}^{1}_{0}n + \nu_e + Q $$

如果母核俘获一个 K 层电子就称为 K 俘获，同理有 L 俘获和 M 俘获. 由于 K 层最靠近原子核，故 K 俘获最容易发生. 当一个内层电子被母核俘获后，就留下一个空位，外层高能级的电子会立即填充这一空位，产生能级跃迁，释放出能量. 该能量可以特征 X 射线(光子)形式放

出；也可直接传递给同一能级的电子，使它脱离原子核的束缚成为自由电子，该自由电子称为**俄歇电子**(Auger electron).

由于在 β 衰变过程中有中微子或反中微子参与，衰变所放出的能量将在电子、中微子(或反中微子)和子核之间任意分配. 因此 β 射线的能谱是连续的，所发射出电子的能量可以取 0 到某一最大值 $E_{\max}$ 之间的任何值. 同时子核可以处于基态或激发态，并伴随有γ射线产生.

三、γ衰变和内转换

1. γ衰变

当原子核发生 α、β 衰变时，子核通常处于激发态. 处于激发态的原子核不稳定，在不改变其组成的情况下，以放出γ射线(光子)的形式释放能量而跃迁到低能态，称为 **γ 衰变**. 发生 γ 衰变的核素，子核的原子序数和质量数与母核完全相同，两者的差异是母核处于激发态，而子核处于低能态. 故 γ 衰变又称为同质异能衰变. γ 衰变过程可表示为

$$ {}^{Am}_{Z}\mathrm{X} \longrightarrow {}^{A}_{Z}\mathrm{X} + \gamma \tag{14-14}$$

式中，母核左上角的 m 表示该核素处于激发态.

例如，${}^{99\mathrm{m}}_{43}\mathrm{Tc}$ 的 γ 衰变过程为

$$ {}^{99\mathrm{m}}_{43}\mathrm{Tc} \rightarrow {}^{99}_{43}\mathrm{Tc} + \gamma $$

2. 内转换

处于激发态的原子核，在由激发态向低能态跃迁时，还可以把能量直接传递给核外电子，使其脱离原子核的束缚而成为自由电子，这种现象称为**内转换**(internal conversion，IC)，放出的电子称为**内转换电子**(internal conversion electron). 内转换主要发生在 K 层电子，内转换电子的能谱是分立的，这与 β 衰变时电子的连续能谱截然不同. 内转换过程由于释放电子而在原子的内壳层出现空位，外层电子将会填充该空位而发射特征 X 射线或俄歇电子，这与电子俘获情况相同.

第三节　放射性核素的衰变规律

核衰变过程是放射性核素的原子核由不稳定状态趋于稳定状态的一种自发过程. 随着衰变过程的进行，母核数逐渐减少而子核数不断增多，具有放射性的子核会继续衰变，直到成为稳定的核素.

一、衰变规律

放射性核素的所有原子核都会自发产生衰变，但原子核的衰变并不是同时发生的，而是有先有后，各自独立. 单个放射性核素何时衰变具有随机性且无法预知，但对大量核素组成的放射性物质，其衰变服从统计规律. 在 dt 时间内发生衰变的原子核数目−dN 与当时存在的原子核数目 N 和时间间隔 dt 成正比，即

$$-\mathrm{d}N = \lambda N \mathrm{d}t \tag{14-15}$$

式中，λ 为衰变常数(decay constant)，$-\mathrm{d}N$ 表示 $\mathrm{d}t$ 时间内原子核的减少量. 设 $t=0$ 时原子核的数目为 N_0，对式(14-15)积分可得 t 时刻原子核的数目 N 为

$$N = N_0 \mathrm{e}^{-\lambda t} \tag{14-16}$$

上式表明，放射性物质的原子核数目随时间的增长按指数规律减少，称为**放射性核素衰变定律**(decay law).

衰变常数 λ 是表征放射性核素衰变快慢的特征常量，单位为 s^{-1}. λ 越大，表示衰变过程进行得越快；反之，衰变过程进行得慢. 衰变常数只取决于放射性核素的自身性质，与外界因素无关. 由式(14-15)可得衰变常数 λ 为

$$\lambda = \frac{-\mathrm{d}N/\mathrm{d}t}{N}$$

可见，衰变常数 λ 表示 1 个放射性原子核在单位时间内发生衰变的概率.

若某种放射性核素同时进行几种类型的核衰变，对应于每一种类型的核衰变，各个核衰变常数分别为 $\lambda_1, \lambda_2, \cdots, \lambda_n$,则总衰变常数 λ 为

$$\lambda = \lambda_1 + \lambda_2 + \cdots + \lambda_n = \sum_{i=1}^{n} \lambda_i \tag{14-17}$$

二、半衰期和平均寿命

1. 半衰期

在衰变过程中，放射性原子核数目减少到原来的一半时所需的时间，称为**半衰期**(half life)，用 T 表示. 根据式(14-16)可得

$$N = \frac{N_0}{2} = N_0 \mathrm{e}^{-\lambda T}$$

整理上式得

$$T = \frac{\ln 2}{\lambda} = \frac{0.693}{\lambda} \tag{14-18}$$

T 与 λ 一样，也是放射性核素的特征常量，λ 越大，T 越小. 衰变定律可用半衰期 T 表示为

$$N = N_0 \left(\frac{1}{2}\right)^{t/T} \tag{14-19}$$

2. 平均寿命

原子核存在的时间称为原子核的寿命. 放射性核素的原子核有的先衰变，有的后衰变，因此原子核的寿命各不相同. 放射性核素的所有原子核寿命的平均值称为该放射性核素的**平均寿命**(mean life)，用 τ 表示.

设 $t=0$ 时有放射性原子核 N_0 个，由式(14-15)可知，在 $t \to t+\mathrm{d}t$ 时间内发生衰变的原子核数目为 $-\mathrm{d}N = \lambda N \mathrm{d}t$ ，它们的寿命都为 t，则该放射性核素的平均寿命为

$$\tau = \frac{1}{N_0}\int_0^\infty t(-\mathrm{d}N) = \frac{1}{N_0}\int_0^\infty \lambda N t \mathrm{d}t = \frac{1}{N_0}\int_0^\infty \lambda N_0 \mathrm{e}^{-\lambda t} t \mathrm{d}t = \frac{1}{\lambda}$$

根据衰变常数与半衰期的关系得

$$\tau = \frac{1}{\lambda} = \frac{T}{\ln 2} = 1.44T \tag{14-20}$$

即平均寿命是衰变常数的倒数，衰变常数越大，衰变越快，平均寿命越短. 平均寿命和衰变常数以及半衰期都是表征核衰变进程快慢的物理量.

3. 有效半衰期

在核医学中，放射性核素引入人体内时，原子核的数目除按照自身的衰变规律减少外，还会由于人体的代谢而不断排出体外，使原子核的数目减少. 因此，生物机体内放射性核素数目的减少比单纯的核衰变要快. 生物机体由于代谢而排出放射性核素的规律也近似遵从指数衰变规律，相应的衰变定律为

$$N = N_0 \mathrm{e}^{-\lambda_b t}$$

式中，λ_b 称为**生物衰变常数**(biological decay constant). 生物机体内由于各种排泄作用而使放射性原子核数目减少一半所需的时间称为**生物半衰期**(biological half life)，用 T_b 表示. 生物衰变常数 λ_b 和生物半衰期 T_b 也满足式(14-18). 生物半衰期反映生物体对核素的吸收和排泄情况，在基础医学研究和临床诊断中具有重要意义.

放射性原子核数目在生物体内由于自身衰变和排泄作用而减少，它们对应的衰变常数分别为物理衰变常数 λ 和生物衰变常数 λ_b，衰变定律为

$$N = N_0 \mathrm{e}^{-(\lambda+\lambda_b)t} = N_0 \mathrm{e}^{-\lambda_e t} \tag{14-21}$$

式中，$\lambda_e = \lambda + \lambda_b$ 表示放射性核素的总衰变常数，称为**有效衰变常数**(effective decay constant).

在生物机体内，放射性原子核数目减少一半所需的时间称为**有效半衰期**(effective half life)，用 T_e 表示，与有效衰变常数 λ_e 之间的关系为

$$T_e = \frac{\ln 2}{\lambda_e} = \frac{0.693}{\lambda_e} \tag{14-22}$$

有效半衰期 T_e、物理半衰期 T 与生物半衰期 T_b 之间的关系为

$$\frac{1}{T_e} = \frac{1}{T} + \frac{1}{T_b} \tag{14-23}$$

则衰变定律式(14-21)可改写为

$$N = N_0 \left(\frac{1}{2}\right)^{t/T_e} \tag{14-24}$$

采用放射性物质作生物机体示踪剂时，有效半衰期是一个很重要的参数. 表 14-1 列出了医学中一些常用放射性核素的物理半衰期和有效半衰期.

表 14-1　常用放射性核素的物理半衰期和有效半衰期

核素	浓聚器官	物理半衰期	生物半衰期	核素	浓聚器官	物理半衰期	生物半衰期
$^{3}_{1}H$	全身	12.33 y	19 d	$^{36}_{17}Cl$	全身	3.0×10^{5} y	29 d
$^{14}_{6}C$	脂肪	5730 y	35 d	$^{42}_{19}K$	肌肉	12.36 h	43 d
$^{14}_{6}C$	骨骼	5730 y	180 d	$^{45}_{20}Ca$	骨骼	165 d	49.3 y
$^{24}_{11}Na$	全身	15.03 h	29 d	$^{59}_{26}Fe$	血液	44.5 d	65 d
$^{32}_{15}P$	骨骼	14.3 d	3.3 y	$^{64}_{29}Cu$	肝脏	12.7 h	39 d
$^{131}_{53}I$	甲状腺	8.04 d	180 d	$^{35}_{16}S$	皮肤	87.4 d	22 d

例 14-1　给患者服用 $^{59}_{26}Fe$ 标记的化合物来检查血液的病理状况. 已知 $^{59}_{26}Fe$ 的半衰期为 46.3 天，9 天后测得人体内放射性原子核数量的相对残留量为 79%，求 $^{59}_{26}Fe$ 的生物半衰期.

解　根据式(14-24)得

$$\frac{N}{N_0}=\left(\frac{1}{2}\right)^{t/T_e}=\left(\frac{1}{2}\right)^{9/T_e}=79\%$$

则有效半衰期为

$$T_e\approx 27\ \text{d}$$

由式(14-23)得

$$\frac{1}{T_b}=\frac{1}{T_e}-\frac{1}{T}=\frac{1}{27}-\frac{1}{46.3}=0.0154\left(\text{d}^{-1}\right)$$

因此可以求得 $^{59}_{26}Fe$ 的生物半衰期为 $T_b=65\ \text{d}$.

三、放射性活度

一个放射源，若单位时间内发生衰变的原子核数越多，则放射源发出的射线越多，该放射源的放射性就越强. 放射性物质在单位时间内发生衰变的原子核数称为该物质的**放射性活度**(radioactivity)，用 A 表示. 设一个放射源在 $\text{d}t$ 时间内衰变的原子核数为 $\text{d}N$，则放射性活度

$$A=-\frac{\text{d}N}{\text{d}t}=\lambda N=\lambda N_0\text{e}^{-\lambda t}=A_0\text{e}^{-\lambda t} \tag{14-25}$$

式中，A_0 是 $t=0$ 时的放射性活度，$A_0=\lambda N_0$. 式(14-25)表明，放射性活度随原子核衰变时间的增长按指数规律减小. 用半衰期表示放射性活度时，则

$$A=A_0\left(\frac{1}{2}\right)^{t/T} \tag{14-26}$$

进入生物机体内的放射性物质，其放射性活度为

$$A=A_0\text{e}^{-\lambda_e t}=A_0\left(\frac{1}{2}\right)^{t/T_e} \tag{14-27}$$

测量机体内残留放射性活度的衰减情况，根据式(14-27)可以求得有效半衰期，从而得到生物半衰期.

在国际单位制中，放射性活度的单位为贝可(Bq)，$1\,\text{Bq}=1$ 次核衰变/秒. 放射性活度的常用单位是居里(Ci)，$1\,\text{Ci}=3.7\times10^{10}\,\text{Bq}$. 在核医学中通常用 mCi 和 μCi，$1\,\text{Ci}=10^3\,\text{mCi}=10^6\,\mu\text{Ci}$.

例 14-2 利用放射性 ^{64}Cu 可以进行肝功能检测. 将活度为 1.00 mCi 的 ^{64}Cu 注入患者的肝脏,求注入后 12.78 h 患者肝脏内 ^{64}Cu 的活度(^{64}Cu 的物理半衰期为 12.96 h,生物半衰期为 39 d).

解 由式(14-23)有

$$\frac{1}{T_e}=\frac{1}{T}+\frac{1}{T_b}=\frac{1}{12.96}+\frac{1}{39\times24}$$

可得 ^{64}Cu 的有效半衰期 $T_e=12.78\,\text{h}$. 注入后 12.78 h，患者肝脏内 ^{64}Cu 的活度为

$$A=A_0\left(\frac{1}{2}\right)^{t/T_e}=1.00\times\left(\frac{1}{2}\right)^{12.78/12.78}\,\text{mCi}=0.5\,\text{mCi}$$

四、放射平衡

自然界中的某些放射性核素并不是发生一次衰变就稳定下来，由于它们的子体仍然具有放射性，因此将发生一系列连续的衰变，直到成为稳定的核素而终止，这种衰变现象称为递次衰变或**级联衰变**(cascade decay). 例如，由镭 $^{226}_{88}$Ra 衰变到氡 $^{222}_{86}$Rn，由氡 $^{222}_{86}$Rn 衰变到 $^{218}_{84}$Po，钋还要继续衰变下去. 某一放射性核素由于发生递次衰减而产生一系列放射性核素,这样便形成了一个放射系(或称放射族). 目前已经发现天然存在的放射系有铀系、钍系和锕系. 把最初开始衰变的核素称为母核，衰变后生成的核素称为子核，子核不稳定，会继续衰减，母核的半衰期一般都很长，有些可与地址年代相比，衰变过程中的任意过程都遵从指数衰变规律.

考虑简单的级联衰变：$\text{A}\xrightarrow{\lambda_1}\text{B}\xrightarrow{\lambda_2}\text{C}$，其中 λ_1 为核素 A 的衰变常数，λ_2 为子核 B 的衰变常数，核素 C 是稳定的. 现研究核素 A、B、C 的原子核数随时间的变化规律. 设 t=0 时核素 A 的数目为 $N_1(0)$，而此时核素 B、C 的数目均为 0，即 $N_2(0)=N_3(0)=0$. 在 $t\to t+\text{d}t$ 时间内，核素 A 衰变的数目为 $-\text{d}N_1(t)=\lambda_1N_1(t)\text{d}t$，解得 $N_1(t)=N_1(0)\text{e}^{-\lambda_1t}$，服从指数衰变规律式(14-16). 放射性活度

$$A_1(t)=\lambda_1N_1=\lambda_1N_1(0)\text{e}^{-\lambda_1t}=A_1(0)\text{e}^{-\lambda_1t}$$

对于核素 B，既以 λ_1N_1 的速率从 A 中产生，又以 λ_2N_2 的速率衰变为 C，因此核素 B 在 $t\to t+\text{d}t$ 时间内的变化为

$$\text{d}N_2(t)=[\lambda_1N_1(t)-\lambda_2N_2(t)]\text{d}t \tag{14-28}$$

上式的解为

$$N_2=N_1(0)\frac{\lambda_1}{\lambda_2-\lambda_1}(\text{e}^{-\lambda_1t}-\text{e}^{-\lambda_2t}) \tag{14-29}$$

则子核 B 的放射性活度

$$A_2(t)=\lambda_2N_2=\frac{\lambda_2}{\lambda_2-\lambda_1}A_1(0)(\text{e}^{-\lambda_1t}-\text{e}^{-\lambda_2t}) \tag{14-30}$$

由此可见，级联衰变只有母核 A 是按指数规律衰减；而子核 B 的衰变规律不仅与自身的衰变常数 λ_2 有关，还与母核的衰变常数 λ_1 有关，衰变规律不是简单的指数规律.

由于核素 C 是稳定的，其产生的速率为 $\lambda_2 N_2$，则核素 C 在 $t \to t+\mathrm{d}t$ 时间内的变化为

$$\mathrm{d}N_3(t) = \lambda_2 N_2(t)\mathrm{d}t \tag{14-31}$$

将 N_2 代入上式，可解得

$$N_3 = N_1(0)\frac{\lambda_1\lambda_2}{\lambda_2-\lambda_1}\left[\frac{1}{\lambda_1}(1-\mathrm{e}^{-\lambda_1 t}) - \frac{1}{\lambda_2}(1-\mathrm{e}^{-\lambda_2 t})\right] \tag{14-32}$$

由此可见，子核 C 的变化规律也由母体 A 的衰变常数 λ_1 和子核 B 的衰变常数 λ_2 共同决定. 当 $t\to\infty$ 时，$N_3(t)\to N_1(0)$，母体 A 全部衰变成子核 C，子核 C 是稳定的，不再发生衰变.

1. 长期放射性平衡

如果母核 A 的半衰期 T_1 相当长，子核 B 的半衰期 T_2 又相当短，即 $T_1 \gg T_2$（或 $\lambda_1 \ll \lambda_2$），以至于母核的放射性活度在某一测量时间内可视为常数. 在这种情况下，子核 B 的数量将逐渐增加，新生成的子核将按照自己的规律进行衰变，由于每秒衰变数与现有核数成正比，随着时间的积累，子核每秒衰变的核数等于从母核衰变而得到补充的核数，经过相当长的时间 t（$t \geqslant 7T_2$），子核的核数就不再增加，达到了动态平衡. 此时子核的放射性活度 A_2 与母核的放射性活度 A_1 相等，称此现象为**长期放射性平衡**（long-term radioactive equilibrium）.

2. 暂时放射性平衡

若母核 A 的半衰期不是很长，但比子核 B 的半衰期长，即 $T_1>T_2$（或 $\lambda_1<\lambda_2$），此时式（14-29）可改写为

$$N_2 = N_1(0)\frac{\lambda_1}{\lambda_2-\lambda_1}\mathrm{e}^{-\lambda_1 t}\left[1-\mathrm{e}^{-(\lambda_2-\lambda_1)t}\right] = N_1\frac{\lambda_1}{\lambda_2-\lambda_1}\left[1-\mathrm{e}^{-(\lambda_2-\lambda_1)t}\right]$$

式（14-30）改写为

$$A_2 = \frac{\lambda_1\lambda_2}{\lambda_2-\lambda_1}N_1(0)\mathrm{e}^{-\lambda_1 t}\left[1-\mathrm{e}^{-(\lambda_2-\lambda_1)t}\right] = A_1\frac{\lambda_2}{\lambda_2-\lambda_1}\left[1-\mathrm{e}^{-(\lambda_2-\lambda_1)t}\right]$$

随着 t 增加，母核数越来越少，当 t 足够大时，$\mathrm{e}^{-(\lambda_2-\lambda_1)t} \ll 1$，有

$$\frac{N_2}{N_1} \approx \frac{\lambda_1}{\lambda_2-\lambda_1} \tag{14-33}$$

子核、母核的放射性活度比值为

$$\frac{A_2}{A_1} \approx \frac{\lambda_2}{\lambda_2-\lambda_1} \tag{14-34}$$

表明经过足够长时间后，母核和子核的原子核数目（或放射性活度）之比不随时间而变，整个衰变系都会达到暂时平衡，这种现象称为**暂时放射性平衡**（temporarily radioactive equilibrium）.

在级联衰变过程中，子核达到放射性最大值所需的时间（t_m）与子核和母核的半衰期有关. 由于子核放射性活度 A_2 达到最大值时其增加速率为零，即

$$\left.\frac{\mathrm{d}A_2}{\mathrm{d}t}\right|_{t=t_m} = 0 \tag{14-35}$$

由式(14-30)和式(14-35)得

$$t_{\mathrm{m}} = \frac{1}{\lambda_1 - \lambda_2} \ln \frac{\lambda_1}{\lambda_2} \tag{14-36}$$

此时，子核数目也具有极大值

$$\left. \frac{\mathrm{d}N_2}{\mathrm{d}t} \right|_{t=t_{\mathrm{m}}} = 0 \tag{14-37}$$

由式(14-29)可得 $\lambda_1 N_1(t_{\mathrm{m}}) - \lambda_2 N_2(t_{\mathrm{m}}) = 0$，即有

$$A_1(t_{\mathrm{m}}) - A_2(t_{\mathrm{m}}) = 0 \tag{14-38}$$

表明在 $t = t_{\mathrm{m}}$ 时，母核和子核的放射性活度相等.

若母核半衰期远小于子核，即 $T_1 \ll T_2$(或 $\lambda_1 \gg \lambda_2$)，经过一定时间后，母核将几乎全部转变为子核，之后，子核将按自己的方式衰变，这就是不呈放射性平衡.

3. 放射性平衡的医学应用

放射平衡在放射性核素的应用中具有十分重要的意义，半衰期短的核素在核医学中优势更加明显. 许多半衰期短的核素是通过半衰期长的核素衰变而得到的，当子核与母核达到动态平衡时，子核数目最多，设法取出子核，经过一定时间后，子核与母核重新达到放射性平衡，这种通过半衰期长的核素获得半衰期短的核素的发生器称为"母牛". 一条"母牛"可以在较长时间内供应短半衰期的核素，适合远离同位素生产中心或交通不便的地方开展短寿命核素的应用工作.

例如，在临床显像检查中常用的放射性核素锝($^{99\mathrm{m}}\mathrm{Tc}$)是由核素钼($^{99}\mathrm{Mo}$)衰变而来，衰变规律为

$$^{99}\mathrm{Mo} \xrightarrow{\beta^-} {}^{99\mathrm{m}}\mathrm{Tc} \xrightarrow{\gamma} {}^{99}\mathrm{Tc} \tag{14-39}$$

$^{99\mathrm{m}}\mathrm{Tc}$ 衰变放出 141 keV 的 γ 射线. 由于它对病人的辐射损伤小，被广泛应用于心、脑、肾、肺、骨、甲状腺等多种脏器疾患的检查，目前全世界应用的显像药物中，$^{99\mathrm{m}}\mathrm{Tc}$ 及其标记的化合物占 80%以上. 式(14-39)所示的两次衰变的半衰期分别为 66.02 h 和 6.02 h，由于 $^{99\mathrm{m}}\mathrm{Tc}$ 的半衰期很短(6.02 h)，从核反应堆或加速器中产出后送到医院时，已所剩无几. 为便于 $^{99\mathrm{m}}\mathrm{Tc}$ 的运输和储存，可以将半衰期长得多的 $^{99}\mathrm{Mo}$ (66.02 h)与 $^{99\mathrm{m}}\mathrm{Tc}$ 放在一起，利用放射性衰变像母牛挤乳一样不断得到 $^{99\mathrm{m}}\mathrm{Tc}$，故俗称 $^{99}\mathrm{Mo}$ 为**"母牛"**(cow). 使用前利用化学方法将 $^{99\mathrm{m}}\mathrm{Tc}$ 分离出来，将 $^{99}\mathrm{Mo}$ 吸附于 $\mathrm{Al_2O_3}$ 色层柱上，而衰变产生的 $^{99\mathrm{m}}\mathrm{Tc}$ 在 $\mathrm{Al_2O_3}$ 柱上吸附能力很弱，用生理盐水洗脱，即可得到 $^{99\mathrm{m}}\mathrm{TcO_4^-}$ 洗脱液. 这种由长寿命核素不断获得短寿命核素的分离装置也称为**核素发生器**(isotope generator).

对于 $^{99}\mathrm{Mo}$ - $^{99\mathrm{m}}\mathrm{Tc}$ "母牛"，λ_1=0.693/66.02=0.0105 h^{-1}，λ_2=0.693/6.02=0.1151 h^{-1}，代入式(14-36)，即可求出"挤乳量"最大时间为 t_{m}=22.9 h，即从第一次"挤乳"后 22.9 h，$^{99\mathrm{m}}\mathrm{Tc}$ 又达到最大值，可以进行第二次"挤乳".

第四节　射线与物质的相互作用

原子核衰变过程中放出的各种射线在通过物质时，都要与物质发生相互作用. 研究射线与物质相互作用的规律，不仅有助于了解射线的性质，更是进行射线探测、防护和分析以及在医学中用射线进行诊断和治疗的重要依据和理论基础.

一、射线与物质作用的方式

射线与物质的相互作用过程，从经典力学的观点来看，就是一个碰撞过程. 如果碰撞前后系统的动能之和相等，则称为弹性碰撞. 如果碰撞前后系统的动能之和不相等，则称为非弹性碰撞. 具有一定能量的射线入射到靶物质中，射线与靶物质原子发生相互作用的主要方式有下列四种.

1. 射线与靶物质原子核外电子的非弹性碰撞

入射粒子由于与靶物质原子的核外电子发生非弹性碰撞将能量传递给电子，电子获得能量后脱离原子核，产生自由电子和正离子，合称为离子对，这一过程称为**电离**(ionization)，也称为初级电离. 若脱离出来的自由电子能量足够大，它又可以使其他原子电离，称为间接电离或次级电离. 如果电子获得的能量不足以使其脱离原子，它将从低能级跃迁到高能级，使原子处于激发态，这一过程称为**激发**(excitation). 处于激发态的原子会自发地回到基态，此过程称为原子的**退激**(deexcitation)，退激时释放出的能量，可以光的形式释放出来或转变为热运动的能量. 入射粒子因与靶物质原子的核外电子发生非弹性碰撞，导致靶物质中的原子电离或激发，由此造成的入射粒子能量的损失称为**电离损失**.

由于入射粒子的电离作用，它在通过物质的路径上将留下许多离子对，单位长度路径上产生的离子对数称为**比电离**(specific ionization)或电离比值. 比电离表征带电粒子电离作用的强弱，在生物体内表示对机体的损害程度. 比电离和带电粒子的速度、电量和物质的密度有关. 带电粒子的速度越小，与电子作用的时间就越长，所以比电离愈大；带电粒子电量愈多，它与原子壳层电子的作用力大，比电离就愈大；物质的密度愈大，单位体积的电子数目多，与带电粒子作用的机会就多，因而比电离也愈大.

2. 射线与靶物质原子核外电子的弹性碰撞

当入射粒子的能量较低时，入射粒子与靶物质原子的核外电子发生弹性碰撞. 此时，入射粒子改变其运动方向，靶物质原子核外电子的能量状态没有什么变化，这种现象称之为**散射**(scattering).

3. 射线与物质原子核的非弹性碰撞

入射粒子靠近靶物质的原子核时，由于原子核库仑场的作用，入射粒子的运动方向和速度发生改变，发生电磁辐射，即入射粒子的一部分能量以光子的形式发射出来，这种辐射称为**韧致辐射**. 由此造成的入射粒子的能量损失称为**辐射损失**.

4. 射线与物质原子核的弹性碰撞

入射粒子靠近靶物质的原子核时与靶原子核的库仑场作用而发生弹性散射. 弹性散射过程中，

入射粒子将动能的绝大部分带走，损失的能量并不产生电子，也不使核激发，而是传递给靶原子核，使其反冲. 但入射粒子受到偏转,其运动方向改变. 这种由入射带电粒子与靶原子核发生弹性碰撞引起入射粒子的能量损失称为核碰撞能量损失，把原子核对入射粒子的阻止作用称为**核阻止**. 带走大部分动能的入射粒子可在靶物质中继续进行多次弹性碰撞，最后被阻止在靶物质中.

二、重带电粒子与物质的相互作用

1. 重带电粒子与物质作用的特点

重带电粒子是指其质量比电子质量大得多的带电粒子(如 α 粒子、质子、氘核等). 重带电粒子均为带正电荷的离子. 重带电粒子主要与物质中靶原子的核外电子发生非弹性碰撞,使靶原子发生电离或激发,即是通过电离损失而损失能量. 重带电粒子与物质发生碰撞后，入射粒子的运动方向几乎保持不变，即重带电粒子在物质中的运动径迹近似直线.

2. 重带电粒子在物质中的能量损失

入射粒子在其单位路径上的能量损失称为**能量损失率**(specific energy loss)，能量损失率反映了物质对粒子的阻止本领. 能量损失率越大，表明物质对入射粒子的阻止本领越强. 能量损失率包括电离能量损失率和辐射能量损失率. 重带电粒子在物质中的能量损失主要是电离能量损失率. 理论研究表明：

(1)物质对重带电粒子的阻止本领与入射粒子的电荷数平方成正比. 如 α 粒子和质子的速度相等,物质对 α 粒子的阻止本领是对质子的 4 倍. 因此,带电粒子的电荷越多,能量损失就越大,穿透力越差.

(2)物质对重带电粒子的阻止本领与入射粒子速度有关(与粒子速度平方成反比),而与质量无关. 因此，只要两种入射粒子的速度相等，并具有相等的电荷数，那么它们的能量损失率就相等.

(3)物质对重带电粒子的阻止本领与靶物质单位体积内的原子数 N 和原子序数 Z 的乘积成正比. 物质密度越大，物质中原子的原子序数越高，则此种物质对粒子的阻止本领越强.

3. 重带电粒子的射程

带电粒子在物质中运动时，不断损失能量，待能量耗尽时，便停留在物质中，这种现象称为物质对带电粒子的吸收. 带电粒子沿入射方向所行进的最大距离，称为入射粒子在该物质中的射程(range)，用 R 表示. 入射粒子在物质中行径的实际轨迹长度称作路程. 由于带电粒子的运动轨迹是曲折的，所以射程小于路程. 重带电粒子的质量大，它与电子的相互作用不会导致其运动方向有大的改变，其轨迹几乎是直线，射程基本等于路程. 理论研究表明，入射粒子在吸收物质中的射程 R 与其质量 m 及能量 E 有关. 入射粒子质量越小，能量越大，速度越大，射程越长. 射程 R 和吸收物质单位体积内的原子数 N 和原子序数 Z 的乘积成正比. 在实际工作中，常常使用由实验数据总结出的一些经验公式来估算带电粒子射程. 如 α 粒子在标准状态下的空气中的射程为

$$R_0 = 0.318E^{3/2} \tag{14-40}$$

式中，E 为 α 粒子的能量，单位为 MeV，射程单位为 cm. α 粒子在其他物质中的射程为

$$R = 3.2\times10^{-4}\frac{\sqrt{A}}{\rho}R_0 \tag{14-41}$$

式中，A 为该物质的原子质量，ρ 为物质的密度，单位为 $g\cdot cm^{-3}$.

三、β射线与物质的相互作用

β 射线实际上就是高速运动的电子(正电子或负电子)，由于电子的静止质量约是 α 粒子的 1/7000，因此被称为轻带电粒子.

1. β射线与物质作用的特点

β 射线与靶物质的相互作用方式有：①与靶物质原子的核外电子发生非弹性碰撞，引起原子的电离和激发；②当 β 粒子接近靶物质原子核时，速度和运动方向会发生很大变化，在电子减速或加速的过程中发射电磁辐射(韧致辐射)；③与靶物质的库仑场作用，产生弹性散射；④正电子或负电子的湮灭.

β 射线与物质相互作用过程中虽然电离和激发仍是主要的，但韧致辐射的作用不能随意忽略. β 粒子与物质产生多次散射使粒子在物质中的运动径迹十分曲折.

2. β射线与物质作用的能量损失

β射线与物质作用的主要能量损失方式有电离能量损失和辐射能量损失. β粒子的电离能量损失率也是与入射粒子速度的平方成反比. 在能量相同的情况下，β粒子的速度比 α 粒子的速度大得多，因而 β 粒子的电离能量损失率比 α 粒子小得多，同时 β 粒子的比电离值较小，即 β 粒子的电离本领较弱. β 粒子的辐射能量损失率比重带电粒子大得多，电子的辐射能量损失率大约是重带电粒子的 10^6 倍. β 粒子的辐射能量损失率与入射粒子的能量、靶物质原子序数的平方以及单位体积中靶物质的原子数成正比.

3. β射线的射程和吸收

β 粒子在与原子核库仑场作用时，只改变运动方向，而不辐射能量，这种过程称为弹性散射. 由于 β 粒子质量小，因而散射角度可以很大，而且常常出现多次散射，最后的总散射角可大于 90°，即出现反散射(往回运动). β射线能量损失比 α 粒子小，因此比 α 粒子具有更大的射程. 另外，由于 β 粒子质量小，在与物质中电子和核的作用中方向可以有很大的改变，所以其在物质中的路程十分曲折，可以大大超过射程，使得 β 射线在物质中的射程离散性很大，一般用 β 射线在物质中的最大射程来表示.

在 β 射线穿过靶物质过程中，由于粒子与靶物质相互作用中的能量损失和散射，沿原入射方向的 β 粒子数越来越少，即射线的强度会逐渐衰减. 在靶物质的厚度 x 比 β 粒子的射程小得多时，β 射线在靶物质中的吸收规律，遵循指数衰减规律

$$I = I_0 e^{-\mu x} \tag{14-42}$$

式中，I 和 I_0 分别为射线穿过靶物质前后的射线强度，μ 是射线在靶物质中的线性衰减系数.

4. 正、负电子对湮没

β^+射线中的正电子进入物质后将很快慢化(速度减小)，遇到负电子会直接发生湮没(annihilation)，同时发射出方向相差180°，能量均为 0.511 MeV 的两个光子. 当正电子遇到负电子有时并不直接发生湮没，而是暂时形成正电子素(正、负电子组成的束缚态)，正电子素是不稳定的体系，形成后短时间内也会湮没. 湮没就是正、负电子的质量转化为光子的过程.

四、光子与物质的相互作用

X 射线和 γ 射线都是光子流，自身都不带电，都是电磁波，它们与物质相互作用的微观机制与带电粒子不同. 带电粒子通过多次与物质原子中的电子或原子核作非弹性碰撞，逐步损失能量，一次碰撞只损失很小的一部分能量. 而光子与物质中的原子只要发生一次碰撞就会损失相当大的一部分能量，有时甚至损失全部能量，光子在穿透物质时也可能根本就不损失能量. 光子与物质的相互作用主要有以下三种方式.

1. 光电效应

当一个光子和物质中的原子发生碰撞时，将其全部能量交给原子中的一个壳层电子，光子消失，获得能量的电子脱离原子核的束缚而成为自由电子，这一过程称为光电效应(photo electric effect). 发射出来的电子称为光电子(photoelectron). 光电子吸收了光子的能量，一部分用于克服电离能，剩余部分即为光电子的动能. 光电子大部分来自内层电子，当外层电子来填充空位时，将有标识 X 射线或俄歇电子发射. 光电子与其他带电粒子一样，与物质间有相互作用，可以引起物质中其他原子次级电离.

2. 康普顿效应

当入射光子与原子核的外层电子发生弹性碰撞时，光子只把部分能量传给电子，使其脱离原子核的束缚而成为自由电子，光子则改变了波长和运动方向，这种有波长改变的散射称为**康普顿效应**(Compton effect). 散射过程中所释放出的电子叫反冲电子，具有一定的动能，可以引起次级电离. 康普顿效应与光电效应不同，在光电效应中光子本身消失，能量全部转移给光电子；而康普顿效应中，光子本身并不消失，只是转移给电子部分能量. 另一方面，光电效应主要是与原子的内层电子发生相互作用，因此会产生很强的 X 射线；而康普顿效应主要是与原子外层电子作用，除与轻元素作用外，不会产生明显的特征 X 射线.

3. 电子对效应

当入射光子的能量大于两个电子静止质量所对应的能量(1.022 MeV)时，光子从原子核旁经过，在原子核电场的作用下，其能量可能被全部吸收而转化为一对正、负电子，这一过程称为**电子对效应**(electron pairing effect). 在电子对效应中，入射光子的能量一部分转化为正、负电子对的静止质量(1.022 MeV)，其余转化为正、负电子的动能. 正、负电子对由于与物质的相互作用而消耗能量，最后正电子将与物质中的一个负电子相互作用产生**电子对湮没**(electron pair annihilation).

光子与物质的相互作用发生以上三种作用方式的概率与光子的入射能量和吸收物质的原子序数有关，用图 14-4 说明. 低能量的光子和高原子序数的物质中，发生光电效应的概率最大；中等能量的光子，发生康普顿效应的概率最大；高能量的光子和高原子序数的物质中，发生电子对效应的概率最大. 但在能量极高的光子作用下，较低原子序数物质中，电子对效应不可忽视.

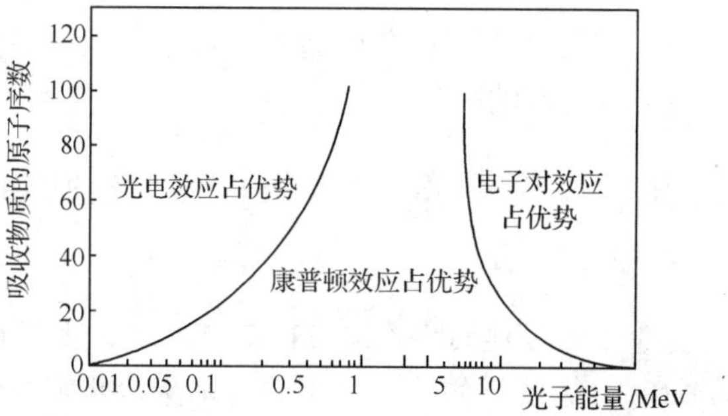

图 14-4 光子与物质相互作用的三种形式与光子能量、吸收物质 Z 的关系

五、中子与物质的相互作用

中子是不带电的中性粒子，不像带电粒子那样直接引起电离而损失能量，所以中子在物质中能穿行很长的距离. 中子与物质的相互作用主要是与原子核发生弹性散射或与原子核发生核反应.

1. 弹性散射

中子与原子核发生弹性碰撞时，将部分能量传递给原子核，改变自身的运动方向和速度，同时引起原子核发生反冲，这种作用称为中子的弹性散射. 弹性散射是中子与原子核作用的一种最简单形式，无论中子具有何种能量，无论是轻核还是重核，都可以发生弹性散射. 能量低的中子与轻核的相互作用主要是弹性散射. 根据弹性碰撞理论，反冲核愈轻，中子的能量损失愈大，所以常用含氢多的水、石蜡等作为中子的防护剂.

2. 非弹性散射

高能中子穿过原子核并与其相互作用，引起核反应，使原子核处于激发态，然后立即放出 γ 射线而回到基态. 在这一过程中，出射中子和原子核的总动量不再守恒，这种现象称为非弹性散射. 因为入射中子的能量必须大于原子核的最低激发态，所以非弹性散射主要是由能量大的中子引起. 例如，重核的最低激发态能量较低，约 0.1 MeV，故此能量低于 0.1 MeV 的中子作用于重核物质不会发生非弹性散射.

3. 俘获反应

中子射向原子核，也可能被原子俘获. 根据发射射线的种类，可以分为以下几种反应类型：①发射 γ 射线，称为中子俘获反应；②发射质子，称为电荷交换反应；③发射 α 粒子；④发生核裂变，即较重的原子核裂变为两个或两个以上不同元素的轻核.

进入机体内的慢中子与组织的氢、氮、钠、磷等作用发生的核反应式为

$$^{1}_{1}H + ^{1}_{0}n \longrightarrow ^{2}_{1}H + \gamma$$

$$^{14}_{7}N + ^{1}_{0}n \longrightarrow ^{14}_{6}C + ^{1}_{1}H$$

$$^{23}_{11}Na + ^{1}_{0}n \longrightarrow ^{24}_{11}H + \gamma$$

$$^{31}_{15}P + ^{1}_{0}n \longrightarrow ^{32}_{15}P + \gamma$$

这些核反应产生的光子、质子和反冲核都有电离能力，可导致组织的分离，有些放射性核素还可能长时间滞留在生物体内造成长期的影响.

第五节 辐射剂量与防护及测量原理

案例 14-2

在日本广岛及长崎遭受原子弹爆炸的幸存者 111.7 万人中，发现白血病 117 例，高出正常人群 1 倍. 而在接受较高辐射剂量 4 Gy 的幸存者中，发病率为正常人的 40 倍.

问题

辐射的防护方法有哪些?

各种放射性射线通过物质时，能直接或间接产生电离作用，统称为**电离辐射**(ionizing radiation). 各种电离辐射使物质发生的变化，称为电离效应. 人体组织吸收电离辐射能量后，会产生物理、化学和生物学的变化，导致生物组织的损伤，称为**生物效应**(biological effect). 生物效应的危害程度与生物体吸收的电离辐射能量成正比. 放射生物效应是放射性射线医学应用的基础. 肿瘤的放射治疗即是利用生物效应杀伤肿瘤组织，同时正常组织受到射线照射时也会产生辐射损伤. 因此，准确了解组织中吸收的电离辐射能量，对评估放射治疗的疗效及其副作用有重要的意义，是进行放射治疗及辐射防护最基本的医学物理学知识. 剂量是用来表示人体接受电离辐射的物理量. 本节主要介绍辐射剂量的概念、单位，辐射防护的知识及射线测量的原理和方法.

一、射线的辐射剂量

1. 照射量

X 射线或 γ 射线在单位质量的空气中产生的所有离子的总电量的绝对值，称为照射量(exposure)，用 χ 表示，即

$$\chi=\frac{\mathrm{d}Q}{\mathrm{d}m} \tag{14-43}$$

式中，$\mathrm{d}Q$ 表示射线在质量为 $\mathrm{d}m$ 的空气中所产生的所有离子(正或负)总电量的绝对值. 照射量 χ 是从射线对空气电离本领的角度来说明 X 射线或 γ 射线在空气辐射场中性质的物理量，不能用于其他类型的辐射.

在国际单位制中，照射量的单位为库仑每千克($\mathrm{C\cdot kg^{-1}}$)，曾用单位为伦琴(R)，$1\,\mathrm{R}=2.58\times10^{-4}\,\mathrm{C\cdot kg^{-1}}$. 根据定义，$\mathrm{d}Q$ 中不包括次级电子发生韧致辐射被吸收后产生的电离. 单位时间内的照射量称为照射率，单位用 $\mathrm{C\cdot(kg\cdot s)^{-1}}$ 或 $\mathrm{R\cdot s^{-1}}$.

2. 吸收剂量

单位质量的被照射物质所吸收的电离辐射能量称为**吸收剂量**(absorbed dose)，常用 D 表示，即

$$D=\frac{\mathrm{d}E}{\mathrm{d}m} \tag{14-44}$$

式中，$\mathrm{d}E$ 表示质量为 $\mathrm{d}m$ 的受辐射物质所吸收的辐射能量. 在国际单位制中，吸收剂量的单位为戈瑞(Gy)，$1\,\mathrm{Gy}=1\,\mathrm{J\cdot kg^{-1}}$，曾用单位为拉德(rad)，$1\,\mathrm{Gy}=100\,\mathrm{rad}$.

吸收剂量适用于任何类型和任何能量的电离辐射，以及受照射的任何物质. 由于在同样照射条件下，不同物质吸收辐射能量的本领有差异，所以在涉及吸收剂量时，应该说明辐射类型、物质种类和照射位置. 单位时间内的吸收剂量称为吸收剂量率，单位是 $Gy \cdot s^{-1}$.

3. 当量剂量

由于不同种类、不同能量的射线释放出的能量在组织中的分布有明显差异，因此，在吸收剂量相同的情况下，不同种类和能量的射线所产生的生物效应也有明显差别. 为了能使吸收剂量更好地反映辐射损害的程度，须对吸收剂量进行修正. 在辐射防护学中，将生物体所接受的吸收剂量根据生物效应加权修正，修正后的吸收剂量称为**当量剂量**(equivalent dose)，用 H_T 表示. 当量剂量是反映各种射线被吸收后所产生的生物效应强弱的物理量.

对于某种辐射 R，在某个组织或器官 T 中的当量剂量 H_T 可表示为

$$H_{\mathrm{T}} = w_{\mathrm{R}} \cdot D_{\mathrm{T,R}} \tag{14-45}$$

式中，w_R 为某种辐射 R 在组织或器官 T 中平均吸收剂量 $D_{T,R}$ 的辐射权重因子(radiation weighting factor). 在国际单位制中，当量剂量的单位为希沃特(Sv)，$1\,Sv = 1\,J \cdot kg^{-1}$，曾用单位为雷姆(rem)，1 Sv = 100 rem. 当量剂量和吸收剂量的量纲相同，但物理意义不同. 吸收剂量反映的是单位质量物质对辐射所吸收的平均能量，它对任何物质都适用；而当量剂量只适用于人和生物体，是反应辐射对人体损伤程度的物理量. 表 14-2 列出了几种射线的辐射权重因子值，所给的数值是以 X 射线或 γ 射线作为比较标准的.

表 14-2 不同射线的辐射权重因子

射线种类	能量范围	辐射权重因子 w_R
X 射线或 γ 射线	所有能量	1
β^- 和 β^+ 射线	所有能量	1
α 粒子，重核	所有能量	20
中子	<10 keV	5
	10 k～100 keV	10
	100 k～2 MeV	20
	2 M～20 MeV	10
	>20 MeV	5
质子	>2 MeV	5

4. 有效剂量

辐射所造成的损伤不仅与辐射的类型和吸收的剂量有关，还和被照射的组织或器官的性质有关，不同组织和器官所产生的生物效应也有明显差别. 人体所受的辐射，几乎总是不止一个组织或器官，所有的组织或器官也不一定受到相同当量剂量的均匀照射，因此为了比较辐射对机体不同组织或器官的损伤效应，评估辐射引起的确定性效应的概率，引入**有效剂量**(effective dose)的概念. 在全身受到非均匀性照射的情况下，受照射组织或器官的当量剂量 H_T 与相应的组织权重因子 w_T 乘积的总和称为有效剂量，有效剂量用 E 表示，即

$$E = \sum_{T} E_T = \sum_{T} w_T H_T \tag{14-46}$$

有效剂量 E 是用于评价全身受到非均匀性照射情况下，发生随机性效应(辐射损伤发生的概率与剂量大小无关的效应)概率的物理量. 有效剂量的单位与当量剂量相同.

人体的各个组织或器官的权重因子 w_T 都是小于 1 的纯数，对辐射敏感的组织或器官 w_T 较大，所有组织或器官的 w_T 总和为 1. 表 14-3 列出了由国际放射委员会(ICRP)推荐的人体各个组织或器官的组织权重因子值.

表 14-3　人体组织或器官的权重因子

组织或器官	组织权重因子 w_T	组织或器官	组织权重因子 w_T
肝	0.04	红骨髓	0.12
食道	0.04	结肠	0.12
甲状腺	0.04	胃	0.12
膀胱	0.04	乳腺	0.12
皮肤	0.01	肺	0.12
唾液腺	0.01	其余器官或组织	0.12
脑	0.01	性腺	0.08
骨表面	0.01		

二、辐射的防护

放射性核素在各个领域都得到了广泛的应用，接触放射性核素的人日益增多，因此在使用、保存和清除放射性废料时，都应采取相应措施，以达到安全使用的目的.

1. 最大容许剂量

自然界中存在着天然的放射性物质，人在自然条件下会受到各种射线的照射，相应的辐射称为**本底辐射**(background radiation). 可见人体受到一定剂量射线照射并不影响健康. 国际上规定经过长期积累或一次性照射后，对机体既无损害又不发生遗传危害的最大照射剂量，称为最大容许剂量(maximum permission dose，MPD). 各国对最大容许剂量的规定标准不完全相同，我国现行规定 MPD 为每年不超过 50 mSv. 放射性工作区附近居民不得超过 50 μSv·d^{-1}，一般居民还应低，但医疗照射不受此限制.

2. 外照射防护

放射源在体外对人体进行的照射称为外照射. 人体接受外照射的剂量与离放射源的距离及停留的时间有关. 因此，对射线的防护通常采用以下三种方法.

(1) **距离防护：**增大操作人员与放射源之间的距离.

(2) **时间防护：**尽量减少工作人员在辐射场中停留的时间. 可采用多人轮换操作的方式.

(3) **屏蔽防护：**在放射源与工作人员之间设置屏蔽，以减弱放射性强度，这是对外照射防护的重要手段. 对于 α 射线，因其贯穿本领低、射程短，工作时戴上手套就能进行有效防护. 对于

β 射线，屏蔽材料不宜采用原子序数高的物质，以避免产生韧致辐射，一般常采用中等原子序数的物质(如有机玻璃、铝等)作为屏蔽材料. 对于 X 射线和 γ 射线，因其贯穿能力强，应采用高原子序数的物质(如铅衣、铅和混凝土等)作为屏蔽材料.

3. 内照射防护

将放射性核素注入体内进行的照射称为**内照射**. 由于 α 射线在体内具有的比电离高，造成的损害比 β 和 γ 射线都要严重. 因此，除介入疗法或诊断需要必须向体内引入放射性核素外，任何内照射都应尽量避免. 这就要求使用放射性核素的单位都必须建立严格的规章制度，对接触人员的行为进行规范，防止放射性物质进入体内.

三、射线的测量原理

射线探测器是根据射线能使物质的原子、分子电离或激发的原理制成的，它是将射线的能量转变为电流或电压信号，然后供电子仪器采集、处理并输出，它实际上是一种换能器件. 射线探测器的种类很多，根据射线在探测器内部产生的效应和探测器的工作物质，可分为气体电离探测器、闪烁探测器和半导体探测器等. 下面以核医学中最常用的闪烁探测器为例介绍射线探测器的工作原理.

闪烁探测器主要由闪烁晶体、光电倍增管和输出电路组成，如图 14-5 所示. 在核医学中应用最多的闪烁晶体有含铊的碘化钠 NaI(T1). 射线进入闪烁晶体，与其发生相互作用，使闪烁体中分子或原子激发，受激分子(或原子)由激发态过渡到基态时将发出荧光，其荧光强度与射线的能量成正比. 光电倍增管由一个易于发生光电效应的光阴极 K、光阳极 A 和若干中间电极(一般有 7～11 个)组成，密封在一个真空管中，各电极的电压由高压电源经分压供给. 利用反射层、光电管将闪烁晶体发出的荧光收集到光电倍增管的阴极 K 上，由于光电效应，产生光电子，经各级电极打出更多的二次电子，这些电子被阳极 A 收集(落在 A 极上的二次电子比 K 发射的光电子增加五六个数量级)，在负载电阻上形成一个电流脉冲信号，然后由测量装置记录下来，电流脉冲信号的强度与射线进入闪烁晶体内的能量成正比，由此可以确定入射粒子的动能. 闪烁探测器可用来探测 α、β、γ 射线，闪烁探测器的探测效率较高，分辨时间短，是目前应用较多的一类探测器.

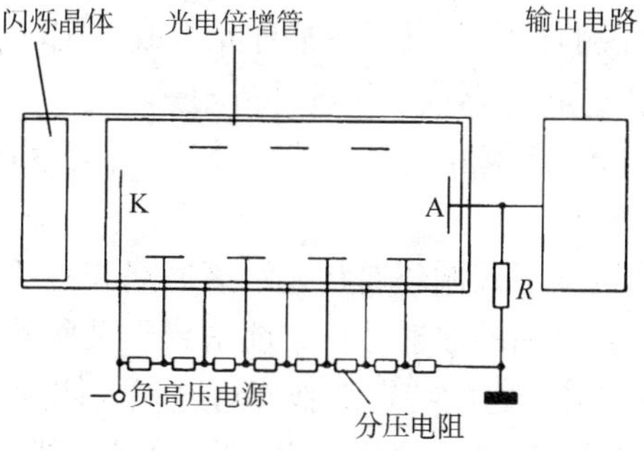

图 14-5 闪烁探测器示意图

第六节　放射性核素在医学上的应用

放射性核素在基础医学研究和临床医学诊断和治疗中，都有广泛的应用.

一、示踪原理

任何一种元素的同位素都具有相同的化学性质，它们在机体内的分布、转移和代谢都一样. 如果要研究某一种元素在体内的分布情况，可在这种元素中掺入少量该元素的放射性核素，掺入的放射性核素在体内参与各种生理生化过程，借助它们放出的射线，在体外探测该元素踪迹，这种方法称为示踪原子法. 引入的放射性核素，称为**示踪原子**(tracer atom). 如果将放射性核素标记的药物引入体内，然后探测其分布、聚焦和流通量，则可作为某些疾病的诊断依据. 下面介绍放射性核素的探测和跟踪示踪原子的方法.

1. 直接探测

直接探测是用探测仪在体外直接探测示踪原子由体内发出的射线的方法. 如把胶体 ^{198}Au 注射到体内后，将通过血液运输而聚集在肝脏内，但不能进入肝脏肿瘤区，从体外探测 ^{198}Au 所发出的 γ 射线可了解其在肝脏内的分布情况，进而判断肝脏肿瘤的位置和大小.

2. 外标本测量

将放射性药物引入体内，然后取其血、尿、便或活体组织等样品，测量其放射性活度的方法. 如口服维生素 B_{12} 示踪剂后，通过测定排出尿液的放射性活度，可间接了解胃肠道吸收维生素 B_{12} 的情况.

3. 放射自显影

利用放射性核素发出的射线能使胶片感光的特性，用胶片来探测和记录放射性核素分布的方法. 它是追踪标记药物或代谢物在体内去向的一种有效方法. 例如，把细胞培养在含有放射性脱氧核糖核酸(DNA)的水中，就可以把细胞内的染色体标记上放射性核素，通过放射自显影，可观察到染色体分裂过程中 DNA 的变化细节.

4. 放射性核素在脏器或病灶中的积聚机制

放射性核素及其标记物在脏器或病灶中积聚的机制分为如下几种.

(1) 合成代谢：脏器和组织的正常合成需要某种元素或一定的化合物，将放射性元素或其标志的化合物引入体内，则可以进行脏器或组织的体外显影.

(2) 细胞吞噬：将放射性胶体颗粒由静脉引入人体后，作为机体的异物将被单核细胞吞噬，含此类细胞丰富的组织将被显影.

(3) 循环通路：将放射性核素引入循环通路显示该通路和有关器官的影像.

(4) 选择性摄取浓聚：引入体内的放射性核素能浓聚于某些特定的病变组织而显像.

(5) 选择性排泄：某些组织或器官的特定细胞能对进入人体的放射性药物具有选择性排泄的功能，一方面可以显示脏器的形态；另一方面可以观察分泌、排泄功能和排泄通道.

(6) 通透弥散：进入人体的某些放射性药物，借助盐的通透弥散作用使脏器或组织显像.

(7)化学吸附和离子交换.

(8)细胞拦截：经热变性或化学处理后的红细胞可以被腺等脏器所拦截.

放射性核素引入人体必须满足如下条件：有合适的物理半衰期，半衰期过长会危害人体；对人体无毒副作用，且易被人体排出体外；化学纯度不高；有可供体外探测的射线，且能量合适；易于合成化合物，并具有很好的稳定性.

二、放射诊断

由于人体内不同组织和脏器对某些化合物具有选择吸收的特点，因此根据选择不同的放射性核素所制成的标记化合物注入人体后，根据不同部位放射性核素的密度不同，在体外对放射性核素发射的射线进行跟踪，就可以探测到反映放射性核素在体内的浓度分布及其随时间变化的图像，这就是放射性核素成像，简称**核素成像**(radionuclide imaging，RI). 目前临床上常用的核素成像装置有 γ **照相机**(gammagraph)、发射型计算机断层成像(emission computed tomography，ECT).

1. γ 照相机

γ 照相机是一种快速显像装置，主要用于肿瘤和循环系统疾病的诊断. γ 照相机不仅能提供人体组织和器官形态的基态图像，还可以提供动态图像，便于进行形态和功能两方面的分析. γ 照相机一般由探头(包括准直器、闪烁晶体、光电倍增管等)、位置通道、能量通道及显示器组成.

患者口服或注射放射性核素标记的药物后，将探头对准被检测部位，使各点的 γ 射线经准直器孔打在闪烁晶体上，闪烁晶体的原子吸收入射 γ 光子的能量而产生电离和激发，退激时产生荧光，荧光射在光电倍增管上转换成电脉冲信号. 电脉冲信号被分成两路，一路经过能量通道，使显示器上产生一个光点；另一路经过位置(包括水平位置和垂直位置)通道使光点在显示器上的位置与体内发射 γ 光子的位置相对应. 显示器上所显示的图像，就是由体内各位置发射 γ 光子所产生的光点组成. γ 照相机成像原理如图 14-6 所示.

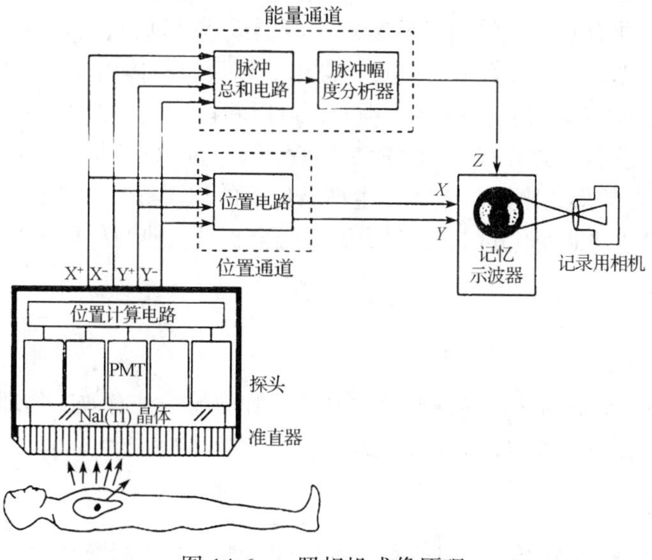

图 14-6　γ 照相机成像原理

2. 发射型计算机断层成像

ECT 可分为单光子发射型计算机断层成像(single photon emission computed tomography，SPECT)和正电子发射型计算机断层成像(positron emission tomography，PET).

(1) SPECT. SPECT 的基本原理是用探测器绕着人体外部分别把各个方向放射性核素所放射出的γ射线强度记录下来. 其过程是先进行直线扫描，将每条直线上体内放射性核素发出的射线记录下来，得到一组直线的投影数据. 每做完一次直线扫描，探测器旋转一定角度，再重复以上程序，直到绕人体一周，然后将每一个角度的直线投影数据集合成一个投影断层面，这就是人体内某一断层面上放射性核素分布的层面图像. 采用滤波反投影重建运算法，重建放射性活度分布图像.

SPECT 所产生的图像仅是描绘人体内组织和脏器断层中放射性核素的浓度分布，这种分布不是有关断层的解剖学形态，而是把放射性核素注入人体内一个或几个有关组织脏器时的生理、生化过程的分布. SPECT 较γ照相机大大提高了肿瘤及脏器的功能性诊断效率，但测量灵敏度低，量化精度较差，图像空间分辨率低，同时引入的放射性制剂的量比较大.

(2) PET. PET 的基本原理是将β^+放射性核素注入人体内，在体外探测发射出的正电子与体内负电子产生湮没时发射的光子，从而确定放射性核素在体内的位置及其分布，实现断层成像. 正电子在体内被电子俘获产生湮没反应时辐射两个方向相反、能量均为 0.511 MeV 的γ光子对，并同时入射至互成180° 环绕人体的多个探测器而被接收. 将这些光子对按不同的角度进行分组，就可以得到放射性核素分布在各个角度的投影值. 将投影值转换成空间位置和能量信号，经计算机处理就可重建出这些标记化合物在体内的断层影像. 一次断层采集可以获得几个甚至几十个断层面图像，可以高精度地显示活体内代谢及生化活动，且能提供功能代谢影像和各种定量生理参数，灵敏度较高，可以用于精确的定量分析.

PET 的工作原理不同于 X-CT，X-CT 是通过体外 X 射线穿透机体，根据不同组织对 X 射线吸收不同，由探测器接收后利用计算机处理重建反映各体素吸收系数的断层图像，显示机体内组织的结构和形态，是一种获得解剖图像的设备. PET 是通过跟踪技术将具有选择性吸收的β^+放射性核素或其标记化合物引入体内某些特定的脏器或病变部位，根据探测正电子在体内器官湮没而辐射到体表的光子，由计算机处理重建图像，以反映机体内生理、生化等功能的变化.

SPECT 的应用提高了影像对比度与分辨力，可以测量病变的大小、范围和脏器的体积，定量分析放射性核素在脏器内的分布等. 而 PET 能探测 C、N、O 等标记的化合物，是研究生命现象的主要手段，用图像的形式来反映人体在生理条件下的代谢等功能变化. 将反映解剖形态学的 X-CT 图像和反映代谢功能变化的 PET 图像进行融合，可以使两种技术互相补充，更加全面、客观地反映疾病本质.

三、放射治疗

放射治疗(radiation oncology)简称放疗，是治疗肿瘤的一种有效的物理疗法. 它是利用射线通过机体时，对机体组织产生破坏作用，来达到治疗肿瘤的目的.

1. ^{60}Co 治疗机

^{60}Co 治疗机通过^{60}Co 发射的γ射线来实施治疗. ^{60}Co 衰变时放出的γ射线的最大能量吸收

发生在皮肤下 4～5 mm 处，皮肤剂量相对较少，对于同样的肿瘤剂量比 X 射线引起的皮肤反应轻得多. ^{60}Co 放出的 γ 射线对骨与软组织吸收的剂量近似相等，从而保证了射线穿过正常骨组织时，不致引起骨损伤.

^{60}Co 治疗机是我国目前放射治疗的主要设备，有直立型和旋转型两种，目前主要使用旋转型. ^{60}Co 治疗机一般由下列几部分组成：①一个密封的 ^{60}Co 放射源；②用钨或铀合金制作的源容器及用铅制作的防护机头；③遮线器；④具有定向限束作用的铅准直器；⑤机械系统及电子设备. 虽然 ^{60}Co 治疗机存在放射源的半衰期短及钴源的防护等问题，但由于具有维护方便、结构简单、价格经济，运行可靠等优点，因此在临床上使用非常普遍.

2. *医用电子加速器*

医用电子加速器包括电子感应加速器、电子直线加速器和回旋加速器，它们既可产生高能电子束，也可产生高能 X 射线、快中子和重离子束. 医用加速器的能量范围在 5～50 MeV.

电子感应加速器是最早用于临床的医用加速器，其制造成本低，电子束输出量较大，能量可调范围较宽，适用于电子束治疗. 但由于其 X 射线的输出量较低，不能用于 X 射线治疗.

电子直线加速器分为低能单光子(4～6 MeV)和中高能(单)双光子带电子束两种机型. 目前，大约 80%的深部肿瘤采用 6 MeV 的 X 射线可以满足治疗要求，因此低能直线加速器是肿瘤治疗的主流机器. 电子直线加速器可以输出多挡能量可变的电子束，也可以输出单能或双能的 X 射线. 电子直线加速器是目前临床上采用的主要加速器，但其结构复杂、价格昂贵，有望被电子回旋加速器取代.

电子回旋加速器不仅具有电子感应加速器的经济性，又具有电子直线加速器的高输出特点. 其产生的电子束和 X 射线均可满足医疗使用，且可在很大范围内调节，具有很好的束流传输性能. 同时，电子回旋加速器还具有体积小、结构简单等优点，在不久的将来，它必将取代体积庞大的电子直线加速器成为临床使用的主流加速器.

3. *γ 刀*

γ 刀是立体放射神经外科(stereotactic radio neuro surgery，SRNS)中利用 γ 射线定向照射，实现颅内肿瘤非手术治疗的设备. 它根据半圆弧等中心聚焦技术原理，在一个半球形的容器中有 201 个 ^{60}Co 小源，借助高精度的立体定向仪，在 CT、MRI、DSA 等影像技术的参与下，对颅内病灶进行准确定位，并将其三维坐标参数转换到照射装置的坐标中. 然后使用大量的 γ 射线，通过 201 个小孔将 γ 射线集中打在病灶上. γ 射线一次、多方向、限制性地聚焦在颅内靶点上，使病灶受到不可逆摧毁，发生放射性坏死，同时又能保证靶区边缘及其周围正常脑组织所接收的放射剂量呈锐减分布，不产生任何不可逆损伤. 由于 SRNS 治疗靶区的边缘犹如刀割，故称为 γ 刀，它适用于直径小于 3 cm 的病灶.

4. *质子治疗*

质子放射治疗技术治疗恶性肿瘤是一门新兴的放射治疗方法. 利用质子束优良的剂量分布特性可以使剂量区(即 Bragg 峰)集中于肿瘤部位，周围组织照射量极少，从而减少正常组织放疗并发症的产生，提高肿瘤病人的治愈率及生活质量.

质子放射治疗技术是利用运动的中、低能质子通过组织时与生物介质的轨道电子碰撞，将能量传递给细胞体系，从而产生相应的生物化学反应，包括细胞 DNA 链断裂、水辐射分解、对关键的生物大分子造成损失的过程. 单能质子的射程分散很小，在质子径迹终点处形成一个尖锐的 Bragg 剂量峰，根据肿瘤病灶大小调制质子能量可以调整 Bragg 峰宽度，使其与肿瘤形状相符合，从而减少对正常组织的伤害.

思考题与习题十四

14-1 在几种元素的同位素 ${}^{12}_{6}C$ 、${}^{13}_{6}C$ 、${}^{14}_{6}C$ 、${}^{14}_{7}N$ 、${}^{15}_{7}N$ 、${}^{16}_{8}O$ 和 ${}^{17}_{8}O$ 中，哪些同位素的核包含相同的(1)质子数，(2)中子数，(3)核子数，(4)核外电子数？

14-2 ${}^{3}_{1}H$ 原子的质量是 3.01605 u，${}^{3}_{2}He$ 的原子质量是 3.01603 u，求：(1)这两个原子核的质量(以 u 计)；(2)结合能(以 MeV 计). (3.01550 u，3.01493 u，8.48 MeV，7.72 MeV)

14-3 40 g 纯净的 ${}^{40}K$ 放射源发生 β^- 衰变，开始时每秒发射 10^5 个 β^- 粒子，求此核素的衰变常数和半衰期. ($1.66\times10^{-19}\ s^{-1}$, 1.32×10^{11}a)

14-4 计算经过多少个半衰期某种放射性核素可以减少到原来的 1%? (6.6)

14-5 某种放射性核素的平均寿命为 100 天，求 10 天后，已经衰变的核数为总核数的百分之几？第 10 天发生衰变的核数为总核数的百分之几？ (9.5%， 0.9%)

14-6 有两种放射性核素，其中一种的半衰期为 2 d，另一种为 8 d. 开始时，寿命短的核素的放射性活度是长寿命核素的 64 倍，问多少天后，两种核素的放射性活度相等？ (16 d)

14-7 某医院有一台 ${}^{60}Co$ 治疗机，装有活度为 1200 Ci 的 ${}^{60}Co$ 源. 预定在活度衰减到 300 Ci 时更换 ${}^{60}Co$ 源，问这个 ${}^{60}Co$ 源可使用多少年？(${}^{60}Co$ 的半衰期为 5.27 y) (10.54 y)

14-8 ${}^{131}I$ 的半衰期为 8.04 d，在 12 日上午 9 时测量时 ${}^{131}I$ 的放射性活度为 15 mCi，问到 30 日下午 3 时，该放射源的放射性活度为多少？ (1.39×10^8 Bq)

14-9 利用 ${}^{131}I$ 作核素成像的显像剂，刚出厂的试剂，满足显像要求的注射量为 0.5 mL. 求：(1)如试剂存放了 11 天，满足成像要求的注射量应为多少？(2)如果最大注射量不得超过 8 mL，则该显像剂的最长存放时间是多少？ (1.3 mL，32 d)

14-10 一种用于器官扫描的放射性核素的物理半衰期为 8 d，生物半衰期为 3 d. 求：(1)有效半衰期；(2)设测试的放射性活度为 0.1Ci，计算 24 h 后残留在体内的放射性活度. (2.18 d，2.69×10^9 Bq)

阅读材料

基本粒子简介

基本粒子是指物质微观结构的基本单元，没有内部结构，不能再分割的物质最小单元. 目前发现的“基本粒子”有 400 多种，但这些粒子中大部分是有内部结构的，由更基本的单元组成，所以一般不叫基本粒子，而叫粒子. 但由于方便和习惯，仍称这些粒子为基本粒子. 研究这些粒子的基本性质、粒子间相互作用、转化及探索其内部结构的学科叫粒子物理或高能物理.

一、描述粒子基本性质的物理量

粒子的基本性质只用质量、电荷、自旋、磁矩、平均寿命等物理量来描述. ①质量是粒子基本性质的量度之一，通常以电子质量 m_e 为单位，也可用能量单位 MeV 表示. ②粒子的电荷单位是 e，至今测得的粒子电荷都是 e 的整数倍或零. ③每一种粒子都有自旋角动量，用自旋量子数表示，简称自旋. 基本粒子的自旋可以是零、整数或半整数. 例如，正、负电子，质子、中子和μ子等的自旋为1/2. 光子和ρ介子的自旋为1. ④粒子的磁矩用玻尔磁子μ_B或核磁子μ_N表示. 如电子的磁矩为1.001145 μ_B，质子的磁矩为2.7896 μ_N. ⑤通常用平均寿命或半衰期来表征粒子衰变快慢. 同一种粒子的平均寿命是一定的，平均寿命大于10^{-22} s的粒子，称为“稳定”粒子.

二、粒子的相互作用

基本粒子的产生和转变是通过粒子间的相互作用进行的. 粒子间相互作用有引力相互作用、弱相互作用、电磁相互作用和强相互作用.

1. 引力相互作用

一切有质量的粒子间都有引力作用，相比于其他相互作用是一种最弱的力，所以基本粒子之间的引力作用可以不考虑.

2. 弱相互作用

弱相互作用是中子、质子相互转换过程中起作用的力，如导致原子核发生衰变的力就是一种弱相互作用力，是一种短程力，力程约为10^{-17} m，强度为电磁力的10^{-11}，除光子以外，其他粒子都有这种作用力.

3.电磁相互作用

一切带有电荷或磁矩的粒子都有电磁力，它是通过交换电磁场的量子即光子来实现的.

4. 强相互作用

强相互作用是四种相互作用中最强的一种，将中子和质子维系在一起组成坚固的原子核的核力就是强相互作用力，又叫强力，是一种短程力，力程约10^{-15} m.

三、粒子的分类

根据基本粒子的性质，可以把已发现的300多种粒子分成四大类.

1. 光子

静止质量为零，自旋量子数等于1. 光子是电磁相互作用的媒介，存在于一切带电粒子或具有磁矩的粒子间的电磁相互作用中，一些中性粒子可以通过电磁作用发生衰变产生光子.

2. 轻子

包括中微子，电子，正电子，正、负μ子，正、负τ子. 这些粒子的静止质量比一般π介子的质量小，自旋量子数为1/2.

3. 介子

包括带正、负电荷和中性的π介子，带正、负电荷和中性的K介子及η介子. 它们的静止质量介于电子和质子之间，自旋量子数为零. 1974年，丁肇中等发现的J/ψ粒子也是一种介子，但其静止质量为质子的3倍多.

4. 重子

包括质子、中子和Λ^0、Σ^+、Σ^-、Σ^0、Ξ^-、Ξ^0、Ω等超子以及它们的反粒子. 这些粒子的静止质量等于或大于质子，自旋量子数除Ω超子为3/2外，其余都是1/2.

由于介子和重子都参加强相互作用，故又统称为强子，目前发现的基本粒子大多数都是强子.

（贺　兵）

第十五章　激光及其医学应用

通过光基因技术将激光器与基因工程结合在一起，以确定可疑的细胞和回路并控制特定神经元的放电活动，其时间精度可达毫秒. 光基因技术的特异性有助于避免健康细胞的损伤，从而将副作用减少到最小. 利用激光对病毒进行基因改造，该成果适用于多种神经疾病的治疗，如注意力缺陷多动障碍、精神分裂症、抑郁症和强迫症等.

激光(laser)是受激辐射光放大(light amplification by stimulated emission of radiation)的简称，是一种方向性、单色性、相干性都很好的强光束. 自 1960 年第一台红宝石激光器问世以来，到目前为止，激光不仅在工业、农业、军事和科学研究等领域得到广泛应用，在生物医学中的应用也越来越广泛. 在临床医疗中，利用激光切口和去除肿瘤已经十分普遍. 在眼科学中激光的应用更加突出，激光可以直接进入眼睛治疗视网膜疾病或修复破损的视网膜；利用不可见波段的激光能量可以消除白内障手术后的浑浊沉淀物以及矫正近视. 在整形美容中激光也得到广泛应用，如激光表面重修、激光脱毛、激光毛发移植等. 本章主要介绍激光基本原理及其在医药科学中的应用.

第一节　激光产生的基本原理

一、粒子的能级

1. 能级

由量子理论可知，任何一个粒子(分子、原子、离子等)的能量都是量子化的，只能取一些不连续的数值，这种量子化的能量值称为**能级**(energy level). 能量最低的能级状态称为**基态**(ground state)，其余能量较高的能级状态称为**激发态**(excited state). 一般情况下，处于基态的粒子比较稳定，处于激发态的粒子不稳定，其寿命通常在 10^{-11}～10^{-3} s. 若激发态的粒子寿命大于 10^{-3}s，则称为**亚稳态**(metastable state). 在一定条件下，粒子可以改变其所处的能量状态，称为**跃迁**(transition). 如果粒子由低能级跃迁至高能级，则必须从外部吸收能量；反之，粒子由高能级跃迁至低能级，必须放出能量.

2. 粒子能级的正常态分布

一个物质系统在热平衡状态下，单位体积中同类微观粒子在各能级上的分布规律满足玻尔兹曼定律(Boltzmann law)，即

$$n = n_0 e^{-E/kT} \tag{15-1}$$

式中，n 为处于能量为 E 的能级上单位体积内的粒子数，n_0 为处于能量为 0 的基态上单位体积的粒子数，T 为热平衡时的绝对温度，k 为玻尔兹曼常量. 玻尔兹曼定律反映了在热平衡条件下物质系统中各能级上的粒子数随着能级能量的增高按指数规律减少，即处于低能级的粒子数多

于高能级的粒子数，这是系统粒子数的正常分布状态.

二、粒子能级之间的跃迁

按照量子理论，光和粒子的相互作用可能引起**受激吸收**(stimulated absorption)、**自发辐射**(spontaneous emission)和**受激辐射**(stimulated emission)三种跃迁过程. 在不同的情况下，各个过程所占的比例不同，普通光源中自发辐射起主要作用，激光器的工作过程中受激辐射起主要作用. 现以最简单的二能级系统介绍光的受激吸收、自发辐射和受激辐射.

1. 受激吸收

当一个处于低能级 E_1 的粒子，在受到频率为 ν 的光照射时，如果满足 $h\nu = E_2 - E_1$，粒子就可能吸收光子向较高能级 E_2 跃迁，这种过程称为受激吸收，如图 15-1(a)所示. 在受激吸收过程中，处于低能级的粒子越多，受激吸收就越强.

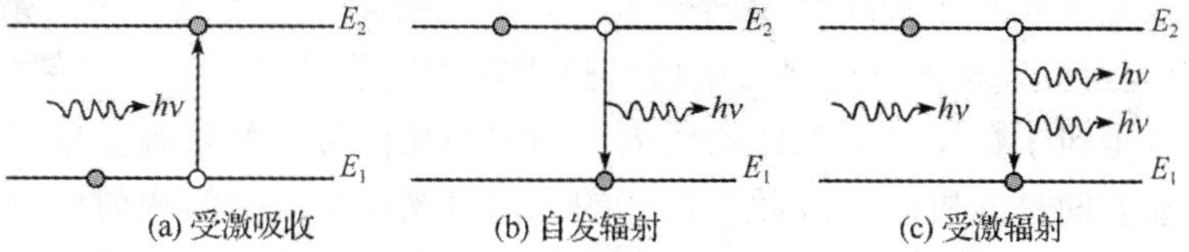

图 15-1　光的辐射和吸收

2. 自发辐射

处于激发态的粒子自发地从高能级跃迁到低能级，把能量以光子的形式向外发射，这一过程称为自发辐射. 如图 15-1(b)所示，能级 E_1 和 E_2 分别表示基态和激发态，粒子处于激发态能级 E_2 上. 因 $E_2>E_1$，粒子将自发地跃迁到基态 E_1，跃迁时辐射出一个能量为 $h\nu = E_2 - E_1$ 的光子.

自发辐射是一个随机过程，每个粒子自发辐射的光子在空间所有可能的方向上随机分布，发光的定向性差. 从不同高能级向低能级跃迁而形成的自发辐射会产生多种不同频率的光子，即使在同样两能级 E_2 和 E_1 之间跃迁所发出的同频率的光子，各光子的相位、传播方向和偏振态之间没有确定的关系，因此自发辐射所形成的光是非相干光. 由大量互相独立的粒子随机产生自发辐射所形成的普通光源和自然光不是相干光源.

3. 受激辐射

如果处于高能级的粒子在自发辐射前，受到能量为 $h\nu = E_2 - E_1$ 的外来光子的诱发作用，从高能级 E_2 向低能级 E_1 跃迁，同时发射出一个与外来光子频率、相位、偏振态和传播方向都相同的光子，这一过程称为受激辐射，如图 15-1(c)所示.

在受激辐射中，一个入射光子作用的结果会得到两个状态完全相同的光子. 如果这两个光子再引起其他原子产生受激辐射，并不断继续下去，就能得到大量特征相同的光子，这一过程称为光放大. 由此可见，受激辐射可以得到放大的相干光.

三、粒子数反转

在光和粒子系统相互作用时，总是同时存在受激吸收、自发辐射和受激辐射三种跃迁过程. 受激吸收使光子数目减少，而受激辐射使光子数增加. 激光是通过受激辐射来实现放大的光. 由于在正常分布下，处于激发态的粒子数远小于处于基态的粒子数，当光通过物质时，受激吸收过程发生的概率远大于受激辐射过程的概率，因而不可能实现光放大.

为了实现光放大，必须破坏粒子数在热平衡状态的下的玻尔兹曼分布，使处于高能态的粒子数多于处于低能态的粒子数，这种分布与正常分布相反，称为**粒子数反转分布**(population inversion distribution). 能够实现粒子数反转分布的物质称为激光工作物质或**激活物质**(active medium). 激活物质可以是气体、液体和固体. 但并非是所有的物质都能实现粒子数反转，即使在能实现粒子数反转的激活物质中，也不是任意两个能级均能实现粒子数反转. 要实现粒子数反转分布，首先，该物质具有与粒子数反转有关的亚稳态能级结构. 其次，必须从外界输入能量，使激活物质中尽可能多的粒子吸收能量后，从低能级激发到高能级. 这个供给能量的过程称为激励，又称**泵浦**或**抽运**(pumping). 常见的激励方式有：光激励、电激励、化学激励、热激励和核激励.

四、光学谐振腔

激活物质和泵浦源实现了粒子数反转分布，只是为激光产生提供了必要条件. 由于处于激发态的粒子,可以通过自发辐射和受激辐射两种过程跃迁到基态. 粒子数反转虽然使得受激辐射占优势，但在实现了粒子数反转的工作物质内，初始的光信号一般来源于自发辐射，而自发辐射产生的光子传播方向是随机的，因此在这样的光信号激励下的受激辐射所辐射的光的传播方向也是随机的，并且传播一定距离后就射出工作物质，不能形成激光. 要获得单色性、方向性都很好的激光，就必须设计一种装置，使在某一方向的受激辐射得到不断的放大形成稳定振荡，这种装置称为**光学谐振腔**(optical resonator).

图 15-2 是光学谐振腔的示意图，在工作物质两端，分别装一块全反射镜(反射率为 100%)和一块部分反射镜(反射率 90%以上)，它们相互平行且与工作物质的轴线相垂直. 处于粒子数反转分布的工作物质自发辐射时，偏离谐振腔轴线方向运动的光子很快从谐振腔侧面逸出，如图 15-2(a)所示. 只有沿轴线运动的光子，遇到反射镜后被反射，光子通过工作物质时会产生受激辐射，受激辐射产生的光子依次将引起连锁受激辐射，从而使受激辐射增强，如图 15-2(b)所示. 光子在谐振腔内来回反射，每来回一次都使光子数增多，光强增大. 当光强足以抵偿各种损耗时，可使腔内的光场处于相干的激光态，然后通过部分反射镜，输出一束极强的激光，如图 15-2(c)所示.

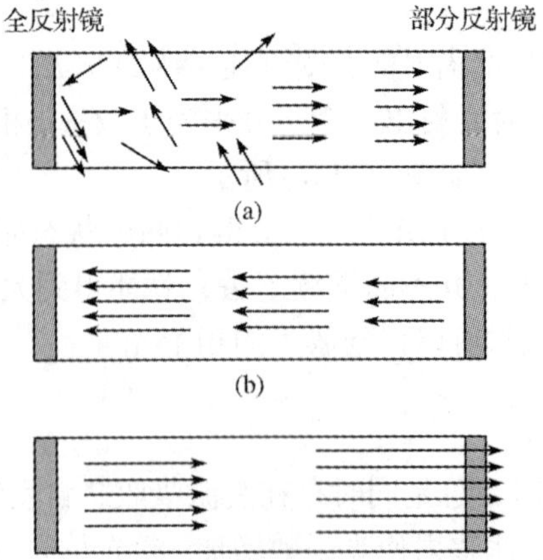

图 15-2　光学谐振腔

光学谐振腔还决定激光的模式，即电磁场在腔内的振荡方式. 激光分为**纵模**(longitudinal mode)和**横模**(transverse mode)两种. 纵模是指电磁场沿谐振腔轴向的振荡方式. 光在腔内来回反射形成相干叠加，只有满足相位差条件的光才能形成稳定的驻波，因此腔内只能允许某些特定频率的光在其中持续振荡. 不同的纵模表达光波在腔内的轴向不同的驻波场分布. 显然谐振腔具有选频作用，根据纵模可分辨输出激光的频率，从而也保证输出激光的单色性. 横模是指电磁场沿谐振腔径向的稳定分布，即激光束在其横截面上的光强分布. 每一种分布称为一个横模.

在工作物质产生受激辐射形成光放大的同时，谐振腔内存在多种光能的损耗因素. 光损耗主要源于反射镜和工作物质. 工作物质因光吸收和光学不均匀性造成对光的折射、散射和吸收使光强减弱的现象称为内损耗. 反射镜对光的吸收、散射、衍射及透射(包括输出的激光)使光强减弱的现象称为镜损耗. 因此，欲产生激光，光学谐振腔还必须满足所谓的**阈值条件**(threshold condition)，即光的放大或增益大于或等于光损耗.

五、激光器与激光

激光产生的过程可概述为：具有亚稳态的工作物质在激励源的作用下实现粒子数反转分布；聚集在亚稳态上的粒子受外来光子的激发产生受激辐射实现光放大；沿轴线运动的光子在光学谐振腔内来回振荡；光学腔内的光增益大于光损耗时光振荡得以维持并输出激光. 产生激光的装置称为激光器.

1. 激光器的结构

对于任何激光器，都必须满足能实现工作物质的粒子数反转分布和具备满足阈值条件的光学谐振腔两个条件. 因此激光器一般由工作物质、激励装置和光学谐振腔等组成，其结构原理如图 15-3 所示.

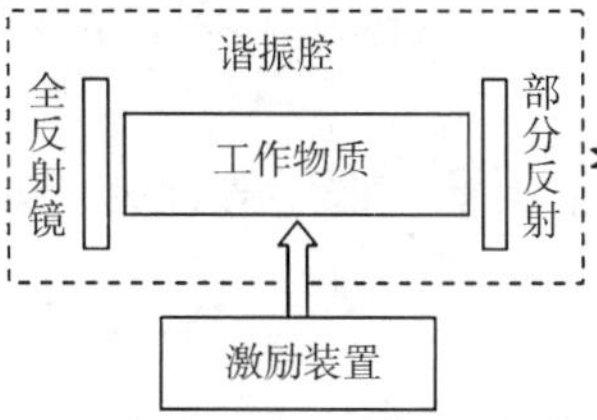

图 15-3　激光器结构原理图

(1)工作物质.

工作物质是激光器的核心，是激光器产生光的受激辐射放大作用源泉的所在，包括激活介质和一些辅助物质. 激活介质内激活粒子的能级结构决定了激光的光谱特性. 根据激活粒子的能级结构形式，可分为三能级系统(如红宝石激光器)与四能级系统(如 Nd：YAG 激光器).

(2)激励装置.

激励装置为在工作物质中实现粒子数反转分布提供所需能源. 工作物质类型不同，采用的激励方式也不同.

(3) 光学谐振腔.

光学谐振腔提供光学正反馈维持激光持续振荡以形成受激发射，同时对振荡光束的方向和频率进行限制，以保证输出激光的高单色性和高定向性.

2. 激光器的分类

激光器种类繁多，习惯上主要按照激光器的工作方式和工作物质来进行分类. 按照激光器的工作方式可分为连续激光器和脉冲激光器. 根据工作物质物态的不同可把激光器分为以下几类.

(1) 气体激光器.

该类激光器所采用的工作物质是气体和金属蒸气，并且根据气体中真正产生受激辐射作用的工作粒子性质不同，而进一步区分为原子气体激光器（如 He-Ne 激光器）、离子气体激光器（如 Ar^+激光器）、分子气体激光器（如 CO_2 激光器）、准分子气体激光器（如 XeF 准分子激光器）等.

气体激光器一般采用气体放电激励，还可以采用电子束激励、热激励、化学反应激励等方式. 气体激光器波长覆盖范围主要位于真空紫外到远红外波段. 激光谱线上万条，具有输出光束质量高（方向性及单色性好）、连续输出功率大（如 CO_2 激光器）等输出特性，其器件结构简单，造价低廉.

1961 年，第一台气体激光器——He-Ne 激光器问世. 气体激光器广泛应用于工农业生产、国防、科研、医学等领域，如计量、材料加工、激光医疗、激光通信、能源等方面.

(2) 固体（晶体和玻璃）激光器.

固体激光器的工作物质是通过把能够产生受激辐射作用的金属离子按一定比例掺入到晶体或玻璃基质中而制成的晶体棒或玻璃棒. 固体激光器的典型代表是红宝石（Cr^{3+}：Al_2O_3）激光器、掺钕钇铝石榴石（Nd^{3+}：YAG）激光器、钕玻璃激光器和掺钛蓝宝石（Ti^{3+}：Al_2O_3）激光器.

固体激光器多采用光泵浦，泵浦光源主要有闪光灯和半导体激光二极管两类. 固体激光器的波长覆盖范围主要位于可见光到近红外波段. 激光谱线数千条，具有输出能量大（多级钕玻璃脉冲激光器，单脉冲输出能量可达数万焦）、运转方式多样等特点. 器件结构紧凑、牢固耐用、易于与光纤耦合进行光纤传输.

固体激光器主要应用于工业、国防、科研、医学等领域，如激光测距、材料加工、激光医疗、激光光谱学、激光核聚变等方面.

(3) 液体激光器.

液体激光器所采用的工作物质主要是有机化合物液体（染料）或含有稀土金属离子（如 Nd）的无机化合物溶液（如 $SeOCl_2$）. 其中，染料激光器是液体激光器的典型代表.

染料激光器多采用光泵浦，主要有激光泵浦和闪光灯泵浦. 染料激光器的波长覆盖范围为紫外到近红外波段（300 nm～1.3 μm），通过混频等技术还可将波长范围扩展至真空紫外到中红外波段. 激光波长连续可调谐是染料激光器最重要的输出特性. 器件特点是结构简单、价格低廉. 染料溶液的稳定性比较差是这类器件的不足.

1966 年，世界上第一台染料激光器——由红宝石激光器泵浦的氯铝钛花青染料激光器问世. 染料激光器主要应用于科学研究、医学等领域，如激光光谱学、光化学、同位素分离、光生物学等方面.

(4) 半导体激光器.

半导体激光器也称为半导体激光二极管，或简称激光二极管(laser diode，LD). 由于半导体材料本身物质结构的特异性以及半导体材料中电子运动规律的特殊性，半导体激光器的工作特性有其特殊性.

半导体激光器以半导体材料为工作物质. 常用的半导体材料主要有ⅢA-ⅤA 族化合物半导体(如 GaAs、InP 等)，ⅡB-ⅥA 族化合物半导体(如 CdS 等)和ⅣA-ⅥA 族化合物半导体(如 PbSnTe 等).

半导体激光器采用注入电流方式泵浦. 半导体激光器波长覆盖范围一般在近红外波段(920 nm～1.65 μm)，其中 1.3 μm 与 1.55 μm 为光纤传输的两个窗口. 半导体激光器具有能量转换效率高、易于进行高速电流调制、超小型化、结构简单、使用寿命长(一般可达数十万乃至百万小时以上)等突出特点.

1962 年，世界上第一台半导体激光器——GaAs 激光器问世. 半导体激光器广泛应用于光纤通信、光存储、光信息处理、科研、医疗等领域，如激光光盘、激光高速印刷、全息照相、办公自动化、激光准直及激光医疗等方面.

(5) 自由电子激光器.

自由电子激光器是一种特殊类型的新型激光器，其工作物质是相对论电子束. 所谓相对论电子束是指通过电子加速器加速的高能电子. 自由电子激光器将相对论电子束的动能转变为激光辐射能.

自由电子激光器的泵浦源为空间周期磁场或电磁场. 具有非常高的能量转换效率、输出激光波长连续可调谐是自由电子激光器两个最显著的特点. 自由电子激光器在未来的生物、医疗、核能等领域具有重要的应用前景.

此外还有按照激励方式进行分类的，如放电激励、光激励、热激励、化学激励激光器，以及按激光波长、输出功率、激光用途以及按光学谐振腔的结构和形式分类而命名的.

第二节　激光的特性

激光与普通光源所发出的光就其本质而言都属于电磁辐射，具有普通光的一切性质. 但由于激光的发光机制与普通光源不同，因而它具备普通光源所没有的高强度、方向性好、单色性好、相干性好和偏振性好等优异特性.

一、方向性好

发散角(angle of divergence)是衡量光束方向性好坏的标志，它表明了光能量在空间分布的集中性. 激光是由于谐振腔对偏离轴线运动光子的淘汰作用，使得受激辐射的光子沿腔轴方向形成稳定振荡并输出，所以方向性极好. 反之，普通的光源是向四面八方发光的. 此外，激光的发光面积较小，一般仅限于在 0.2 cm^2 左右，而普通光源的发光面积要大得多. 尽管由于光的衍射性，激光仍然是发散的，但与普通光源的不同在于激光是局限在很小的发散角内发光. 发散角小的光束，可以在传播很远的距离后仍保持有一定的强度. 激光束的发散角 θ 非常小，一般为 10^{-4}～10^{-2} rad. 一般情况下，一束激光在几千米之外的扩散直径小于几厘米，从地球射到月球的激光光斑半径也仅几米到几十米.

由于激光具有良好的方向性，常被应用于医学、军事、航空、通信和遥感等领域. 同时由于激光几乎是平行光束，并且波长一致（单色性好），因此可以聚焦成为很小但能量密度很高的光斑. 利用这一特点而制成的医用激光刀，可用于切割、汽化等手术治疗，甚至可用于进行细胞的显微照射，对细胞内某一部位进行测定或做细胞融合.

二、亮度高

在给定方向上，单位时间离开、到达或穿过某一截面单位立体角、单位投影面积上的辐射能量，称为该截面的辐射亮度，简称**亮度**（brightness），用 B 表示. 亮度的单位为瓦特每平方米每球面度（$W \cdot m^{-2} \cdot sr^{-1}$）. 研究表明，激光亮度 B 与发散角 θ 的关系为

$$B = \frac{P}{4\pi\theta^2 S} \tag{15-2}$$

式中，P 为激光所辐射的功率，S 为光源发光面积. 可见，激光亮度与发散角 θ 的平方及发光面积成反比. 与普通光源相比，由于激光的方向性好，发散角很小，同时发光面积也较小，光能量高度集中，所以激光的亮度极高. 高亮度是激光突出的优点之一. 一些激光的亮度比太阳表面亮度高出 10^{14} 倍，比普通光源的亮度高出 10^{12}～10^{19} 倍. 一输出功率为 60 mW 的激光器的亮度是功率为 60 W 日光灯的 1 亿倍.

三、单色性好

具有单一频率（或波长）的光称为单色光. 光的单色性常用**谱线宽度**（line width）来描述. 一般将光强度下降到最大值一半时的频率（或波长）范围称为谱线宽度，用 $\Delta\nu$（或 $\Delta\lambda$）表示. 谱线宽度是衡量光单色性好坏的标志，谱线宽度越窄，光的单色性越好. 普通光源发出自然光的光子频率各异，含有各种颜色. 激光则由于受激辐射的光子运动方向相同以及谐振腔的选频作用使其具有很好的单色性. 在普通光源中，单色性最好的氪灯，谱线宽度约为 4.7×10^{-3} nm，而氦-氖激光器的 632.8 nm 谱线宽度小于 10^{-8} nm，两者相差数万倍. 激光器是目前世界上最好的单色光源.

由于光的生物学效应强烈地依赖于光的波长，激光良好的单色性在临床治疗上获得了重要的应用. 激光的单色性在光谱技术、全息技术、激光信息和光学测量中也得到广泛的应用.

四、相干性好

普通光源的发光机制是自发辐射，光子之间没有恒定的相位联系而不具备相干光源条件. 激光是由受激辐射产生的，且谱线宽度很窄，具有良好的相干性. 激光的相干性常用时间（纵向）相干性和空间（横向）相干性来表示.

从光源同一点、不同时刻发出的光波在空间叠加出现干涉现象的性质称为时间相干性. 该时间间隔 τ_c 称为**相干时间**（coherence time）. 在相干时间内激光传播的距离 $L_c = c\tau_c$，称为**相干长度**（coherence length）. τ_c 或 L_c 越长，则光的时间相干性越好. 时间相干性起因于粒子发光的间断

性，相干时间就是粒子发光的持续时间，其值由光的谱线宽度 $\Delta\nu$ 决定，有

$$\tau_c = \frac{1}{\Delta\nu} \tag{15-3}$$

上式表明相干时间与光的谱线宽度 $\Delta\nu$ 成反比. 激光的谱线宽度 $\Delta\nu$ 很窄，即相干时间和相干长度很长，因此激光的时间相干性很好. 迈克耳孙干涉仪就是利用激光的时间相干性研制的现代光学仪器.

在同一时刻，从光源不同点发出的光在空间出现干涉现象的性质称为空间相干性. 满足此相干的空间发光范围称为**相干面积**(coherent area)，相干面积越大则光的空间相干性越好. 空间相干性起因于粒子发光之间的联系，尤其是相位关系. 由于受激辐射的光子相位、频率和偏振态都相同，再加之谐振腔的选模作用，激光束横截面上各点间有固定的相位关系，所以激光的空间相干性也很好.

利用激光相干性研发的大量先进光学信息通信设备、光学储存设备、光学检测设备、光谱分析设备和全息成像设备已广泛应用于各类生物信息的分析、储存和成像.

五、偏振性好

普通光源发光是由其许多原子相互独立发光的，它们各自的发光振动面随机分布，所以整个光束中没有占优势的振动方向，即自然光是非偏振光. 受激辐射的特点表明激光束中各个光子的偏振态相同，故所有激光都是偏振光. 使激光具有高度偏振性的因素有两个：第一，激光工作物质本身(如红宝石的双折射)会导致电矢量在某一方向有优先取向. 多数固体工作物质在略高于阈值水平工作时，其辐射几乎只在一个平面内振动. 第二，以布儒斯特窗作为谐振腔输出窗以减少某一振动面的损失. 在入射角为布儒斯特角时，与入射面垂直的电振动被全反射，而与之平行的电振动才可以无衰减通过布儒斯特窗，所以输出的激光具有高度的偏振性.

第三节　激光的医学应用

自 1961 年世界上第一台医用激光器用于眼科治疗以来，激光和激光技术在生命科学中的应用已形成了一门崭新的应用性学科——**激光医学**(laser medicine). 激光医学主要涉及激光的生物效应及其机制，激光在临床检测、诊断和治疗方面的应用研究，以及激光的危害与防护等.

一、激光的生物作用

激光对生物组织所施加的作用，存在于由此引发的一系列理化过程之中，称为激光的**生物作用**. 生物组织由于受到激光照射而出现的各种应答性反应、效果或变化称为激光的**生物效应**(biological effect). 激光生物效应是激光医学应用的理论基础. 激光对生物组织的作用主要包括热作用、机械作用、光化作用、电磁作用和生物刺激作用等. 激光生物效应的强弱与激光特性(如波长、频率、功率和工作方式等)和生物组织特性(如机械性质、热学性质、电学性质、光学性质、声学性质和生物性质等)密切相关.

1. 热作用

生物组织在激光照射下吸收光能并将其转化为热能，使局部组织温度升高的现象称为热作用. 激光的热作用主要包括吸收生热和碰撞生热两大类. 当低能光子(红外激光)照射生物体，光子能量被分子吸收转化为生物分子的振动能量、转动能量和平动能量，使组织温度升高的现象称为吸收生热. 当高能光子(紫外或可见激光)照射生物体，光子被生物分子吸收，生物分子由基态跃迁到激发态，处于激发态的分子通过与周围分子的碰撞将能量传给邻近的分子，使局部组织温度升高的现象称为碰撞生热. 此外，处于激发态的分子也可以通过无辐射跃迁到基态，使生物组织温度升高.

激光照射并进入组织，引起组织温度升高. 温升将引起生物组织内的热化反应及生物分子变性，对代谢率、血液循环以及神经细胞带来影响，造成热损伤. 对于不同的照射时间，生物组织损伤的阈值温度不同. 照射时间越短，生物组织能耐受的温度越高.

皮肤受到激光照射后，被照射处吸收激光能量而温度升高，当温度升高到 38～40 ℃时有温热感觉，作用相当于理疗上的热敷；43～44 ℃时，皮下微血管扩张充血出现热致红斑，但温度恢复正常时，可自行消退；47～48 ℃时，产生热致水泡，出现灼热感和痛觉；55～60 ℃时，产生热致凝固，受照处很快凝固坏死；略高于 100 ℃时，产生热致沸腾，皮肤组织中的组织液沸腾；300～400 ℃时，产生热致炭化，组织迅速炭化呈棕黑色；超过 530 ℃时，产生热致燃烧，可见火光；573 ℃以上时，产生热致气化，皮肤组织瞬间变成气体.

2. 机械作用

激光照射生物组织产生直接或间接压强的现象称为激光的机械作用或压强作用. 激光的机械作用包括一次压强和二次压强两部分. 由于激光本身具有的压强而给组织的光辐射压力称为一次压强. 当生物组织受激光照射后，产生热膨胀、相变、冲击波和电致伸缩等形成的间接压强称为二次压强. 二次压强比一次压强大得多，在许多情况下一次压强可忽略.

自 20 世纪 70 年代起，光辐射压力主要被用于制作**光镊**(optical tweezer)，相应的技术称为**光学捕获**(optical trapping). 光镊主要是通过高度聚焦的激光束形成指向光束焦点处的梯度场，来形成一**光阱**(optical trap)，将落于光束中的微小颗粒束缚在光阱中，随着光束的移动来控制微小颗粒的运动. 光镊可以用于移动细胞或病毒颗粒，把细胞捏成各种形状. 由于光镊的力可以精准地直接作用于细胞甚至更小的目标，光镊在生物学方面的应用越来越广泛. 利用激光的机械作用可用于降低眼压、消除血块、青光眼和白内障等多种眼科疾病治疗. 激光对生物组织所产生的等离子体冲击波效应被用于对组织的精细切割，对各种结石的粉碎等.

3. 光化作用

生物大分子吸收激光的能量并被激活而引起组织内一系列的化学反应称为光化反应. 激光照射直接引起生物组织发生光化反应的作用称为光化作用. 通常的光化反应始于发生反应的分子吸收光子能量跃迁到激发态，终结于第一个基态产物的出现. 光化反应分为原初光化反应和继发光化反应两个阶段. 处于基态的分子受到激光照射而吸收光子能量跃迁到激发态，处于激发态的分子能自身发生化学变化或与其他分子发生化学变化而消耗多余的能量，这种过程称为原初光化反应. 原初光化反应生成不稳定产物后，在有关或无光环境下发生继发化学反应，直至生成稳定的最终产物，这一过程称为继发光化反应.

光化反应具有波长选择性，即特定的光化反应要特定波长的光子才能引发. 而对于一个特定的光化反应来说，不同波长的光所引起的效率是不同的. 能引发光化反应的光子波长通常在350～700 nm 的近紫外线和可见光. 通常在原初光化反应中，每个分子(原子或离子)只吸收一个光子而发生反应.

原初光化反应是激发态分子的反应，继发光化反应是基态分子的反应. 经过完整光化反应所形成的最终产物可能是总反应的氧化物、聚合物或敏化后的生成物等，因而可将光化反应分成光致分解、光致氧化、光致聚合、光致敏化、光致异构、光致分离同位素和多光子红外光化反应等类型. 其中光致敏化是生物系统所特有的由光引起的在敏化剂帮助下发生的化学反应. 最初使用的敏化剂是血卟啉类，用于进行肿瘤的识别和选择性治疗，通常称为光动力学疗法(photo dynamic therapy，PDT). 光化作用还可引起红斑效应、色素沉聚和维生素 D 合成等生物效应，并具有杀菌、同位素分离、物质提纯、分子剪裁等作用.

4. 电磁作用

激光是电磁波，激光对生物组织的作用就是电磁场对生物组织的作用. 高功率的激光具有很强的电磁场，生物组织在强电磁场作用下能引起分子电离、形成自由基、产生电致伸缩和光学谐波等生物效应. 激光产生的电致伸缩效应可产生超声波，超声波的空化作用可破坏细胞的结合力，使细胞发生水肿或破裂. 激光的光学谐波效应可在生物组织内产生各次谐波，导致组织内产生高温和高压，造成杆状和锥状细胞损伤，使组织出现水肿、受损或变性.

5. 生物刺激作用

弱激光对生物体的作用主要表现为生物刺激作用. 有关激光生物刺激作用的机制还在进一步研究之中. 但通过大量的研究发现，用弱激光照射生物体，可刺激神经再生，刺激或抑制细菌生长，增强细胞的吞噬和促进红细胞的合成，加速毛发、皮肤、黏膜的生长以及伤口、溃疡、烧伤和骨折的愈合等. 弱激光对生物体产生的刺激作用还呈现出刺激作用具有积累效应，小剂量刺激能引起兴奋作用、大剂量刺激则引起抑制作用.

二、激光在基础医学研究中的应用

由于激光具有发散角小、谱线宽度窄、相干长度大、亮度高、功率高等一系列特点，因此，根据不同目的和激光的不同特点所制成的各种激光仪器，在基础医学研究中获得了广泛的应用，为基础医学研究提供了新的技术手段，扩展了研究范围，提高了研究水平，为医学的进一步发展奠定了坚实的基础. 目前广泛应用于基础医学研究的激光技术主要包括激光微光束技术、激光流式细胞术、激光光谱分析技术、激光多普勒技术和激光显微成像技术等.

1. 激光微光束技术

利用激光的亮度高、准直性好的优点，借助于透镜光学系统使之聚焦成光斑直径为 μm 数量级的微光束的技术称为激光微光束技术. 利用此技术可进行细胞水平的研究，形成激光的光镊术、显微照射术、细胞打孔术、细胞融合术等，可以实现对细胞进行俘获、转移、穿孔、移植、融合等微操作. 激光微光束技术还可用于微探针分析术，进行微量和痕量元素的定性或定量分析.

2. 激光流式细胞术

利用激光、电子检测、计算机等多种技术和流式计数方法结合而形成的新技术. 其原理是让染色细胞在稳定的液流中排成单行流动，以恒速逐个依次通过激光束的照射区，用探测器检测细胞被激光照射后所发出的荧光与散射光并经计算机处理就可得到细胞体积的大小和细胞内某些生化成分信息. 该技术可对细胞逐个进行定量分析与分选，其特点是分析速度快、灵敏度高、分选纯度高、可对一个细胞同时定量测定多种参数(如 DNA、RNA 含量、细胞体积等)等. 这一技术在细胞生物学、免疫学、遗传学、肿瘤学以及药学等方面有广泛的应用前景.

3. 激光光谱分析技术

激光光谱分析技术包括激光荧光光谱技术、激光拉曼光谱技术、激光原子吸收光谱技术和激光微区光谱技术等. 利用激光拉曼光谱技术可以对样品的生物分子在与其生物活性物质相同的环境下进行结构分析，而对样品几乎无损害. 利用激光光谱分析技术可对微量蛋白质、核酸和生物膜等生物分子进行定性和定量分析，研究生物分子的结构和功能.

4. 激光多普勒技术

利用激光照射运动物体所产生的多普勒效应进行检测的技术. 利用该技术不仅可以测量皮肤、肠黏膜、胃黏膜以及毛细管的血流特征，而且还可测定巨细胞质流、精子活力、眼球运动和耳的听力等. 将激光多普勒技术和电泳技术相结合，可测量带电生物粒子的电特性. 激光多普勒技术被广泛应用于微循环、血液流变学、病理生理学、免疫学等方面的研究.

5. 激光显微成像技术

激光显微成像技术包括激光全息技术、激光显微荧光光度术和激光扫描共聚焦显微术. 激光扫描共聚焦显微术是利用荧光探针对活细胞和组织进行共聚焦成像并进行研究的显微分析技术，它特别适合于单个细胞和组织的三维结构观测，研究细胞与细胞间的相互作用、生物分子的运动状态、药物进入肿瘤组织的过程、组织再生和物理因子的生物效应等. 将光学干涉技术和激光扫描共聚焦显微术结合形成的光学相干层析技术可用于探测食道、宫颈、肠道、心脏和脑等组织或器官，无损观察 10 μm 大小的组织结构，被称为“光学活检”.

三、激光的临床应用

案例 15-1

患者，女性，25 岁. 右脸颊颧骨处有一绿豆大小的黑痣(黑色素斑). 多次敷用药物治疗，无明显好转，进而有恶化趋势，严重影响了生活和工作.

问题

1. 外用药物为什么不能根除黑色素斑?
2. 有无更好的治疗方法?

随着激光技术的不断进步，目前激光的诊疗范围已经从眼科扩大到外科、内科、妇科、皮肤科、口腔科等，而且还在不断向前发展．在临床医学中使用激光技术，不仅可以提高医疗效果，而且还能提高诊疗水平．

1．激光诊断

激光由于具有极好的单色性、相干性和方向性，为临床诊断提供了方法手段．利用激光光谱技术（包括荧光光谱、微区光谱、拉曼光谱等）、激光干涉技术（包括全息术、干涉条纹视力测定、视觉对比敏感的测量、散斑技术等）、激光散射技术（包括多普勒技术、基态和动态散射技术）、激光衍射分析技术、激光透射分析技术、激光偏振分析技术等研制的各类智能激光检测仪，可对血液、尿液和人体其他组织成分进行无损测量，并自动快速地获取待测样品中大量与功能和形态相关的生物信息，有效地提高了疾病诊断的水平．

2．激光治疗

激光治疗主要包括激光手术治疗、激光照射治疗、激光光动力治疗和激光内镜治疗等，目前已涉及眼科、内科、外科、皮肤科、妇科、耳鼻喉、肿瘤和口腔等临床各科300多种疾病．

⑴ **激光手术治疗**．激光手术治疗就是用激光束代替常规的金属手术器械对组织进行打孔、切割、凝固、焊接等各种手术．所用的激光手术治疗机称为激光刀，按其作用机制分为热光刀（利用激光的热作用和二次压强进行手术）和冷光刀（利用激光的光致分解作用和二次压强进行手术）．与常规手术治疗相比，激光手术治疗除了具有功能多、出血少、抗感染、愈合好等优点外，还能进行常规手术刀所不能的各种精细显微手术．

⑵ **激光照射治疗**．激光照射治疗就是利用弱激光对生物组织的刺激、镇痛、消炎和扩张血管等作用对相关疾病进行治疗的技术，包括激光理疗、激光针灸和弱激光血管内照射等．在激光理疗方面，弱激光不仅可以起到促进溃疡、烧伤和手术伤口愈合的作用，而且对多种炎症的治疗具有良好的效果．在激光针灸方面，利用弱激光照射穴位开展激光针灸疗法，具有无菌、无痛、不会断针和晕针的优点．弱激光血管内照射疗法（ILLLIT）是利用弱激光光针插入静脉照射循环血液的疗法．

⑶ **激光光动力治疗**．激光光动力治疗（LPDT）主要是利用激光对生物组织的光致敏化作用来治疗一些恶性肿瘤的方法，主要有体表、组织间、腔内照射和综合治疗四种方式．LPDT的优点是可对肿瘤作选择性损伤，而对正常组织伤害少，可较好地保留正常组织器官的功能和外形，还可重复治疗．目前LPDT不但用于肿瘤的治疗，还用于钝化噬菌体和动物病毒，去除动脉粥样斑块，治疗牛皮癣、白癜风、皮肤基底细胞瘤等．

⑷ **激光介入治疗**．激光介入治疗是通过内镜对内腔疾病进行激光手术、激光理疗和激光动力学治疗的技术．激光内镜治疗对消除冠状动脉血栓、治疗某些心血管疾病和脑血管疾病具有良好的效果．将激光通过光纤导入体内，可避免开胸、开颅和破腹等，这种治疗方法具有很大的发展优势．

四、医用激光器

目前激光器的品种达数百种，各种激光器输出波段范围可从远红外一直到 X 射线. 连续波激光器输出功率最高为几兆瓦，巨脉冲激光器的最大输出功率为几十太瓦，医用激光器的功率范围为 10^{-3}～10^{5} W. 下面简单介绍两种典型医用激光器.

1. 红宝石激光器

红宝石激光器是世界上最早出现的激光器，其基本结构如图 15-4 所示. 激光器的工作元件是一根淡红色的红宝石棒（Al_2O_3 晶体），其中掺有 0.035%的铬离子（Gr^{3+}）. 这些铬离子作为激活离子均匀地分布在基质（即 Al_2O_3 晶体）中，它们替代了晶格中一部分铝离子（Al^{3+}）的位置，红宝石激光器有关能级和光谱性质都来源于 Gr^{3+}. 红宝石棒两端经过精密加工而高度平行，一端面镀银成为全反射面，另一端面镀薄银制成透射率为 10%的部分反射面，激光由此端输出. 红宝石棒的两个端面起着光学谐振腔的作用，只有与晶体棒轴线平行的光束才能在红宝石介质内来回反射而被不断放大. 平行于红宝石棒的脉冲氙灯所发出的光经过聚光器激光后照射到晶体棒上，部分光能被红宝石吸收使 Gr^{3+}激发到相应的能级上.

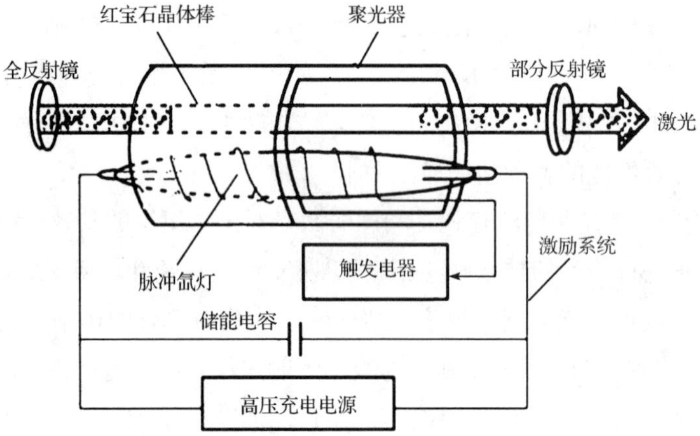

图 15-4　红宝石激光器示意图

铬离子的三能级工作系统如图 15-5 所示. 在 Xe（氙）灯照射下，红宝石晶体中原来处于基态 E_1 的粒子，吸收了 Xe 灯发射的光子而被激发到 E_3 能级. 粒子在 E_3 能级的平均寿命很短（约 10^{-9} s）. 大部分粒子通过无辐射跃迁到达亚稳态 E_2. 粒子在亚稳态 E_2 的寿命很长，可达 3×10^{-3} s. 只要激励光足够强，在一次闪光时间内，亚稳态 E_2 的粒子数量急剧增多，基态 E_1 的粒子数急剧减少，形成 E_2 和 E_1 之间的粒子数反转，随后产生波长为 694.3 nm 的红色激光. 红宝石激光器只适合脉冲工作方式，且产生激光所需的阈值条件较高，效率较低.

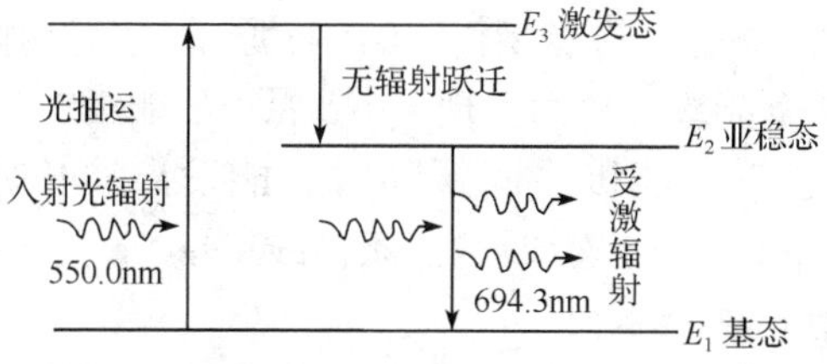

图 15-5 铬离子在红宝石中的能级

2. 氦-氖激光器

氦-氖(He-Ne)激光器的基本结构由激光管和电源两部分组成. 激光管主要包括放电管、电极和谐振腔三部分. 激光管结构形式多样,按照谐振腔与放电管的放置方式不同,可分为内腔式、外腔式和半内腔式，如图 15-6 所示.

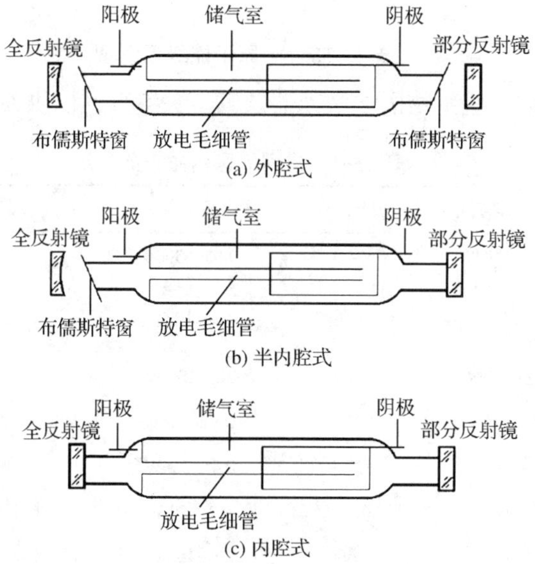

图 15-6 氦-氖激光管示意图

放电管是 He-Ne 激光器的核心. 放电管通常由毛细管和储气室构成. 毛细管内充以稀薄的 He 和 Ne 的混合气体，两者的比例为 10∶1～7∶1. Ne 为工作物质，He 为辅助气体. 当在电极上施加高压后，毛细管中的气体开始放电，使氖原子产生粒子数反转，气体放电仅在毛细管中进行. 储气室的作用是维持毛细管内 He、Ne 气体的比例及总气压，以延长器件的寿命. He-Ne 激光管的电极分为阳极和阴极. 阳极一般采用钨棒,阴极多采用电子发射率高而溅射率小的铝及其合金材料. 为增加电子发射面积，减小阴极溅射，阴极通常做成圆筒状，再用钨棒引至管外. He-Ne 激光器因为增益低，谐振腔一般采用平凹腔. 平面镜为输出反射镜，透过率为 1%～2%，凹面镜为全反射镜.

He 和 Ne 原子的能级如图 15-7 所示. He 原子除了基态能级外，还有两个亚稳态能级. Ne 原子有两个能级 1 和 2 分别与 He 原子的两个亚稳态能级接近. 正常情况下，He 原子和 Ne 原子都处于基态. 在外界气体放电激励下，He 原子从基态被激发到两个亚稳态，处于亚稳态的 He 原子与处于基态的 Ne 原子发生碰撞，将能量传递给 Ne 原子并无辐射地回到基态，使 Ne 原子激发到相应的亚稳态 1 和 2 两个能级，从而实现了 Ne 原子的能级 1 与 3 之间、1 与 4 之间、2 与 3 之间的粒子数反转. 在这三对能级之间跃迁时，能发出波长分别为 3.39 μm(红外线)、632.8 nm(红色激光)和 1.15 μm (近红外线)的三条谱线. He-Ne 激光器的工作方式为连续输出，结构简单，成本较低，使用方便.

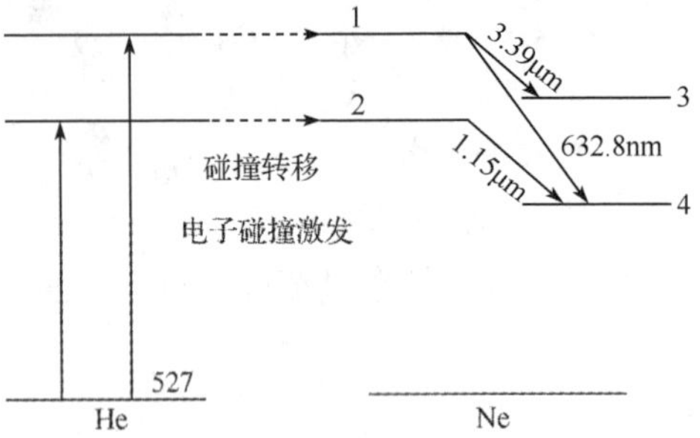

图 15-7　He-Ne 原子能级示意图

表 15-1 列出了常用的一些生物医学激光器及其有关参数，以供参考.

表 15-1　常用的医用激光器

名称	类别	工作方式	波长/nm	输出能量或功率	主要用途
红宝石	固体	脉冲	694.3	0.05～500 J	眼科、临床试验
钕玻璃	固体	脉冲	1060	0.1～1000 J	低能量：眼科 高能量：肿瘤治疗、基础研究
Nd：YAG	固体	连续、脉冲	1064	30～100 W	各科手术、内镜手术
He-Ne	气体	连续	632.8	1～200 mW	弱激光治疗、PDT、全息照相、基础研究
N_2	气体	脉冲	337.1	0.4～5 mW	肿瘤科、理疗、基础研究
Ar^+	气体	连续	488.0，514.5	0.2～20 W	眼科、皮肤科、内镜手术、针灸
CO_2	气体	连续	10600	20～150 W	体表与浅表体腔各科手术、理疗
He-Cd	气体	连续	441.6	5～15 mW	肿瘤荧光诊断，针灸，理疗
半导体	半导体	连续、脉冲	330～34000	0.001～50 W	弱激光、内镜治疗，各科手术，基础研究

五、激光的安全防护

1. 激光的危害

激光对人体的危害包括直接危害和间接危害. 直接危害是指激光辐射强度超过眼睛、皮肤、神经系统和内脏组织等的安全阈值而引起相关组织的损伤. 间接危害是指由激光引起的附带危害，如电损伤、污染物、噪声、软 X 射线以及激光管的爆裂等所造成的危害.

2. 激光的防护

激光的防护是防止人体受激光伤害的保护措施. 激光的防护包括以下两个方面：

(1) **激光系统和工作环境的安全措施**. 对不同种类的激光危害应有明显的、相应的专用标志，系统应有自动显示、报警和停车装置. 工作室内应充分通风，光线充足，有吸、排烟装置以消除有害物质. 制定和完善激光产品在生产和使用时的各项规章和安全管理.

(2)**个人防护**. 对相关人员进行培训，严格按规章操作. 避免直接或间接的激光照射，佩戴与激光相匹配的防护眼镜以及尽量减少身体暴露部位，以使人体接触的激光剂量在国家安全标准之内. 严格实行医学监督，定期对工作人员进行体检.

思考题与习题十五

15-1 什么是自发辐射？什么是受激辐射？

15-2 什么是粒子数反转？实现粒子数反转的条件是什么？

15-3 激光器的主要组成部分有哪些？各部分的作用是什么？

15-4 激光有哪些特性？

15-5 激光有何生物作用与效应？影响因素有哪些？

15-6 激光在医学中有哪些主要应用？对激光的防护应注意什么？

阅读材料

激光与诺贝尔奖

巴索夫(Basov Nikolay Gennadiyevich，1922～2001)苏联物理学家，因对量子电子学的研究，推进微波激射器和激光器的发展，与普罗霍罗夫和美国的汤斯同获1964年诺贝尔物理学奖. 他生于前苏联的沃罗涅日，毕业于莫斯科工程物理学院，获前苏联科学院列别捷夫物理研究所博士学位. 从1950年起一直在前苏联科学院列别捷夫物理研究所工作. 1954年他与普罗霍罗夫合作，制出一台氨分子束量子振荡器. 他提出建立不平衡量子系统的三能级方法，这种方法可放大激发辐射. 这个方法立即被广泛应用于无线电光波段的量子振荡器和放大器上. 这些器件分别产生单色、平行、相干的微波束和光束. 1958年，巴索夫又提出利用半导体制造激光器的可能性，后来在1960～1965年间，实现了p-n结、电子束和光泵激发各种类型的激光器. 1968年，巴索夫还利用大功率激光器产生了热核反应.

汤斯(Charles Hard Townes，1915～2015)美国物理学家，因对量子电子学的研究和发明微波激射器，获1964年诺贝尔物理学奖. 他生于美国南卡罗来纳州的格林维尔，毕业于格林维尔的福尔曼大学，获加州理工学院哲学博士学位；1939年在贝尔电话实验室做技术工作，1948年在哥伦比亚大学任教. 3年后他产生微波激射的想法，用氨气作放大介质，于1953年12月造出第一台微波激射器. 这一研究导致梅曼于1960年获得激光. 1967年任加利福尼亚大学教授，在该校开创了射电和红外天文学计划，结果在恒星际空间发现复杂的分子(氨和水).

普罗霍罗夫(Aleksandr Mikhaylovich Prokhorov，1916～2002)澳大利亚-苏联物理学家，因对量子电子学的基本研究推进微波激射器和激光器的发展，获1964年诺贝尔物理学奖. 他生于澳大利亚阿特顿，毕业于列宁格勒大学，获莫斯科列别捷夫物理研究所博士学位，并任该所高级研究员. 1953年和巴索夫共同提出放大并发射同相位、同波长的平行电磁波的微波激射器原理，并制成小巧的红宝石激光器，它发出的一束明亮的红色光，其纯净、单色性、相干性和高强度都十分理想.

拉姆齐(Norman F Ramsey，1915～2011)美国物理学家，因发展了原子精确光谱学和发明了分离振荡场方法以及将其用于氢微波激射器和原子钟而获得 1989 年诺贝尔物理学奖. 他生于美国华盛顿，毕业于哥伦比亚大学，获得该校的物理学博士学位. 1942～1947 年在哥伦比亚大学任教;1947 年以后一直在哈佛大学任教. 拉姆齐于第二次世界大战后发明了分离振荡场方法. 这一发明是由于他在用分子束磁共振方法测量核磁矩时，想寻求一个比用拉比(Rabi)装置测得更准确的方法而创造的. 分离振荡方法除了可以用于研究兰姆位移、拉摩运动以外，它还可大大提高原子钟的准确性.

朱棣文(1948～)，美籍华裔物理学家. 他出生于密苏里州圣路易斯，获加州大学伯克利分校物理学博士，1983 年起任美国电话电报公司贝尔实验室量子电子学研究部主任，他是量子光学的权威，是激光制冷和捕捉气体原子方法的创立者. 他于 1985 年利用互相垂直的三对激光束，在其交会区域中使原子受到六束驻波场的作用而形成对原子运动的黏滞性约束，称为“光学黏胶”. 利用“光学黏胶”能有效地将微量气体束缚在一定空间，为进一步冷却原子更接近绝对零度奠定了坚实的基础.

科昂·塔努吉(Cloder Cohen Tanuky，1933～)法国物理学家，1997 年诺贝尔物理奖得主. 他利用“磁阱”技术，成功地将原子温度降低到了与绝对零度只相差百万分之一度的程度. 从理论上讲，如果能使激光场作用下的原子处于相干捕获态，处于这种状态原子的速度将会减少到极低. 他就是基于这个观点提出了原子冷却方案，用这种方法冷却原子，速度就能无限趋近于零.

菲利普斯(William Felipus，1948～)美国物理学家，他现为美国马里兰州的国家标准与技术研究所教授. 1987 年他运用“磁阱”技术，改进了原子在激光照射下温度骤降的方法，使冷却温度进一步降低. 其成果不仅可用来制造精密度更高的原子钟，以满足太空导航和精确定位的需要，更可在引力的高精度测量和原子激光器设计上发挥重要作用. 菲利普斯因此获得 1997 年诺贝尔物理学奖.

（贺　兵）

第十六章　磁共振成像

头部 MRI 设备投入临床使用到全身 MRI 设备研制成功，其后在提高图像质量和缩短检查时间方面不断得到改善. 这些在医学诊断和研究领域内所使用的核磁共振成像技术的原理是什么？它有哪些医学应用？

1946 年，美国哈佛大学教授 Purcell 和斯坦福大学教授 Bloch 发现在静磁场中某些原子核可吸收一定频率的射频电磁波能量，产生共振，这一现象称为核磁共振(nuclear magnetic resonance，NMR). 两人因此获得了 1952 年诺贝尔物理学奖. 核磁共振技术很快成为一种探索、研究物质微观结构和性质的高新技术. 目前，核磁共振技术已在物理、化学、材料科学，特别是在生命科学和医学等领域中得到了广泛的应用.

磁共振成像(magnetic resonance imaging，MRI)的全名是核磁共振成像(nuclear magnetic resonance imaging，NMRI)，之所以省去“核”字，是为了突出这一检查技术不存在对人体有害的电离辐射的优点，从而区别于使用 X 射线检查以及使用放射性核素的核医学检查. 磁共振成像是以核磁共振这一物理现象为基础，是利用射频(radio frequency，RF)电磁波对置于磁场中的含有自旋不为零的原子核的物质进行激发，发生核磁共振，用感应线圈采集共振信号，经过处理，按照一定的数学方法，建立的数字图像.

本章围绕磁共振成像的基本原理和技术方法展开，重点介绍核磁共振的物理学原理及磁共振成像原理，简要介绍核磁共振技术的医学应用.

第一节　核磁共振的基本概念

案例 16-1

近年来，磁共振成像技术发展十分迅速，已日臻成熟，其检查范围基本上覆盖了全身各系统，并在世界范围内推广应用. 磁共振成像技术是一种多参数、多核种的成像技术. 由于磁共振信号的产生受周围化学环境的影响，所以由磁共振成像获得的人体断层图像不但提供了形态学方面的信息，也包含了与病理、生化有关的信息. 因此，磁共振成像技术被认为是一种研究活体组织、诊断早期病变的医学影像技术.

问题

1. 何为核磁共振？何为磁共振成像？
2. 磁共振成像在医学中主要有哪些应用？

一、原子核的自旋和磁矩

1. 原子核的自旋

在微观世界中，质子、中子、电子和原子核等微观粒子除了具有一定的大小、电荷、质量等属性外，还具有一种固有属性——自旋(spin). 自旋是微观粒子的一种运动形式，可以看成是微观粒子像地球绕自转轴一样高速旋转，但其不能被理解为像宏观物体一样作经典的自旋. 由于角动量是度量转动的重要物理量，所以在考虑自旋时可用角动量来表述.

原子核内的质子和中子既具有自旋角动量(spin angular momentum)，也具有轨道角动量(orbital angular momentum)，它们的总和就构成了原子核的总角动量，习惯上把原子核的总角动量称为原子核自旋，用 $\boldsymbol{L}$ 表示. 在量子力学中，原子核自旋角动量是量子化的，只能取一系列不连续值，其大小为

$$L_I = \sqrt{I(I+1)} \cdot \hbar \tag{16-1}$$

式中，$\hbar = \dfrac{h}{2\pi}$=1.054 571 726×10^{-34}J·S，h 为普朗克常量，$\hbar$ 称为狄拉克常量(Dirac constant)；I 为核自旋量子数(spin quantum number)，只能取整数和半整数.

不同种类原子核的 I 值不相同，其大小与构成原子核的质子数 Z 和中子数 N 有关. 原子核中质子数 Z 和中子数 N 相等，且均为偶数的核称为偶偶核，其自旋量子数都是零，即 $I=0$，如 ^{12}C,^{16}O. 原子核中质子数 Z 和中子数 N 有一个为奇数，另一个为偶数的核称为奇偶核，其自旋量子数都是半整数，即 $I=1/2$，3/2，…，如 ^{1}H，^{13}C，^{15}N，^{19}F，^{31}P 等. 原子核中质子数 Z 和中子数 N 都是奇数的核称为奇奇核，其自旋量子数都是整数，即 $I=1$，2，3，…，如 ^{6}Li，^{10}B，^{14}N 等.

原子核的自旋是矢量，自旋的方向与原子核旋转方向的平面垂直. 处于静磁场中的原子核，其自旋在空间所取的方向也是离散的、不连续的，具有空间量子化的性质，即 $\boldsymbol{L}_I$ 在静磁场方向(z 方向)的分量 L_{Iz} 也只能取一系列不连续的值，即

$$L_{Iz} = m \cdot \hbar \tag{16-2}$$

式中，$m=I$，$I-1$，$I-2$，…，$-I+1$，$-I$ 为核自旋磁量子数(spin magnetic quantum number)，共有 $2I+1$ 个可能值，即自旋在静磁场中有 $2I+1$ 个可能取向.

2. 原子核的磁矩

原子核具有电荷，作自旋运动的时候如同圆线圈中的环形电流，会产生磁矩，叫做核磁矩(magnetic moment)，用 $\boldsymbol{\mu}$ 表示. 核自旋不为零的原子核也称为磁性核. 自旋是原子核产生磁矩的根本原因，它们的关系如下：

$$\mu_I = g\frac{e}{2m_{\rm p}}L_I \tag{16-3}$$

式中，g 为核的朗德因子(无量纲)，其大小与核种类有关；e 为质子电荷，其数值与电子电荷相同；$m_{\rm p}$ 是质子的质量. 上式也可写成

$$\mu_I = g\mu_{\rm N}\sqrt{I(I+1)} \tag{16-4}$$

式中，$\mu_{\rm N} = \dfrac{e\hbar}{2m_{\rm p}}$=5.05095×$10^{-27}$ J·T^{-1}，称为核磁子(nuclear magneton)，是核磁矩的基本单位.

在核磁共振中，常将核磁矩与核自旋的关系表示为

$$\boldsymbol{\mu}_I = \gamma \boldsymbol{L}_I \tag{16-5}$$

式中，γ 称为磁旋比(gyro-magnetic ratio). 磁旋比与 g 和 μ_N 的关系为 $\gamma = \frac{g\mu_N}{\hbar}$. 不同种类的原子核，$\gamma$ 的大小不同. 一些磁性核的特性参数见表 16-1.

表 16-1　一些原子核的特性参数

核素	自旋量子数 I	g 因子	磁旋比 $\gamma/(10^8 s^{-1} \cdot T^{-1})$
$^{1}_{1}H$	1/2	5.5855	2.6753
$^{13}_{6}C$	1/2	1.4046	0.6728
$^{14}_{7}N$	1	0.7023	0.1934
$^{19}_{9}F$	1/2	5.256	2.5179
$^{23}_{11}Na$	3/2	1.478	0.7031
$^{31}_{15}P$	1/2	2.262	1.0840

由式(16-1)和式(16-5)可知，自旋量子数 $I=0$ 的原子核，没有核磁矩，所以无法用核磁共振对此类原子核进行研究. 对于自旋量子数 I 等于或大于 1 的原子核，可看成是电荷分布不均匀的椭球，核磁共振情况较复杂. 而自旋量子数 I 等于 1/2 的原子核，可看成是电荷分布均匀的球体，存在核磁矩，适合用核磁共振进行研究. 由于生物体中以水的形式存在大量的氢原子核，其自旋量子数 I 为 1/2，所以特别适合磁共振成像. 目前，应用于医学成像的核主要是 ^{1}H 核，此外，^{31}P 和其他核素成像技术也在研究之中.

二、原子核在磁场中的运动

在经典力学中，当具有角动量的物体受到一个力矩的作用时，角动量会发生改变. 如果力矩与角动量始终垂直，角动量大小不变，方向发生连续变化，表现为角动量矢端沿一圆周旋转，即表现为沿自身轴旋转的同时又沿另一个轴作旋转运动，这种运动称为进动(precession)，又称旋进，类似于旋转陀螺在重力场中的运动.

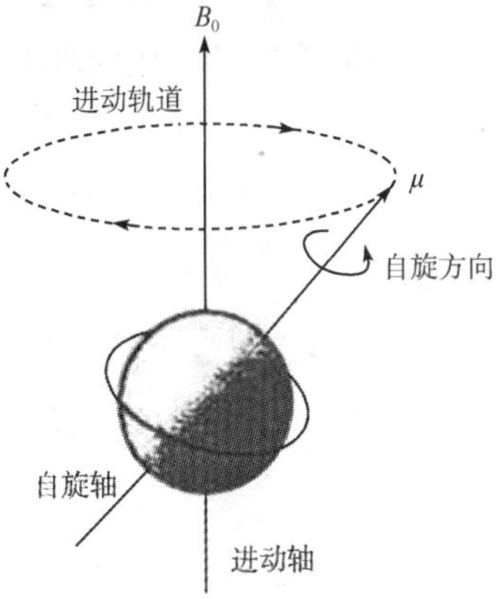

图 16-1　原子核的自旋与旋进

把具有自旋与磁矩特性的原子核置于外部均匀磁场 $\boldsymbol{B}_0$ 中，如图 16-1 所示，在外磁场作用下，自旋核会受到一个与核磁矩 μ 垂直方向的力矩，因此原子核在自身旋转的同时又会以外磁场为轴旋进，称为拉莫尔旋进. 其旋进角频率 ω_0 称为拉莫尔频率(Larmor frequency)，该频率的大小与外磁感应强度成正比，即

$$\omega_0 = \gamma B_0 \tag{16-6}$$

式中，γ 为磁旋比，这个公式就是著名的拉莫尔方程(Larmor equation).

由拉莫尔方程可知，对于同一种原子核，因γ相同，若外磁场愈强，原子核旋进频率就愈高；而对不同种类的原子核，在相同的外磁场中，因γ不同，其旋进频率也不同.

三、原子核在磁场中的能量和塞曼效应

把具有磁矩的原子核置于静磁场中，磁场对核磁矩的作用力将使核磁矩具有一定的附加能量. 由于核自旋在静磁场中取向具有空间量子化的性质，所以核磁矩在静磁场中的能量也是量子化的. 原子核能级的数目取决于核自旋量子数I，能级总数为$(2I+1)$，即磁量子数m的取值个数. m为正值的那些状态，核磁矩在z方向(外静磁场方向)取向与静磁场方向相同，其附加能量为负，称之为低能态；而m为负值的那些状态，核磁矩取向与静磁场方向相反，其附加能量为正，称之为高能态.

对于氢原子核，自旋量子数I等于1/2. 在外磁场$\boldsymbol{B}_0$的作用下，其核磁矩在z方向上有两个平衡态，即平行或反平行于外磁场，如图16-2(a)所示，图的上部分为稳定平衡，是低能态；图的下部分为不稳定平衡，是高能态. 低能态和高能态对应能级上的能量分别为

$$E_1 = E_0 - \frac{1}{2}g\mu_N B_0, \qquad E_2 = E_0 + \frac{1}{2}g\mu_N B_0 \tag{16-7}$$

式中，E_0为未加外磁场时原子核的能量，如图16-2(b)所示，两能级之间的能量差为

$$\Delta E = E_2 - E_1 = g\mu_N B_0 \tag{16-8}$$

因此，由于外磁场的作用，原子核原本的一个能级分裂成$2I+1$个能级，物理学上把这种基态能级在外磁场中发生分裂的现象称为塞曼效应(Zeeman effect). 塞曼效应证实了原子核自旋具有磁矩和空间取向量子化的现象，也是研究能级结构的重要方法之一.

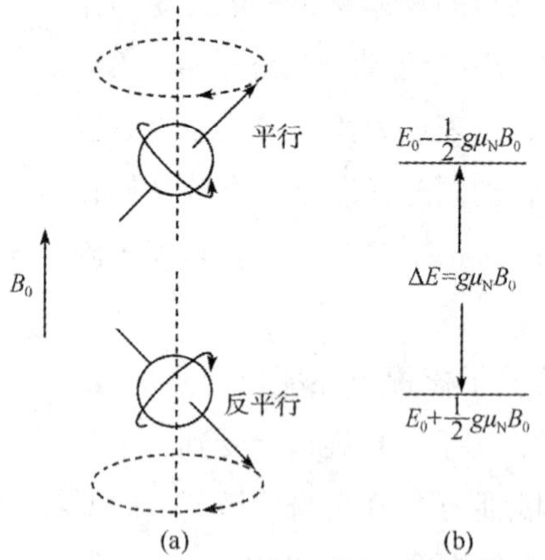

图16-2　在外磁场中的核自旋

四、原子核的宏观磁化

单个的原子核具有磁矩，由于样品是由很多个原子组成，在通常情况下，原子核磁矩方向

分布是杂乱无章的，如图 16-3(a)所示. 磁矩间的磁性会相互抵消，所以对整体的宏观效果来讲不表现出磁矩的性质. 但当样品处于静磁场中，核磁矩的取向具有一定的方向性，如图 16-3(b)所示. 其具体分布与能量状态有关，符合玻尔兹曼分布(Boltzmann distribution). 位于高能级状态的原子核数目 N_h 和低能级状态的原子核数目 N_l 之比为

$$\frac{N_h}{N_l} = \mathrm{e}^{-\frac{\Delta E}{kT}} \tag{16-9}$$

式中，$\Delta E = g\mu_{\mathrm{N}}B_0$，$k$ 为玻尔兹曼常量，T 为绝对温度. 由于 $g\mu_{\mathrm{N}}B_0 \ll kT$，常温下 N_h 和 N_l 之比非常接近于 1，即静磁场中位于高能级状态原子核数目和低能级状态原子核数目相差非常少，但后者的数目仍然会多于前者. 根据在外磁场中原子核磁矩的方向与能级的关系可知，核磁矩取向平行于外磁场 $\boldsymbol{B}_0$ 的原子核数目会多于反平行于外磁场的数目. 从宏观上看，在平行于外磁场 $\boldsymbol{B}_0$ 的方向上会出现一个磁矩. 为了描述磁性核在磁场中的运动所表现出来的宏观特性，引入磁化强度矢量(magnetization vector). 磁化强度矢量定义为样品中单位体积中核磁矩的矢量和，用符号 $\boldsymbol{M}$ 表示，有时也简称宏观磁矩或磁化矢量.

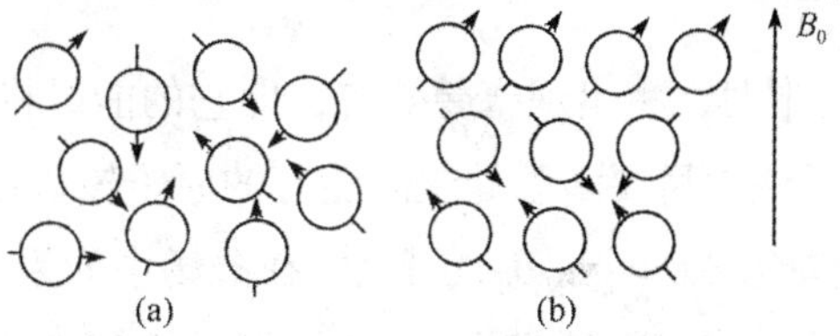

图 16-3 宏观磁矩的产生

根据磁化强度矢量的定义，有

$$\boldsymbol{M} = \sum_{i=1}^{N} \boldsymbol{\mu}_i \tag{16-10}$$

式中，N 为单位体积核磁矩的总数. 在无外磁场情况下，样品不表现出宏观磁矩，$\boldsymbol{M}$=0. 在外磁场中，核磁矩分布有一定的方向性，这时 $\boldsymbol{M}\neq 0$. 通常可以把磁化强度矢量 $\boldsymbol{M}$ 分解为纵向分量和横向分量. 其纵向分量是 $\boldsymbol{M}$ 在 z 方向上的投影 M_z；其横向分量是 $\boldsymbol{M}$ 在 xy 平面上的投影 M_{xy}.

分析 ^{1}H 核磁矩在外磁场 $\boldsymbol{B}_0$ 中的方向，可把系统中所有旋进相位相同的同类原子核的磁矩用一箭头表示，并将其始端平移到坐标原点，空间各方向上核的总磁矩均可用同长度的矢线来表示，即可绘出图 16-4(a)所示的矢量分布图. 热平衡时自旋核的旋进只有与 $\boldsymbol{B}_0$ 相同和相反两种取向，这两个方向上各旋进矢线就构成了图 16-4(a)中的上下两个圆锥面. 图中分别用 $\boldsymbol{M}_+$ 和 $\boldsymbol{M}_-$ 表示低、高能级上的旋进核在 $\boldsymbol{B}_0$ 方向和 $\boldsymbol{B}_0$ 反方向上的核磁矩矢量和. 由于低能级上的核数略多于高能级上的核数，所以存在 $\boldsymbol{M}_+ > \boldsymbol{M}_-$，即出现平行于 $\boldsymbol{B}_0$ 的净磁化强度矢量 $\boldsymbol{M}_0$，如图 16-4(b)所示，$\boldsymbol{M}_0$ 为 $\boldsymbol{M}_+$ 和 $\boldsymbol{M}_-$ 的矢量和. 所以对磁化强度矢量 $\boldsymbol{M}$ 在 z 方向上的分量 M_z 来说就不为零，且 $M_z = M_0$. 而在与外磁场垂直的方向上，由于具体各核磁矩旋进的相位分布是随机的，总体看

来分布均匀，各核磁矩在 xy 平面上的横向分量 M_{xy} 互相抵消，所以不表现出磁矩，即 $M_{xy}=0$.

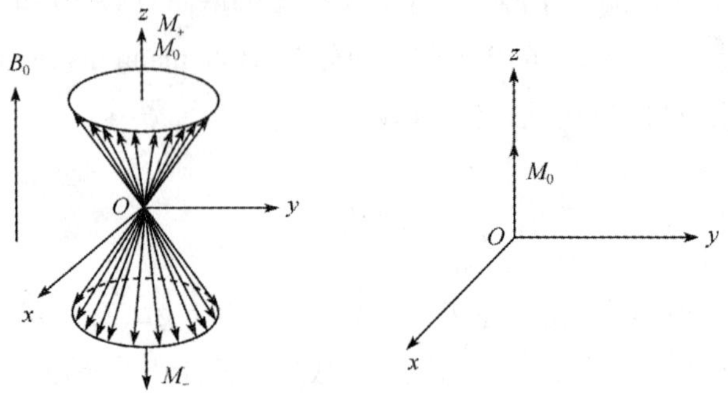

(a) 核磁矩的合成　　(b) 净磁化强度矢量 M_0

图 16-4　核磁矩的合成

第二节　核磁共振现象

一、核磁共振现象的发生

当原子核处于外磁场 $\boldsymbol{B}_0$ 中时，将出现塞曼效应，即它的能级将产生塞曼分裂. 当处于热平衡状态时，处于低能态的原子核数目要多于处于高能态的原子核数目. 由式(16-8)可知，塞曼分裂后相邻两能级之间的能量差为 $\Delta E = g\mu_{\rm N}B_0$. 因此，在磁场中如果一个核要从低能态向高能态跃迁，就必须吸收 ΔE 的能量. 换言之，核吸收 ΔE 的能量后就会产生共振. 如果在外磁场的垂直方向设置射频线圈，采用频率为 ν、大小为 B_1 的射频磁场进行共振激发. 当激励电磁波的频率 ν 所决定的能量与两相邻能级之间的能量差 ΔE 相等时，原子核两个能级之间的跃迁就会发生. 因此，核磁共振激励电磁波的频率 ν 必须满足

$$\nu = \frac{\Delta E}{h} = \frac{g\mu_{\rm N}B_0}{h} \tag{16-11}$$

这时核能级的跃迁就会发生. 由于射频磁场 $\boldsymbol{B}_1$ 变化的角频率 $\omega = 2\pi\nu$，则根据式(16-11)可得，$\omega = 2\pi\dfrac{g\mu_{\rm N}B_0}{h} = \dfrac{g\mu_{\rm N}B_0}{\hbar}$，而 $\gamma = \dfrac{g\mu_{\rm N}}{\hbar}$，即 $\omega = \gamma B_0$. 对比式(16-6)可知，射频磁场的角频率 ω 等于拉莫尔频率 ω_0. 在此过程中，部分原子核从射频磁场吸收能量，从低能态跃迁到高能态，这就是共振吸收. 共振吸收之后，原子核中处于高能态和低能态的数目发生了变化，$\boldsymbol{M}_+$ 和 $\boldsymbol{M}_-$ 在 z 轴方向的差值 M_z 将会减小. 同时，在射频磁场 $\boldsymbol{B}_1$ 作用下，磁化强度矢量 $\boldsymbol{M}$ 的水平分量 M_{xy} 不再为 0. 从宏观效果来看，可以看成 $\boldsymbol{M}$ 在射频磁场 $\boldsymbol{B}_1$ 作用下会偏离平衡位置一定角度. 如果偏离的是 θ 角，即产生射频磁场所加的脉冲为 θ 脉冲. 如果所加脉冲使 $\boldsymbol{M}$ 偏离 $\boldsymbol{B}_0$ 方向的角度为 90°，称为 90° 脉冲；如果对自旋核系统加上一个 180° 脉冲，$\boldsymbol{M}$ 即会转到 z 轴的负方向上，如图 16-5 所示.

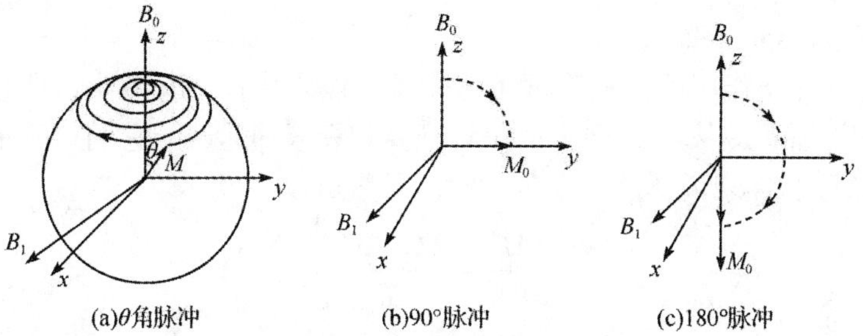

图 16-5 θ 脉冲

从上面的分析可知，处于外加恒定磁场 $\boldsymbol{B}_0$ 中的原子核，再在 $\boldsymbol{B}_0$ 的垂直方向上加一个电磁波，只要其角频率 ω 与外加磁场 $\boldsymbol{B}_0$ 满足拉莫尔关系式，原子核就会吸收电磁波的能量，从低能级跃迁到高能级，即产生不同能级之间的共振跃迁，这种现象就是核磁共振. 在核磁共振中，所施加的电磁波又叫射频波(radio frequence wave)，简称 RF 波，其含义是指该电磁波的频率处于无线电波频率范围内，而无线电波是可以发射出去再向各个方向传播开来的，故称射频.

二、弛豫过程和弛豫时间

原子核吸收射频波的能量后，从低能态跃迁到高能态. 当射频脉冲停止作用后，核磁矩解脱了射频场的影响，而只受到主磁场 $\boldsymbol{B}_0$ 的作用，原子核又由高能态跃迁到低能态，这时所有核磁矩逐步向原来的热平衡状态恢复，恢复过程中会把吸收的能量以电磁波的形式发射出去，称为共振发射. 这种恢复不是立即完成，而是慢慢进行，最后回到平衡位置，其过程称为弛豫过程(relaxation process).

进一步分析弛豫过程情况，以 90° 脉冲后的弛豫过程为例. 随着原子核中处于高能态和低能态数目分布向平衡状态的恢复和各核磁矩的旋进，从磁化强度矢量大小来看，M_z 会逐步增大，而 M_{xy} 则逐步减小. 整体看来就像磁化强度矢量 $\boldsymbol{M}$ 逐步绕回到 z 轴方向，如图 16-6 所示.

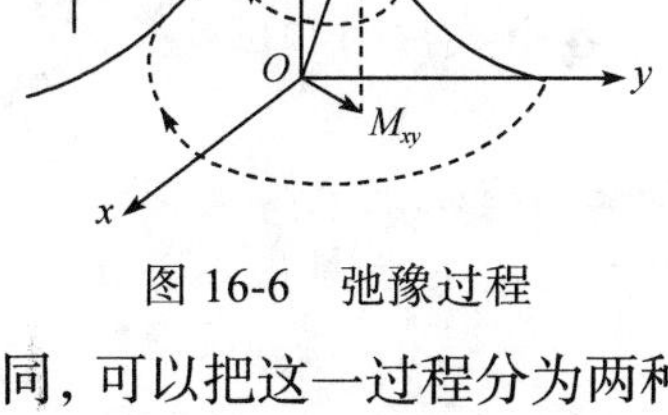

图 16-6 弛豫过程

根据 M_{xy} 和 M_z 变化原因的不同，可以把这一过程分为两种独立的弛豫. 随着 $\boldsymbol{M}$ 逐渐回到平衡位置，M_z 逐渐增大恢复为 M_0 的过程称为纵向弛豫(longitudinal relaxation)，而 M_{xy} 逐渐衰减恢复为 0 的过程称为横向弛豫(transverse relaxation). 这两种情况对应着不同的能量交换机理. M_z 的恢复过程是自旋核将共振吸收的能量释放回周围物质，所以又称自旋-晶格弛豫(spin-lattice relaxation). M_{xy} 的衰减过程，从能量的角度可以理解为同种自旋核互相交换能量的过程，所以又称自旋-自旋弛豫(spin-spin relaxation).

当外加射频脉冲停止作用后，随着时间的推移，M_z增大而M_{xy}减小，即它们都是时间的函数，都有各自的变化规律. M_z和M_{xy}向平衡位置恢复和衰减的速度与它们离开平衡位置的程度成正比. 对于90°的激励脉冲来说，这两个量的时间导数可以写成

$$\frac{\mathrm{d}M_z}{\mathrm{d}t}=\frac{M_0-M_z}{T_1} \tag{16-12}$$

和

$$\frac{\mathrm{d}M_{xy}}{\mathrm{d}t}=-\frac{M_{xy}}{T_2} \tag{16-13}$$

式(16-12)和式(16-13)属于布洛赫方程(Bloch equation)的一部分，解此方程，得

$$M_z=M_0(1-\mathrm{e}^{-\frac{t}{T_1}}) \tag{16-14}$$

$$M_{xy}=M_0\mathrm{e}^{-\frac{t}{T_2}} \tag{16-15}$$

式中，T_1、T_2分别称为纵向弛豫时间和横向弛豫时间，是描述M_z增大和M_{xy}衰减快慢的特征量. 由此可见，磁化强度矢量$\boldsymbol{M}$的z分量M_z按指数规律增大而趋向于平衡值M_0；$\boldsymbol{M}$在xy平面上的分量M_{xy}随时间按指数规律衰减至零. 它们的变化情况如图16-7所示. 当t=T_1时，M_z恢复到最大值M_0的63%；当t=T_2时，M_{xy}衰减到最大值M_0的37%.

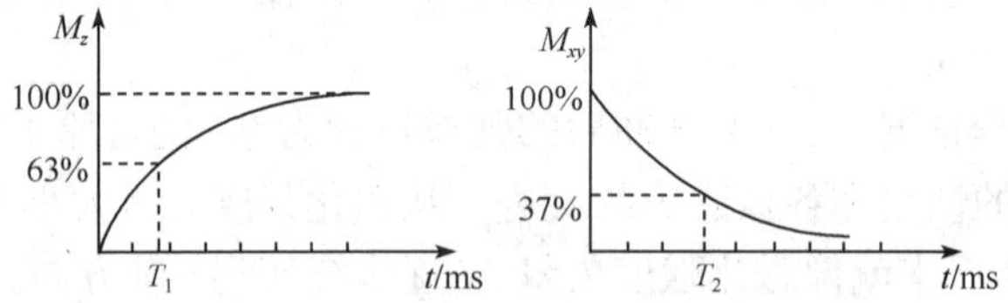

(a) 纵向分量M_z的变化曲线　　(b) 横向分量M_{xy}的变化曲线

图16-7　纵向弛豫和横向弛豫

案例16-2

脂肪分子(属于中等分子)与周围物质的能量交换和纵向弛豫较快，T_1值较短；而水(属于小分子)和蛋白质(属于大分子)与周围物质的能量交换和纵向弛豫较慢，T_1值较长.

小分子的分子运动较快，各个氢核的相位处于同相状态维持时间较长，其横向弛豫时间T_2值较长；而大分子的分子运动较慢，各个氢核的相位处于同相状态维持时间较短，其T_2值较短.

问题

1. 何为弛豫过程？何为纵向弛豫和横向弛豫？
2. 弛豫时间常数T_1、T_2反映了磁化强度矢量两个分量的何种变化？
3. T_1、T_2与哪些因素有关？

三、自由感应衰减信号

发生核磁共振后，样品出现横向磁化M_{xy}，其在xy平面的旋进就会使放置在xy平面上的接收线圈产生感生电压，这一感生电压就是MR信号. MR信号可以是发生核磁共振时的共振吸收

信号，也可以是核磁共振发生后自由旋进时的信号. 弛豫过程中能量的释放有部分是以电磁波形式释放的. 射频电磁波停止后，原子核磁矩又会发射出电磁波. 如果在 y 轴上放置一个线圈，如图 16-8(a)所示，并让 y 轴通过线圈的中心轴线. 那么，当 M_{xy} 反复扫过接收线圈时，便在线圈中感生出一个交变信号，这就是 NMR 信号，称为自由感应衰减(free induction decay，FID)信号. FID 信号的强度与自旋核密度有关，而且随着时间的推移按指数规律衰减，如图 16-8(b)所示，衰减速度由 T_1、T_2 决定.

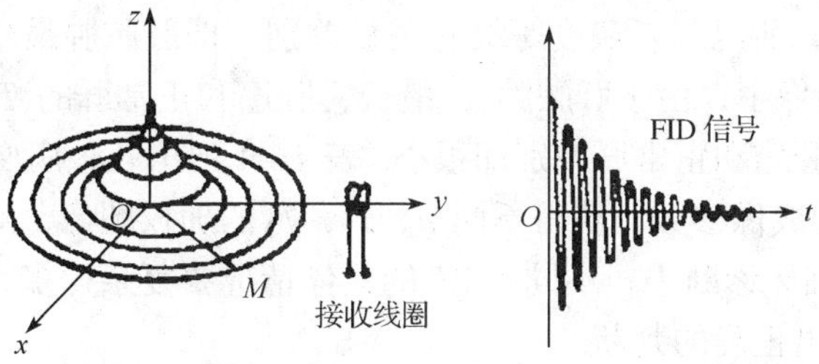

(a)FID 信号的产生　　(b)FID 信号与时间的关系

图 16-8　自由感应衰减信号

案例 16-3

若取氢核的磁共振灵敏度为 1，人体中的碳、氧和磷原子核相对氢核的磁共振灵敏度相对值分别为 2.5×10^{-4}、4.9×10^{-4}、1.4×10^{-3}. 与氢核相比较，人体中其他元素的磁共振信号都比较弱，相差在 1000 倍以上.

问题

人体 MR 成像的首选核种是什么核？为什么要选用该核种？

四、核磁共振参数的医学诊断意义

利用 FID 信号，可以获得关于核密度 ρ 和 T_1、T_2 的信息，而人体内不同组织不同器官的氢核密度和 T_1、T_2 等参数是不同的，进而可以利用这些信号进行成像. 采用氢核密度差别作为图像对比度的来源，其所用的 MR 信号最强，产生的密度图像也最清晰，分辨率也最高. 人体各种组织含水比例不同，即氢核密度不同，则 MR 信号强度有差异，利用这种差异作为特征量，把各种组织区分开，这就是氢核密度的 MR 图像. 几种人体组织和脏器的含水比例见表 16-2.

表 16-2　几种人体组织和脏器的含水比例

组织名称	含水比例/%	组织名称	含水比例/%
皮肤	69	肾	81
肌肉	79	心	80
脑灰质	83	脾	79
脑白质	72	肝	71
脂肪	80	骨	13

然而，人体有很多组织含水比例差别很小，得到的密度图像反差不大. 但是，人体不同组织的 T_1、T_2 值差别远大于含水比例的差别，所以常采用 T_1、T_2 加权成像，获得的图像反差比密度图像好. 同时 T_1、T_2 加权图像还能反映氢核周围分子结构、生化特征的信息，如脂肪、脊髓、白质和灰质等，其 T_1 差异就较大. 表 16-3 列出人体几种正常组织在同一磁场下的不同 T_1、T_2 值. 此外，正常组织和病变组织的 T_1、T_2 也存在差异. 如正常的肝组织与肝癌、肝脓肿，由于氢核密度相差无几，所以在密度图像中没有明显的差别；但在 T_1 加权图像中，由于肝脓肿 T_1 很长，肝癌次之，正常肝较短，所以三者灰度等级有明显差别，即肝脓肿最暗，肝癌次之，正常肝较为明亮；而在 T_2 加权图像中，由于肝脓肿 T_2 最长，肝癌和正常肝的 T_2 值相近，所以肝脓肿在图像中变得相当明亮，肝癌和正常肝差别却很小. 表 16-4 列出几种病变组织的 T_1、T_2 值，所以在 MRI 中，选择合适的成像参数，获得不同 ρ、T_1、T_2 的加权图像，对疾病的定位、定性诊断是非常重要的. 在实际临床诊断中，不同 MRI 的具体情况要复杂得多，医生要凭借长期的识图经验和知识积累才能作出正确的判断.

表 16-3　几种正常组织在 0.5 T 情况下的 T_1、T_2 值范围

组织名称	T_1/ms	T_2/ms
脂肪	240±20	60±10
肌肉	400±40	50±20
肝脏	380±20	40±20
肾脏	670±60	80±10
胰	398±20	60±40
主动脉	860±510	90±50
脊柱	380±50	70±20
胆道	890±140	80±20
尿	2200±610	570±230

表 16-4　几种病变组织在 0.5 T 情况下的 T_1、T_2 值范围

组织名称	T_1/ms	T_2/ms
肝癌	570±190	40±10
胰腺癌	840±130	40±10
肾上腺癌	570±160	110±40
肺癌	940±460	20±10
前列腺癌	610±60	140±90
膀胱癌	600±280	140±110
骨髓炎	770±20	220±40

第三节　磁共振成像原理

任何一种断层数字图像都有两个必须解决的问题，其一是从体素上测得成像参数，并用以控制对应像素的灰度；其二是获得层面内体素的空间位置，包括层面位置及体素在层面上的位置. 在 MRI 中，由于生物体内不同组织的成像参数不同，MRI 依赖这些差别产生图像的对比度，所以需要从 MR 信号中提取出成像参数，并且要确定对应体素的空间位置编码.

一、磁共振信号成像参数的检测和加权成像

已知任何一个截面的信号强度分布，原则上都可以转化成用灰度表示的图像分布. 磁共振信号的强度是由一些基本物理量决定的，其中最重要的是质子密度 ρ、纵向弛豫时间 T_1 和横向弛豫时间 T_2. 它的数学表达式为

$$I = kM_0 f_1(T_1) f_2(T_2) \tag{16-16}$$

式中，k 为与电子线路有关的常量，M_0 为磁化强度矢量的初始值，有关质子密度 ρ 的信息就包含在 M_0 内，f_1 和 f_2 分别为弛豫时间 T_1 和 T_2 的函数.

为了对磁共振信号中的基本参数进行测量，常采用脉冲序列对受检体进行扫描. 在不同条件下采用不同脉冲序列的目的是为了获得最佳的磁共振信号. 磁共振信号的强度不仅取决于脉冲的高度和宽度，还取决于作用时间的长短和组成方式. 可以随意改变的这些序列参数称为扫描参数. 改变这些参数，便可改变 ρ、T_1 和 T_2 对图像灰度的影响程度. 出于分析图像的方便，希望一帧 MRI 图像的灰度主要由一个特定的成像参数决定，这就是所谓的加权图像(weighted imaging，WI). 在成像过程中，如果突出了 T_1 对图像灰度的贡献而忽略其他参数的影响，获得的图像称为 T_1 加权图像(T_1WI)；如果图像灰度主要由 T_2 决定时，称为 T_2 加权图像(T_2WI)；如果图像灰度主要由质子密度 ρ 决定，称为质子密度加权图像(proton density weighted imaging，PDWI).

目前临床 MRI 中最基本的脉冲序列是自旋回波(spin echo，SE)序列. 自旋回波序列由 90°、180° 脉冲构成，其序列结构和用该序列得到的 MR 信号如图 16-9 所示. 图中第一个 RF 脉冲为 90° 脉冲，对样品起激励作用，使其形成横向磁化 M_{xy}. 由于磁场总是存在一定空间的不均匀性，即自旋核所处磁场大小不一，这样自旋核磁矩旋进的速度不同，造成自旋核磁矩相位比理论横向弛豫更快的分散，最后达到彼此相位完全错乱的状态. 其宏观效果是使横向磁化 M_{xy} 在水平面内很快衰减.

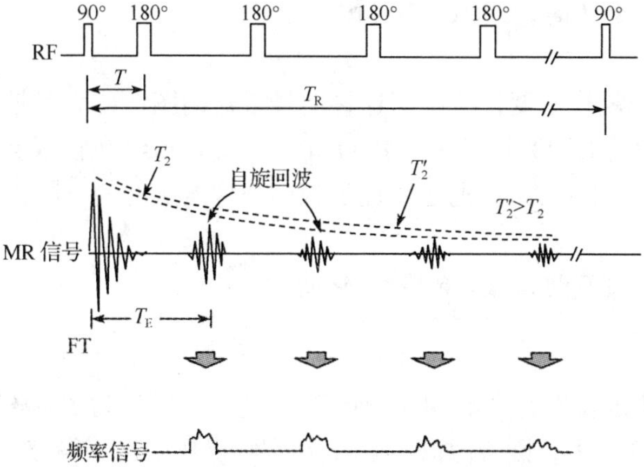

图 16-9　自旋-回波序列

为了消除磁场不均匀的影响，在90°脉冲过后经过 τ 时间，再施加一个180°脉冲，如图16-10所示，180°脉冲使处于前面旋进速度快的自旋核排到了后面，而后面的核排到前面. 由于自旋核旋进速度的大小和方向不变，故原来散开的核磁矩又重新聚集起来. 于是 M_{xy} 由零开始增大，但达到最大后核磁矩又散开，而后 M_{xy} 又变为零. 这段时间称为自旋-回波时间，用 T_E 表示，接收到的这个信号称为自旋-回波信号. 经过一定时间后再施加一个180°脉冲，这种散开又聚集的过程就会重复，并发出新的自旋-回波信号. 由于利用180°脉冲抵消的只是磁场不均匀的影响，反映样品特性的横向弛豫时间 T_2 不受180°脉冲影响，所以每次回波信号的幅度随时间 t 的变化以 T_2 为时间常数按指数规律衰减. 在整个过程中，磁矩 M 同时也在完成纵向弛豫过程，即以 T_1 为时间常数按指数规律恢复到 M_0. 从第一个90°脉冲开始到下一个90°脉冲出现为止，整个时间间隔称为重复时间，用 T_R 表示.

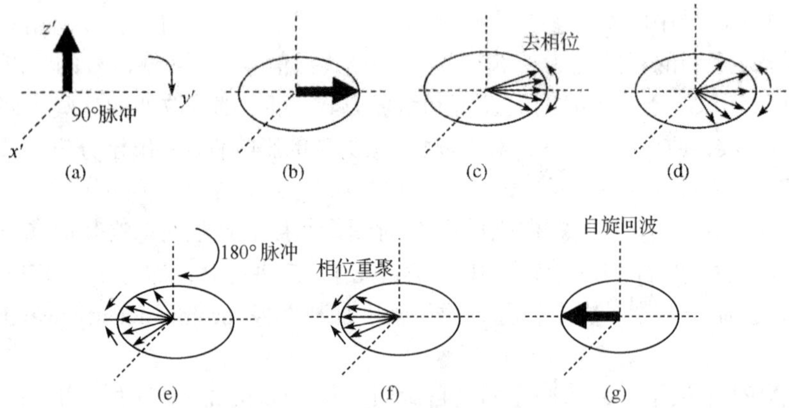

图16-10 180°脉冲的作用

根据核磁共振的原理，可以证明在自旋-回波脉冲序列作用下，MR信号的幅度 A 可表示为

$$A = A_0\rho\left(1-e^{-\frac{T_R}{T_1}}\right)\left(e^{-\frac{T_E}{T_2}}\right) \tag{16-17}$$

式中，A_0 为常数，ρ 为氢核密度. 下面分三种情况进行讨论.

(1) 当 $T_R \gg T_1$，$T_E \ll T_2$ 时，式(16-17)可化简为

$$A = A_0\rho \tag{16-18}$$

此时信号幅度仅取决于氢核密度，所以用这种信号重建的图像称为氢核密度图像. 在实际操作中，获得氢核密度图像的典型数据是 $T_R \geqslant 1500$ ms，$T_E \leqslant 30$ ms. 在临床上，当某些脏器组织具有相同的 T_1 而氢核密度不同时，可以通过密度加权图中像素灰度的不同，而得到相应氢核密度的差异.

(2) 当 $T_R \leqslant T_1$，$T_E \ll T_2$ 时，式(16-17)可化简为

$$A = A_0\rho\left(1-e^{-\frac{T_R}{T_1}}\right) \tag{16-19}$$

此时信号幅度由氢核密度 ρ 和 T_1 决定，用这种信号重建的图像称为 T_1 加权图像. 若 T_R 取得愈短，幅度 A 受 T_1 的影响就愈大，则 T_1 加权愈重. 在实际操作中，获得 T_1 加权图像的典型数据是 $T_R \leqslant 300$ ms，$T_E \leqslant 30$ ms.

在 T_1 加权图像中，若氢核密度差异不大可以不予考虑，T_1 大的地方 A 值较小，即图像呈现微弱信号；反之，T_1 小的地方 A 值较大，即图像呈现强信号. 因此在 MRI 中，密度相同的组织，只要 T_1 存在差别，就可以通过 T_1 加权图像将其分辨出来.

(3) 当 $T_R \gg T_1$，$T_E \geqslant T_2$ 时，式(16-17)可化简为

$$A = A_0 \rho e^{-\frac{T_E}{T_2}} \tag{16-20}$$

此时信号幅度取决于氢核密度 ρ 和 T_2，用这种信号重建的图像称为 T_2 加权图像. 若 T_E 取得愈长，幅度 A 受 T_2 的影响愈大，则 T_2 加权愈重. 在实际操作中，获得 T_2 加权图像的典型数据是 $T_R \geqslant$ 1500 ms，$T_E \geqslant$ 60 ms. 在 MRI 中，密度相同的组织，只要 T_2 存在差别，就可以通过 T_2 加权图像将其分辨开来.

采用 SE 序列的优点是通过对 T_R 和 T_E 的适当选取，可以获得自旋核的密度图像和 T_1、T_2 加权图像，或者获得不同 T_1、T_2 加权程度的图像以及 T_1、T_2 同时加权的图像；也可以利用已获得的图像，根据不同脏器组织的成像亮度不同，同正常脏器组织成像图形进行比较，而作为临床诊断的判据.

此外，常采用的序列还有饱和恢复序列(saturation recovery，SR)、反转恢复序列(inversion recovery，IR)、梯度回波序列(gradient-echo，GE)以及以它们为基础的成像序列等，这些序列在测量 T_1、T_2 方面各有优势.

二、磁共振成像的基本方法

磁共振成像的基本方法是将置于磁场中原子核的密度、环境及空间位置等信息用一定的技术方法表示出来. 因此从 MR 信号中提取出 MRI 的成像参数后，需要在对应的体素空间位置将成像参数表示出来，那就需要对体素进行空间位置编码. 常用的方法是用磁场值来标定受检体共振核的空间位置，其理论基础是决定自旋核在磁场中旋进频率的拉莫尔公式 $\omega_0 = \gamma B_0$. 由拉莫尔公式可知，自旋核沿梯度磁场方向的位置不同，磁感应强度不同，共振频率就不同. 如果人为地在样品中建立一个由体素空间坐标 (x, y, z) 决定的磁场 $\boldsymbol{B}(x, y, z)$，则该体素上发生的磁共振频率 ν 就与 (x, y, z) 有对应的关系，也就是说可以用 ν 去表示体素的空间位置. MRI 中体素空间位置的标定是分步进行的，即首先标定层面位置 z，而后标定体素在层面内的 x，y 坐标位置. 位置标定后还需提供加在主磁场 $\boldsymbol{B}_0$ 上的梯度磁场，其大小分别与 x，y，z 有线性关系.

1. *层面选择*

空间位置编码中首先进行的是层面选择，即先标定层面位置 z. 将成像物体置于 z 方向分布均匀的磁场 $\boldsymbol{B}_0$ 中，设 $\boldsymbol{B}_0$ 方向是 z 轴方向. 然后在 $\boldsymbol{B}_0$ 的基础上叠加一个同方向的线性梯度磁场 B_{Gz}，其磁感应强度沿 z 轴由小到大均匀改变，如图 16-11 所示. 根据拉莫尔公式，在不同层面 z 位置上的同种自旋核，将有不同的共振频率，即可以用不同的共振频率来表示自旋核所在的层面. 为此，可以设计合适频率的 RF 脉冲，使其中一层面的自旋核发生共振，而其他层面的自旋核因不满足拉莫尔公式而不发生共振. 若把 RF 脉冲的频率设计为其他层面的拉莫尔频率，也可以使其他层面的自旋核发生共振. 通过这种梯度磁场，就可以做到层面的选择. 这个过程也称为选片，所以 B_{Gz} 也称为选片梯度场.

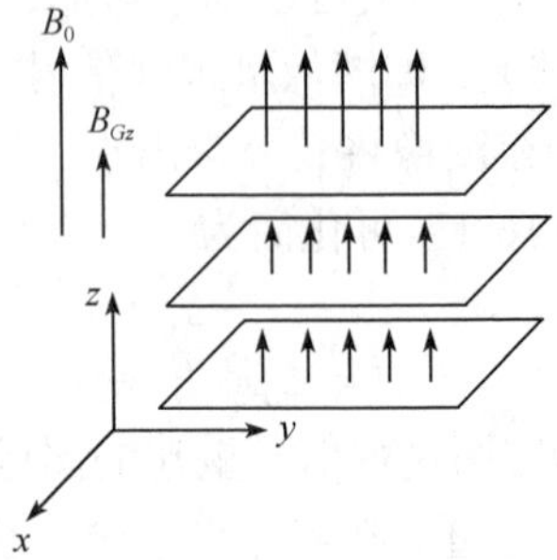

图 16-11　z 轴方向的梯度磁场

2. 位置编码

位置编码就是把具有一定厚度的某一层面分成若干个体素，将每个体素进行编码. 通过合适的 RF 脉冲，可以在 z 方向选取出一层面，但仍需对这一层面上的 x，y 位置进行编码. 在选片中由于同一层面处于相同的磁场中，故每个体素中磁矩的旋进频率和相位相同. 因此，同一层面上的所有自旋核的核磁矩于激励脉冲结束瞬间在旋进圆锥上都处于同一相位，如图 16-12 所示.

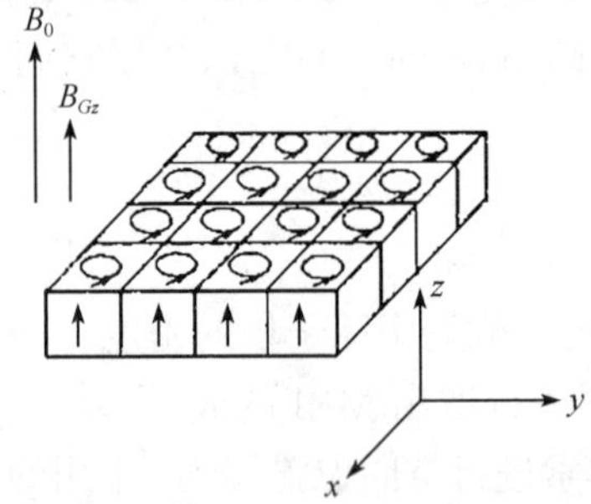

图 16-12　选片的层面具有相同状态

若沿层面的 y 方向加一梯度磁场 B_{Gy}，其磁感应强度沿 y 轴由小到大均匀改变. 显然，y 坐标相同的自旋核所受磁感应强度相同而具有相同的旋进频率；而 y 坐标不同的自旋核旋进频率则不同，其大小将沿 y 方向递增. 经过一定时间后，各体素的磁化强度矢量在旋进圆锥上旋过的角度不同，所处位置就不同，即它们的相位不等，如图 16-13 所示. 图中不同的箭头即代表不同的相位，且相位与 y 成正比，即空间位置 y 用相位进行编码，这一过程称为相位编码(phase coding).

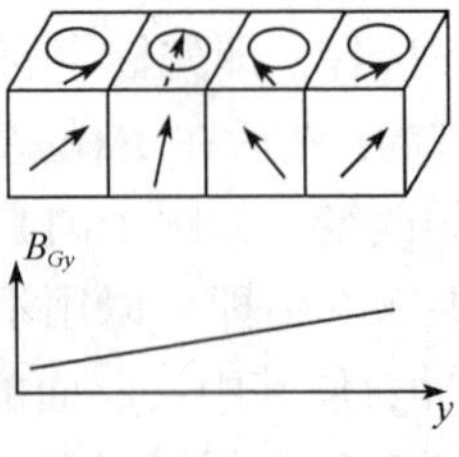

图 16-13　y 轴方向的相位编码

由于各自旋核的初相已受 B_{Gy} 梯度磁场编码，将这些初相产生的信号采集后储存在计算机的存储器中，作为像素的位置信息，但对于 y 坐标相同而 x 坐标不同的各体素还需进一步区分. 若

沿 y 方向的梯度磁场撤销后，转而沿 x 方向加一线性梯度磁场 B_{Gx}. 在 B_{Gx} 作用下，不同 x 位置的自旋核磁矩的旋进频率随 x 作线性增加，如图 16-14 所示，于是可用频率差别来对 x 方向的空间位置进行编码，这一过程称为频率编码(frequency coding).

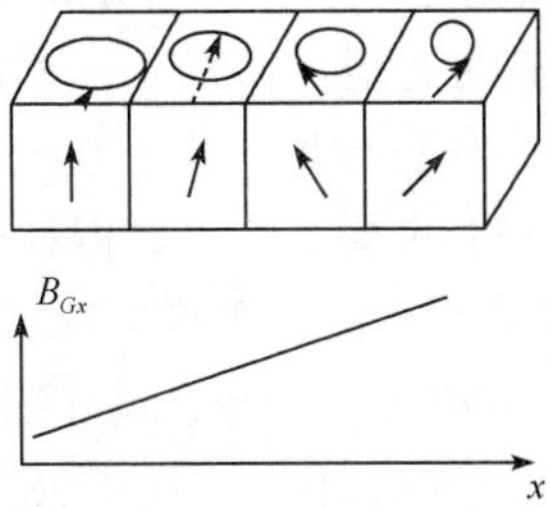

图 16-14　x 轴方向的频率编码

3. 图像重建

在空间线性梯度磁场的作用下，通过相位编码和频率编码，可以标定体素的空间位置. 而位置信息的获取则来自于 FID 信号. 在 RF 脉冲激励停止后，感应线圈会接收到 FID 信号. 这个信号是选片层面上各体素带有相位和频率特征的 MR 信号的总和. 为了从总的信号中取得各体素 MR 信号的大小，需要利用信号所携带的相位编码和频率编码的特征，把各体素的信号分离出来，该过程称为解码(decoding). 这一工作完全由计算机来完成，通常采用二维傅里叶变换(2 dimension Fourier transform，2DFT)对检测到的 FID 信号进行处理，得到具有不同相位和频率特征的信号，再根据与层面各体素编码的对应关系，把体素的信号大小与对应的像素依次显示在荧光屏上. 信号大小用灰度等级表示，信号大，像素亮度大；信号小，像素亮度小. 这样就获得了断层 NMR 信号的图像，完成图像重建工作.

三、磁共振成像系统

MRI 的成像系统包括 MR 信号采集、数据处理、图像显示等部分. MRI 设备中 MR 信号采集部分包括静磁场系统(磁体)、梯度磁场系统(梯度线圈)、射频系统(射频发射器及 MR 信号接收器)、供电部分，这些部分负责 MR 信号产生、检测与编码；而其余部件包括模数转换器、计算机、磁盘与磁带机等则负责数据处理、图像重建、显示与存储. MRI 系统结构框图如图 16-15 所示，其中关键的是静磁场系统、梯度磁场系统、射频系统和计算机图像重建系统.

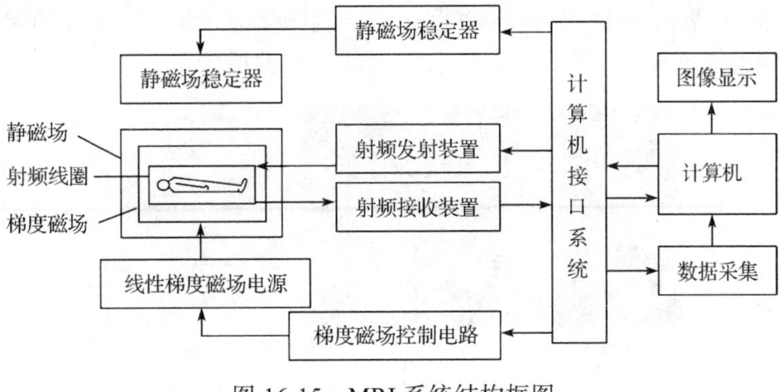

图 16-15　MRI 系统结构框图

1. 静磁场系统

静磁场系统是磁共振成像系统的关键部件，其性能的好坏直接关系到磁感应强度的均匀度和稳定性，并影响 MRI 的图像质量. 因此成像系统中对静磁场的指标、工艺等都有一定的要求. 通常也采用磁体类型来说明 MRI 设备的类型，特别要求磁体产生的静磁场均匀程度非常高. 目前有三种类型的磁体：常导型、永磁型和超导型. 常导电磁体线圈用铜、铝线绕成，磁感应强度可达到 0.15～0.3 T，均匀度可满足 MRI 的基本要求，但耗电、耗水量大. 永磁体用磁性物质制成的磁砖所组成，较重，磁感应强度偏低，最高达 0.3 T，均匀度可以满足要求，且使用这种磁体没有昂贵和复杂的附加设备，操作维护比较简单. 超导磁体线圈用铌-钛合金线绕成，磁场有 0.5 T、1.0 T、1.5 T、2.0 T 等，均匀度很高，但需用液氦及液氮冷却，造价高，维护比较复杂.

2. 梯度场系统

梯度场系统是用来产生并控制磁场中的梯度，磁感应强度只有主磁场的几百分之一，为人体 MR 信号提供了空间定位三维编码的可能，以实现磁共振信号的空间编码. 这个系统有三组线圈，产生 x，y，z 三个方向的梯度场，并有驱动器以便在扫描过程中快速改变磁场的方向与强度. 这三组线圈磁场叠加起来，可以形成任意方向的线性梯度场，迅速完成三维编码.

3. 射频系统

射频系统由射频发射器、射频接收器和控制电路等部分组成. 射频发射器主要包括：①射频振荡器，它是一种能产生稳定频率的振荡器；②发射门，对射频振荡进行调节；③脉冲功率放大器，把射频脉冲放大到所需的功率；④脉冲程序器，能精确给出所需的各种单脉冲和脉冲序列，以控制发射门，使其按一定的时序发送所需的射频脉冲. 射频发射器用来产生短而强的射频场，以脉冲的方式施加到成像物体中，使自旋核产生共振. 射频接收器则用于接收 MR 信号，并进行放大. 控制电路则提供各种脉冲序列，以精确控制信号的发送和接收.

4. 计算机图像重建系统

该部分的作用类似于 X-CT 中的计算机图像重建部分. 首先由射频接收器送来的信号经 A/D 转换器，把模拟信号转变为数字信号，送入计算机中存储并进行累加运算. 经过累加运算后的 NMR 信号，采用二维傅里叶变换进行处理，得到具有相位和频率特征的 NMR 信号大小. 然后根据与观测层面各体素的空间对应关系，经计算机运算和处理，得出层面图像数据，即完成数字图像的重建工作. 最后经过 D/A 转换，将信号输送到图像显示器. 按信号的大小用不同的灰度等级显示出欲观测的层面图像. 图 16-16 所示为脑部磁共振成像图.

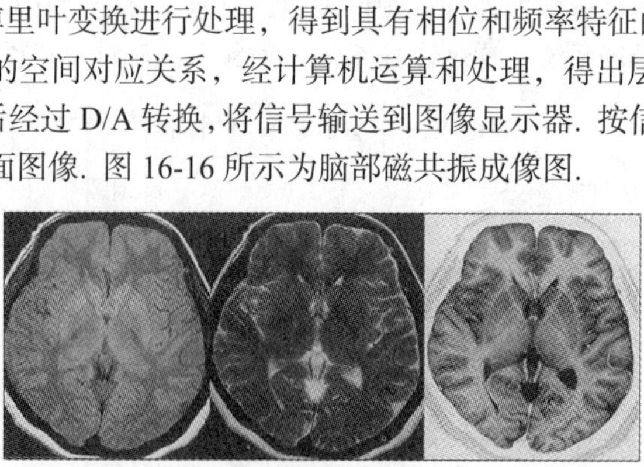

PDWI　　T_2WI　　T_1WI

图 16-16　脑部磁共振成像图

第四节　MRI 的医学应用与发展

MRI 技术在医学中的应用相对较晚，但由于这项技术的最大优势是能在生理条件下动态地研究生命现象，而且对生物系统无任何损伤，这使其在医学研究和临床应用中迅速成为一个极具潜力的新领域.

一般的影像学成像是单一参数成像，所得的图像通常只能给出人体组织或脏器结构方面的解剖学信息. 然而，任何活体组织在功能上的变化总是发生在其结构变化之前. MRI 技术除能提供氢核密度 ρ，弛豫时间 T_1、T_2 参数成像外，还能提供组织特征、功能、代谢过程以及血液流动的情况等，因为 MR 信号的大小还与受激发核的宏观运动有关. 通过不同参数的加权成像，既可得到观测层面脏器组织的形态和位置的图像，也可得到反映体内组织细胞代谢情况的生化蓝图；还可得到组织流动参数的成像，反映体内血流状况，对循环系统疾病的检验诊断有重要意义.

一、MRI 的医学应用

磁共振成像是随着计算机技术、电子电路技术、超导体技术的发展而迅速发展起来的一种生物磁学核自旋成像技术. 也许人们要问，既然有了 X-CT 这样类似的无创性体内病变的检测方法，为什么医院还要添置更为昂贵的 MRI 仪呢？回答这个问题的确很困难. 因为在大多数场合，这两类检测仪是通用的. 但是对一部分疾病的诊断，MRI 有其独特的优势. 例如，MRI 不仅可以发现体内(特别是颅内)实质性器官与组织的病变，而且可以呈现诸如心脏搏动、血流之类瞬间即变的图像，这对血管疾病的诊断十分有用. 心血管的血液由于流动迅速，发射 MR 信号的氢原子核离开接收范围之外，所以测不到 MR 信号，在 T_1WI 或 T_2WI 中均呈黑影，这就是流空效应(flowing void effect). 对比之下，血管壁呈灰色，这一效应使心腔和血管显影. 所以无需造影剂，MRI 也可鉴别流动的血液和血管壁，这是 X-CT 所不能比拟的. MRI 可检测多发性硬化症，该病常见于神经系统. 最令人感兴趣的是 MRI 可用于对慢性下背部疼痛的诊断. 该病的病因复杂，不同病因采取的治疗方法是迥然不同的：如果因为肌肉疼痛导致的这类症状，就不能用外科手术的方法治疗；如因椎间盘突出压迫神经或脊髓造成的腰部疼痛，则应采取外科手术. 而对该类病的鉴别诊断则是 MRI 的优势所在.

1. 脑、心脏及心脑血管疾病的诊断

脑功能性 MRI 是 20 世纪 90 年代初才发展起来的一项以 MRI 研究活体脑神经细胞活动状态的崭新检查技术. 它主要利用快速或超快速 MRI 扫描技术，测量人脑在思维、视觉或听觉、或局部肢体活动时，相应脑组织的血流量、血流速度、血氧含量以及局部灌注状态等的变化，并将这些变化显示于 MRI 图像上. 由于存在于脑灰质中的氢核与脑白质中的氢核的 T_1 值不同，因此，MRI 的突出优点在于可清晰地鉴别脑灰质、脑白质，在诊断以脑脱髓鞘疾病、脑梗死等为病理特征的各种神经性疾病方面有特殊意义.

MRI 可进行脑的代谢活动和心脏机能检测，还可以判断组织病变性质是炎症还是肿瘤. 如果是炎症，MRI 不仅可以测定它存在的部位、严重程度，还可以观察炎症的变化趋势，即炎症是在减轻还是在加重；如果是肿瘤，MRI 可进一步判定其是良性肿瘤还是恶性肿瘤，从而为癌

症、急性心肌梗死等疾病的早期诊断提供重要的依据. MRI 可以清晰显示整个心脏搏动过程中任意时刻的心内结构，既能反映心脏功能的形态变化，还能提供心肌代谢的信息，是一种比较理想的心脏成像技术.

处在流体中的氢核，MR 信号强度与流体的流速有关. 流体流速较大时信号弱，而流速较小时信号强，因此活体内血管、心室的 MR 信号较血管内血液的信号强，MRI 技术不用造影剂便能清楚地显示血管的解剖结构. 若血管内有血栓、动脉瘤或血管发生畸变，血液流速明显变小，即可检测到 MR 信号，MRI 就能显示出血管阻塞或病变程度及其准确位置. MRI 对分析脑和心脏中血管壁的异常运动、探测管腔内的血流情况、精确计算血液容量和其他动力学参数等都能提供很大帮助. 因此 MRI 技术特别适合心脑血管系统的检测.

2. 肺部疾病的诊断

肺部的磁共振成像是 MRI 应用研究中的一个热点. 肺部的 MRI 一直较为困难，为解决这个问题，研究人员提出参照核医学的方法，从外界引入一个信息载体——激光预极化惰性气体 ^{129}Xe，采用大功率阵列式激光二极管可连续产生的惰性气体浓度，在磁场中形成足够大的磁化强度矢量用于肺部成像. 而惰性气体的 MRI 在磁共振领域里属气体成像，解决了肺组织质子密度不足的问题，弥补了 MRI 的缺陷. 随着成像技术的不断发展，MRI 可成功地诊断肺水肿、肺癌、肺梗死等疾病.

3. 肝脏、胆、肾脏等疾病的诊断

由于人体不同脏器的纵向弛豫时间 T_1 有不同的范围，很少有重叠；而同一脏器发生病变时，T_1 都会有相应的改变. 因此 MRI 技术对软组织的分辨率很高，可以对人体肝脏、胆、肾脏等脏器进行检查. MRI 可诊断肝硬化、胆硬化. 在辅以顺磁离子如铁-52 和铜-63 的情况下，MRI 能更好地诊断威尔森氏症、血色素沉着症、含铁血黄素沉积症以及原发性胆硬化症等.

MRI 能区分肾脏的不同部位，如皮质、髓质和四周脂肪，从而可诊断各种肾脏疾病，如尿回流、肾静脉栓塞. MRI 能检测出肾肿瘤，还可发现恶性肿瘤是否伴有肾静脉或下腔静脉内瘤栓. MRI 能监护肾移植病人，评价肾移植后是否有排斥反应. 正常情况下，T_1 加权图像显示皮质信号高于髓质，如果皮、髓质分界不清，则提示有排斥反应.

4. 盆腔疾病的诊断

MRI 可用于女性子宫内膜癌、子宫颈癌、卵巢癌等鉴别，也可用于男性前列腺癌、膀胱癌、直肠癌等检查，通过直接显示肿物，测量其体积及对邻近器官的侵袭来进行分期. 手术切除肿瘤后，做一次 MRI 检查作为依据，可以在复查时评价有无肿瘤复发. 因此，MRI 可作为一种非创伤性的肿瘤分期和制订治疗方案的依据.

5. 脊柱疾病的诊断

MRI 比脊髓造影术的优越之处在于它可以直接地无创伤性地观察脊髓本身，而脊髓造影术只能勾画出其轮廓. MRI 可区分髓内实质性或囊性病变，可对急性脊髓压迫及硬膜内、外以及髓外肿瘤进行诊断和定位. MRI 对外伤后椎体、间盘、脊髓与神经组织之间的异常解剖关系显示较好. 在检查脊髓空洞症、椎间盘变性疾病、先天畸形等时，MRI 能提供的信息量较多，具有一定的优势.

6. 骨肌系统疾病的诊断

人体骨骼中氢核密度特别小，采用自旋回波序列扫描时，骨骼发射的磁共振信号非常弱. 因此，被骨骼所包围的组织(如后颅窝和椎管内的组织)，MRI 显示清楚，不受骨骼的影响. MRI 可清楚地显示关节软骨、肌肉和肌腱，还能发现膝关节内外侧半月板、韧带损伤等关节病. MRI 又是非创伤性技术，因此在膝关节检查中优于关节造影术和关节镜的检查.

二、MRI 技术的主要优缺点

1. MRI 的优点

(1) 有多个成像参数，能提供丰富的诊断信息. 由于 MRI 是多参数成像，不但可以提供和 X-CT 相似的断层解剖图像，而且还能提供与生化、病理有关的信息. 如 MRI 可对水、铁、脂肪及其分解后的产物等来作组织特性的评价，通过流空效应来评价血液和脑脊液的流动等，因此它在诊断疾病中有很大优越性和应用潜力.

(2) 无电离辐射，安全可靠. 从生物效应看，NMR 是非电离辐射，没有放射性伤害. 在完成 MRI 的磁感应强度范围内，对人体健康不会带来不良影响，所以是一种非损伤性检查. 在检查前不用对病人进行特殊的准备，所以易被病人接受.

(3) 有极好的组织分辨能力，可以不需要造影剂，即可观察心脏和血管系统等.

(4) 扫描(切层)方向灵活. 在 MRI 系统中，借助于梯度磁场可以自由选择成像截面，能作横断面、冠状面、矢状面以至任意方向的斜切面断层扫描. 因此 MRI 可以得到其他成像技术不能接近或难以接近部位的图像，而且在制订放射治疗和手术方案时很有帮助.

2. MRI 的缺点

(1) 扫描时间相对较长，成像速度慢，因此，需要生命监护系统和生命维持系统的重危病人、无法控制的不自主运动及不合作的病人无法做磁共振检查. 此外，患有一种被称作为幽闭恐惧症的患者，也不能进行 MRI 检查.

(2) MRI 中随时间变化的梯度场可在受检者体内诱导产生电场而兴奋神经或肌肉. 在一定的磁场作用下，可使外周神经兴奋(如刺痛或叩击感)，甚至引起心脏兴奋或心室震颤. 另外 MRI 运行过程中产生的各种噪声，可能使某些患者的听力受到损伤.

(3) 空间分辨力还不够理想. 自旋回波成像时，钙无信号，因此钙化灶及骨皮质病灶、骨折、结石等的检出敏感度不如 CT；胃肠道疾病方面也受到一些限制. 对运动性脏器，MRI 尽管采用了多层面快速成像技术，但效果不是很理想.

(4) 由于磁共振设备工作在磁场环境中，需要不受其他电磁场的干扰. 所以病人体内如有磁性物(如脑起搏器、心脏起搏器、神经刺激器等)存在，是不能检测的. 对装有人工关节、假牙等金属物件的患者不宜作这种检查，因为磁铁的吸引力会引起金属异物位置移动，而且会产生金属伪影，导致图像质量不良. 而且在磁场内的射频脉冲可使受检组织和体内植入的金属物温度轻微上升，可能造成危害.

(5) 由于胚胎在发育期对磁场反应敏感，电磁场对心肌梗死和癫痫病史者可能有诱发作用，因此孕妇特别是妊娠前三个月的孕妇以及有心肌梗死和癫痫病史的人，不宜做 MRI 检查.

(6) MRI 是一种高科技成像仪器，需要一定的技术力量和器材来维持其运转，设备成本及维护费用昂贵，不宜推广使用.

三、MRI 的发展和前景

MRI 技术的临床应用尚为时不长，通过几十年的实践，证明它的优点非常突出，是很有潜力的影像学诊断检查手段. 近几年来，MRI 诊断技术的研究在不断地展开和向前发展，检查适应症范围日益扩大，检查技术逐渐完善，诊断的敏感性和特异性不断提高. 目前，该技术主要发展了磁共振血管造影术、磁共振频谱学检查、肺部的 MRI、磁共振成像造影剂、脑功能性 MRI 检查、心电图门控心脏 MRI 等.

美国 IBM 研究开发部门 IBM Research 于 2009 年发布了分辨率比一般 MRI 高 1 亿倍的新 MRI 技术，取名为“NanoMRI”. 该技术结合了可精确检测微磁的磁共振力显微镜 (magnetic resonance force microscope，MRFM) 和 3D 成像技术，其分辨率高达 4 nm，可以实现病毒等纳米级的三维 (3D) 构造成像. 它利用了观察对象内部氢原子的磁旋转和传感器的相互作用，除分辨率高以外，还能够清楚地观察样品的表面和内部结构. 与传统的电子显微镜不同，对受观察的敏感药品和生物原料没有破坏性.

目前 MRI 作为一种多核种的成像技术，除 ^{1}H 核外，^{32}P、^{23}Na、^{19}F 等的 MRI 也在积极研究中，而且化学位移的 MRI 也逐步发展，这些能提供更精细的组织结构和生化代谢信息，提高 MRI 的竞争能力，进一步完善和扩大 MRI 的应用范围.

总之，MRI 为生物医学提供了一种很好的诊断和研究手段. 随着研究的深入，在物理学、计算机工程学以及临床医学 (特别是医学影像学) 等专家的共同努力下，MRI 将会以更强大的功能在更广阔的领域发挥作用.

思考题与习题十六

16-1 什么是原子核的磁矩？什么是磁化强度矢量？^{1}H 核的净磁化强度矢量 $\boldsymbol{M}_0$ 是如何形成的？

16-2 在磁共振成像中，主要研究的是哪一类原子核？该核在外加磁场作用下是如何运动的？

16-3 什么是共振吸收和共振发射？

16-4 MRI 系统主要有哪几部分组成？各组成部分的主要功能是什么？

16-5 磁共振成像与其他成像技术相比较，各有什么优缺点？

16-6 磁共振成像主要有哪些医学应用？常见病理组织的磁共振成像有哪些特点？

16-7 简述磁共振的基本原理.

16-8 要产生核磁共振，外部射频磁场必须满足什么条件？如果主磁场的场强是 1.5 T 的 MRI 系统，氢核成像的射频波频率大约为多少 MHz？

16-9 什么是纵向弛豫、横向弛豫？什么是 T_1、T_2，它们的大小主要跟哪些因素有关？

16-10 MRI 图像的对比度主要由哪些因素决定？

16-11 什么是 SE 脉冲序列？SE 脉冲序列中的 90° 脉冲和 180° 脉冲的作用分别是什么？

16-12　简述磁共振成像的基本方法.

16-13　在核磁共振实验中，梯度磁场中三个点的磁感应强度分别为 0.5 T、1.0 T、1.5 T，试分别计算 ^{1}H、^{13}C、^{31}P 在该三点的共振频率.

阅读材料

与核磁共振相关的诺贝尔奖

核磁共振(nuclear magnetic resonance，NMR)是低能电磁波(无线电波)与物质相互作用的一种基本物理现象. 从 1945 年发现磁共振现象以来，核磁共振技术得到了迅猛发展. 目前核磁共振技术已广泛应用于工业、农业、化学、生物和医药等领域，它是确定有机化合物特别是新的有机化合物结构最有力的工具之一. NMR 证明了核自旋的存在，为量子力学的一些基本原理提供了直接的验证，并且首次实现了能级反转，这些为激光的产生和发展奠定了坚实的基础. 到了近代核磁共振由一维发展到二维和三维，使其更加完善并得到更加广泛的应用.

从核磁的发现到磁共振成像(MRI)的临床医学应用，有关核磁的研究竟然获得过六次诺贝尔科学奖，其中包括 1943 年、1944 年、1952 年的物理学奖，1991 年、2002 年的化学奖以及 2003 年的生理学或医学奖，说明了该科学研究领域及其衍生技术的重要性.

1. 1943 年、1944 年、1952 年的诺贝尔物理学奖

从我国古代发明指南针以后，人们开始对磁和磁性进行探索，经过科学家的努力，先后发现了三大类磁性物质：一是铁磁体，或称强磁体，如铁、钴、镍；二是顺磁体，其中主要包括结晶体和液体；三是抗磁体，其抗磁性存在于所有物质的内部. 从 20 世纪 20 年代起，科学家又发现了第四大类的磁性物质，这就是核磁，是一种从原子核中发射出来的磁性物质.

1922 年，德国科学家斯特恩(O. Stern)和盖拉赫(W. Gerlach)用高温产生的银原子束在一不均匀的磁场中发生偏转得到 2 条裂痕的结果，第一次通过分子束方法实验验证了索末菲(A. Sommerfeld)等提出的“微观原子世界的角动量具有空间量子化特征”假说，这一结论也被随后诞生的量子力学所证明. 1923 年斯特恩担任了汉堡大学物理学实验室主任后，全力以赴地来完善分子束技术. 同时他把电子和原子核所具有的自身旋转的特性称为“自旋”，接着他的研究对象又扩大到当时发现的中子和质子上去. 1933 年斯特恩利用分子束技术测定了质子所释放的核磁函数约为当时理论推算出来的值的 10.5 倍. 1943 年诺贝尔物理学奖授予了斯特恩，以表彰他在发展分子束方法上所作的贡献和发现了质子的磁矩.

但是当时遗留下来一个问题：原子是如何与磁场发生反应的. 根据英国数学家拉莫尔(S.J. Larmor)的计算，这种反应应归因于部分电子和原子核在磁力方向进行中的旋进运动(简称“进动”). 如果磁场的力能够测定，那么粒子的磁函数也就能够计算出来. 1938 年美国物理学家拉比(I. I. Rabi)把它精确地算了出来. 拉比采用的方法是让原子束通过磁场，同时在磁场中放入一圈电线接通至示波器的电路上，其频率是可调的；让原子仅受示波器中电流通过时粒子旋进的影响，则可从示波器的图像中反映出这种影响. 拉比把原子核的这种“飞跃”称为“量子跃进”. 此外，他还证实了这种“量子跃进”效应是可以观察到的，因为检测器记录了最小的共振.

1944 年诺贝尔物理学奖授予了拉比，以表彰他用共振方法记录原子核磁特性. 拉比的最大功绩是发展了斯特恩的分子束法，并用之于磁共振，即创立分子束磁共振方法. 该方法在研究原子和原子核特性方面有独特的功能，后来许多物理学家进入这个领域，取得了丰硕的成果.

在第二次世界大战期间，美国物理学家珀塞尔(E. M. Purcell)担任军事雷达的研制和改进工作，战后来到哈佛大学从事教学和科研工作. 珀塞尔认为，氢原子中的质子和电子，由于有自旋，其行为就像磁铁. 在吸收或发射一定的能量时，这两个小磁体只能向某一确定的方向变化. 为了测量这些能量的转移，珀塞尔将原子置于高频线圈的中心，再将这一线圈置于一个磁铁的强磁场中，这样，强磁场使微小的核磁体整齐排列. 然后，珀塞尔通过无线电波的作用改变它们的方向，使原子核随着无线电波按节奏“跳舞”. 通过记录允许原子吸收能量的无线电波的频率，就找到了使原子核重新排列所需的能量，因此也就找到了核的磁矩. 1945 年 12 月，珀塞尔和他的小组在石蜡样品中观察到质子的核磁共振吸收信号.

1952 年诺贝尔基金会在授予珀塞尔诺贝尔物理学奖时特别指出他的贡献：首先他利用螺线管法研究了弱磁场中的 NMR，这种方法对于彻底地、绝对地测定核磁力矩具有极大意义；其次，他设计了一项饶有兴趣的实验，开辟了物理学的一个崭新领域——核磁共振能谱学(或称波谱学).

在第二次世界大战以前曾与珀塞尔一起研究过 NMR 的布洛赫(F. Bloch)战后回到了斯坦福大学，继续研究 NMR，他与珀塞尔一起分享了 1952 年诺贝尔物理学奖. 布洛赫是受到泡利在 1924 年对谱线的超精细结构解释(即谱线的超精细结构的原子核具有自旋角动量及其平行的磁矩)的启发而专注于中性的基本粒子——中子应具有磁矩这一思想. 布洛赫设想，在共振条件下，原子核的总磁矩与交变磁场成一有限的角度并绕恒定磁场作进动. 他把观察到的信号看作是感应电动势. 这样，原子核就变成了微型无线电发报机，而布洛赫收到了它发射的信号. 由示波器屏幕上条纹的方向便可知道核的旋转是顺着磁场方向还是逆着磁场方向，进而便可推算出核的磁矩. 1946 年 1 月，布洛赫和他的小组在水样品中观察到质子的核感应信号，完成了被称为“核感应”的高精度测量核磁矩的方法，其数学公式被称为“布洛赫方程”.

对于在构造几乎相同的装置上观测到的同样的核磁共振信号，珀塞尔和布洛赫却持有不同的理论解释. 珀塞尔根据半经典的量子力学，用能量子吸收的观点来看待核磁共振的吸收信号，而布洛赫则用经典的磁化矢量进动模型，用感应电流与检测线圈同相位来解释核磁矩的共振吸收. 诺贝尔基金会在 1952 年授奖时给这两位科学家的正式评语中是这样写的：“表扬他们开发了核磁精密测量的新方法以及有关的一系列发现.”

2. 1991 年、2002 年的诺贝尔化学奖

核磁共振发现之初的几年中，这一科学现象及其应用主要局限在物理学领域. 但 NMR 很快便为化学界所瞩目，这是因为 NMR 技术精确度高，尤其适用于微量物质的研究. 化学家纷纷尝试将它用于物质的分子结构(特别是处于溶液状态中物质的分子结构)的测定上. 同时，NMR 技术为测定磁场力度，特别是检测磁场所具有的极小的不均匀性提供了一个新的途径.

在 20 世纪 40～60 年代，化学界测定物质的结构主要依靠光谱仪，但是由于敏感度和分辨率的限制，其测定的精确度受到很大限制. 这时 NMR 波谱学的萌芽已经出现，人们都指望用它来解决和提高物质结构测定的精确度. 1966 年，瑞士化学家恩斯特(R. R. Ernst)提出了一个假设来提高 NMR 的精确度：在用低频率的射频波扫描样品时，如果用短而强的射频脉冲取代低频，然后把信号按其脉冲的时间函数进行测量，几秒钟后下一个脉冲和信号就开始显示，这样就可以将每个信号都输入电子计算机中进行计算. 恩斯特按此设想进行了实验，但是用时间函数测出的信号却不能直接用来解释测定值. 后来，恩斯特想到使用数学中的傅里叶变换(Fourier transformation，FT)，这些信号就转化为 NMR 波谱了，而 FT 是可以用电子计算机迅速完成的.

恩斯特发展的傅里叶变换核磁共振成为现代 NMR 波谱检查的基础. 由于这种改进数十倍、

数百倍地提高了物质结构测定的敏感度，诸如自然界里存在的放射性同位素(如 ^{13}C)这样的极其微量的物质也可能被精确地测出来. 这样，被称为 FT NMR 新技术的潜力便显现出来，它很快被众多的 NMR 波谱学家所采用. 于是用 FT NMR 测定不同环境中的 ^{1}H、^{13}C、^{15}N、^{19}F 和 ^{31}P 等原子都被测定，从而该仪器就成为有机化学家手中常规的测试手段. 到 20 世纪 70 年代末，化学家将这项成就注入商用的各种 FT NMR 仪器中，其中包括现在医院里使用的 MRI 检查仪. 在 1975～1976 年间，恩斯特又解决了二维 NMR 实验中的关键问题，为二维 FT NMR 的化学应用开辟了全新前景.

作为在化学与物理学交叉中得到重大收获的恩斯特荣获了 1991 年诺贝尔化学奖，该奖的正式评语称赞他："为开发高分辨率的核磁共振波谱检查法作出了杰出贡献."作为物理学中一个重要的现象从此又进入了化学领域，并为后者立下了汗马功劳，以至于有的物理学家幽默地说道：这是量子力学正确性的一项极其重大的实验证实.

恩斯特的方法只能成功地应用于分析较小的分子结构，而对大分子他的方法就显得无能为力了. 因为生物大分子非常复杂，不同原子核所产生的 NMR 波谱好像远望时的一片草坪，模糊不清——在检测器中 NMR 会产生成千上万个波峰，从而使人无法确认哪个波峰属于哪种原子. 最终，在 20 世纪 80 年代，另一位瑞士科学家维特里希(K. Wüthrich)解决了这个问题. 维特里希是一位精通生物、化学和物理的综合性专家. 他在当时设计了一种方法，可将每个 NMR 信号和生物大分子中向右自旋的氢原子核(中子)配对，并测出其配对距离；然后再结合以几何学为基础的数学方法和这些测定结果计算出该分子的三维结构. 目前这种方法已经成为核磁共振结构研究的基石.

维特里希发明了利用核磁共振技术测定溶液中生物大分子三维结构的方法，不但解决了生物大分子的 NMR 波谱测量问题，而且解决了在溶液中生物大分子的 NMR 测量问题. 它的重要性表现在这些成就对于生物科学和医学特别适用. 因为在细胞内的蛋白质这样的生物大分子就是一种处于溶液环境中的大分子. 维特里希利用该法取得了生物大分子的二维图像，还进一步提供了它们的三维图像，这在过去是无法在溶液环境中做到的. 因为过去如要测定物质的三维结构，唯一可用的方法就是 X 射线衍射结晶法(简称"结晶法"). 结晶法要求被测物质必须呈结晶态而不是溶液态. 维特里希方法的优点是可对溶液中的蛋白质进行分析，进而可对活细胞中的蛋白质进行分析，能获得"活"蛋白质的结构，其意义非常重大. 1985 年，科学家用维特里希的方法获得了世界上第一幅蛋白质完整的三维结构图像. 到 2002 年维特里希获得诺贝尔化学奖的时候，全世界从事该领域的科学家已经利用此种方法测定出了 15%～20%的已知蛋白质的三维结构.

3. 2003 年的诺贝尔生理学或医学奖

1970 年，美国纽约州立大学的达马迪安(R. Damadian)对已植入恶性肿瘤细胞的老鼠进行了 NMR 实验，发现正常组织与恶性肿瘤组织的 NMR 信号明显不同，一改过去仅从形态学角度研究疾病的状态，开始利用分子物理学和组织化学的信息. 1973 年，美国纽约州立大学石溪分校的物理学家劳特布尔(P. Lauterbur)在达马迪安的启发下设想：在均一的强磁场之上适当地定量一个弱磁场梯度，在这样的梯度磁场中位于特定旋转数下的原子，其位置可能产生一种图像. 在劳特布尔的设计中应用的是氢原子，因为它会产生很强的 NMR 信号. 氢原子组成的水(H_2O)是普通水，如用氘(重氢)取代 H_2O 中之 H，即会形成重水. 劳特布尔将两个毛细管装上普通水，放置在重水的大试管中，然后在其周围设置了梯度磁场的环境，这样，本来无法从影像中区别的水和重水得以从影像上区别开来. 劳特布尔将这种方法用于人体内各种组织的测定. 因为不同组织和相同组织的生理部分与病理部分含水量都有至少 1%的差别，而这样小的差别，其影像是可以用 NMR 技术区别开来的. 当时他将一种移动得很慢的海蛤放在重水中做了一段时间的 NMR 试验. 结果表明，海蛤组织的影像十分清晰，而且海蛤仍然存活. 这就表明 NMR 成像技术对于生物的生命是不具创伤性的，而且是可对生物整体进行测定，从而可以代替活体检查中的组织切片检查.

随后，英国科学家曼斯菲尔德(P. Mansfield)又进一步验证和改进了劳特布尔的方法，并发现不均匀磁场的快速变化能更快地绘制成物体内部结构图像. 此外，曼斯菲尔德还证明可以用数学方法分析这种方法获得的数据，为利用计算机快速绘制图像奠定了基础. 在劳特布尔和曼斯菲尔德两位科学家研究成果的基础上，第一台医用核磁共振成像仪于 1976 年问世. 曼斯菲尔德率先将核磁共振成像技术应用于临床，拍摄下第一个人体核磁共振成像照片. 医生考虑到患者对“核”的恐惧心理，也避免与核素成像混淆，故将这门技术改称为磁共振成像(MRI).

MRI 图像精确度很高，这与曼斯菲尔德进一步解决磁信号电子计算机分析的问题有关. 曼斯菲尔德为了更精确地显示共振中的差异，使用磁场梯度，证明被探测的信号是如何迅速而有效地被分析转换成图像. 同时，曼斯菲尔德也描述了通过极其快速的梯度变化(回波平面扫描)能做到极速成像. 这项技术在随后的临床实践中变得非常有用. 曼斯菲尔德还研究和开发了基于二维图像的三维重构技术，这使 MRI 的用途有了进一步扩大. 例如，在切除被正常组织包围中的癌组织，最好是获得其三维图像，以便尽可能多地保护健康组织不被切除，这在颅脑这样一类重要器官中进行显微外科手术时显得特别重要；还有像在治疗帕金森病中，为了在脑核中放置电极以消除或减轻震颤，常需借助于三维磁共振图像.

2003 年诺贝尔生理学或医学奖授予了劳特布尔和曼斯菲尔德，以表彰他们在如何用核磁共振技术拍摄不同结构的图像上获得了关键性发现，为发明核磁共振成像仪奠定了基础. 他们的成就是医学诊断和科学研究领域的重大成果.

近年来，磁共振成像技术发展十分迅速，已日臻成熟完善. 检查范围基本上覆盖了全身各系统，并在世界范围内推广应用. 参与磁共振成像的因素较多，信息量大而且不同于现有各种影像学成像，在诊断疾病中有很大优越性和应用潜力.

（唐碧华）

参考文献

程国均. 2002. 大学物理教程. 北京：科学出版社

陈亚珠，黄耀熊. 2005. 医学物理学. 北京：高等教育出版社

陈仲本，况明星. 2005. 医用物理学. 北京：高等教育出版社

程守洙，江之永. 2006. 普通物理学. 北京：高等教育出版社

陈家璧. 2008. 激光原理及应用. 2 版. 北京：电子工业出版社

陈仲本，况明星. 2010. 医用物理学. 北京：高等教育出版社

葛成荫，刘建华. 1989. 医用物理学. 杭州：浙江大学出版社

龚尔璋， 甘平. 2001. 医用物理学. 北京：科学出版社

甘平. 2009. 医学物理学. 3 版. 北京：科学出版社

胡纪湘. 1995. 医学物理学. 4 版. 北京：人民卫生出版社

胡远惠. 1996. 医学物理学. 徐州：中国矿业大学出版社

胡运惠. 1999. 医用物理学. 西安：西北大学出版社

黄大同. 2002. 医用物理学. 郑州：郑州大学出版社

洪洋，鲍修增. 2004. 医用物理学. 北京：高等教育出版社

胡新珉. 2004. 医学物理学. 6 版. 北京：人民卫生出版社

洪祥，鲍修增. 2005. 医用物理学. 北京：高等教育出版社

洪洋. 2008. 医用物理学. 2 版. 北京：高等教育出版社

胡新珉. 2008. 医用物理学. 7 版. 北京：人民卫生出版社

洪洋. 2008. 医用物理学. 2 版. 北京：高等教育出版社

哈里德，瑞斯尼克，沃克. 2009. 大学物理学. 张三慧，李椿，滕小瑛，等译. 北京：机械工业出版社

吉强，洪洋. 2010. 医学影像物理学. 3 版. 北京：人民卫生出版社

喀蔚波. 2005. 医用物理学. 北京：高等教育出版社

喀蔚波. 2008. 医用物理学. 2 版. 北京：高等教育出版社

喀蔚波. 2012. 医用物理学. 北京：高等教育出版社

李宜贵，张益珍. 2003. 医学物理学. 2 版. 成都：四川大学出版社

李承祖，杨丽佳. 2004. 基础物理学. 北京：科学出版社

梁路光，赵大源. 2004. 医学物理学. 北京：高等教育出版社

梁灿彬，秦光戎，梁竹建. 2004. 电磁学. 2 版. 北京：高等教育出版社

蓝信钜. 2009. 激光技术. 3 版. 北京：科学出版社

梁路光. 2009. 医用物理学. 北京：高等教育出版社

李旭光，谢定. 2009. 医用物理学. 北京：北京邮电大学出版社

李宾中. 2010. 医学物理学. 北京：科学出版社

马文蔚，周雨青，解希顺. 2006. 物理学教程. 2 版. 北京：高等教育出版社

潘志达. 2006. 医学物理学. 4 版. 北京：人民卫生出版社

潘志达. 2007. 医学物理学(案例版). 北京：科学出版社

潘志达. 2009. 医学物理学. 5 版. 北京：人民卫生出版社

潘志达，盖立平，2013. 医学物理学. 2 版. 北京：科学出版社

彭志华. 2013. 医用物理学. 北京：北京邮电大学出版社

秦任甲. 1993. 医用物理学. 桂林：广西师范大学出版社

乔志恒，范维铭. 2001. 物理治疗全书. 北京：科学技术文献出版社
仇惠，余大昆. 2008. 医学物理学. 北京：科学出版社
屈学民，龙开平，文峻. 2009. 医学物理学. 2 版. 西安：第四军医大学出版社
舒辰慧. 2003. 物理学. 北京：人民卫生出版社
舒辰慧. 2004. 物理学. 4 版. 北京：人民卫生出版社
童家明. 2007. 医用物理学. 北京：人民卫生出版社
王鸿儒. 2000. 物理学. 3 版. 北京：人民卫生出版社
王少杰. 2002. 大学物理学. 上海：同济大学出版社
吴旭红，孙为民，张红燕. 2005. 静电场对植物的生物学效应. 黑龙江农业学，2：44-46.
武宏. 2009. 医用物理学. 3 版. 北京：科学出版社
王振华. 2009. 医用物理学. 北京：北京邮电大学出版社
王鹏程. 2009. 放射物理与防护. 2 版. 北京：人民卫生出版社
王涛. 2010. 医用物理学. 北京：北京邮电大学出版社
王光昶. 2011. 医学物理学. 北京：清华大学出版社
王磊，冀敏. 2013. 医学物理学. 8 版. 北京：人民卫生出版社
王少杰，顾牡，王祖源. 2013. 大学物理学(下册). 4 版. 上海：同济大学出版社
颜怀俊，龚志钰，冯广占. 1994. 材料力学. 2 版. 成都科技大学出版社
杨继庆，文俊. 2002. 医学物理学. 北京：科学技术文献出版社
阎吉祥. 2004. 激光原理与技术. 北京：高等教育出版社
袁观宇. 2006. 生物物理学. 北京：科学出版社
杨继庆，文峻. 2006. 医学物理学. 6 版. 北京：科学技术文献出版社
易小林. 2008. 医学物理学. 北京：科学出版社
曾谨言. 1998. 量子力学导论. 北京：北京大学出版社
张三慧. 2007. 大学基础物理学. 2 版. 北京：清华大学出版社
张三慧. 2008. 大学物理学. 3 版. 北京：清华大学出版社
祝之光. 2009. 物理学. 3 版. 北京：高等教育出版社
周炳琨. 2009. 激光原理. 北京：国防工业出版社
赵仁宏，刘贵勤，安郁宽，等. 2010. 医用物理学. 山东：山东人民出版社
朱大年，王庭槐. 2013. 生理学. 8 版. 北京：人民卫生出版社
D. Halliday，R. Resnick，J. Walker. 2005. Fundamentals of Physics (影印版). China Machine Press